FACHBÜCHER FÜR ÄRZTE · BAND VIII

HERAUSGEGEBEN VON DER SCHRIFTLEITUNG DER KLINISCHEN WOCHENSCHRIFT

DIE PRAXIS
DER NIEREN-
KRANKHEITEN

VON

PROFESSOR DR. L. LICHTWITZ

VORSTEHER DER INNEREN ABTEILUNG DES MONTEFIORE-HOSPITALS
NEW YORK

DRITTE AUFLAGE

MIT 16 ABBILDUNGEN
UND 36 KURVEN

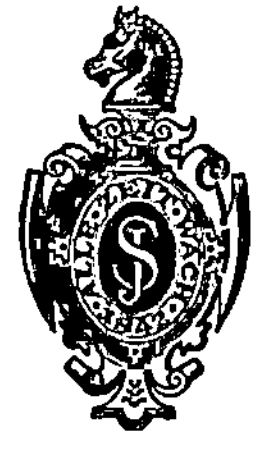

SPRINGER-VERLAG
BERLIN HEIDELBERG GMBH
1934

ISBN 978-3-642-49413-0   ISBN 978-3-642-49692-9 (eBook)
DOI 10.1007/ 978-3-642-49692-9

Vorwort zur ersten Auflage.

Wenn es notwendig ist, das Erscheinen eines neuen Nierenbuches zu rechtfertigen, so kann das nur damit geschehen, daß es sich hier nicht um ein Sammeldestillat aus den vortrefflichen neueren Bearbeitungen dieses Gegenstandes und aus der Literatur überhaupt handelt, sondern, daß dieser Darstellung eigene, mehr als 12 Jahre durchgeführte, zum größten Teil bisher unveröffentlichte Studien am Krankenbett und im Laboratorium zugrunde liegen.

Die Fülle und Mannigfaltigkeit der eigenen Beobachtungen, die ich in der Göttinger Klinik, im Kriegslazarett und ganz besonders hier in Altona gesammelt habe, machte eine Beschränkung in der Verwertung der Arbeitsergebnisse anderer Autoren möglich und notwendig.

Die Darstellung hat damit einen persönlicheren Charakter erhalten, als lehrhaften Büchern im allgemeinen eigentümlich ist. Erfahrungen aus „didaktischen Vorübungen", in Gestalt von klinischen Vorlesungen vor Studierenden und von Vorträgen und Fortbildungskursen vor Ärzten, lassen mich aber hoffen, daß dadurch der Zweck dieses Buches — das Verständnis und das Wissen auf dem Gebiete der Nierenkrankheiten zu fördern — nicht beeinträchtigt wird.

Altona (Elbe), April 1921.

L. LICHTWITZ.

Vorwort zur dritten Auflage.

In der Anordnung des Buches ist nichts, im Inhalt sehr vieles geändert.

New York, Montefiore Hospital,
      November 1933.

L. LICHTWITZ.

Inhaltsverzeichnis.

Allgemeiner Teil.

Inhaltsverzeichnis. V

Besonderer Teil.

Allgemeiner Teil.

I. Verständigung über Namengebung und Einteilung.

Die große Mannigfaltigkeit, die die Pathologie der Niere bietet, hat seit R. BRIGHTS Tagen (1827) das Bestreben wachgehalten, eine Einteilung der Krankheitsbilder zu finden. Von selbst ergab sich stets die *Trennung in akute und chronische Prozesse*. Aber schon diese einfachen Bezeichnungen bergen Mißverständnisse und Unklarheiten. FRIEDRICH MÜLLER bemerkt in seinem Referat „Zur Bezeichnung und Begriffsbestimmung auf dem Gebiet der Nierenkrankheiten", daß wir in deutscher Sprache die klaren und eindeutigen Begriffe auszudrücken pflegen, während das Fremdwort dazu dient, einer noch unfertigen Vorstellung den Anschein eines Begriffes zu verleihen. Das Wort akut ist hierfür ein Beispiel.

Man versteht unter akuter Nephritis eine plötzlich entstandene Nierenerkrankung. Aber diese Auffassung ist keine strenge, denn man pflegt außerdem das Wort akut im Gegensatz zu chronisch zu gebrauchen, also nicht nur auf den schnellen Beginn, sondern auch auf den schnellen Verlauf zu beziehen. Eine Folge dieser weiteren Ausdeutung ist der Gebrauch des Wortes subakut, dessen wesentlicher Sinn im Sprachgebrauch der Länge des Verlaufes gilt.

Es wäre vielleicht richtiger, von einer akuten Nierenerkrankung nur dann zu sprechen, wenn es sich um eine plötzliche Entstehung *und* einen schnellen, zu völliger Heilung oder zum Tode führenden Verlauf handelt. Diese Bezeichnung würde also zum Teil nur eine rückblickende sein. Während des Bestehens der Krankheit und auch bei nicht ausgeheilten Fällen kommt es aber für die Beurteilung wesentlich auf die Art des Beginnes an. Dann wird man das Wort *rasch entstandene* oder *plötzliche* Nierenerkrankung wählen und damit vermeiden, von einer akuten, aber chronisch gewordenen Nephritis sprechen zu müssen. An die Stelle dieses wenig schönen Ausdruckes tritt die eindeutige Bezeichnung *chronische Nierenerkrankung nach plötzlichem Beginn.* Zwischen kurzem und jahrzehntelangem Verlauf liegen so große Zeiträume, daß man zu ihrer Überbrückung die Worte subakut und subchronisch anwendet. Für eine rein zeitliche, meistens willkürlich oder gefühlsmäßig gewählte, im besten Falle nach Verabredung zu wählende Abgrenzung besteht kein Bedürfnis.

Wenn man, wie es geschieht, unter subakuter Nephritis die sog. extracapilläre Glomerulonephritis verstanden wissen will, so wird das Verständnis nicht durch die Bezeichnung, sondern erst durch eine Vereinbarung möglich. Es ist aber entschieden eine Namengebung

Einteilung nach dem Zeitfaktor.

Akute Nephritis = plötzlich entstandene Nephritis.

Die Bezeichnungen subakute und subchronische Nephritis sind entbehrlich.

vorzuziehen, die sachlich das Charakteristische ausdrückt. Wenn man den Ausdruck „subakute Nephritis" für eine *Nephritis mit plötzlichem Beginn und langdauerndem Verlauf* in Anspruch nimmt, so ist es vielleicht praktisch, das mehrdeutige Wort „subakut" ganz zu vermeiden und diesen oft vorkommenden Krankheitsverlauf entweder, was am besten verständlich, deutsch oder als „*Nephritis acuta lenta*" zu bezeichnen, und zwar so lange, als der Verlauf noch Änderungen nach der Richtung der Heilung erkennen läßt. Diese Änderungen sind, worauf hier schon hingedeutet wird, nicht nur aus der Höhe der Eiweißausscheidung zu ersehen, die so oft und so leicht schwankt, sondern aus allen klinischen Symptomen, besonders auch aus der Höhe des Blutdrucks. Erst wenn selbst in langer Zeit, die sicher in manchen Fällen 2 Jahre betragen kann, eine Heilung nicht mehr eintritt, ist man berechtigt, von einer bleibenden, d. h. chronischen Nierenerkrankung, zu sprechen. Was aber dann zurückbleibt, kann nach dem Stande der erreichten Heilung oder nach dem Grad der Neigung zum Fortschreiten etwas so Verschiedenartiges sein, daß ein dringendes Bedürfnis zur unterscheidenden Bezeichnung vorliegt. Man mag unter dem Ausdruck subchronisch vielleicht eine fehlende oder geringe Neigung zum Fortschreiten meinen. Da aber das Wort dafür nicht bezeichnend ist, sondern einer Deutung oder Vereinbarung bedarf, und treffende Ausdrücke für Art und Entwicklungsneigung der bleibenden Krankheit vorhanden sind, so werde ich den Ausdruck subchronisch nicht gebrauchen.

Da sich unter den Nierenerkrankungen mit plötzlichem Beginn, mit raschem und langdauerndem Verlauf, ebenso wie unter den unmerklich, schleichend entwickelten klinisch und anatomisch die verschiedensten Formen befinden, so ist die Unterscheidung nach zeitlichen Begriffen natürliche keine ausreichende.

Als ein zweites Merkmal der Differentialdiagnose hat man das *ätiologische Moment* zu verwenden gesucht. Da nach gut definierten Schädigungen häufig auch ein typisches Nierenerkrankungsbild eintritt, so haben sich manche ätiologische Bezeichnungen zu wohlverstandenen und gern gebrauchten Begriffen herausgebildet. Die Worte Scharlachnephritis, Bleiniere, Sublimatniere geben eine klare Vorstellung des krankhaften Geschehens. Aber eine ausreichende Einteilung und Verständigung können wir auf dieser Grundlage nicht erreichen, weil die unmittelbare Ursache vieler Nierenerkrankungen nicht bekannt ist, und weil unter dem Einfluß des gleichen Agens nicht immer die gleiche Schädigung entstehen muß und auch verschiedene Ursachen gleiche Wirkungen haben können. Zwar ist die klinische und pathologischanatomische Ausdrucksfähigkeit der kranken Niere eine sehr große; aber gegenüber der Zahl der ätiologischen Möglichkeiten ist doch ihre Fähigkeit zu Reaktionen begrenzt, so daß verschiedene Ursachen notwendig zu gleichen Wirkungen führen müssen. Wenn man aber auch nicht immer durch die Nennung der Ursache ein richtiges Bild der Erkrankung gewinnen kann, so wird doch neben der Art des Beginns auch die Betonung der Ätiologie für die Bezeichnung der Krankheit von Bedeutung sein.

Man hat sich dann, um eine Einteilung zu schaffen, von den Ursachen zu den Wirkungen gewandt. Der Anatom hat auf der morphologischen Basis gegliedert, früher nach dem makroskopischen Aussehen der Nieren, später auf Grund des histologischen Befundes. Der Kliniker hat, wie auch bei anderen Krankheiten, die Symptome zur Gruppierung verwandt. In den letzten Jahren sind Versuche gemacht worden, eine Gruppe von Symptomen, nämlich die Veränderungen der Nierenfunktionen, da sie gerade im Mittelpunkt der Forschung standen, in einseitiger Weise zur Unterscheidung der Nierenkrankheiten zu verwenden. Es ist auf diese Weise möglich, je nach der Funktion, die gerade studiert oder in den Vordergrund gestellt wird, und mit Hilfe eines griechischen Lexikons eine große Masse von Bezeichnungen zu bilden, die, so treffend sie für die Benennung einer Nierenfunktion oder ihrer Störung sind, zur Klassifizierung eines Krankheitsbildes nicht ausreichen. Befunde wie Oligurie, Hypohalurie, Hyperaotämie u. a. m. sind Bausteine zur Konstruktion des Verständnisses eines Krankheitsfalles — und wir werden oft gut tun, an Stelle eines kurzen, aber nicht treffenden Ausdruckes die Summe der wichtigsten Symptome zur Charakterisierung eines Krankheitszustandes zu verwenden — aber sie können nicht, weil sie eben nur je ein Symptom wiedergeben, dessen Konstanz im einzelnen Falle zudem schwankend sein kann, zur Abgrenzung von Krankheitsbildern dienen.

Unterscheidung auf Grund der Symptome.

Ein besonderer Wert kommt den Symptomen zu, die imstande sind, einen Hinweis auf die Art des Parenchyms zu geben, das allein oder vorzugsweise erkrankt ist. Wir verstehen unter Parenchym den gesamten Sekretionsapparat, d. h. Glomerulus und Tubulus, und unter Interstitium das zwischen den einzelnen Sekretionssystemen liegende Stützgewebe, das keinen bekannten Einfluß auf das normale Geschehen in der Niere und im Erkrankungsfalle nur geringe funktionelle Ausdrucksfähigkeit besitzt. Die Ausdrücke Parenchym und Interstitium haben in der Nierenpathologie eine sehr verschiedene Auslegung und Anwendung gefunden und zu vielen Mißverständnissen Veranlassung gegeben. So hat man unter Parenchym nur den tubulären Apparat verstanden und als parenchymatöse Nephritis das bezeichnet, was wir heute tubuläre Nephritis, tubuläre oder epitheliale Nephropathie, Nephrose, tubuläre Nephrose oder Epithelialnephrose nennen. Unter den Begriff des Interstitiums hat man das gesamte vasculäre System einschließlich der Glomeruli bezogen und unter den Begriff der interstitiellen Nephritis die sehr verschiedenen Krankheitsbilder, die mit Herzhypertrophie und Blutdrucksteigerung verlaufen. Jetzt ist die klinische Diagnose „interstitielle Nephritis" sehr selten, weil wir die Glomeruli zu dem Parenchym rechnen und dem Blutgefäßsystem wegen seiner großen pathogenetischen Bedeutung eine Sonderstellung einräumen. Die krankhaften Prozesse im Interstitium, die Infiltrationen, Bindegewebswucherungen und -schrumpfungen — mit Ausnahme der Abscesse — spielen klinisch eine sehr geringe Rolle. So großen Anteil die Vorgänge im Bindegewebe an der endlichen äußeren Gestalt einer Niere, an dem Grade ihrer Schrumpfung haben, so werden wir doch sehen, daß genau die gleichen Krankheitsbilder mit und ohne eine Schrumpfung auftreten, daß also der

Örtliche Unterscheidung innerhalb der Nierenelemente.

Begriff der Schrumpfniere im klinischen Sprachgebrauch keine buch-
stäbliche, sondern nur noch eine übertragene Bedeutung hat und als
Kennwort für „chronische diffuse Nierenerkrankung mit Niereninsuffizienz" gilt.

Unser differential-diagnostisches Streben geht also nicht dahin,
zwischen Krankheitsprozessen im Parenchym und Interstitium zu unterscheiden, sondern zwischen den beiden Teilen des Parenchyms, dem
Glomerulus und dem Tubulus und den Erkrankungen des Gefäßsystems,
und wenn mehr als einer dieser Teile erkrankt ist, zu erkennen, in
welchem die Krankheit *begonnen hat.* Das ist deswegen unumgänglich
notwendig, weil der Weg, den das krankhafte Geschehen nimmt, für das
Werden der Krankheit und das Schicksal des Kranken maßgebend ist, weil
primäre Erkrankung des Glomerulus, primäre Erkrankung des Tubulus,
primäre Erkrankung des Gefäßsystems sehr verschiedene Krankheiten
ausmachen, ebenso wie die Krankheitsreste, die in jedem dieser
Teile zurückbleiben, für den Kranken von sehr unterschiedlicher Bedeutung sind.

Unterscheidung auf Grund der Pathogenese. Entsprechend dieser Erkenntnis ist in neuerer Zeit als Einteilungsprinzip der Weg, den die Krankheit nimmt, die *Pathogenese,* zugrunde
gelegt worden. Grob anatomisch sind dann zunächst die ascendierenden
Nierenkrankheiten von den descendierenden, den hämatogenen, zu
trennen. Während für die ersteren fast ausschließlich, mit Ausnahme
der nichtinfizierten Harnstauungsniere, eine infektiöse Ätiologie in
Betracht kommt, ist die Quelle der letzteren in bakteriellen, bakteriell-
toxischen, toxischen, zirkulatorischen und zirkulatorisch-toxischen zu
suchen. Da diese verschiedenen Ursachen auch verschiedene primäre
Angriffspunkte in der Niere haben, z. B. verschiedene Gifte, sowohl
körpereigene (endogene) wie körperfremde (exogene), zuerst im Tubulus
angreifen, die zirkulatorischen Momente und viele Entzündung erregende
zuerst Äußerungen des Glomerulus veranlassen, so ist die pathogenetische
Gliederung der Nierenkrankheiten in mancher Beziehung auch eine
allgemein-ätiologische. Das Einteilungsprinzip von VOLHARD und FAHR,
von dem noch die Rede sein wird, geht in dem früher geltenden Sinn
von der Vereinfachung aus, daß die Degeneration verursachenden
Momente vorwiegend Tubularerkrankungen machen, die Entzündung
erregenden das Parenchym vorzugsweise oder am frühesten im Glomerulus
schädigen. Das trifft in erster Linie für die akute Vergiftung mit Queck-
silbersalzen, Chrom u. a., in zweiter für gewisse bakterielle Toxine (Diphtherie, Cholera, Pneumonie) zu. Bei den bakteriell-toxischen Erkrankungen dieser Art ist aber die Abgrenzung des degenerativen Momentes
von dem entzündlichen nicht immer scharf. So finden wir bei der
croupösen Pneumonie mitunter auch eine echte akute Glomerulonephritis.
Die Frage, ob von einer Entzündung das Parenchym der Niere auch
primär betroffen werden kann, d. i. die Frage nach der Existenz einer
parenchymatösen Entzündung — ein Begriff, den VIRCHOW allerdings
mit schwankender Formulierung auf Grund von Untersuchungen kranker
Nieren aufgestellt hat —, wird von den Pathologen sehr verschieden,
von einer großen Zahl der namhaftesten Forscher dieses Gebietes negativ

beantwortet. Für den Versuch der pathogenetischen Abgrenzung der Nierenkrankheiten hat die Stellungnahme zu dem Begriff der parenchymatösen Entzündung ein rein theoretisches Interesse, da die Erkrankung der Niere auf Grund von Entzündung ganz zweifellos sich nicht auf die Glomeruli beschränkt, sondern so gut wie immer auch die Tubuli ergreift. Die Beziehung der Erkrankung dieser beiden Abschnitte zueinander könnte darin bestehen, daß die Glomerulitis eine schlechtere Blutversorgung der Epithelien zur Folge hat, so daß die Epithelzellen durch die Ischämie leiden. Dagegen spricht aber, daß die Schwere des Befallenseins der Tubuli der Schwere und Dauer der Glomerulitis durchaus nicht parallel geht. Ja, es kann sogar der tubuläre Prozeß so im Vordergrunde stehen, und es können die Erscheinungen von seiten des Glomerulus so zurücktreten oder durch ihre Flüchtigkeit der Beobachtung so entgehen, daß die Krankheit als reine tubuläre Nephropathie (Nephrose) erscheint. Erst der weitere, in der Richtung der chronischen Nephritis mit Blutdrucksteigerung erfolgende und schließlich zu Niereninsuffizienz führende Verlauf deckt den wahren Zusammenhang auf. Diese Beobachtungen lehren — und dafür sind die renalen Prozesse bei der croupösen Pneumonie ein Beispiel —, daß die vereinfachende Annahme des Angriffes entzündlicher Momente am Glomerulus nicht ohne starke Einschränkung gültig ist.

Auf das Wesen der Entzündung der Niere wird später (s. S. 245 f.) ausführlich eingegangen werden.

FR. MÜLLER hat für die Nierenkrankheiten, die nichtentzündlicher Natur sind, den Namen *Nephrose* vorgeschlagen. ORTH erkennt nach anfänglichem Widerspruch diesen Begriff insoweit an, als es sich ausschließlich um eine Veränderung des Epithels handelt. Nach der ursprünglichen Definition von MÜLLER müßte auch, wie ASCHOFF bemerkt, die genuine Schrumpfniere, da sie keine Entzündungskrankheit ist, unter den Begriff der Nephrose fallen. Um alle Mißverständnisse auszuschließen und um das zu bezeichnen, was gemeint ist, müßte man von *tubulärer oder Epithelnephrose* sprechen (STRAUSS). ASCHOFF gebraucht statt Nephrose den Ausdruck *Nephropathie*, während AUFRECHT, indem er die entzündliche Natur der Epithelerkrankung im Auge behält, die Bezeichnung *Nephritis tubularis* geprägt hat. Vielleicht würde die in bezug auf die Ätiologie neutrale Bezeichnung *Nephropathia epithelialis* oder *tubularis* auf den geringsten Widerstand stoßen. Die AUFRECHTsche Benennung ist aber darum besonders treffend, weil die Beschränkung der Erkrankung auf das Tubulusepithel nur den frühen Stadien (nach VOLHARD und FAHR dem I. und II.) zukommt, im weiteren Verlauf jedoch entzündliche Reaktionen am Gefäßbindegewebe, zuerst im Interstitium, später auch an den Glomerulus (klinisch dann mit Blutdrucksteigerung, Retinitis, Urämie einhergehend) folgen. Die Nephritisepithelialis s. tubularis (Nephropathia tubularis, Nephrose), bezeichnet also in der weitesten Fassung des Begriffes alle Nierenkrankheiten, die am Epithelsystem *beginnen.* Von großer klinischer Bedeutung ist dabei, daß infolge der großen Neigung des Epithels zur Regeneration und Heilung die meisten tubulären Erkrankungen auf diesen Teil des

Parenchyms beschränkt bleiben, und daß das Fortschreiten zu den schwersten Graden, der sog. tubulären oder nephrotischen Schrumpfniere, nur selten und sehr langsam erfolgt.

Glomerulonephritis. Die hämatigenen entzündlichen Nierenerkrankungen werden *Glomerulonephritiden* genannt, nicht weil sie sich ausschließlich oder auch nur längere Zeit auf den Glomerulus beschränken, sondern weil sie *im Glomerulus* oder mit markanten Symptomen von seiten des Gefäßsystems *beginnen*. Die wichtige Angabe von AUFRECHT, daß der Krankheitsprozeß nicht am Glomerulus, sondern noch vor demselben, an dem zu ihm führenden Gefäß, dem Vas afferens, anfängt, ist durch VOLHARDS Lehre, nach der es sich bei der akuten Glomerulonephritis nicht um eine Entzündung, sondern um spastische Vorgänge an den Nierenarteriolen handelt, in den Mittelpunkt einer lebhaften Erörterung gerückt. Die von AUFRECHT aus seinen Beobachtungen abgeleitete Bezeichnung Nephritis vascularis wird, auch wenn die Histologen seiner Ansicht beitreten, in die Klinik keinen Eingang finden, weil die Namengebung sonst mit der dritten wichtigen Gruppe der hämatogenen Nierenkrankheiten, den angiogenen Nierensklerosen, in Schwierigkeiten geraten würde.

Mischnephritis. Das Charakteristische der Glomerulonephritis ist, daß sie sich so gut wie nie auf den Glomerulus beschränkt, sondern sehr bald oder gleichzeitig das tubuläre Epithel befällt. Die Glomerulonephritis ist also meistenteils eine *Mischnephritis* oder *Pannephritis*. Und bei Anwendung der Bezeichnung Glomerulonephritis muß man sich stets darüber klar sein, daß der Ausdruck nicht den ganzen Krankheitsprozeß umfaßt, sondern besagt, daß die Krankheit im *Glomerulus beginnt.*

Die Nephrosklerosen. Die dritte Gruppe der hämatogenen Nierenerkrankungen nimmt ihren *Ausgang von den Arterien*. Es handelt sich um arteriosklerotische Erkrankungen, die zu einer Nierencirrhose, einer Schrumpfniere, führen. Es ist eines der großen Verdienste von VOLHARD und FAHR, zwei sehr verschiedene Krankheitsbilder endgültig abgegrenzt zu haben, die sie benigne und maligne Nierensklerose nannten. VOLHARD und FAHR nahmen ursprünglich an, daß aus der blanden gutartigen Hypertonie durch Hinzutreten einer Entzündung die bösartige Sklerose (genuine Schrumpfniere) entstehe. Dieser Standpunkt, den seine Autoren selbst nicht mehr ohne Einschränkung aufrechterhalten, wurde von JORES, LÖHLEIN, ASCHOFF u. a. nicht anerkannt, die das entscheidende Moment für die Entstehung des schweren renalen Krankheitsbildes in dem Fortschreiten des sklerotischen Prozesses auf die Arteriolen, in Ausdehnung des Prozesses auf alle Arteriolen, in seinem stürmischen Fortschreiten und in schweren nekrobiotischen Veränderungen der Gefäßwand finden. Wir werden später sehen, daß die funktionelle Differenzierung sich in der Unterscheidung zwischen „Hypertonus mit Angiospasmus" und „Hypertonus ohne Angiospasmus" auflöst. Die von VOLHARD und FAHR angewandte Bezeichnung gutartige und bösartige Sklerose ist mißverständlich, weil die Unterscheidungsmerkmale ausschließlich von dem renalen Geschehen und seinem Einfluß auf die Lebensdauer, und nicht von dem Gesamtgefahrenkomplex abgeleitet sind. Wenn auch bei der „benignen Sklerose" die renalen Vorgänge gutartig aussehen, so erfolgt doch recht häufig der Tod des Kranken an einer Apoplexie oder an Herzinsuffizienz. Der Arzt, dem das Schicksal des Kranken am Herzen liegt, und für den die Histologie der Niere nicht eben im Vordergrund des Interesses zu stehen pflegt, hat keine Neigung, eine lebensgefährliche Krankheit wegen der relativ geringfügigen Prozesse an den Nierengefäßen als gutartig zu bezeichnen.

ASCHOFF und LÖHLEIN trennen in *Nephrocirrhosis arteriosclerotica* und *Nephrocirrhosis arteriolosclerotica,* bzw. in *lenta* und *progrediens* oder in initialis und progressa. Eine wirklich treffende *klinische* Bezeichnung, die mit einem Wort ohne Erklärung alles sagt, gibt es wohl für die vorgeschrittene Form (genuine Schrumpfniere), ist aber für die initiale Form bei alleiniger Ableitung von der Niere nicht möglich, weil klinisch die Prozesse in der Niere das Krankheitsbild nicht beherrschen. Nach der Wertigkeit des Nierenprozesses spricht man am besten von *Arteriosklerose mit Beteiligung der Niere* oder benennt die Krankheit nach dem konstantesten und frühesten Symptom *essentielle oder vasculäre Hypertonie.*

Die tubulären, glomerulären und angiogenen Nierenkrankheiten machen nun Bilder von sehr verschiedener Art und Prognose, je nachdem die Krankheit alle gleichartigen Elemente befällt oder nur in Herden auftritt. Am wenigsten zeigt sich ein solcher Unterschied bei den akuten tubulären Erkrankungen, ist aber von großer klinischer Bedeutung bei den Prozessen, die in den Arterien und im Glomerulus beginnen.

Für eine pathogenetische Einteilung, d. h. für eine Einteilung, die den Beginn und Werdegang der Krankheit zugrunde legt, stehen zwei Prinzipien zur Verfügung, die Qualität der krankmachenden Ursache (Degeneration, Entzündung, Zirkulationsstörung) oder der Ort des primären Angriffs (Tubulus, Glomerulus, Arterie). Beide Prinzipien haben die engsten Berührungspunkte, da die zirkulatorischen Momente selbstverständlich in der Arterie, die entzündungserregenden sicher im Glomerulus, die degenerativen vorwiegend im Tubulus angreifen. Das erste Prinzip ist der Einteilung von VOLHARD und FAHR zugrunde gelegt.

System von VOLHARD und FAHR.

Pathogenetisches System der BRIGHTschen Nierenkrankheiten.

A. *Degenerative* Erkrankungen: **Nephrosen,** genuiner und bekannter Ätiologie, mit und ohne amyloide Entartung der Gefäße.
    I. Akuter Verlauf.
    II. Chronischer Verlauf.
    III. Endstadium: Nephrotische Schrumpfniere ohne Blutdrucksteigerung.
Unterart: Nektrotosierende Nephrosen.

B. *Entzündliche* Erkrankungen: **Nephritiden.**

  1. *Herdförmige Nephritiden* ohne Blutdrucksteigerung.
    a) Die herdförmige Glomerulonephritis.
      I. Akutes Stadium.
      II. Chronisches Stadium.
    b) Die (septisch-) interstitielle Herdnephritis.
    c) Die embolische Herdnephritis.

2. *Diffuse Glomerulonephritiden* mit obligatorischer Blutdrucksteigerung. Verlauf in drei Stadien:

<table>
<tr><td>I. Das akute Stadium.
II. Das chronische Stadium ohne Niereninsuffizienz.
III. Das Endstadium mit Niereninsuffizienz.</td><td>Alle drei Stadien können verlaufen:
a) *ohne* nephrotischem Einschlag;
b) *mit* nephrotischem Einschlag, d. h. mit starker und diffuser Degeneration des Epithels („Mischform").</td></tr>
</table>

C. *Arteriosklerotische* Erkrankungen: **Sklerosen.**

    I. Die blande gutartige Hypertonie = reine Sklerose der Nierengefäße.

    II. Die Kombinationsform: Maligne genuine Schrumpfniere = Sklerose plus Nephritis.

System von ASCHOFF.   In folgender Weise gliedert ASCHOFF die chronischen Nierenkrankheiten.

I. Chronische Nierenleiden auf dem Boden von Entwicklungs- und Gestaltungsstörungen.

    1. Angeborene Cystenniere (Nephropathia cystica).

    2. Nierenkrebs (Nephropathia carcinomatosa, Carcinoma renum).

    3. *Hydronephrotische Schrumpfniere. Nephrocirrhosis hydronephrotica.*

II. Chronische Nierenleiden auf dem Boden von Stoffwechselstörungen.

    1. Diabetesniere (Nephropathia diabetica).

    2. Gichtniere (Nephropathia urica). *Gichtschrumpfniere. Nephrocirrhosis urica.*

    3. Amyloidniere (Nephropathia amyloidea). *Amyloidschrumpfniere. Nephrocirrhosis amyloidea.*

    4. Basedowniere (Nephropathia basedowiana).

    5. Schwangerschaftsniere (Nephropathia gravidarum).

    6. *Rein degenerative Schrumpfniere.* Degenerative tubuläre Schrumpfniere. *(Nephrocirrhosis tubularis).*

       Auf dem Boden einer Nierendegeneration (fälschlich Nephrose, richtiger Nephropathia degenerativa genannt) entstanden.

III. Chronische Nierenleiden auf dem Boden von Zirkulationsstörungen.

    1. Orthostatische Albuminurie (Nephropathia albuminurica orthostatica).

    2. Stauungsniere (Nephropathia cyanotica. Nephrosclerosis cyanotica). *Stauungsschrumpfniere (Nephrocirrhosis cyanotica).*

    3. *Embolische Schrumpfniere (Nephrocirrhosis embolica).*

    4. Angiosklerotische Schrumpfniere.

       a) *Senile angiosklerotische Schrumpfniere* (früher arteriosklerotische Schrumpfniere). *Nephrocirrhosis arteriosclerotica.*

       b) *Genuine angiosklerotische Schrumpfniere* (früher genuine Schrumpfniere). *Nephrocirrhosis arteriosclerotica.*

IV. Chronische Nierenleiden auf dem Boden der Entzündung.

    1. Hämatogene Nephrocirrhosen.

       a) *Entzündliche alterative Schrumpfniere.* Entzündliche tubuläre Schrumpfniere. *Nephrocirrhosis tubularis.*

       b) *Entzündliche glomeruläre Schrumpfniere. Nephrocirrhosis glomerularis (diffusa).* Früher sekundäre Schrumpfniere. Herdförmige glomeruläre Schrumpfniere. Nephrocirrhosis glomerularis disseminata.

       c) Entzündliche interstitielle Schrumpfniere. Nephrocirrhosis interstitialis.

       d) Absceß-Schrumpfniere. Nephrocirrhosis apostematosa.

       e) *Tuberkulöse Schrumpfniere. Nephrocirrhosis tuberculosa.*

    2. Urinogene Nephrocirrhosen.

       a) *Pyelonephritische Schrumpfniere. Nephrocirrhosis pyelonephritica.*

       b) Tuberkulöse pyelonephritische Schrumpfniere. Nephrocirrhosis pyelonephritica caseosa.

In dieses Schema lassen sich die akuten Prozesse leicht einreihen. Wenn Nr. II die primär-tubulären Prozesse umfaßt — es wäre dann allerdings die Gichtniere, deren Natur eine arteriosklerotische ist, hier auszuscheiden —, so müßten unter dieser Rubrik die febrile Albuminurie (akute Nephrose nach VOLHARD und FAHR) und die toxische tubuläre Nierenerkrankung (nach Vergiftungen) treten. Unter IV würden an erster und zweiter Stelle die akuten Glomerulonephritiden, die herdförmigen und diffusen, stehen.

In der schnellen und breiten Anwendung, die die Einteilung von VOLHARD und FAHR gefunden hat, liegt ein klarer Beweis für ihre Zweckmäßigkeit. Da aber der Begriff degenerativ im Verhältnis zum Entzündlichen durchaus nicht eindeutig definiert ist, so wird die Gliederung nach dem Grundsatz der allgemeinen Ätiologie allgemeine Anerkennung nicht finden. Es ist meiner Ansicht nach am klarsten und ganz und gar nicht vorwegbestimmend, zudem mit dem Geist der Vorschläge von VOLHARD und FAHR und ASCHOFF durchaus im Einklang, wenn man statt der allgemein ätiologischen Ursache den primären Angriffspunkt der Gliederung zugrunde legt, wie es etwa AUFRECHT getan hat.

Dann empfiehlt es sich, als vierten Ausgangspunkt das *Nierenbecken* anzuschließen, von dem aus sowohl mechanische Momente (Harnstauung) als infektiöse Krankheitsursachen auf die Niere wirken. Die Harnstauung schädigt schon vor der Infektion und unabhängig von ihr das Tubulusepithel. Bei Ureterenunterbindung tritt eine Erkrankung dieses Epithels ein, die nicht zur Zerstörung führt (AUFRECHT) und sicher nichtentzündlicher Natur ist. Hier wäre also der Ausdruck Epithelialnephrose, als Frühstadium der Hydronephrose, am Platze. Aber gerade bei dieser rein degenerativen Erkrankung des Epithels tritt, schneller als sonst bei den degenerativen Prozessen, infolge der Sekundärinfektion eine Entzündung ein, die zur Pyelonephritis und schließlich zur pyelonephritischen Schrumpfniere führt.

Die ascendierenden Nierenerkrankungen.

System der Nierenkrankheiten.

A. Primär epitheliale Leiden. (Nephropathia epithelialis s. tubularis, Nephritis tubularis, Nephrose, tubuläre Nephrose, Epithelialnephrose.)

System der Nierenkrankheiten.

1. Schwangerschaftsniere.
2. Akute epitheliale Nephropathie und Epithelnekrose nach Vergiftungen.
3. Febrile Albuminurie.
4. Lipoidnephrose.
5. Amyloidniere und nephrotische Schrumpfniere.
6. Nephropathia epithelialis im Sekundärstadium der Lues.

B. Primär glomeruläre Leiden.

1. Herdförmige:
   a) akutes Stadium;
   b) chronisches Stadium.

2. Diffuse:
    a) akutes Stadium;
    b) chronisches Stadium;
        a) nichtprogredient;
        β) progredient;
    c) Endstadium (chronische Glomerulonephritis mit Niereninsuffizienz, sekundäre Schrumpfniere).

C. Primär vasculäre Leiden.

1. Orthostatische Albuminurie (funktionell).
2. Stauungsniere.
   Stauungsschrumpfniere.
3. Embolische Schrumpfniere.
4. Nephrosclerosis arteriosclerotica initialis s. lenta. (Arteriosklerose mit Beteiligung der Nieren, essentielle oder vasculäre Hypertonie, blande, gutartige Hypertonie, benigne Nierensklerose.)
5. Nephrosclerosis arterioscleratica progressa. (Genuine Schrumpfniere, maligne Nierensklerose.)

D. Interstitielle Affektionen.

1. Herdförmig:
    a) infiltrativ;
    b) abscedierend.
2. Diffus (infiltrativ).

E. Affektionen durch Entwicklungsstörungen.

1. Angeborene Cystenniere (polycystische Nierendegeneration).
2. Hydronephrose. Hydronephrotische Schrumpfniere.

F. Vom Nierenbecken ausgehende Leiden.

1. Ascendierende tubuläre Nephropathie (Harnstauungsniere).
2. Pyelonephritis simplex.
3. Pyelonephritis apostematosa.
4. Pyelonephritische Schrumpfniere.

II. Zur Anatomie der Niere.

Histologie. Die Kenntnis der Anatomie der Niere wird vorausgesetzt. Eine kurze Erinnerung an das Aussehen des renalen Sekretionsapparates (des *Nephrons*) und eine Darstellung der Blutgefäß- und Nervenversorgung ist aber vielleicht nicht überflüssig.

Der Gefäßknäuel liegt in einer doppelten Schale oder Kapsel, deren einander zugekehrte kugelige Flächen mit einem ganz platten Epithel bekleidet sind. Die Kerne dieser Epithelzellen springen in das spaltförmige Lumen vor. Die äußere Wand nennt man die BOWMANsche *Kapsel*. Die Eintrittsstelle des zuführenden Gefäßes *(Vas afferens)* und die Austrittsstelle des abführenden Gefäßes *(Vas efferens)* liegen dicht beieinander und meistens gerade entgegengesetzt dem Abgang des Röhrensystemes, das sich ohne jede trennende Schicht an den

Glomerulusspalt anschließt. Das Röhrensystem beginnt mit einem kurzen und engen Halsstück, dann kommt das gewundene Kanälchen I. Ordnung mit einem Stäbchenepithel. Es folgt die HENLEsche *Schleife*, deren absteigender Schenkel sehr schmal ist und entsprechend flache,

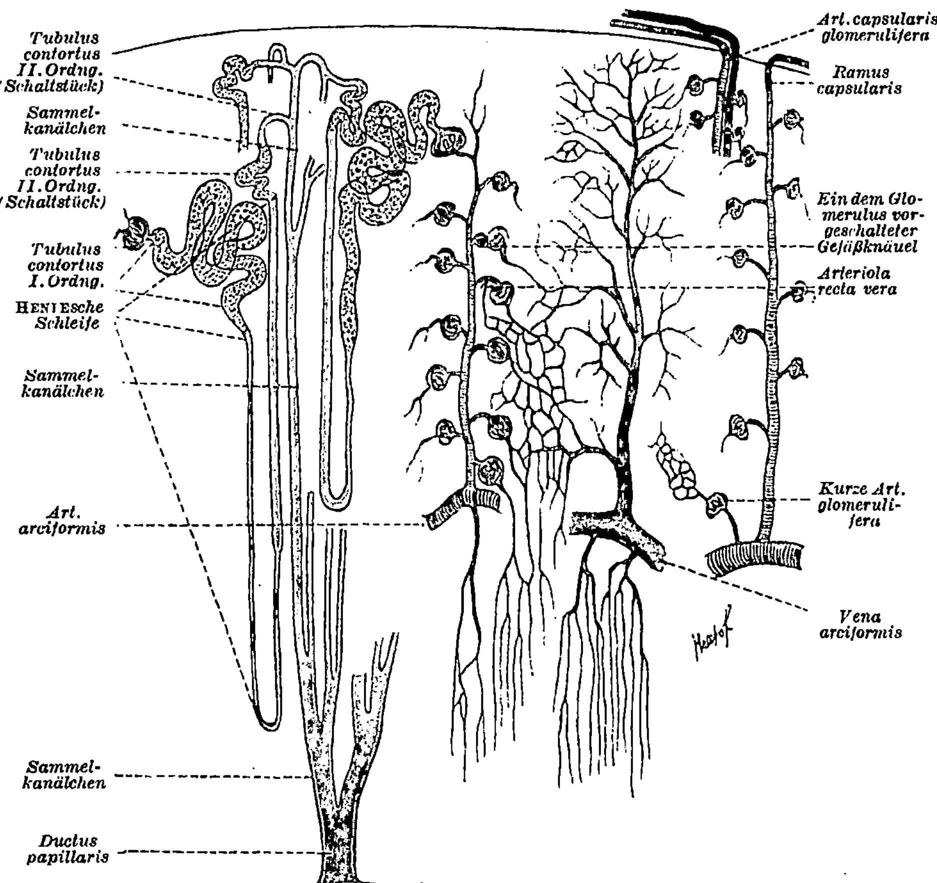

Abb. 1. (Aus BÖHM und v. DAVIDOFF: Lehrbuch der Histologie des Menschen.)

mit ihrer kernhaltigen Mitte gegen das Lumen vorgebuckelte Epithelzellen besitzt. Der freie Rand des Epithelbelages zeigt dadurch auf dem Längsschnitt eine Schlangenlinie. Da die Vorsprünge der einen Seite in die Vertiefungen der gegenüberliegenden passen, erhält das Lumen des absteigenden Schleifenschenkels die Form eines Zickzackkanals, so daß hier sowohl durch die Enge wie durch die Form eine Verlangsamung des Abflusses eintreten muß. Der aufsteigende Teil der Schleife hat eine größere Lichtung und ein Zylinderepithel, das ähnlich dem der gewundenen Harnkanälchen I. Ordnung beschaffen ist. Die

Schleife geht in ein kurzes, gewundenes Harnkanälchen II. Ordnung, auch Schaltstück genannt, über, das gleichfalls mit hohem Epithel bekleidet ist. Hieran schließt sich das System der Sammelkanälchen, die in gerader Richtung nach der Nierenpapille verlaufen, durch Vereinigung mit ihresgleichen an Lumen und Volumen zunehmen und mit einem ihrer Dicke entsprechenden Zylinderepithel versehen sind. *Unter einem Sekretionssystem versteht man den Gesamtkomplex vom Glomerulus bis zum ersten Sammelkanälchen.*

Die Sammelkanäle und die HENLEschen Schleifen liegen in der Marksubstanz (den MALPIGHIschen *Pyramiden*), deren strahlige. Zeichnung von dem geraden Verlauf dieser geraden Kanälchen herrührt. Die Glomeruli und die gewundenen Kanälchen I. und II. Ordnung bilden zusammen mit einem kleinen Verlaufsteil der geraden Kanälchen die Rinde.

Die Arterien der Niere. Die Niere ist eines der blutgefäßreichsten Organe. Die Arteria renalis tritt, in der Regel schon in einige Äste geteilt, in den Hilus der Niere ein. Gelegentlich geht auch ein Ast außerhalb des Hilus unmittelbar in die Substanz. Nach weiterer Verästelung dringen die Arterien in den Columnae Bertini zwischen den Pyramiden in die Höhe. Dis bisherige Ansicht, daß an der Grenze zwischen Mark und Rinde ein rechtwinkliges Abbiegen stattfindet, die Arterien dann als Arteriae arciformes verlaufen und wiederum im rechten Winkel von diesen die Arteriae interlobulares aufsteigen, wird durch eine neuere, sorgfältige Untersuchung von E. DEHOFF nicht bestätigt. Dieser Autor sah die Arterien an der Grenze zwischen Rinde und Mark in mehrere Äste zerfallen, die sich ihrerseits wieder nach allen Seiten des Raumes baumförmig verzweigen. Die einzelnen hierbei entstehenden Ästchen bilden die Stämme der Arteriae lobulares, die sich selbst mehrmals, noch in der Mitte und im oberen Drittel der Nierenrinde teilen. Die Endäste laufen senkrecht zur Nierenoberfläche und geben nach allen Seiten teils einzeln, teils in Büscheln die Vasa afferentia ab, die von sehr verschiedener Länge sein können. Jedes Vas afferens geht in einen Glomerulusknäuel über, in der Weise, daß es drei größere Äste bildet, die ihrerseits in eine Anzahl dünnerer Schlingen zerfallen, um sich dann wieder zu einem Stämmchen, dem *Vas efferens*, zu vereinigen. Danach stehen dem Blutstrom im Glomerulus bei seinem Eintritt drei Wege zur Verfügung. *Das Vas efferens ist stets von geringerem Kaliber als das Vas afferens, worin wohl der einfachste und klarste Beweis liegt, daß in dem Glomerulus der Gefäßinhalt an Volumen abnimmt,* d. h. *Wasser sezerniert wird.* Das Vas efferens verästelt sich sogleich in Capillaren, die um die gewundenen Harnkanälchen ein engmaschiges Netz bilden.

Nach diesem Verlauf wäre die Blutversorgung der gesamten Rinde, also des überwiegenden Teiles des sezernierenden Parenchyms, an die Unversehrtheit der Glomerulusschlingen gebunden. Es müßte bei der Undurchlässigkeit oder dem Untergang aller oder der Mehrzahl der Knäuel eine schwere Ischämie der Rindenschicht mit den entsprechenden anatomischen und klinischen Folgen eintreten, wenn die Blutversorgung der Tubuli einzig und allein von der Unversehrtheit der glomerulären Durchströmung abhinge. *Vielfacher Erfahrung zufolge sind die Tubuli imstande, bei Sperrung der Knäuel weiterzuarbeiten.* Die hierfür notwendige Blutversorgung erfolgt auf verschiedene Weise. Am längsten bekannt ist das von C. Ludwig beschriebene Gefäß, das von einer Anzahl von Vasa afferentia abzweigt und sich, ohne durch einen Glomerulus gegangen zu sein, in der Nierenrinde in Capillaren auflöst. Solche kleine glomerulusfreie Arterien (Arteriolae rectae verae) kommen auch aus den Arteriae interlobulares und arciformes.

Kölliker beschrieb einen aus mancher Arteria interlobularis kommenden, ziemlich starken, glomerulusfreien Ast, der die Nierenrinde durchbricht (Ramus capsularis) und mit den Kapselgefäßen anastomosiert. Eine Blutversorgung der Niere durch Anastomose mit den Kapselgefäßen spielt aber, wenigstens beim Menschen, keine wesentliche Rolle, wie aus den anatomischen Befunden und den Erfahrungen bei der Dekapsulation kranker Nieren hervorgeht. Für die Blutversorgung der Tubuli bei gesperrten Knäueln schien auch der Ramus capsularis ohne Bedeutung, weil er nach der Beschreibung von Kölliker sich so gut wie gar nicht in der Nierenrinde verzweigt. Die bereits erwähnte neuere Untersuchung von E. Dehoff bringt dagegen das sehr bemerkenswerte Ergebnis, daß sich so gut wie alle Arteriae interlobulares in einen Ast fortsetzen, der sich, frei von Glomerulis, in das Capillarnetz auflöst. Solche Äste sind in ausreichender Zahl vorhanden, um bei Ausfall einer großen Anzahl Glomeruli eine gewisse Zirkulation zu erhalten. Obiges Schema von Elze, das ich der Arbeit von Dehoff entnehme, gibt die Zirkulationsmöglichkeiten in der Rinde wieder.

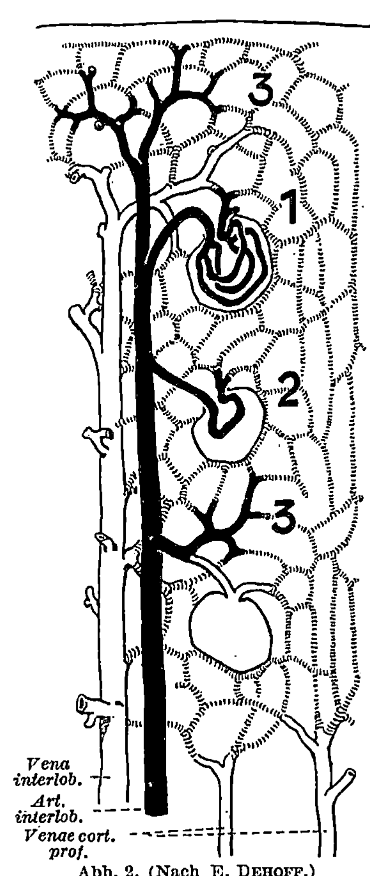

Abb. 2. (Nach E. Dehoff.)

Es bezeichnen die Zahlen

1. den Weg durch sämtliche Glomerulusschlingen;

2. durch eine Schlinge des Glomerulus, wenn die anderen gesperrt sind;

3. bei Ausschaltung der Glomeruli durch den vom Vas afferens ausgehenden Ludwigschen Ast und durch den Endast der Arteria interlobularis.

Das Schema deutet an, was Dehoff in einem Wachsplattenmodell plastisch dargestellt hat, wie die Capillaren im ganzen Bereich der Rinde zu einem einheitlichen Netz anastomosieren, dessen Maschen gerade so weit sind, daß in jeder ein Harnkanälchen stecken kann. Jeder Tubulus ist von einem Capillarsystem umsponnen.

Der Zusammenfluß des Capillarblutes zu den Venen geht ziemlich unvermittelt vor sich. Ganz dünne, durch Vereinigung weniger Capillaren gebildete Venen und auch einzelnen Capillaren münden in größere Venenstämme ein, ähnlich wie die intralobulären Capillaren der Leber in die Zentralvene. Diese Anordnung bedeutet wahrscheinlich eine Erleichterung des Blutabflusses.

Nervenversorgung. **Die Nervenversorgung der Niere.** Nächst der Nebenniere ist die Niere unter den Organen des Abdomens das nervenreichste.

Die Nerven kommen aus dem Sympathicus und dem Vagus. Die sympathischen Fasern entstammen den mittleren und unteren Thorakalsegmenten und ziehen zum größten Teil durch das Ganglion coeliacum zu den Nierengefäßen und mit diesen in den Hilus hinein. Vor, aus oder hinter diesem Ganglion laufen Fasern zur Niere der anderen Seite hinüber. Weitere Sympathicusäste kommen vom Splanchnicus minor, teils unmittelbar, teils gleichfalls durch das Ganglion coeliacum. Vom Splanchnicus gehen Fasern zum Ureter. Der Verlauf der Vagusäste zur Niere ist sehr unterschiedlich und nicht immer leicht festzustellen; zum Teil ziehen sie gleichfalls durch das Ganglion coeliacum.

Innerhalb der Niere gehen alle Nerven längs der Gefäße, verästeln sich mit diesen und versorgen alle Gefäße bis in die feinsten Capillaren, auch das Vas afferens, das Vas efferens und die Glomerulusschlingen. In allen diesen Gefäßen lassen sich den glatten Muskelfasern anliegende motorische Nervenendigungen darstellen. Es führen aber auch Fasern zu der Kapselmembran des Glomerulus und zu den Epithelien der Harnkanälchen. Hier bilden sie zum Teil auf der Membrana propria ein Endgeflecht, zum Teil dringen sie zwischen die Epithelien, sie mit quasten- und traubenartigen Gebilden umschlingend, vor. Besonders dicht sind diese Verzweigungen an den gewundenen und geraden Harnkanälchen, weniger reich an den Sammelkanälchen und an den Ductus papillares. Die Nervenversorgung der Nierenepithelien ist also durchaus gleich der anderer Drüsen mit äußerer Sekretion. In den Verlauf der marklosen Fasern sind sympathische Ganglien in großer Anzahl eingelagert. Außer diesen marklosen Fasern treten mit den Blutgefäßen auch markhaltige, d. h. sensiblen und motorischen Funktionen dienende Nerven mit den Blutgefäßen der Nierenkapsel an und in die Niere. Auch im Gebiet des Nierenbeckens sind markhaltige Nervenfasern vorhanden. In der Adventitia und Media aller Nierengefäße haben KÖLLICKER und SMIRNOW sensible Endorgane gefunden.

III. Die Physiologie der Niere.

Die Niere ist das Hauptorgan des osmotischen Ausgleichs. Die gesunde Niere ist ein reines Exkretionsorgan, d. h. sie entfernt nur Stoffe, die für den Haushalt des Körpers unbrauchbar sind. Diese Stoffe sind teils fertig mit der Nahrung aufgenommen (wie Wasser, Kochsalz und andere Salze), teils im Körper selbst aus anderen Stoffen gebildet (wie Wasser und die stickstoffhaltigen Endprodukte), teils abgespalten (wie Phosphorsäure), teils gebildet und abgespalten (wie

Schwefelsäure). Bei dem Abbau der großen Moleküle der Nahrungs-
und der Körperstoffe entstehen aus jedem einzelnen Molekül eine größere
Anzahl kleinerer. Bekanntlich ist es nicht die Art und Größe, sondern
die Zahl der gelösten Teilchen, die den osmotischen Druck einer Lösung
ausmacht. *Durch die dissimilatorische Komponente des Stoffwechsels
erhält der osmotische Druck der Körperflüssigkeiten mit der wachsenden
Zahl der Teilchen eine Neigung zum Zunehmen.* Da aber alle tierischen
Organismen auf einen jeder Art eigentümlichen konstanten osmotischen
Druck eingestellt sind, ebenso wie die Warmblüter auf eine konstante
Temperatur, so ist ein Organ notwendig, das den osmotischen Druck
gleichmäßig hält. *Das osmotische Ausgleichsorgan ersten Ranges ist die
Niere.* Die Niere hat die Aufgabe und die *Fähigkeit, osmotische Arbeit
zu leisten,* d. h. sowohl *eine Flüssigkeit zu bereiten, die ärmer an Wasser
und reicher an gelösten Stoffen ist als die Körperflüssigkeiten (Blut und
Lymphe), als auch bei einem Zuviel an Körperwasser dieses zu entfernen
und ein Sinken des osmotischen Druckes zu verhindern.*

Da eine Lösung bei um so tieferer Temperatur gefriert, je mehr
gelösten Stoff oder gelöste Stoffe sie enthält, so bildet der *Grad der
Gefrierpunktserniedrigung* (Δ) ein Maß des osmotischen Druckes. Von
diesem Maß ist in der Nierenphysiologie und auch in der Nierendiagnostik
nach dem Vorgang von KORANYI häufig Gebrauch gemacht worden.
Während der osmotische Druck des Blutes in der Norm sehr mit geringen
Schwankungen einer Gefrierpunktserniedrigung von $\Delta = -\,0{,}56^0$ entspricht, erreicht Δ im Harn Werte bis $-\,2{,}6^0$ (ausnahmsweise bis $-\,5^0$).
Eine Lösung von dem Gefrierpunkt $\Delta = -\,2{,}6^0$ ist zweifach normal.
Die osmotische Kraft, die einen Harn dieser Konzentration aus einer
Lösung der osmotischen Konzentration des Blutes ($\Delta = -\,0{,}56^0$) herstellt,
entspricht dem Druck von etwa 50 Atmosphären. Diese Zahlen veranschaulichen die Größe der nach der einen Richtung möglichen osmotischen Arbeit der Niere, der *Konzentrierungsarbeit.* In fast unbegrenztem
Maße hat die Niere die Fähigkeit, überschüssiges Wasser in Gestalt
eines Harnes von niedrigstem spezifischen Gewicht (1001) und sehr
geringer Gefrierpunktserniedrigung ($\Delta = -0{,}075^0$) auszuscheiden. Diese
Zahlen veranschaulichen die Grenzen der *Verdünnungsarbeit.* Durch die
beiden entgegengesetzt gerichteten Möglichkeiten der osmotischen Arbeit
ist die Niere imstande, die wechselnden Bedürfnisse der Ausscheidung
zu befriedigen. Die Reaktion der Niere auf eine veränderte Zusammensetzung des Blutes erfolgt sehr schnell. *Eine rasch einsetzende und aus-
giebige Veränderung der Harnbeschaffenheit ist das Kennzeichen einer
gesunden Niere.*

Die Aufgabe der Niere ist nicht darauf beschränkt, den osmotischen
Druck konstant zu halten, d. h. über die *Isotonie* zu wachen. sondern
sie erstreckt sich auch darauf, die *Zusammensetzung des Salzgemisches
der Blutflüssigkeit und damit des ganzen Organismus zu bewahren.* Da
im Plasma die Salze in ionisierter Form enthalten sind, so wird diese
Funktion der Niere, die durch andere Drüsen unterstützt wird, als
Isoionie bezeichnet (H. STRAUB).

Ein besonderer und höchst wichtiger Fall dieser Funktion ist die
Konstanterhaltung der Wasserstoffionenkonzentration des Blutes. Durch

die Zuführung saurer und basischer Valenzen mit der Nahrung und durch die Bildung saurer Produkte im intermediären Stoffwechsel wird die Neutralität der Blutflüssigkeit dauernd gefährdet. Bekanntlich ist das Blut durch seinen Gehalt an Hämoglobin und anderen Substanzen, mehrbasischen schwachen Säuren, gegen wesentliche Änderung der Wasserstoffzahl vortrefflich geschützt (gepuffert). Aber ohne Ausscheidung der differenten Ionen (H^+ bzw. OH') könnte dieser Schutz kein dauernder sein. Die Niere mit ihrer Fähigkeit, einen sauren oder alkalischen Harn zu bilden, ist — nächst der Lunge — das wichtigste Organ, die Wasserstoffionenkonzentration des Blutes konstant zu halten, die *Isohydrie* zu bewahren.

Die Lunge dient der Neutralitätsregulation durch die Ausscheidung der Kohlensäure, die Niere vorzugsweise durch die Elimination der gelösten Elektrolyte überhaupt und durch die Fähigkeit der Ammoniakbildung. Die Niere ist imstande, alkalischen und sauren Harn herzustellen. Die *aktuelle Reaktion* des Harns, d. i. seine Wasserstoffionenkonzentration, deren negativer Logarithmus als Wasserstoffexponent oder Wasserstoffzahl (p_H) bezeichnet wird, liegt zwischen $p_H = 4{,}7$ und $8{,}3$ (38^0 C). Innerhalb dieser Reaktionsbreite sind starke Säuren und Basen nur als neutrale Salze möglich. Die Variation der Reaktion ist daher an die Ausscheidung schwacher Säuren und Basen gebunden. Diese schwach dissoziierten Säuren (und Basen) bilden mit ihren Salzen Puffersysteme. Das Verhältnis von Säure und Salz gibt nach dem Massenwirkungsgesetz die Wasserstoffzahl. Es ist gleichgültig, ob man, wie üblich, das Verhältnis von Mono- und Diphosphat der Rechnung zugrunde legt, oder, in Analogie zu den Verhältnissen im Blut, das Verhältnis freie Kohlensäure:Bicarbonat, von dem die Wasserstoffzahl im alkalischen Harn in überwiegendem Maße abhängig ist (F. MAINZER).

Die aktuelle Reaktion des Harns gibt uns Aufschluß über das Verhältnis saurer und basischer Äquivalente zueinander, sagt aber nichts über deren absolute Menge aus. Darüber unterrichtet die *Titrationsacidität des Harns* (potentielle Reaktion), das ist das Maß der zur Erreichung der Blutreaktion ($p_H = 7{,}30—7{,}40$) zuzusetzenden sauren oder basischen Äquivalente.

Die grundverschiedene Bedeutung, die der aktuellen und der potentiellen Reaktion zukommt, wird am folgenden Beispiel (Abb. 3) (nach W. MECKE) klar.

Die höhere Titrationsacidität beruht auf dem Gehalt an Puffersubstanzen.

Der Organismus würde, wenn eingeführte oder intermediä entstandene Säuren gepaart mit fixen Alkalien oder Erdalkalien ausgeschieden würden, Einbuße an diesen Ionen und eine Störung seiner mineralischen Zusammensetzung erleiden. Das wird durch die Fähigkeit der Niere aus neutralen (amphoteren) Körpern (nämlich aus Aminosäuren (H.A.KREBS) eine Base, das Ammonium, zu bilden und zur Reaktionsregulation und Ausscheidung zur Verfügung zu stellen, verhütet.

Im alkalischen Harn, d. h. wenn Basen in überschießender Menge zur Ausscheidung kommen, werden Säuren eingespart. An Stelle wertvoller Anionen tritt das Hydroxylion, allerdings in vergleichsweise viel

schwächerem Grade als bei der Baseneinsparung das Wasserstoffion.
Die Säureeinsparung, d. h. die Einsparung von Chlorid, Phosphat, Sulfat,
wird durch die Ausscheidung des in fast beliebigen Mengen zur Verfügung stehenden Bicarbonats wesentlich unterstützt.

Die Verdünnungsarbeit wird vielfach unter dem Gesichtspunkt der
Filtration, also als ein mechanischer Vorgang, betrachtet, bei dem das
Schwergewicht in der Durchlässigkeit einer Membran, in dem zur Verfügung stehenden Druck und in der Unbehinderung des Abflusses gelegen
ist. Davon kann aber mit Recht nicht gesprochen werden, weil ja das

Keine
Filtration!
KeineUltra-
filtration!

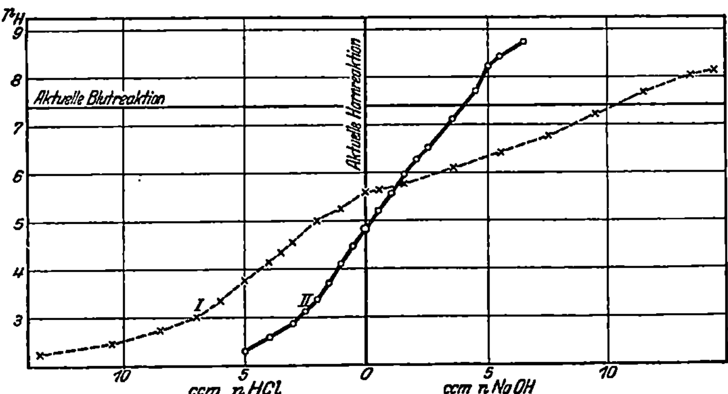

Abb. 3. Titrationskurve zweier Nachmittagsharne derselben Versuchsperson. Die Abszissen
stellen die Zahl der Kubikzentimeter n NaOH bzw. HCl dar, die zu 100 ccm Harn hinzu-
titriert werden müssen, um die auf der Ordinatenachse bezeichneten p_H-Werte zu erreichen.
Abszissennullinie: aktuelle Reaktion des genuinen Harns. Die waagerechte Linie bei $p_H =$
7,4 gibt die aktuelle Blutreaktion (nach HENDERSON und PALMER) an. I weniger saurer, aber
stark gepufferter Harn. Die Titration bis zur Blutreaktion verschlingt 10,3 ccm. II sauer,
schwach gepufferter Harn. Die Titration bis zur Blutreaktion verschlingt nur 3,95 ccm.

Filtrat von Blut immer ein Blutserum, d. h. eine eiweißreiche Flüssigkeit
sein müßte. Es könnte sich bei der Trennung von Wasser aus dem Blutserum um einen Akt der sog. *Ultrafiltration* handeln, bei dem in echter
Lösung befindliche Stoffe durch die trennende Schicht gehen, während
die Kolloide (Eiweiß) zurückgehalten werden. Zu der Abscheidung des
Wassers aus einer kolloidalen Lösung gehört ein gewisser Energieaufwand, weil das Wasser in einem solchen Medium nicht frei, sondern an
die Kolloide gebunden ist.

Da Gefäßwände für Kolloide im allgemeinen undurchlässig sind, so
kann ein mechanisches Hindurchgehen der eiweißfreien Blutflüssigkeit
nur dann erfolgen, wenn die Wasseranziehungskraft der Blutkolloide,
d. i. der kolloid-osmotische Druck des Blutes (mitunter auch Quellungsdruck genannt) kleiner ist, als der zur Verfügung stehende hämodyna-
mische Druck. Der osmotische Kolloiddruck des Blutes wurde zuerst
von STARLING, dann von SÖRENSEN, KROGH, SCHADE, gemessen. Er
beträgt beim Menschen 400—550 mm Wasser, ist also gegenüber dem
gesamten osmotischen Druck (6,5 Atmosphären = 65 m Wasser) sehr
klein und, um einen anschaulichen Vergleichswert zu geben, nur etwa
den dritten Teil so groß, wie der durch den normalen Blutzucker (1 g im

Kolloid-
osmotischer
Druck und
Capillar-
druck.

Liter) bewirkte Druck (0,125 Atmosphäre = 1,3 m Wasser). Der kolloidosmotische Druck des Blutes muß von dem Druck in den Capillaren überwunden werden, wenn der Durchtritt einer weiweißfreien Lösung durch die Capillarwand, wie durch eine tote Membran, erfolgen soll. Der Capillardruck ist in der Haut der Messung einigermaßen zugänglich. Die älteren Methoden zwar geben so verschiedene Werte (750 mm Wasser [v. RECKLINGHAUSEN] und 70—100 mm Wasser [BASLER], d. s. Differenzen von 600—700%), daß daraus eine Beurteilung der hier vorliegenden Frage unmöglich ist. KROGH und seinen Mitarbeitern gelang es aber, eine direkte Capillardruckmessung auszuführen, bei der unter dem Binocularmikroskop eine Glascapillare in eine Capillarschlinge eingeführt wird. Diese direkte Messung ergibt in der Haut der Hand, die in der Höhe des Schlüsselbeins gehalten wird, 45—75 mm Wasser. Mit tieferer Handstellung steigt der Druck an. Über den Druck in den Nierencapillaren des Menschen ist nichts bekannt. Beim Frosch findet L. HILL, daß der Strom in den Glomerulusschlingen bei einem von außen ausgeübten Druck von 5—10 mm Hg deutlich verlangsamt, der Strom in den Arteriolen bei 25—30 mm zum Stillstand gebracht wird. Danach wäre beim Frosch der Capillardruck in den Glomerulis ebenso hoch wie in der Zunge und nur wenig höher als in der Schwimmhaut. L. HILL schätzt den Druck in den Glomerulusschlingen zwischen 13—15 mm Hg.

Die Annahme der Filtration (Ultrafiltration) steht und fällt mit der Existenz und dem Nachweis von mechanischen Kräften genügender Größe und einer so starken Variabilität, wie dem außerordentlich großen Wechsel der Harnmenge entspricht (F. VOLHARD). Die mechanischen Kräfte, der kolloid-osmotische Druck des Blutes und der Blut- bzw. Capillardruck, deren Verhältnis zueinander eine Filtration zum mindesten nicht begünstigt, sind ganz sicher nicht entfernt so veränderlich wie die Diurese. Die Harnabscheidung ist vom Blutdruck in sehr weiten Grenzen unabhängig. Noch bei einem Aortendruck von 40 mm Quecksilber wird Harn gebildet. Die stärksten Polyurien, die wir kennen, erfolgen bei normalem oder gar niedrig-normalem arteriellem Druck. Trotz Hochdruck erfolgt nicht selten eine Diuresehemmung. Die dritte mechanische Möglichkeit der Variabilität der Harnmenge liegt in dem Wechsel der Filtrationsfläche. Diese Möglichkeit ist gegeben. Zwar haben die Messungen der Abhängigkeit des Nierenvolumens von der Diurese keine Gesetzmäßigkeiten ergeben. Daraus ist aber nicht mehr zu schließen, als daß das Nierenvolumen kein Maßstab für die Sekretions-(Filtrations-) Fläche ist.

RICHARDS hat die schon ältere Erfahrung bestätigt, daß bei weitem nicht alle Glomeruli gleichzeitig durchblutet sind, daß also in den Nierensystemen Arbeit und Ruhe abwechselt. Durch Einspritzung von Blut, Lösungen von Salzen, Harnstoff und Zucker und durch Diuretica wird die Zahl der durchbluteten Glomeruli erhöht, durch Adrenalin und Hypophysenpräparate vermindert. Die Glomeruli verhalten sich also wie die Capillaren eines Muskels oder der Haut. Diese Ähnlichkeit wird noch stärker durch die Beobachtung, daß auch die Zahl der in einem Glomerulus durchbluteten Schlingen wechselt. Diese Schwankungen im Kreislauf der Bowmanschen Kapsel sind, wie das Verhalten anderer Capillaren, unabhängig vom Arterienpuls.

Vergrößerung einer Filtrationsfläche kann aber den Effekt nur fördern, wenn ein Filtrationsdruck wirksam ist.

Die Annahme der Harnbildung (primären Harnbildung) durch Filtration oder Ultrafiltration ist also nicht zu halten. Das ergibt sich auch aus der energetischen Betrachtung der Nierenarbeit.

Die experimentelle Forschung hat ergeben, daß *die Niere ein Organ von ganz besonders hohem Sauerstoffverbrauch* ist. Während das Gewicht der Niere nur 0,7% des gesamten Körpergewichts ausmacht, beträgt ihr Sauerstoffverbrauch bis zu 8% des gesamten Sauerstoffumsatzes. Nach den Untersuchungen von Barcroft und Brodie hatte in einer Minute 1 g Herzmuskel einen O_2-Verbrauch von 0,010 ccm, 1 g ruhendes Nierenparenchym einen solchen von 0,026 ccm. Der Energieumsatz der Niere.

Der Sauerstoffverbrauch ist ein Maß für den Gesamtenergieumsatz. Da die zu sezernierenden Stoffe, mit Ausnahme der Hippursäure und des Ammoniaks, der Niere in fertigem Zustande geliefert werden, die Niere also zu ihrer Bildung keinerlei Energieaufwand mehr zu leisten hat, so darf ihr Sauerstoffverbrauch im wesentlichen als Maß der Sekretionsarbeit angesehen werden. Daß diese Arbeit eine sehr erhebliche ist, lehrt die Höhe der mitgeteilten Zahlen. Die weiteren Beobachtungen von Barcroft und seinen Mitarbeitern haben ergeben, daß der O_2-Verbrauch bei gesteigerter Tätigkeit, also bei einer größeren Diurese, ganz bedeutend steigt, so z. B. in einem Falle von Harnstoffdiurese von einem Ruhegaswechsel von 2,52% des Gesamtsauerstoffverbrauchs des Organismus auf eine Höhe von 11,75%. Um zu zeigen, daß es sich bei Mitteilung dieser wichtigen Forschungsergebnisse nicht nur um die Bereicherung theoretischen Wissens, sondern um die Basis des Verständnisses täglicher Vorkommnisse der ärztlichen Praxis handelt, sei hier daran erinnert, daß die beispiellos gute Blutversorgung der Niere dazu dient, sowohl die zu sezernierenden Stoffe heranzubringen, als auch die notwendigen großen Mengen Sauerstoff zuzuführen. *Eine schlechte Sauerstoffversorgung der Niere ist, wie das Beispiel der Stauungsniere lehrt, mit guten Sekretionsleistungen unvereinbar.* Der Energieverbrauch der Niere bei gesteigerter Tätigkeit.

Harnbereitung durch Filtration müßte ohne Steigerung des O_2-Verbrauchs einhergehen. Nach Barcroft und Straub ist eine erhebliche Diurese ohne Steigerung des O_2-Verbrauchs dann möglich, wenn der Harn die Beschaffenheit eines Ultrafiltrats hat. Nach den in der Literatur vorliegenden Angaben und zahllosen eigenen Analysen trifft beim Menschen diese Bedingung niemals zu. Nur bei der experimentellen Cyanidvergiftung ist von Starling ein Harn beobachtet worden, der im Harnstoff-, Chlorid- und Sulfatgehalt mit dem Blut übereinstimmte. Daraus geht hervor, daß bei Ausschaltung der Oxydationen (denn das ist der Erfolg der Einwirkung gewisser Mengen von Cyanid) die Harnabscheidung nach dem Modus der Ultrafiltration erfolgt. Daß es sich dabei wirklich um Ultrafiltration handelt, kann bei dem Fehlen mechanischer Druckkräfte aus dieser Beobachtung nicht gefolgert werden. Ein Harn von der Zusammensetzung eines Plasmaultrafiltrats könnte sich

2*

auch dann ergeben, wenn die Zelltätigkeit unter dem kleinsten Energieverbrauch erfolgen muß. Dieser Zwang liegt bei Ausschaltung oder Einschränkung der Oxydationen vor. Es ist bemerkenswert und von großer praktischer Bedeutung für das Verständnis, daß die Niere des Menschen unter pathologischen Bedingungen niemals, weder bei Erkrankung ihres Parenchyms, noch bei schlechter O_2-Versorgung, diese Ökonomie in der Harnbildung zeigt.

Aus den Versuchen von STARLING geht nicht hervor, daß der Harn durch Ultrafiltration bereitet wird, sondern daß nur die atmende Nierenzelle die Variabilität der Harnzusammensetzung schaffen, d. h. die regulierende Funktion des Organs erfüllen kann. Wenn bei Ausschaltung der Oxydationen durch kleine Dosen von Cyanid die Niere noch arbeitet, so muß man annehmen, daß der Niere noch andere, nicht mit O_2-Verbrauch einhergehende, Energie liefernde Systeme zur Verfügung stehen, deren völlige Hemmung (durch Narkose oder Erstickung [R. HÖBER]) zur Anurie führt. Wenn in einem Diureseversuch, wie dem von BARCROFT und STRAUB, unter bestimmten Bedingungen eine Steigerung des O_2-Verbrauchs nicht beobachtet wird, so ist das kein Beweis dafür, daß die Mehrarbeit der Niere ohne Energieumsatz überhaupt und auch ohne Energieumsatz auf oxydativer Grundlage verläuft. Der vergleichsweise hohe Ruhewert des O_2-Verbrauchs der Niere besagt, daß im Ruhezustand Verbrennungen stattfinden ohne mechanischen Nutzeffekt. In dem hohen Ruhewert kann eine Arbeitsreserve liegen, d. h. bei der gleichen Höhe der Verbrennungen könnte ein Teil der Energie in äußere Arbeit übergehen. VOLHARD macht in der gleichen Richtung der Kritik die Bemerkung, daß das Fehlen eines merkbaren Anstiegs des O_2-Verbrauchs bei isotonischer Diurese darauf beruhen könnte, daß an dieser Diurese nur die Glomeruli beteiligt sind, die einen unendlich kleinen Teil des Gesamtgewichts der Niere ausmachen.

Zu diesen Erwägungen kommt die für die Klinik wichtige Tatsache, daß es beim Menschen eine isotonische Diurese nicht gibt. Ich nenne isotonische Diurese nicht eine solche, bei der der Harn denselben osmotischen Druck hat wie das Blut ($\varDelta = -0,56^0$), sondern eine solche, bei der die Konzentration aller Elektrolyte und Nichtelektrolyte in Blut und Harn übereinstimmen. Da es einen solchen Harn nicht gibt, und da infolgedessen jeder Harn sich vom Ultrafiltrat des Blutplasma osmotisch unterscheidet, so muß jede Harnbildung auf einer gesteigerten Tätigkeit und einem erhöhten Umsatz der Niere beruhen. In der Tat ist auch im Experiment (z. B. am Frosch) eine starke Steigerung des Gaswechsels bei einer Diurese, die hypotonischen Harn ergab, beobachtet worden.

Auch die Diurese von Wasser beruht auf aktiver Drüsenarbeit.

Es folgt also, daß die Wasserabscheidung in der Niere nicht von der mechanischen Energie des Kreislaufs abhängt, sondern daß es sich um einen Vorgang handelt, der auf einer in der Niere selbst stattfindenden Energieumwandlung beruht, daß also eine aktive Drüsenarbeit vorliegt. Diese Erkenntnis hat unmittelbare Bedeutung für die ärztliche Praxis. Das Prinzip der Schonung ist bei der Niere wie kaum bei einem anderen Organ nach genauer quantitativer Messung anwendbar. Nicht selten, auch in Fällen von akuter Nephritis, trifft man Verordnungen von strengster Schonungsdiät verbunden mit der Zuführung großer Mengen von Wasser, Tee oder Brunnen zum Zwecke der „Durchspülung". Da aber die Wasserabscheidung die Niere, wie wir sahen, mit viel Arbeit belastet, so steht eine solche Verordnung mit dem Prinzip der Schonung im Widerspruch und kann nicht immer als richtig anerkannt werden.

Bei jeder Art der Nierenarbeit handelt es sich also um aktive Drüsentätigkeit. Für die Tubuli ist das eine von allen anerkannte Tatsache, wenn auch über die Richtung, in welcher die osmotische Leistung vor sich geht, der Meinungskampf noch nicht ruht. Dagegen hat man die sekretorische Tätigkeit der Glomeruli oft so weit unterschätzt, daß man ihrem Zellbelag keine Beachtung schenkte und sie schlechthin den Gefäßen zurechnete. Wir haben bereits gesehen, daß die Annahme einfacher Mechanismen (Filtration, Ultrafiltration) nicht ausreicht. *Wenn sich auch die Nierentätigkeit als weitgehend unabhängig von Blutdruck und Durchblutung erwiesen,* so darf doch deren Bedeutung für Belieferung und Ernährung der Niere nicht gering veranschlagt werden. *Aber diese Faktoren sind in der Tat nicht mehr und nicht weniger als die Mittel, um die Sekretionsmaschine mit Energie und Rohstoff zu versorgen. Sie sind nicht die Maschine selbst.*

Nach der Lehre von C. LUDWIG geht die Harnbereitung so vonstatten, daß im Glomerulus zunächst ein eiweißfreies Blutwasser abfiltriert wird. Aus dieser Flüssigkeit entsteht im Kanälchensystem durch Rückresorption von Wasser und gelösten Bestandteilen der endgültige Harn. Diese Theorie hat noch in jüngster Zeit in H. H. MEYER und seiner Schule, CUSHNY, v. MÖLLENDORFF u. a. eifrige Fürsprache und gewisse aber nicht wesentliche Abänderungen erfahren. Nach der Lehre von HEIDENHAIN handelt es sich in allen Teilen der Niere um echte Sekretion und in den Tubuli, besonders in ihren hochdifferenzierten ersten Stücken, um die Ausscheidung der gelösten Stoffe in hoher Konzentration.

LINDEMANN hat eine Theorie aufgestellt, nach der die Kanälchen einen sehr konzentrierten Primärharn bilden, der bei dem Abfluß nach der Nierenpapille auf das Hindernis der Capillarität der HENLEschen Schleife stößt, sich daher in entgegengesetzter Richtung bewegt, die BOWMANsche Kapsel füllt und aus dem Blut durch Osmose Wasser zieht. Dadurch soll es zu einer solchen Steigerung des Nierenturgors kommen, daß eine Entleerung der Kanäle erfolgt. Die Einführung eines osmotischen Vorgangs statt einer Filtration im Glomerulus bedeutet gewiß einen Fortschritt, ist aber auch nicht imstande, die Erscheinungen restlos zu erklären. H. I. HAMBURGER hat die wichtige Beobachtung gemacht, daß der Glomerulus (des Frosches) für Traubenzucker, nicht aber für andere Hexosen undurchgängig ist, aber unter gewissen Änderungen der mineralischen Zusammensetzung der Durchströmungsflüssigkeit für Traubenzucker durchlässig wird. Daraus geht hervor, daß der aus Capillarwand und Glomeruluswand bestehenden Grenzschicht in der BOWMANschen Kapsel nicht die einfache Bedeutung einer halbdurchlässigen Membran zukommt, sondern daß hier viel verwickeltere Verhältnisse vorliegen.

Hier sind die Versuche von WEARN zu erwähnen, der beim Frosch einen einzelnen Glomerulus punktiert hat. WEARN deutet seine Versuche

im Sinne der Filtration und Rückresorption, obwohl er auch Glomerulus-
harne beobachtet hat, die reicher an Chlorid oder Harnstoff sind als das
Blut. Wenn RICHARDS, in dessen Laboratorium diese Arbeiten ausgeführt sind, dazu bemerkt, daß daraus die Aufgabe folge zu untersuchen, in welcher Weise physikalische Vorgänge durch die lebende
Wand modifiziert werden können, so bedeutet das doch nichts anderes,
als daß es gilt den physikalischen Vorgang der Sekretion zu analysieren.

Es sind tote Membranen bekannt, die auch für naheverwandte
Ionen eine sehr verschiedene Durchlässigkeit haben oder in ihrer Durchlässigkeit in reproduzierbarer Weise veränderlich sind. Von einer lebenden,
d. in wahrscheinlich mannigfacher Art und Stärke gesetzmäßig und reversibel veränderlichen Grenzschicht kann man diejenige Variabilität der
Funktion erwarten, die im allgemeinen und auch in den Versuchen von
WEARN auftritt und zu dem Begriff der Sekretion gehört.

Nach der Theorie von LUDWIG müßten zur Bildung von 1500 ccm Harn
mit 2% Harnstoffgehalt — aus einem Blut mit 0,05% Harnstoff —
im Glomerulus 60 l Wasser abgesondert und 58,5 l im Kanälchensystem
rückresorbiert werden. Es fällt schwer, an eine so ungeheure Wasserbewegung und den damit verbundenen Energieverbrauch zu glauben.
Der sonst so sparsam arbeitende lebende Betrieb muß wohl für diese
wichtige Aufgabe eine bessere Einrichtung haben. Es ist weiter zu
bedenken, daß die Rückresorption gegen das osmotische Gefälle erfolgt,
daß die osmotische Druckdifferenz und zunehmende Eindickung immer
größer wird, daß also das Kanälchenepithel eine gewaltige Konzentrationsarbeit zu leisten hat. Je weiter der Harn im Kanälchensystem nach unten
kommt, um so stärker würde die Konzentrationsarbeit werden. Das
stimmt nicht zu den morphologischen Verhältnissen, nach denen die
Epithelien im ersten Hauptstück und besonders im Tubulus contortus
I. Ordnung die höchstdifferenzierten sind. Und diese Bedenken werden
noch durch den Umstand vermehrt, daß der *Harn keineswegs ein ein-
gedicktes Filtrat (Ultrafiltrat) des Blutplasmas darstellt, sondern daß das
Verhältnis der Konzentrationen der einzelnen Stoffe in Blut und Harn
ganz unabhängig voneinander ist,* wie folgende Tafel zeigt.

Tafel.

	% im Serum	% im Harn	Steigerung im Harn
Kochsalz	0,58	1,00—3,0	2—5fach
Harnstoff	0,05	2,00—4,0	40—80fach
Harnsäure	0,002	0,05—0,10	25—30fach
Traubenzucker	0,10	0	—
„ bei Diabetes mellitus	bis etwa 0,3	bis 10	etwa 30fach

Bei der Harnbildung nach LUDWIG müßten also im Tubularsystem
außer Wasser auch gelöste Bestandteile in wechselnden Mengen rückresorbiert werden. v. MÖLLENDORFF ist, besonders auf Grund der Ausscheidungsverhältnisse von Farbstoffen, für die Rücksorptionstheorie eingetreten. Ich möchte nicht bezweifeln, daß die normale Niere echt
gelöste Farbstoffe in einer Konzentration, wie sie etwa der im Blute

entspricht, auch durch den Glomerulus ausscheidet. Es ist auch durchaus möglich, daß die Epithelzellen der Tubuli Farbstcff aus dem Kanälcheninhalt aufnehmen und, wie es ihren funktionellen Verhältnissen entspricht, in granulärer Form speichern. Ich bin aber weit davon entfernt, diesen Modus für einen Beweis der physiologischen Exkretionsarbeit zu halten. Wir finden in den Tubuluszellen — das steht unumstritten fest — die wichtigsten Endprodukte des Stickstoffwechsels (Harnstoff und Harnsäure) in konzentrierter Form. Es wäre vollkommen sinnlos, es wäre ein Widerspruch gegen die Nierenarbeit an sich, wenn man annehmen wollte, daß auch diese Stoffe durch den Glomerulus ausgeschieden und aus dem Kanälchenlumen rückresorbiert wären. Die Anwesenheit dieser Stoffe in den Zellen kann nichts anderes als eine wichtige Stufe auf dem Wege aus dem Blute in den Harn bedeuten.

Wenn die Niere ein Organ ist, das osmotische Arbeit leistet, und wenn es überhaupt Zellen gibt, die unmittelbar aus dem Blut, ohne den Umweg über ein eiweißfreies Blutfiltrat, einen Stoff aufnehmen, konzentrieren und in konzentrierter Lösung ausscheiden können, so muß man wohl von den Zellen des wichtigsten osmotischen Organs diese Fähigkeit erwarten. Es ist ganz unzweifelhaft, daß es Zellen mit Konzentrierungsfunktionen vielfach gibt, da z. B. jedes Sekret mit differenter Reaktion (Magensaft, Pankreassaft) eine in bezug auf H^+- bzw. OH'- Ion gegenüber dem Blut konzentrierte Lösung darstellt.

Diese Beweisstücke — und noch manche andere — sprechen gewiß für die Sekretionstheorie von HEIDENHAIN. Aber zu einem vollkommenen Beweis gehört mehr. Eine Gewißheit darüber, daß aus den Röhrchen überhaupt keine Resorption stattfindet, besteht nicht. Es scheint, wie bereits bei den Farbstoffen erwähnt, durchaus möglich, daß auswählende resorptive Prozesse stattfinden. Es ist mir aber sehr unwahrscheinlich, daß es sich auch nur im entferntesten um eine Rückresorption in dem Umfange der LUDWIGschen Theorie handelt.

Man kommt wohl der Wahrheit sehr nahe, wenn man annimmt, daß im Glomerulus ein eiweißfreies Sekret gebildet wird, das gegenüber dem Blut nur geringfügige Änderungen der Konzentrationen der Elektrolyte und Anelektrolyte aufweisen kann. und daß die Tubuli die Aufgabe erfüllen, die gelösten Bestandteile in höherer Konzentration auszuscheiden. Darüber hinaus ist beiden Teilen die Fähigkeit zuzusprechen, Wasser im Überschuß auszuscheiden, d. h. Verdünnungsarbeit (berechnet auf den osmotischen Gesamtdruck) zu leisten, wie es so viele andere Drüsenzellen tun.

Die Aufrechterhaltung des osmotischen Druckes im Organismus geschieht durch die Niere nicht so, daß eine bestimmte Zahl beliebiger Moleküle und Ionen aus dem Blute entfernt wird, sondern unter strenger Wahrung der *Zusammensetzung* der Lösung, die das Blut bildet.

Die Konzentrierungsarbeit der Niere ist demnach keine einheitliche Leistung, sondern sie ist zusammengesetzt aus ebenso vielen Teilfunktionen, als es lösliche Stoffe im Harn gibt. Die Konzentration eines jeden Stoffes wird beim Übergang vom Blut in den Harn in eigener und (im wesentlichen) von den anderen Stoffen unabhängigerweise verändert. Es kann daher der Verlust an Konzentrierungsvermögen sich auf eine einzige

Teil-
funktionen.

Funktion beschränken. Dieser isolierte Funktionsausfall betrifft am häufigsten das Kochsalz, dem in der Pathologie der Nierenfunktionen eine Sonderstellung zukommt.

Zwar gibt es Autoren, welche meinen, daß eine mangelhafte Konzentrierung des Cl'-Ions im Harn nicht auf einem Versagen der Niere, sondern auf der krankhaften Tätigkeit der „extrarenalen Faktoren" beruhe.

Diese Auffassung kann indessen nur auf solche Fälle bezogen werden, in denen die Gewebe so .viel Cl' aus dem Blute aufnehmen, daß seine Blutkonzentration unter den Schwellenwert sinkt, d. h. unter den Wert, bei welchem die Konzentrierungsfunktion der Niere einsetzt. Eine Hypochlorämie dieses Grades gibt es. Aber sie ist weit seltener, als die Bildung eines Harns, dessen Cl'-Gehalt weit unter dem des Blutes liegt.

Die Feststellung der Schädigung der „Cl'-Funktion" der Niere ist also nur durch Analyse des Harns und des Blutes (am sichersten in Serienuntersuchungen) möglich. Aber auch dann ist sie nicht über jeden Zweifel erhaben. Offenbar ist nur derjenige Teil des Chlorions in der Niere ausscheidungsfähig, der im Plasma enthalten ist. Bekanntlich ist dieser Teil aber beträchtlichen Schwankungen unterworfen, indem bei der Aufnahme von Bicarbonaten aus den Geweben der äquivalente Teil Cl' in die Gewebe und besonders in Erythrocyten einwandert. Wenn bei Zirkulationsschwierigkeiten und besonders bei Blutstromverlangsamung — und solche Verhältnisse liegen bei Nierenerkrankungen oft vor — das Blut mehr Sauerstoff abgibt und mehr Kohlensäure aufnimmt als in der Norm, so muß auch eine größere Menge Cl'-Ion aus dem Plasma herausgehen und damit den Zustand der Ausscheidungsfähigkeiten verlieren. Es ist durchaus damit zu rechnen, daß, insbesondere in dem ersten Stadium der akuten Nephritis, bei Stauungsniere und auch bei Harnstauungsniere, das Plasma während der Zirkulation durch die Niere an Cl'-Ion so stark verarmt, daß das sich einstellende Gleichgewicht unter dem Schwellenwert bleibt. Leider haben wir noch keine Methode, diese Verhältnisse zu messen.

Neben dieser Senkung des Plasmachlorgehaltes unter den Schwellenwert durch Cl'-Wanderung des Chlorids in Gewebe und Erythrocyten gibt es aber ganz sicher einen in bezug auf Chlorid hypotonischen Harn durch eine Schädigung der Konzentrierungsfunktion, deren Leistung von der Beschaffenheit der Nierenzelle und von der Unversehrtheit ihrer neuroendokrinen Beziehungen und ihres Kreislaufs abhängt. Die Mehrheit der Bedingungen ergibt sich klar aus den Erfahrungen bei Diabetes insipidus, Stauungsniere und Nephritiden, insbesondere bei Epithelialnephropathie, und aus der Kenntnis des Harns der letzten Lebensstunden, der regelmäßig in bezug auf Chlorion hypotonisch ist, aber Stickstoff und Harnsäure in höheren Konzentrationen als denen des Blutes enthält (J. MANTZ).

In diesem Zusammenhange ist das Chlorion nicht nur als Beispiel herausgehoben worden, sondern weil ihm unter den durch die Niere zu konzentrierenden Stoffen eine eigenartige Stellung zukommt. Während die Niere imstande ist, Harnstoff um das 40—80fache, Harnsäure um das 25—50fache, Zucker (im Diabetes mellitus) um das 30—50fache in

ihren Konzentrationen über die im Plasma zu erhöhen, erreicht die
Konzentrationssteigerung des Chlorids nur den 2—5fachen Betrag. Entsprechend diesem erheblich schwächeren Vermögen gibt es eine völlige
Unfähigkeit der Konzentrierung nur für das Cl'-Ion. Auch bei schwerster
Niereninsuffizienz findet man dagegen stets die Harnstoffkonzentration
im Harn höher als im Blute. Bei Gicht, bei schwerster Schrumpfniere
und mitunter bei Epithelschädigung (z. B. nach Vergiftungen) sinkt die
Fähigkeit der Harnsäurekonzentrierung, so daß in einzelnen Perioden
sogar der Wert im Harn unter dem des Blutes liegt. Aber niemals ist
die Hypotonie so fixiert, wie das beim Cl' häufig angetroffen wird. Zwar
sind die Verhältnisse deswegen nicht ohne weiteres vergleichbar, weil
sich als Folge der schweren Nierenfunktionsstörungen Harnstoff und
Harnsäure, nicht aber Chorid, im Blute erheblich anreichern, so daß
die betreffende Nierenfunktion einem weit stärkeren Reize ausgesetzt
ist und die Konzentrierungsleistung von einem höheren Niveau ausgeht.
Aber es findet jedenfalls eine solche statt, während für das Cl'-Ion nicht
selten, auch bei normalem Cl'-Gehalt des Plasmas (allerdings im peripheren
Blut gemessen) nicht einmal die Möglichkeit der Isotonie, d. h. des einfachen osmotischen Durchgangs besteht, sondern wie beim Diabetes
insipidus, zwangsläufig ein Harn gebildet wird, der nur etwa 100 mg-% Cl'
enthält.

Um die Funktion kranker Nieren zu beurteilen, ist es notwendig,
die Konzentrationen der einzelnen Stoffe im Harn zu verfolgen, indem
man die Niere unter Kontrolle der extrarenalen Ausscheidungswege
durch entsprechende Belastung mit den auszuscheidenden Stoffen und
Flüssigkeitsbeschränkung zwingt, soviel an Konzentrierungsleistung her-
zugeben, als ihr möglich ist.

Von den vielen Konzentrierungsfunktionen, die unabhängig voneinander vor sich gehen und im einzelnen geprüft werden müssen oder
müßten, sind im wesentlichen bisher Chlorion, Gesamtstickstoff (bzw.
Harnstoff) und Harnsäure in ausreichendem Maße untersucht worden.
Mit den Einschränkungen, die früher gemacht wurden, ersehen wir
aus dem Konzentrationsverhältnis dieser Stoffe im Blut und im Harn
das Verhalten der betreffenden Funktionen. Es ist wünschenswert, den
Einblick soweit zu vertiefen, daß die gesamte Breite der Konzentrationsfähigkeit, die Schnelligkeit ihres Eintritts, die Dauer, die Beeinflußbarkeit
durch gewisse Reize (Diuretica) und ihr Zusammenspiel mit anderen
Funktionen in Erfahrung gebracht wird.

Für die Topographie der Nierenfunktion (Konzentrierungsfunktionen) Topik der
Nieren-
ergibt sich mit Sicherheit, daß *die Herstellung einer Kochsalzkonzentration,* funktionen.
die wesentlich über die des Blutes hinausgeht, Sache der Kanälchen ist.
Bezüglich des Harnstoffes gilt das nicht mit der gleichen Sicherheit,
aber doch mit großer Wahrscheinlichkeit. Geringe, den Blutwert nur
um ein kleines übersteigende Konzentrationswerte können für Kochsalz
wie für Harnstoff auch von dem Zellbelag des Glomerulus geschaffen
werden, da osmotische Differenzen geringen Grades selbst von dem
Endothel der serösen Häute, der Zellauskleidung der Lymphräume und
ähnlichen unscheinbaren Zellen gebildet werden. Daß auch kleine Ansätze
zu einer Funktion im Bedarfsfalle steigerungsfähig sind, muß man hier

Kurve 1[1].

I, 64. 1915. 14. VII.   15. VII. 100⁰⁰h ³/₄ l H₂O   16. VII. 10⁰⁰h 10 g NaCl   17. VII. 10⁰⁰h 20 g U

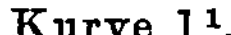

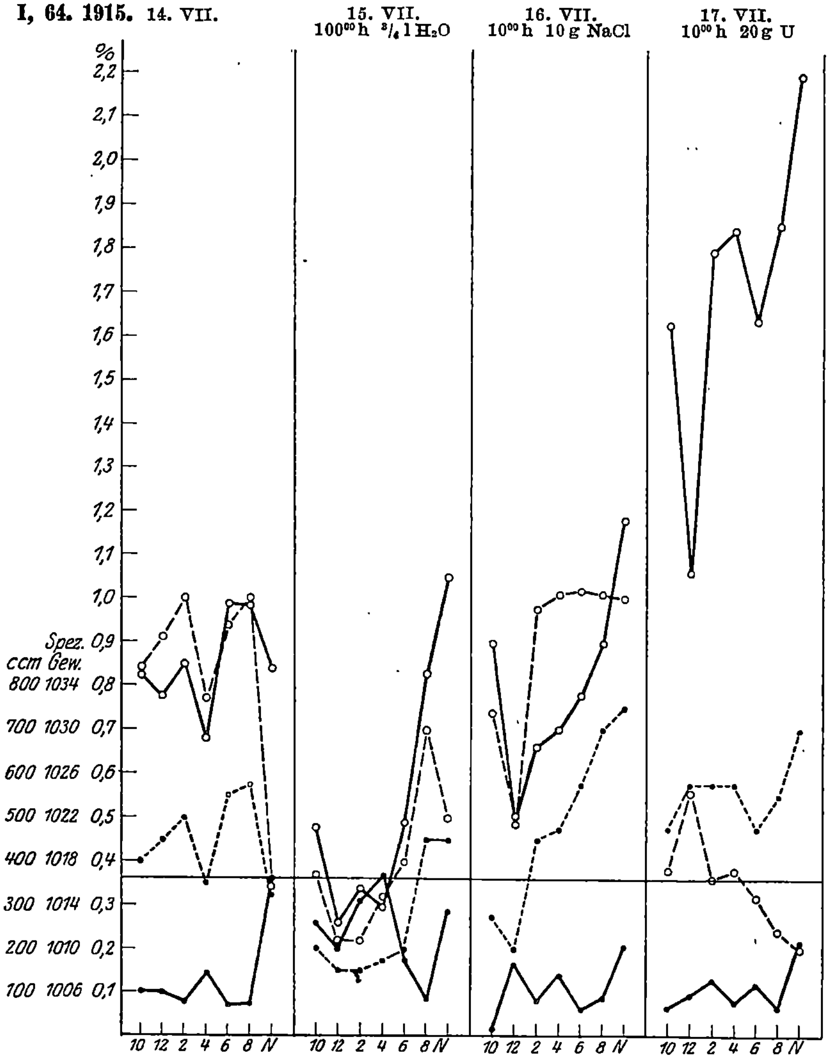

[1]. *Anleitung zum Lesen der Kurven* (s. auch *Funktionsprüfung* S. 66 f.).

Sämtliche Kurven sind *Konzentrationskurven*. Es bedeutet:

1. ●——————●—————— die Wassermenge,
2. ●·············●············· das spezifische Gewicht,
3. ○——————○—————— die Konzentration des Chlors (Cl′),
4. ○——————○—————— die   „   „ Stickstoffs.

In einer Anzahl von Kurven findet sich nur die erste und die zweite Linie. Diese Kurven geben ein Bild der Funktionsprüfungen, wie sie ohne Laboratorium, also auch von dem praktischen Arzt, vorgenommen werden können.

Die Zahlen auf der Abszisse geben die Zeiten (zweistündliche Intervalle) an. N bedeutet Nacht (= Nachtharn). Die Zahlen auf der Ordinate betreffen Harnmenge (ccm), Spezifisches Gewicht (S. G.) und Prozentgehalt.

Der Maßstab ist in allen Kurven der gleiche, wenn nicht etwas anderes ausdrücklich vorgemerkt ist.

Die horizontale Linie bei 0,36 % bedeutet die Konzentration des Chlors (Cl′) im Blutserum.

Bilanztafel.

Tag	Harn-menge	Spez. Gew.	g Cl'	g N	Spez. Gew. berechnet auf 1 l	Gefundener Mehrbetrag		Aus d. Zunahme des spez. Gew. berechneter Mehrbetrag	
						Cl'	N	Cl'	N
14. VII.	930	1018.1	6.62	7.75	1016.8				
15. VII.	1685	1010.4	5.95	8.46	1017.2				
16. VII.	751	1022.7	7.01	6.11	1017.1	0.40	—	0.25	—
17. VII.	770	1025.4	2.52	13.83	1019.5	—	6.1	—	5.5
18. VII.	640	1023.4	5.57	8.55	1015				

Tag	Harn-menge	Spez. Gew.	Spez. Gew. berechnet auf 1 l	Aus der Zunahme des spez. Gew. berechneter Mehrbetrag		
				Na Cl	Cl'	N
14. VII.	930	1018.1	1016.8	—	—	—
15. VII.	1685	1010.4	1017.2	—	—	—
16. VII.	751	1022.7	1017.1	0.42	0.25	—
17. VII.	770	1025.4	1019.5	—	—	5.51
18. VII.	640	1023.4	1015	—	—	—

Erklärung der Kurve 1.

Am *Normaltage* (14. VII.) hohes spezifisches Gewicht, hohe Konzentrationen von Cl' und N.

Am *Wassertage* (15. VII.) eine träge Reaktion, die sich über 8 Stunden hinzieht (bis 6^{00} h) und während dieser ganzen Zeit eine deutliche Senkung des S.G. und der Konzentrationen von Cl' und N, aber keine normale Verdünnungsreaktion zeigt.

Am *Kochsalztage* (16. VII.) Wassermenge nachts vermindert, Steigen des spezifischen Gewichts bis 1032, Steigen der Cl'-Konzentration auf 1% Cl' (= 1,62% NaCl) und Konstanz dieser Konzentrationsleistung über 20 Stunden.

Am *Harnstofftage* (17. VII.) Sinken der Harnmenge, starker Anstieg der N-Konzentration (auf 2,2%). Auffallendes Sinken der Cl'-Konzentration auf hypotonische Werte (unter die horizontale Linie bei 0,36%); daher (s. Bilanztafel) starke Retention von Cl' im Körper.

wie anderswo annehmen. A. PÜTTER hat drei Hauptleistungen der Niere, die Wasser-, Kochsalz- und Stickstoffsekretion verschiedenen Abschnitten der Niere zugeschrieben. Dagegen sprechen die nicht gerade häufigen, aber zweifelfreien Beobachtungen, nach denen unter pathologischen Verhältnissen die eine Funktion schädigend auf eine andere wirkt. Wenn z. B. nach einer Harnstoffgabe eine hohe Konzentrierungsleistung für Harnstoff eintritt und gleichzeitig die Konzentration des NaCl stark absinkt (s. Kurve 1), so macht das dem Verständnis keine Schwierigkeiten, wenn man annimmt, daß diese beiden Leistungen in demselben Apparat zu Hause sind.

Wenn die nach Harnstoffgabe eintretende Konzentrierung von Harnstoff einsetzt unter gleichzeitigem Sinken der Wasserausscheidung, obwohl der Harnstoff nicht die Eigenschaft hat, eine Wasserretention auf extrarenalem Wege zu bewirken, so ist es schwer, diese Verminderung einer Nierenfunktion durch Anspannung einer zweiten mit der Vorstellung zu verbinden, daß Wasserausscheidung und Konzentrierung

Verknüpfung der Teilfunktionen

unter allen Umständen in räumlich getrennten Teilen der Niere vor sich gehen. Bezüglich der gegenseitigen Beeinflussungen der Nierenteilfunktionen (Wasserausscheidung und Teilkonzentrierungen) hat sich unser Wissen in den letzten Jahren vermehrt.

Zusammenhänge zwischen den Teilkonzentrationen haben für Harnstoff und Phosphat LICHTWITZ, für Harnstoff und Chlorid CHAUSSIN, VOLHARD, ADDIS, für Chlorid und·Bicarbonat HALDANE u. PESKETT aufgefunden. F. MAINZER hat das Verhältnis von Chlorid und Bicarbonat eingehend untersucht und entsprechend der (S. 16) gegebenen Beziehung des Bicarbonats zur Wasserstoffzahl die Zugehörigkeit dieser zur Chloridkonzentration festgestellt. Für jede Chloridkonzentration des Harns gibt es einen Grenzwert der Wasserstoffzahl und umgekehrt.

Dafür, daß zwischen Wasserausscheidung und Teilkonzentrierung eine Verwandtschaft im physikalisch-chemischen Geschehen besteht, spricht die Tatsache, daß die diuretisch wirkenden Mittel, die Purinderivate, die Quecksilberpräparate und auch die Salze, nicht nur die Wassermenge steigern, also eine Wasserdiurese bewirken, sondern auch die Konzentration von Kochsalz und Stickstoff steigern, also eine Kochsalz- oder Stickstoffdiurese bewirken können. Auf die Vorstellungen einzugehen, die man sich über die cellulären Vorgänge bei der Sekretion macht, würde hier zu weit führen.

Von großer Bedeutung ist die Fähigkeit der Niere, einen Harn von differenter Reaktion zu bilden. Diese Funktion, die einen sehr großen Einfluß auf den Mineralstoffwechsel ausübt, ist bei schweren Nierenkrankheiten gestört und eine der Ursachen der urämischen Acidose.

In engstem Zusammenhang hiermit steht der Ammoniakgehalt des Harns, der bei schweren renalen Prozessen auf so minimale Werte heruntergeht, wie sie von keinem anderen Zustand bekannt sind. Im Gegensatz zu anderen Acidosen geht die urämische Acidose mit einer äußerst geringen NH_3-Ausscheidung einher. Auf die Einwirkung dieser Störung auf den Mineralstoffwechsel wird später (s. S. 98) eingegangen werden.

Die Ammoniakausscheidung im Harn kann nicht als renale Ausscheidungsfunktion aufgefaßt und parallel mit den anderen Stoffwechselendprodukten geprüft werden, weil das Ammonium des Harns nur zu einem sehr kleinen Teil dem Blute entstammt.

Der Ammoniakgehalt des Blutes ist äußerst gering und bei schweren Nierenkrankheiten ebensowenig vermehrt wie bei Acidosen mit erhöhter NH_3-Ausscheidung oder bei Darreichung von Ammoniumsalzen. Nach NASH u. BENEDICT enthält das Blut der Nierenvene mehr NH_3 als das Nierenarterienblut. NASH u. BENEDICT sind zu der Meinung gekommen, daß die Niere Ammoniak bildet.

Der Befund der verringerten NH_3-Ausscheidung bei Schrumpfnieren ist also geeignet, einen Einblick in diejenigen Vorgänge der Niere zu geben, die nicht oder nicht ausschließlich Ausscheidungsfunktion sind.

Da die Niere (bei Tieren) keine Urease enthält, so kommt Harnstoff als Muttersubstanz des NH_3 nicht in Betracht. Die großen NH_3-Mengen,

die z. B. bei diabetischer Acidose ausgeschieden werden, können nicht
dem Eiweißstoffwechsel der Niere entstammen. Im Falle einer solchen
Acidose handelt es sich nicht um einen um den Harnammoniak-N
vermehrten Eiweißumsatz, sondern man findet — bekanntlich — die
Harnstofffraktion um den Betrag des NH_3-Stickstoffs vermindert.
Die Untersuchungen von H. A. KREBS haben ergeben, daß die Niere
aus Aminosäuren Ammoniak abspaltet.

Wir haben in diesem Kapitel die rein renalen Verhältnisse betrachtet.
Zu dem Verständnis der Ausscheidung, der Diurese, des Wasser- und
Mineralhaushalts und seiner Störungen gehört eine Vertiefung in die
Reaktionen, die in der Blutflüssigkeit, den Gefäßen und den Geweben
vor sich gehen. Darauf wird später (s. S. 123f.) eingegangen werden.

Die Abhängigkeit der Nierentätigkeit vom Nervensystem.

Daß die Niere nicht nur vasomotorische, sondern auch sekretorische
Nerven besitzt, geht aus der räumlichen Beziehung nervöser Elemente
zu den Epithelzellen (s. S. 14) klar hervor. Wie auch sonst bei Ein-
geweiden, bedingen die in die Nieren ziehenden Nerven nicht die Funktion
des Organs an sich. Auch die ihrer Nerven beraubte Niere sezerniert.
Die Bedeutung der Nierennerven liegt darin, daß sie die Funktion des
Organs in Beziehungen zu dem Geschehen im Organismus überhaupt
setzen. *Abhängigkeit vom Zentralnervensystem.*

Auch dem Laien ist die Abhängigkeit der Harnbildung vom Gehirn,
der fördernde Einfluß, den Angst, Erregung und Erwartung auf die
Diurese ausüben, bekannt. Zu diesen zentral (im Großhirn) bedingten
Polyurien gehören wohl auch die, oft mit Pollakisurie verbundenen, die
nach einem Anfall von Migräne, Epilepsie, Angina pectoris u. a. auftreten. Der Weg, den die Erregung vom Großhirn aus nimmt, ist zunächst
unbekannt. Man darf aber wohl annehmen, daß die Bahnen in die im
Zwischenhirn gelegenen Zentren für den Wasser- und Salzhaushalt ein-
münden, vor allem in das auch die Körpertemperatur regulierende
Tuber cinereum. *Reflektorische Beeinflußbarkeit der Nierensekretion.*

Die die Sekretion beeinflussenden Nerven verlaufen im Vagus und
Sympathicus. Nur dem letzteren (ASHER) kommen auch vasomotorische
Wirkungen zu. Reizung des Vagus führt zu stärkerer Wasserdiurese und
vermehrter Ausscheidung der gelösten Bestandteile. Nach Vagusdurch-
schneidung tritt (meistens) eine Verminderung der Menge und Konzentration ein. Bei dem gewöhnlichen Versuchstier, dem Kaninchen, führt
aber, wahrscheinlich infolge wechselseitiger Verflechtung der Vagus-
und Sympathicusfasern, diese Durchschneidung mitunter auch zu einer
Harnvermehrung. Die Durchschneidung des Nervus splanchnicus bewirkt in der gleichseitigen Niere Anschwellung und vermehrte Wasserausscheidung. Reizung des Splanchnicus mach Oligurie, selbst bei Ausschaltung jeden Einflusses auf die Vasomotoren des Organs. Die Reizung
des Sympathicus hat ferner eine Änderung der Zusammensetzung des
Harns zur Folge. Es findet eine Vermehrung der NaCl-Konzentration
statt. ECKARDT und später ROHDE und ELLINGER fanden nach Splanch-
nicusdurchschneidung den Harn der betroffenen Seite weniger sauer und

mitunter sogar alkalisch, und zwar auch dann, wenn die Harnmenge beiderseits fast gleich war. Diese Beobachtungen zeigen, daß die wichtige renale Funktion der Neutralitätsregulierung unter Nerveneinfluß steht, und geben eine Grundlage für das Verstehen der nervösen Bedingtheit der Phosphaturie (Alkalinurie) und der Löslichkeit der Sedimentbildner überhaupt.

Nach den Versuchen von ELLINGER u. HIRT hemmen die unteren Grenzstrangfasern die Ammoniakbildung.

Die vom Tuber cinereum zu den Nieren ziehenden Nerven sind auch zentral verletzbar. Am längsten kennt man den Wasserstich (am Boden des IV. Ventrikels zwischen Vagus- und Acusticuskern). Von größtem Interesse ist der von ERICH MEYER und JUNGMANN entdeckte *Salzstich*.

Der Salzstich. Diese Autoren sahen beim Kaninchen nach einem Stich in den Funiculus teres eine mächtige Zunahme der NaCl-Konzentration im Harn. Im Gegensatz zu dem bekannten Zuckerstich handelt es sich hier nicht um eine Reaktion der Niere auf eine Veränderung der Blutzusammensetzung — der Kochsalzgehalt des Blutes wird keineswegs verändert —, sondern um eine Änderung intrarenaler Vorgänge. Wie der Zuckerstich ist auch der Salzstich abhängig von der Unversehrtheit der Splanchnicusbahn. Bei dieser innigen Beziehung des Nervensystems zu den Vorgängen in der Niere erscheint es kaum verwunderlich, daß sich auch auf die Eiweißausscheidung nervöse Einflüsse geltend **Nervöse Albuminurie.** machen. Eiweißausscheidungen oder Steigerung einer Albuminurie nach heftigen Gemütserregungen oder geistigen Überanstrengungen sind seit langem bekannt (SENATOR u. a.).

Abtrennung der Niere von allen ihren Nerven bewirkt die Bildung eines sehr reichlichen Harns, der 2—3mal weniger feste Bestandteile enthält als der Harn der normalen Seite und eine zur Alkalescenz neigende Reaktion zeigt (ROHDE und ELLINGER).

Einfluß des Nervensystems auf die Nierenfunktionen. Es fehlen der Niere nach einer Enervation die regulierenden Einflüsse. Die Niere arbeitet hemmungslos und leistet in diesem Zustande lediglich Verdünnungsarbeit. Es tritt ein minderwertiger, unverfeinerter Arbeitstyp ein, den wir klinisch bei den meisten Läsionen des Nervensystems, soweit sie überhaupt die Nierentätigkeit beeinflussen, treffen. Die Unfähigkeit NaCl zu konzentrieren, d. i. die dem Salzstich entgegengesetzte Wirkung, ist aber nicht notwendig oder stets mit Polyurie verbunden. Ich habe einige Fälle von Erkrankung im Zwischenhirn beobachtet, die früher das Bild des Diabetes insipidus boten, zur Zeit der Untersuchung nicht mehr polyurisch, aber noch unfähig waren, Kochsalz über den Wert des Blutplasmas in den Harn zu konzentrieren. Diese Beobachtungen bilden eine Bestätigung der von JUNGMANN vertretenen Ansicht, daß die Nervenbahnen der Salz- und Wasserausscheidung getrennt voneinander verlaufen. Wie nahe Beziehungen auch nervöser oder nervös-endokriner Art zwischen dem renalen Geschehen und extrarenalen Vorgängen, d. h. Zusammensetzung des Blutes, Durchlässigkeit der Gefäße, Wasser- und Salzfixation in den Geweben bestehen, lehrt ein von JUNGMANN mitgeteilter Fall von Zwischenhirnerkrankung, der vollständig normale renale Verhältnisse, aber Abwanderung von

Kochsalz aus dem Blute und Neigung zu Ödem, also eine extrarenale Störung der Osmoregulation, aufwies. Nach VEIL kommt es bei cerebralen Vorgängen und schweren vegetativen Neurosen auch zu Oligurie. Ich glaube, daß nervös bedingte Störungen der Harnbildung und des Wasserhaushalts überhaupt gar nicht selten sind. So gibt es eine Oligurie vor dem Migräneanfall und als Vorläufer des Gichtanfalls. Vielleicht gehört auch die schubweise eintretende Harnverminderung bei der endogenen Adipositas hierher (s. S. 112).

Wir treffen also unter dem Einfluß des Nervensystems Polyurie und Oligurie, Erhöhung (nur im Experiment beobachtet) und Herabsetzung der Kochsalzkonzentration. Die Innervation der Eingeweide durch den Vagus und Sympathicus ist auf entgegengesetzte Wirkungen eingestellt, und der Funktionszustand erscheint als Diagonale der Spannungskräfte in diesen beiden Systemen. Die hemmende Wirkung auf die Wasserdiurese kommt zweifellos dem Reizzustand des sympathischen Systems zu. Dafür spricht das physiologische Experiment, wie das logische Postulat, daß vasomotorische Nerven und Sekretionsnerven auf ein Zusammenspiel eingerichtet sein müssen. Es werden als Enge der Arterien (Sympathicusreizung) und Verringerung der Wasserausscheidung zusammenfallen. In diesem Falle liegt die Notwendigkeit einer Konzentrationsleistung vor, und MEYER und JUNGMANN halten demgemäß die Wirkung des Salzstichs für eine Reizwirkung im sympathischen System. Dem Vagus muß ein fördernder Einfluß auf die Wasserdiurese zugeschrieben werden.

In diesen Zusammenhang gehört auch die *reflektorische Beeinflußbarkeit der Nierensekretion.* Erwärmung der Haut regt die Wasserabscheidung an, während Abkühlung Oligurie und selbst Anurie verursacht. Wieweit hier vasomotorische, wieweit sekretorische Nerven beteiligt sind, ist ungewiß. Wir haben aber auch Steigerung der Kochsalz-, Stickstoff- und Phosphorsäurekonzentration bei Hauterwärmung (bestätigt von WOLFHEIM bei Anwendung von Diathermie) beobachtet. Daraus darf wohl auf eine reflektorische Beeinflussung der sekretorischen Nerven geschlossen werden. Eine größere Bedeutung kommt dem Kältereflex zu. WERTHEIMER hat beim Versuchstier durch Abkühlung der Haut eine Verkleinerung des Nierenvolumens und eine Abnahme des Druckes in der Nierenvene hervorgerufen. Diese vasomotorische Reaktion könnte in der Ätiologie der Nephritis nach Erkältung oder lokaler Abkühlung gewiß eine Rolle spielen.

Eine reflexogene Zone liegt auch in den unteren Harnwegen. Bei einseitiger Nierensteineinklemmung kann es bekanntlich zu einer tagelang anhaltenden beiderseitigen Anurie, die wahrscheinlich durch sensible Reizung (Schmerz) bedingt wird, kommen. Die bei Ureterenkatheterismus so häufig auftretende Oligurie zeigt, daß schon eine einfache Berührung diesen Reflex auslöst. Von der ·Blase, dem Ureter und dem Nierenbecken aus kann die Nierensekretion auch angeregt werden. So kann die Reizung eines Ureters (z. B. durch einen eingelegten Ureterenkatheter) eine Polyurie beider Seiten zur Folge haben.

Solche Anregungen gehen auch von der Blase aus. Nach PFLAUMER nimmt mit zunehmender Ausdehnung der Harnblase die Wassersekretion ab. Häufiger scheint mir am Krankenbett das Gegenteil zu sein. Wir sehen bei Harnstauung oft eine Polyurie (Harnstauungsniere). Nicht selten geht die Pollakisurie mit Polyurie einher. Es ist wohl sehr wahrscheinlich, daß beide Erscheinungen eine gemeinschaftliche nervöse Bedingung haben. Ganz sicher ist das der Fall bei der reflektorischen Polyurie und Pollakisurie, die in Verbindung mit angiospastischen Anfällen auftreten, früher als „spastischer Harn" bezeichnet, aber in der neueren Literatur sehr wenig beachtet werden. Hierher gehört wohl die Polyurie nach dem Epilepsie- und Migräneanfall. Ganz gewöhnlich ist die Polyurie bei angiospastischen Anfällen im Coronargebiet. Ich sah sie auch in ausgesprochenem Maße bei einer älteren Dame mit starkem arteriellen Hochdruck durch 2 Tage, als die Patientin sehr häufige (bis 2—3 in einer Stunde) kurze Anfälle von rechtsseitiger Schwere und Taubheit der Glieder, leichte Sprachstörungen und leichte Benommenheit erlitt, Erscheinungen, die nicht zu einer Halbseitenlähmung führten, sondern spurlos verschwanden und nicht anders als lokale cerebrale Angiospasmen aufgefaßt werden können. In diesen Polyurien läßt sich wohl die Auswirkung eines Einflusses von arteriellen Spasmen auf die Niere, d. i. ein vasorenaler Reflex, erkennen.

In engster Beziehung zu der Bedeutung des Nervensystems für die Nierensekretion stehen die Einflüsse, die die Blutdrüsen auf die Harnbildung, bzw. auf den Wasserhaushalt, ausüben.

Das Funktionieren des vegetativen Nervensystems ist auf das engste mit den Hormonen der Blutdrüsen verbunden. Bekannt ist der große Einfluß der aktiven Substanz der Schilddrüse auf den Wasserhaushalt. Diese Einwirkung betrifft ausschließlich den Stoffaustausch zwischen Blut und Geweben; eine Änderung der Nierentätigkeit wurde jedenfalls nicht beobachtet. Von sehr großer Bedeutung ist ein im Hinterlappen der Hypophyse gebildetes Hormon. In den in der Therapie und im Experiment angewandten Dosen wirkt dieses Hormon hemmend auf die Diurese. Bei Fröschen tritt nach Exstirpation der Hypophyse Hautödem (POHLE) und Erweiterung der Capillaren in der Haut und Schwimmhaut ein (KROGH). Gewisse krankhafte Veränderungen der Hypophyse führen zu Polyurie (Diabetes insipidus). In diesen Fällen ist die Wasserbindung in den Geweben vermindert. Die gleichzeitig bestehende Schädigung der Fähigkeit der Niere, Kochsalz über den Plasmawert zu konzentrieren, zeigt die renale Komponente des Hypophyseneinflusses an. Daß dieselben Veränderungen bei intakter Hypophyse durch eine Erkrankung im Zwischenhirn eintreten können, lehrt, daß die Hypophyse und die Zentren des Wasser- und Kochsalzhaushalts eine funktionelle Einheit bilden. Verlust des Hormons und Erkrankung der betreffenden Zentren führen zu denselben Erscheinungen. Daraus ergibt sich als nächstliegende Folgerung, daß das Hypophysenhormon seine oder wenigstens eine sehr wichtige Anschlußstelle im Zwischenhirn (Tuber cinereum) hat. Auch die Nebennierenrinde beeinflußt den Wasser- und Kochsalzgehalt (D. MARINE, D. PERLA).

IV. Physiologische und pathologische Grundlagen der differentialdiagnostischen Abgrenzung der Krankheitsbilder.

Wenn wir zunächst von Anamnese und Ätiologie absehen und uns an die objektiven Kennzeichen halten, die die Nierenkranken bieten, so können wir die große Zahl von Symptomen in drei Gruppen zusammenfassen, nämlich:

A. in die unmittelbaren *Nierenzeichen,* die sich aus der Untersuchung des Harns auf Eiweiß, Blut und Sediment ergeben;

B. in die *Nierenfunktionen,* die mitunter klinisch augenfällig oder aus der chemisch-analytischen Untersuchung des Harns und des Blutserums zu erkennen sind;

C. in die *extrarenalen Symptome* (mittelbare Nierenzeichen), d. h. die parallele oder mittelbare Beeinflussung anderer Organe und Organsysteme, die sich gliedern lassen in:

   1. das Ödem;
   2. Veränderungen am Kreislaufapparat (Blutdrucksteigerung, Herzhypertrophie, Arteriosklerose);
   3. Vergiftungserscheinungen am Zentralnervensystem (Urämie);
   4. Anämie;
   5. Veränderungen an der Retina.

Diese drei Gruppen bestehen nicht in ursächlicher Unabhängigkeit nebeneinander. So hat das Ödem in seiner extrarenalen Wurzel eine nahe Beziehung zu den Veränderungen der kleinsten Gefäße. Die Zusammenfassung der urämischen Erscheinungen unter 3. erscheint denen unzutreffend, die den eklamptischen Anfall für die Folge eines Hirnödems halten. Aber diese Einteilung dient gar nicht pathogenetischen Beziehungen, sondern symptomatologischen. Erst wenn wir die Symptome in ihrer Art und Wertigkeit erfaßt und gelernt haben werden sie festzustellen, können wir ihre inneren Beziehungen zueinander, zu Krankheitsursache und Krankheitsverlauf und zur anatomischen Veränderung erörtern.

A. Die unmittelbaren Nierenzeichen.

1. Die Albuminurie.

Die Eiweißausscheidung, die von Cotugno im Jahre 1770 bei Nierenkranken entdeckt wurde, ist das Symptom, mit dem die Besprechung der Nierenpathologie unbedingt beginnen muß, da in der Mehrzahl der Fälle bei der pflichtmäßigen Untersuchung des Harns der Befund von Eiweiß auf Vorgänge in der Niere hinweist. Daß diese Vorgänge krankhafte sind, ist eine in dieser Allgemeinheit nicht stichhaltige Folgerung. Eine Berechtigung, Albuminurie einer Nephritis gleichzusetzen, liegt nicht vor; ebensowenig verbürgt — was hier gleich bemerkt werden muß — das Fehlen von Eiweiß Gesundheit der Niere, nicht einmal das Freisein von akuten entzündlichen oder degenerativen Prozessen. Auch der normale Harn enthält Eiweiß, und zwar in so kleinen Mengen, daß sie mit den gewöhnlichen Reagenzien (Kochprobe, Salpetersäure,

Auch der normale Harn enthält Eiweiß.

Essigsäure-Ferrocyankalium) nicht nachgewiesen werden können. Diese Albuminurie, die POSNER und MÖRNER im sorgfältig filtrierten und eingeengten Harn gefunden haben, zu kennen, ist darum notwendig, weil eine bei der Anwendung zu feiner Eiweißreagenzien (SPIEGLERS Reagens, Sulfosalicylsäure) entstehende Trübung dieser physiologischen Erscheinung in Rechnung gestellt werden muß.

Wie kommt das Eiweiß in den Harn? Auf die Frage, wie das Eiweiß in den Harn kommt, gibt es noch keine Gewißheit. Man hört und liest nicht selten, daß das „Nierenfilter" undicht geworden sei. Wie wenig die Begriffe „Filter", „Porenweite" u. ä. für die Physiologie der Harnabscheidung ausreichen, ist bereits dargetan. Zum baren Unsinn werden sie auf den Fall der kranken Niere angewandt, die hochmolekulares Eiweiß durchläßt, aber Körper, die sonst auf das leichteste ausgeschieden werden, zurückhält. Wenn man die Zellenschicht der Niere als eine Blut und Harn trennende Membran betrachtet, so sieht man, daß im Falle der Nierenerkrankung diese Membran die einer halbdurchlässigen Haut entgegengesetzten Eigenschaften — Durchlässigkeit für Kolloide, Undurchlässigkeit für Wasser und Salze — annimmt. Sicher ist, daß das Eiweiß durch den Zellbelag der kranken Niere hindurchgeht. Es kommt nicht etwa aus offenen Blut- oder Lymphbahnen.

Das Durchgehen von Teilchen durch eine Grenzschicht hängt von der Größe der Teilchen und den Eigenschaften der Grenzschicht ab. Im Falle der Albuminurie handelt es sich um Teilchen, deren Größe von dem Molekulargewicht, der Teilchenaggregation und der Hydratation bestimmt ist, und eine Grenzschicht, die für Kolloide (z. B. kolloidale Farbstoffe) durchlässig ist. Nach dem Prinzip elektiv-permeabler Membranen (L. MICHAELIS) wird ein Kolloid, das dieselbe elektrische Ladung hat wie die Membran, zurückgehalten, bei entgegengesetzter Ladung aber durchgelassen. Bei der Wasserstoffzahl des Blutes und der Gewebe liegen Albumin und Globulin sowohl im Plasma als auch in den Nierenzellen als Anionen vor. Die Undurchgängigkeit der Niere für diese Proteine wird so in ihrer physikalisch-chemischen Grundlage verständlich (F. MAINZER). Aus demselben Gedankengang folgt die Erkenntnis, daß Eiweißkörper, deren isoelektrischer Punkt (d. h. diejenige aktuelle Reaktion, bei der dem Kolloid die gröbste Dispersion und die geringste Hydratation zugehört) in der Nähe der Wasserstoffzahl des Blutes liegt, in den Harn übergehen, ohne (primär) die normalen Plasmaproteine mitzunehmen (F. MAINZER). Solche Eiweißkörper sind das BENCE-JONESsche Protein (isoelektrische Zone zwischen $p_H = 6{,}6—7{,}0$) und das Hämoglobin (isoelektrischer Punkt $p_H = 6{,}8$). Dazu paßt, daß das Harneiweiß in jedem Falle gröber dispers ist als das des Blutplasmas (L. LICHTWITZ).

Da der gewöhnliche Harn — praktisch — eiweißfrei ist, da aber durch alle Zellen der Niere, die Epithelien der Glomeruli wie die der Tubuli, ein Sekretionsstrom geht, so haben alle Epithelien die Eigenschaft, das Eiweiß zurückzuhalten. Die Frage, welche Epithelien in bezug auf diese Funktion im Falle der „Krankheit" versagen, ist viel diskutiert worden. Beiden Gruppen von Zellen muß die Möglichkeit dieser Änderung zuerkannt werden. Von vornherein sollte man erwarten,

daß die Albuminurie vorzugsweise im Glomerulus vor sich geht, da hier
die Quelle des Albumens, das Blut, dem Lumen der Sekretionswege
erheblich näher liegt. *In Wahrheit sind es aber gerade die Tubuli, die den
Ort der größten Eiweißdurchgängigkeit darstellen.* Es gibt gewiß zu denken,
daß dieser Weg durch die hohen und differenzierten Epithelien leichter
und ausgiebiger begangen wird, als durch die unscheinbaren Glomerulus-
zellen. *Erfahrungsgemäß sind es die Erkrankungen des Tubularapparats,
insbesondere die toxischen, degenerativen und nekrotisierenden (bei Lues II,
Tuberkulose, Vergiftungen), die die stärksten Eiweißausscheidungen liefern,
während bei reinster Glomerulonephritis (Glomerulitis) ein eiweißarmer, ja
mitunter sogar ein eiweißfreier Harn beobachtet wird.*

Die allgemeinen Bedingungen der Albuminurie sind:

1. *Die Zellen können unmittelbar durch Gifte der verschiedensten Art
so geschädigt werden, daß sie Eiweiß durchlassen;*

2. *die Zellen können mittelbar geschädigt werden, indem sie unter
ungünstigen zirkulatorischen Verhältnissen in bezug auf ihre Ernährung
und besonders in bezug auf ihren Gaswechsel Not leiden (zirkulatorische
Albuminurien).*

In beiden Fällen ist die Albuminurie in Änderungen des physikalisch-
chemischen Verhaltens der Nierenzellen gegeben, also in diesem Sinne
renaler Natur. Zu diesen Bedingungen kommt eine prinzipiell andere:

3. Eine Veränderung des Blutplasmas, das Auftreten körperfremder,
unbrauchbarer oder vielleicht sogar schädlicher Proteine. Der deutlichste
Vertreter dieser Art von Eiweißausscheidung ist die BENCE-JONESsche
Albuminurie. A. MAGNUS-LEVY hat in sehr eindrucksvollen Untersuchungen
und Betrachtungen auf das BENCE-JONESsche Eiweiß als ein Produkt
der Myelomzellen und auf seine Beziehungen zum Amyloid hingewiesen,
ein krankhaftes Eiweiß, dessen Unbrauchbarkeit für den Körper aus
seinen Löslichkeits- und Fällungseigenheiten deutlich ist. Wie BENCE-
JONESsches Protein, ein endogenes aber körperfremdes Eiweiß, wird
auch in das Blut gelangtes nichtkörpereigenes Eiweiß, z. B. Eiereiweiß,
schnell durch die Nieren abgeschieden. Auch die Schwangerschafts-
albuminurie ist unter diesem Gesichtspunkt aufgefaßt worden (EUFINGER).
ANDREWS, THOMAS u. WELKER finden auch im Harn Nierenkranker
ein giftiges Protein und sehen daher die Albuminurie als einen Ent-
giftungsvorgang an. In diesen vielleicht sehr bedeutungsvollen, wenn
auch wohl nicht alle Arten von Albuminurie umfassenden Gedanken-
kreis gehört auch die nach der Richtung der Immunbiologie erweiterte
Ansicht von LOESCHCKE, daß die bei Zerfall von Körperprotein und bei
Zuführung körperfremden Eiweißes in den Harn eintretende Albuminurie
eine Entfernung von Antigenen darstelle.

Nachdem wir auf die Frage nach dem Wie, Wo und Warum der
Albuminurie eine Antwort wenigstens gesucht und versucht haben,
bleibt vor der eingehenderen Erörterung noch übrig, zu prüfen, was für
Eiweiß ausgeschieden wird.

Daß das Protoplasma der Niere selbst (tubulogenes Eiweiß — STRAUSS)
einen nennenswerten Betrag zum Harneiweiß liefert, kann nicht angenommen werden. Eine längerdauernde und stärkere Albuminurie (man
hat bis 110 g Harneiweiß pro die beobachtet) kann aus dieser Quelle

3*

nicht unterhalten werden. M. H. FISCHER, der eine solche Annahme macht, schreibt der Niere ein besonderes großes Regenerationsvermögen zu. Daß die Niere unter krankhaften Verhältnissen, z. B. im Zustande der Entzündung, vielleicht aber auch bei einer gewissen Art vermehrter Arbeit, sehr viel Protein aus dem Plasma aufnimmt, kann wohl als sehr wahrscheinlich gelten. Daß aber die kranke Niere Plasmaeiweiß in dem Grade der Albuminurie zu zellspezifischem Eiweiß umbaut, ist eine Hypothese, an die zu glauben schwer fällt. Eine vermittelnde Stellung nimmt die Ansicht ein, daß das Harneiweiß aus dem Blutplasma stammt, aber als solches — vorübergehend — in den Verband oder Bestand der Nierenzelle eingetreten ist, bevor es in den Harn abgegeben wurde.

Es handelt sich bei dem Harneiweiß um Albumin und Globulin, dessen Verhältnis *(A/G)* wechselt. Der Albuminbetrag liegt zwischen 65—90%. Eine einheitliche Auffassung ist noch nicht erzielt worden. Nach HOFF-MANN ist bei schweren Nierenerkrankungen *A/G* niedrig (unter 5), bei leichten hoch. Sehr hohe Globulinausscheidung findet sich bei Lipoid-nephropathie, nach GROSS und WALLIS auch bei funktioneller Albuminurie. Es scheint also, als ob *A/G* weder für die Art noch für den Grad des Nierenprozesses charakteristische Eigentümlichkeiten erkennen läßt. Indessen ist diese Frage erneuter Beobachtung bedürftig, da die Methodik durch die Erkenntnis, daß die Fällungen bei gleichem p_H vorzunehmen sind, eine festere Basis gewonnen hat, und da ein Vergleich mit der Aufteilung der Plasmaeiweißkörper bessere Einblicke verspricht.

Diese Aufteilung, das Bluteiweißbild, zeigt bei Nierenerkrankungen bedeutende Veränderungen der Art, daß bei einer Verminderung des Gesamtplasmaeiweißes das Albumin sehr stark (bis auf ein Siebentel) absinken, das Globulin absolut oder relativ vermehrt sein und besonders das Fibrinogen (in deutlicher Weise bei der Lipoidnephropathie) eine beträchtliche Zunahme erfahren kann. Es findet also eine Verschiebung der Plasmaeiweißkörper nach der Richtung der größeren Moleküle statt. KOLLERT u. STARLINGER haben beobachtet, daß (bei Lipoidnephropathie) die Größe der Albuminurie dem Fibrinogengehalt des Plasmas entspricht. Auf die Ansichten und Hypothesen, die über die Ursachen der Änderung des Bluteiweißbildes und dessen Beziehungen zur Albuminurie gemacht worden sind, werden wir später zurückkommen.

Auch daraus geht hervor, daß es sich bei der Albuminurie nicht um den Durchgang von unverändertem Serumprotein handelt, sondern daß diesem Vorgang kolloidchemische Umwandlungen der Eiweißkörper des Plasmas und der Niere, wie oben (S. 34) angedeutet, zugrunde liegen.

Eine große und manchmal entscheidende Bedeutung hat ein „Eiweißkörper", der früher als Nucleoalbumin bezeichnet wurde, aber mit Recht nicht anders als „*mit Esigsäure fällbarer Eiweißkörper*" genannt werden darf.

Dieser Körper ist kein chemisches Individuum, sondern ein Produkt aus einem löslichen Eiweißkörper und einer eiweißfällenden Substanz bei schwach saurer Reaktion. Diese unlösliche Verbindung entsteht auch im normalen Harn und ist als *Nubecula* bekannt. Solcher Substanzen, die Eiweiß bei schwach saurer Reaktion fällen, gibt es eine große Anzahl (die sog. Alkaloidreagenzien); die bekannteste und gebräuchlichste ist das Ferrocyanat (Ferrocyankalium). Auch im Körper bildet sich mehr wie *ein* Stoff dieser Wirkung. Wir kennen die Chondroitinschwefelsäure, die Nucleinsäuren und die Gallensäuren. Es wird daher bei Ikterus der „Essigsäurekörper" fast regelmäßig gefunden. Die eiweißfällende Wirkung des Harns führt man neuerdings gern auf eine *„Chondroiturie"* zurück. Aber die Bezeichnung ist nicht ganz „Chondroit-richtig, weil sie nicht auf chemischer Analyse, sondern lediglich auf urie." physikalischer Wirkung beruht, und weil diese Wirkung auch von anderen Stoffen als der Chondroitinschwefelsäure ausgeübt wird. Da unter gewissen Verhältnissen veränderter Nierendurchblutung (s. orthostatische Albuminurie, S. 40f.), bei denen man intermediäre Stoffwechselveränderungen nicht annehmen kann, eiweißfällende Stoffe in vermehrter Menge ausgeschieden werden, so ist es zweifellos, daß diese Stoffe aus den Nierenzellen selber, und zwar aus den Tubularepithelien, stammen. Man muß STRAUSS darin beistimmen, daß der Nachweis dieser Stoffe das feinste Reagens auf eine Störung im Bereich der Tubuli bildet.

Die Bedeutung der Eiweißfällung im Harn darf in theoretischer wie in diagnostischer Beziehung nicht gering eingeschätzt werden. Unsere Methodik, Eiweiß im Harn nachzuweisen, ist etwas einseitig auf gelöstes Eiweiß eingestellt. Es läßt sich aber leicht zeigen, daß in keinem Falle das Harneiweiß so gut gelöst (so fein verteilt) ist wie im Geronnenes Blute, und daß dieser Prozeß der beginnenden Fällung nicht erst durch Eiweiß im den Harn vor sich geht, sondern schon vorher bei der Sekretion, bei Harn. dem Durchgang durch die Zellen, erfolgen muß (LICHTWITZ). Dieser Prozeß der spontanen Ausflockung kann unter Umständen (besonders habe ich das beim Einsetzen der Polyurie nach dem oligurischen Stadium der akuten Nephritis beobachtet) so stark werden, daß ein von Eiweißkörnchen getrübter Harn ausgeschieden wird, in dem sich durch die Fällungsmethoden kein gelöstes Eiweiß mehr finden läßt. Die Natur dieser Trübung, die durch Filtration und auf den gebräuchlichen kleinen Zentrifugen nicht entfernbar ist, wird dann deutlich, wenn sie weder aus Uraten noch Phosphaten besteht, d. h. weder in schwachem Alkali noch in schwacher Säure löslich und wenn sie nicht durch Bakterien bedingt ist. Bei orthostatischer Albuminurie habe ich in einigen Fällen auch Harnproben von gelatinöser Beschaffenheit gefunden. Eine besondere Art der Eiweißfällung, nämlich die Zylinderbildung, wird später eingehend besprochen.

Nachweis des gelösten Albumens.

Alle Reaktionen beruhen auf einer Fällung. Die ganz allgemeine Vorbedingung ist die Klarheit des Harns. Also Filtration. Da gelegentlich im alkalischen Harn eine Eiweißfällung beim Kochen auch dann nicht zustande kommt, wenn man den Harn nachher ansäuert, und da auch andere Eiweißproben im alkalischen Harn denselben Fehler haben, so ist es notwendig, vor der Probe die Reaktion mit Lackmuspapier zu prüfen und alkalisch reagierenden Harn mit einigen Tropfen 10%iger Essigsäure schwach anzusäuern.

Aus den zahlreichen Methoden sind die nicht zu wählen, die schon eine physiologische Albuminurie anzeigen. Für die Praxis scheidet daher die Probe nach SPIEGLER (zu den mit Essigsäure stark angesäuerten Harn einige Tropfen einer Lösung von Hydrarg. bichlor. 0,8 Ac. tartar. 4,0, Glycerin 20,0 Aquae dest.

200,0 — Auftreten eines weißlichen Ringes) und die Sulfosalicylsäurereaktion (Ac. sulfosalicyl. 20%) aus.

Eiweiß-
reaktionen. An erster Stelle steht die **Kochprobe.** Die beim Kochen auftretende Trübung kann aus Eiweiß oder phosphorsauren und kohlensauren Salzen entstehen. Diese kommen in störenden Mengen nur im neutralen oder alkalischen Harn vor und werden beim vorangehenden Ansäuern an der Gasentwicklung erkannt. Nachträgliches Ansäuern mit einigen Tropfen 3—10%iger Essigsäure löst die Salze, aber nicht die Eiweißfällung. Die Verwendung 10%iger Salpetersäure statt der Essigsäure ist wegen ihres Preises unpraktisch.

Eine Fehlerquelle dieser Methode ist, daß in sehr salzarmen Harnen die Fällung gar nicht oder nicht vollständig eintritt. Man muß also unter Umständen einige Tropfen einer konzentrierten Kochsalzlösung bzw. eine Messerspitze Kochsalz hinzusetzen oder als zweite Methode eine solche anwenden, die diese Fehlerquelle nicht hat.

Es trifft sich glücklich, daß die beiden anderen gebräuchlichsten Proben die entgegengesetzte Fehlerquelle zeigen, also in kochsalzreichen Harnen schlecht gehen.

Die Essigsäure-Ferrocyankaliumprobe. Der Harn wird mit Essigsäure stark angesäuert und vorsichtig tropfenweise mit Ferrocyankaliumlösung (5—10%) versetzt. Ein Überschuß muß vermieden werden, weil die Fällung im Überschuß des Fällungsmittels löslich ist. Meist sofort, mitunter aber auch mit einer Latenz bis zu mehreren Minuten, tritt ein weißer Niederschlag auf.

Die Reaktion ist äußerst scharf, besonders in nicht zu konzentriertem Harn. Hochgestellte Harne sind zweckmäßigerweise mit dem gleichen Volumen Wasser zu verdünnen.

Diese Reaktion ist bei allen noch unklaren Fällen von Eiweißausscheidung *unumgänglich notwendig,* weil bei ihrem ersten Akt, und nur durch diesen, nämlich der Zufügung starker Essigsäure, der *„in der Kälte durch Essigsäure fällbare Eiweißkörper"* gefunden wird. Da auch dieser Körper nicht selten erst nach Minuten ausfällt, und da er sehr oft mit den Serumeiweißkörpern vergesellschaftet in dem Harn enthalten ist, so empfiehlt es sich, den mit Essigsäure angesäuerten Harn auf zwei Gläser zu verteilen und nur dem einen Ferrocyankaliumlösung zuzusetzen. Dann kann der „Essigsäurekörper" der Beobachtung nicht entgehen, und es kann aus dem Vergleich der Trübungen in den beiden Röhrchen die Beimengung von echtem Eiweiß abgeschätzt werden.

Die diagnostische Bedeutung des „Essigsäurekörpers" ist so groß, daß diese Anordnung der Reaktion Eingang in die Praxis finden muß.

Die Salpetersäureprobe nach HELLER. Auf reine konzentrierte Salpetersäure wird vorsichtig das gleiche Volumen Harn geschichtet. Bald oder nach einigen Minuten entsteht an der Berührungsstelle ein scharfer weißer Ring.

Die Probe ist scharf. Bei konzentrierten Harnen kann eine Fällung der Harnsäure (löslich beim Erwärmen) erfolgen, in sehr seltenen Fällen eine Fällung von salpetersaurem Harnstoff, bei Gebrauch von Balsamicis (Copaiva u. ä.) eine Fällung von diesen (löslich in Alkohol). Diese Probe ist der Essigsäure-Ferrocyankaliumprobe auch wegen des höheren Preises der Salpetersäure und wegen der gelben Flecke, die sie auf der Haut macht, nicht vorzuziehen.

In allen zweifelhaften Fällen soll man zwei Proben machen (Kochprobe und Essigsäure-Ferrocyankaliumprobe). Bei einem als Albuminuriker bekannten Patienten und bei hochgradiger Ausfällung genügt natürlich eine.

Probe auf eiweißfällende Substanz (POLITZER). Etwa 5 ccm Harn werden mit einigen Tropfen 10%iger Essigsäure und 1 ccm einer 1%igen Lösung von Blutserum versetzt. Es tritt (ohne Erwärmen!), mitunter erst nach einigen Minuten, eine Trübung ein.

Quantita-
tive Eiweiß-
bestim-
mung. **Quantitative Eiweißbestimmung im Harn.** Die quantitative Eiweißbestimmung im Harn wird von vielen Ärzten und von allen Patienten überschätzt. Von den Patienten deswegen, weil sie die Eiweißausscheidung (sie sprechen oft von „Eiweißverlust") wie die Zuckerausscheidung des Diabetikers betrachten, von den Ärzten, weil sich eine einmal aufgenommene Lehrmeinung sehr schwer umstoßen läßt. Es ist natürlich für die Beurteilung einer Albuminurie nicht gleichgültig, ob ein Kranker $1^0/_{00}$ oder ob er $20^0/_{00}$ Albumen hat. Aber es ist recht unwesentlich, ob seine Eiweißausscheidung $10^0/_{00}$ oder $20^0/_{00}$ beträgt; und es ist, wenn man nicht gerade den Einfluß einer besonderen Maßnahme (etwa eines Marsches) prüfen will, ohne jeden Belang, ob der Mann $^1/_4$ oder $^3/_4{}^0/_{00}$ ausscheidet. Die quantitative „Bestimmung", richtiger gesagt Abschätzung, ist von Interesse bei allen akuten Fällen, weil das Abklingen der Albuminurie allen Beteiligten Freude macht. Bei den chronischen Eiweißausscheidern sind aber nur erhebliche Änderungen der Eiweißmenge von Bedeutung, die gewöhnlich nicht als einzige Erscheinung, sondern zusammen mit anderen Symptomen (Harnmenge, Allgemeinbefinden) auftreten.

Eine wirklich quantitative Bestimmung des Albumens, die sich nur gewichtsanalytisch ausführen läßt und daher für den Praktiker nicht in Betracht kommt, ist also zum Glück ganz überflüssig.

Die gewöhnlichste Methode nach ESBACH ist, auch wenn man sie genau nach Vorschrift ausführt (was meistens nicht geschieht), in höchstem Grade unzuverlässig. Sie verdient endlich aufgegeben zu werden. Die auf einem ähnlichen Prinzip beruhende Methode von TRUCHIGA-MERING-EMIL PFEIFFER ist besser, aber für den Praktiker viel zu umständlich und außerdem recht kostspielig. Alle diese Abschätzungsmethoden sind in einfacher Weise zu ersetzen durch die Beobachtung der Höhe des bei der Kochprobe entstehenden und nach mindestens einer Stunde abgesetzten Niederschlages. Man schätze nach folgenden Zahlen (LENHARTZ-ERICH MEYER):

Höhe des Coagulums			ca. $^0/_{00}$ Alb.
ganze Harnsäule erstarrt			mehr als 20
halbe	,,	,,	10
$^1/_8$	,,	,,	5
$^1/_4$	,,	,,	2—3
$^1/_{10}$	,,	,,	1
Kuppe			0,5
Trübung			weniger als 0,1

Bei den leichtesten Graden unterscheiden wir feinflockige Trübung (die sich nicht absetzt) und Opalescenz (bei der mit bloßem Auge nicht sichtbare Flocken auftreten). Die Opalescenz wird deutlicher (und kann so auch noch weiter differenziert werden), wenn man in das Reagensglas von oben gegen einen dunklen Untergrund hineinsieht.

Diese Abschätzung genügt allen Anforderungen der Praxis.

Es ist eines der dringendsten Bedürfnisse bei der Beratung eines Eiweißausscheiders, zu einem vollkommenen Verständnis und zu einem Werturteil über die Albuminurie zu gelangen. So schwierig es mitunter auch sein mag, in einem Falle alter Nierenerkrankung zu einer klaren Einsicht und Voraussicht zu kommen, so lassen sich doch immer die nicht entzündlichen und die gutartigen Albuminurien, die nach Entzündungen zurückbleiben, von einer fortschreitenden Nierenerkrankung abgrenzen. Diese rein diagnostische Tätigkeit ist therapeutisch von der allergrößten Wirkung, weil sie den Verzicht auf jede Therapie ermöglicht und den Träger der Albuminurie in die Reihe der gesunden Menschen einstellt. Da es sich bei diesen Individuen sehr häufig und bei der genauer zu besprechenden Gruppe orthotischer Albuminuriker immer um junge Menschen handelt, so bedeutet die sichere Erkenntnis ihrer Anomalie die Ausschaltung aller die Entwicklung und Erziehung hemmenden hygienischen und diätetischen Beschränkungen, volle Freiheit in Berufswahl, in Erholung und Spiel.

Die Erkenntnis, daß *Albuminurie nicht Nephritis bedeutet*, bricht sich leider sehr langsam Bahn, obwohl mehr als 40 Jahre vergangen sind, seit LEUBE (1877) den Begriff der *gutartigen Albuminurie* aufstellte und obwohl noch andere gewichtige Stimmen (VON NOORDEN, HEUBNER, FÜRBRINGER) unermüdlich in gleichem Sinne gelehrt und gemahnt haben. Und so groß ist das konservative Moment in der ärztlichen

Wissenschaft, daß dort, wo die Albuminurie ihren Schrecken verloren hat, doch sehr oft der Befund von Zylindern und von weißen und roten Blutkörperchen die Überzeugung von dem Bestehen einer Nephritis begründet.

Demgegenüber sei mit aller Entschiedenheit betont, daß hyaline Zylinder, rote und weiße Blukörperchen in „begrenzter Zahl" (s. unten) *keine andere Bedeutung haben als die Albuminurie.* Das geht u. a. aus den Untersuchungen von KLIENEBERGER und OXENIUS hervor, die in 3000 Einzeluntersuchungen bei nicht nierenkranken Menschen (26 Männern und 67 Frauen) folgendes fanden:

	bei Männern	bei Frauen
Rote Blutkörperchen	7	47
Zylinder	23	50
Hyaline Zylinder	22	48
Granulierte Zylinder	5	13
Epithelzylinder	1	3
Nierenepithelien	8	15
Plattenepithelien	immer	
Leukocytenschleim		
Schleimzylinder	sehr oft	
Zylindroide		

Ein einmaliger positiver Befund, wie er in der Sprechstunde tausendfach erhoben wird, darf, wenn er nicht ganz besonders auffällige Merkmale hat, kein Anlaß zu einer Diagnose, sondern muß der Ausgangspunkt weiterer Untersuchungen sein. Die Wertung eines positiven Befundes ist abhängig von der Vorgeschichte der zur Untersuchung gelangten Harnportion. Ein scharfer Trennungsstrich muß gemacht werden zwischen der echten renalen Albuminurie und allen Eiweißbeimengungen, die abwärts der Niere durch Blut, Eiter, Sperma, Urethral- und Vaginalsekret dem Harn zufließen können *(Albuminuria spuria)*. Bei Frauen ist ohne Katheterismus gewonnener Harn sehr oft für die Feststellung des Fehlens renaler Eiweißausscheidung unzulänglich. Zwischen den beiden sehr ungleichwertigen Formen der Albuminurie unterscheidet der Befund der urogenitalen Untersuchung und besonders das Sediment (s. daselbst).

Der Ursachen für *nichtnephritische Eiweißausscheidungen* sind recht viele. In der *Menstruation*, bei *Kreißenden* und auch *unmittelbar nach der Geburt* können Albuminurien auftreten, die durch ihre kurze Dauer und ihre Abhängigkeit von den Zuständen, in denen sie erscheinen, keine differential-diagnostischen Schwierigkeiten machen. Etwas verwickelter liegen die Verhältnisse bei einer in der *Schwangerschaft* und meist erst nach der Entbindung verschwindenden gutartigen Albuminurie, deren Abgrenzung von der Schwangerschaftsnephritis nicht immer leicht ist. Diese für die Praxis wichtige Frage wird später eingehende Erörterung finden. *Neugeborene* haben physiologischerweise einen eiweißhaltigen Harn. Nicht gerade häufig, aber des Wissens wert, sind die Eiweißausscheidungen, die nach *Gemütsbewegungen* auftreten. So beobachtete RAPP, daß von Kadetten vor dem Examen 33%, nach dem Examen 10% Eiweiß ausschieden. CLAUDE BERNARD hat bei Tieren *nach Stich in den vierten Ventrikel* Albuminurie beobachtet, die der bei *Commotio cerebri* und vielleicht auch der im *Kollaps* auftretenden in Parallele zu stellen ist. Diese Erscheinungen weisen auf eine zentrale Ursache der Albuminurie hin. Ob die Erregung direkt die Nierenzellen betrifft (unmittelbare Albuminurie), oder ob sie durch einen primären Einfluß auf das Gefäßsystem der Niere (mittelbare Albuminurie) entsteht, ist unbekannt. Wir werden auf die *„nervöse Albuminurie"* noch zurückkommen. Weiterhin steht die Albuminurie in Beziehungen zum *Verdauungskanal.* Ihre Abhängigkeit von der *Mahlzeit* ist bei Nierengesunden noch umstritten und nicht häufig; selten findet sich die von SCHIFF beobachtete Eiweißausscheidung nach *Aushebung des Magens,* häufiger aber die von EBSTEIN beschriebene Albuminurie und Zylindrurie bei *Obstipation.* Ohne diagnostischen Wert ist der Befund von Eiweiß und Erythrocyten nach *Palpation* der Nieren.

Von großer Bedeutung — nicht für den von der Erscheinung betroffenen, sondern für die Pathogenese der akuten Nephritis, insbesonders der Erkältungs- oder Abkühlungsnephritis — ist die oft erhebliche Albuminurie, die nach *kalten Bädern* eintritt. Bei mehr als 50% der Untersuchten (FABER, CHRISTENSEN) erscheinen nach kaltem Bade im Harn Eiweiß und Zylinder. CHRISTENSEN fand bei 19 „Vikingern" (Leute, die auch im Winter regelmäßig in der offenen See baden) nach dem Bade 6mal Albumen bis 0,1%, 13mal Zylinder (hyaline und granulierte), 4mal rote Blutkörperchen. Es zeigt also nicht nur der Ungewohnte, sondern auch der maximal Abgehärtete diese Erscheinung, die als ein von der Haut auf die Niere wirkender Reflex angesehen werden muß. Unter der gleichen Bedingung kommt es auch zu einer Oligurie und sogar zu einer Anurie. HÖRDER berichtet, daß ein betrunkener Mann, der in einen Fluß gefallen war und mehrere Stunden bewußtlos am Ufer gelegen hatte, bis zu seinem nach 88 Stunden erfolgenden Tode anurisch war. Die Niere zeigte nur stellenweise zellige Infiltrate und leichte Degeneration des Kanälchenepithels. *Die Kälteschäden in der Niere schwanken also in der Breite vom Physiologischen bis zum Letalen. Aber auch die ständige Wiederkehr der albuminurischen Reaktion — und das ist das Wichtige und für die Beurteilung bei den Leuten, die nierengesund sind und auch keine Nierenentzündung hinter sich haben, Maßgebende — ist für die Niere unschädlich, macht keine Nierenentzündung.* Nach der Heilung einer akuten Nierenentzündung aber und auch im postnephritischen Stadium pflegen wir dem kutorenalen Reflex Aufmerksamkeit zu schenken, indem wir den Harn vor und nach einer kalten Brause untersuchen.

Ähnlich liegen die Verhältnisse bei dem positiven Harnbefund nach *körperlichen Anstrengungen.* Die Zahl derer, die danach eine meist nur wenige Stunden andauernde Eiweißausscheidung bekommen, schwankt zwischen 10 und 80% bei den verschiedenen Autoren. Die Eiweißmenge geht bis 0,4%. Nach leichteren Übungen kann der „Essigsäurekörper" allein auftreten (LEUBE), nach größeren Beanspruchungen neben diesem auch Albumin und Globulin, die nur ausnahmsweise allein vorkommen. Von großem Interesse sind die Beobachtungen von CHRISTENSEN, daß viel häufiger als die Albuminurie die Zylindrurie und nicht selten auch die Ausscheidung roter Blutkörperchen ist. CHRISTENSEN fand bei 67 sporttreibenden Menschen, Fechtern, Boxern, Ringern, Leichtathleten,

Turnern, Fußballspielern, nach den gewöhnlichen Leistungen eines Übungsabends 25mal Albuminurie, 64mal hyaline und körnige Zylinder, 5mal rote Blutkörperchen. Hier, wie bei dem Befund nach kalten Bädern, ist das Moment der Übung nicht imstande, die Erscheinung zu verhindern. Nach älteren einwandfreien Beobachtungen von LEUBE, VON NOORDEN u. a. ist aber *zweifellos, daß die Albuminurie durch planmäßige Übung verschwinden kann.* Insbesondere hat man vom Militärdienst diese günstige Wirkung beobachtet. Mit Sicherheit aber kann gesagt werden, *daß auch der ständig wiederkehrenden Eiweißausscheidung nach körperlichen Anstrengungen einen schädigenden Einfluß auf die Niere nicht zukommt.* Nach der Heilung einer akuten Nierenentzündung und im postnephritischen Stadium stellt man besser die Dosis der Arbeit fest, die ohne positiven Harnbefund ertragen wird. Bei allen anderen auch sonst gesunden Menschen ist diese Albuminurie und Zylindrurie kein Anlaß, körperliche Arbeit oder Sport zu verbieten und kein entscheidendes Moment für die Berufswahl.

"Physiologische" Albuminurie.

Diese gutartigen Albuminurien nach kalten Bädern, nach Gemütsbewegungen und nach körperlichen Anstrengungen kann man auch als *physiologische Albuminurien* bezeichnen, wenn unter diesem Ausdruck, der leicht zu irrigen Auffassungen führt, eine Albuminurie verstanden wird, die nicht nur bei gesunden Nieren, sondern bei völliger Gesundheit des ganzen Organismus eintritt. Eine breitere Anwendung dieses Ausdrucks auf Albuminurien, die bei gesunden Nieren durch Störungen an anderen Organen und Gebieten (z. B. auch im Nervensystem) auftreten, ist auch dann nicht zu befürworten, wenn diese Störungen nicht organisch, sondern konstitutionell-funktionell begründet sind, wie in dem folgenden besonders wichtigen Zusammenhang.

Die orthostatische (orthotische, konstitutionelle, lordotische, juvenile, cyclische, intermittierende) Albuminurie.

Vorzugsweise in der Pubertät, aber nicht streng an diese gebunden, sondern gelegentlich schon im fünften Lebensjahr beginnend, nicht selten durch die Periode des Wachstums anhaltend und in einigen Fällen durch Jahrzehnte beobachtet, kommt eine Albuminurie vor,

Achtung auf die Körperhaltung!

die in erster Linie von der *Körperhaltung* abhängt. In den reinen Fällen ist der im Liegen entleerte Harn eiweißfrei, der im Stehen gebildete enthält Eiweiß in wechselnden Mengen (von Spuren bis 1,6 %), fast regelmäßig den "Essigsäurekörper" und bisweilen auch Zylinder. In anderen Fällen kann — mindestens periodisch — die Albuminurie auch im Liegen anhalten; der orthostatische Charakter erweist sich dann durch eine Zunahme des Albumens im Stehen.

Beachtung von Habitus und konstitutionellen Symptomen!

Diese Erscheinung kommt familiär und hereditär vor; häufig ist sie kein Einzelsymptom, sondern gehört zu einer besonderen Konstitution. Diese Albuminurie findet sich meist bei degenerativer Veranlagung, bei schwächlichen, blassen, mitunter auch bei pastösen Kindern, die kardiovasculäre Stigmata (Tropfenherz, hebenden Spitzenstoß, Akzentuation des 2. Pulmonaltones, das akzidentelle systolische Pulmonalgeräusch, Labilität der Pulsfrequenz, Neigung zu Hypotension der Gefäßmuskulatur, positiven Bulbusdruckversuch nach ASCHNER) darbieten. Sie zeigen nicht selten beim Übergang aus der liegenden in die aufrechte Stellung ein *Steigen* des Blutdruckes (POLITZER) und auch bei leichten körperlichen Anstrengungen die Symptome der MARTIUSschen dilatativen Herzschwäche (kleinen frequenten Puls bei verstärktem Herzton). An den kleinen und kleinsten Gefäßen äußert sich die neurovasculäre Unterwertigkeit in einer *Steigerung der vasomotorischen Erregbarkeit:* blasser Haut, leichtem Frieren. Akrocyanose und in dem Auftreten livider Flecke an den Extremitäten. Die Atonie erstreckt sich auch auf die quergestreifte Muskulatur und führt zu schlechter Haltung, schlaffen Bewegungen, leichter Ermüdbarkeit und besonders infolge der Schwäche der Rückenmuskulatur zu einer *Lordose im Bereich der Lendenwirbelsäule* (JEHLE), an der auch die Erschlaffung des Bandapparates beteiligt ist. Ganz offensichtlich liegt eine Labilität des vegetativen Nervensystems vor, und zwar von einer Art, die sich nicht in den entschiedenen Typus der Vagotonie oder Sympathicotonie einordnen läßt.

Die Verdauungsorgane zeigen nicht selten konstitutionelle Achylie und Obstipation. Die subjektiven Beschwerden bestehen in Kopfschmerzen, die besonders bei geistiger Beanspruchung (in der Schule) auftreten, in Schwindel, Neigung zu Ohnmachten, in flüchtigen Schmerzen in der Nierengegend. Erwachsene bieten in ihrem Seelenleben meist das Bild der neuropathischen Konstitution.

Auf diesem Boden der vasomotorisch-neurotischen und psychischen Schwäche finden wir vorzugsweise den orthostatischen Typus der Albuminurie. Wie JEHLE überzeugend bewiesen hat, ist das entsprechende auslösende Moment nicht die aufrechte Haltung an sich, sondern die bei den schwächlichen Individuen im Stehen auftretende *Lordose der Lendenwirbelsäule.* Die Albuminurie bleibt aus beim Sitzen, beim Bergsteigen, bei vornübergebeugter Haltung, beim Radeln, beim Aufstützen der Hände auf einen Tisch, beim Aufsetzen eines Fußes auf einen Stuhl, beim Einziehen des Bauches und bei Korrektion der Haltung. Die Albuminurie tritt auch beim Liegen ein, wenn eine lordotische Stellung der Lendenwirbelsäule durch ein untergeschobenes Kissen o. dgl. erzeugt wird. Die Liegelordose soll aber nicht zu so starker Albuminurie führen wie die Stehlordose, so daß auch der Orthose ein gewisser, zum mindesten die Erscheinung begünstigender Einfluß zuzukommen scheint (UYEDA).

Alle Verrichtungen, die zur Lordose führen, wie Kämmen der Haare, Erheben der Arme, Festmachen des Rockes oder der Hosenträger, Handstand (JEHLE), Tragen eines Tornisters oder Rucksackes, Schwimmen (JEHLE), Haltung nach Kommando „Rührt euch" (VOLHARD) führen gleichfalls zur Albuminurie. Schon den älteren Autoren fiel es auf, daß die orthotische Albuminurie sehr inkonstant auftritt. Sie ist in den Vormittagsstunden leichter und häufiger zu erzielen als nachmittags. VON NOORDEN hat gefunden, daß Nahrungsaufnahme die Neigung zu orthotischer Albuminurie vermindert. Der Einfluß der Nahrung scheint nicht länger als zwei Stunden vorzuhalten (FRANK). *Die Zeit, die die Lageveränderung braucht, um die Eiweißausscheidung hervorzurufen, ist sehr kurz. ENGEL hat bereits 30 Sekunden nach Übergang in die senkrechte Stellung Eiweiß gefunden; nach FRANK vergehen*

Die lordotische Albuminurie.

einige Minuten. Das Verschwinden der Albuminurie nach Hinlegen braucht längere Zeit (45—50 Minuten). Nach UYEDA erfolgt es um so schneller, je stärker die Albuminurie war.

Die Ausscheidung von gewöhnlichem Eiweiß und dem Essigsäurekörper ist aber nicht die einzige Veränderung der Nierensekretion des Orthotikers bei lordotischer Haltung. Gelegentlich kommt es, wie JEHLE zuerst mitteilte, bei dem Lordoseversuch zu Anurie und oft zu Oligurie. Dementsprechend kann auch der Wasserversuch im Stehen schlechter ausfallen als im Liegen. Das kommt jedoch auch bei normalen Kindern vor. Charakteristisch ist auch die *Zunahme der Menge der eiweißfällenden Substanzen (Chondroiturie nach* POLITZER*), ein Sinken der Harnmenge, eine Änderung der Harnreaktion und eine sehr große Neigung zu Sedimenten von oxalsaurem Kalk, phosphorsaurem Kalk und Uraten.*

Schneller Wechsel der Harnreaktion und Sedimentbildung kommen auch ohne Albuminurie bei Neuropathen, insbesondere bei sog. Sexualneurotikern, nicht selten vor und können wohl als ein objektives Merkmal der Neuropathie gelten. Der Zusammenhang, in dem wir diese Erscheinungen mit einer Albuminurie und Veränderungen der Nierensekretion finden, weist darauf hin, daß alle diese Phänomene durch

eine Störung im Bereich des nervösen Apparates der Niere hervorgerufen werden. Zu erörtern ist aber die Frage, ob das Schwergewicht bei den Gefäßnerven oder bei den sekretorischen Nerven oder in beiden liegt. Für die hervorragende Rolle, die dem sympathischen und parasympathischen Nervensystem hier zukommt, spricht außer den Hinweisen, die wir aus der Betrachtung der Konstitution entnehmen, die Beobachtung, daß die *orthostatische Albuminurie ganz außerordentlich von nervösen (psychischen) Einflüssen* abhängig ist (E. MEYER u. JUNGMANN). Man hat daher in neuerer Zeit die orthostatische Albuminurie vom Gesichtspunkte eines veränderten Tonus im Sympathicus und Vagus betrachtet. In der Tat gibt es Fälle von orthostatischer Albuminurie, die die Zeichen von gesteigertem Tonus im Vagus aufweisen, bei denen die Albuminurie durch Atropin zu mindern und zu beseitigen ist (WRIGHT u. ROSS, DZIEMBOWSKI, SCHLAYER u. BECKMANN). Aber von einem gesetzmäßigen Verhalten ist keine Rede. In anderen Fällen steigert Atropin sogar die Albuminurie (POLITZER, R. SCHMID). Auch Pilocarpin hat diese entgegengesetzten Reaktionen hervorgerufen. Gemäß diesen Widersprüchen hat man der aufrechten Körperhaltung einen Einfluß das eine Mal auf den Vagotonus, das andere Mal auf den Sympathicotonus zugeschrieben. Auch hier ist also die restlose Einordnung in das einfache Schema des Antagonismus der beiden Systeme nicht möglich. Da aber eine Verminderung der Harnmenge auf einen Reizzustand im Sympathicusgebiet deutet, und die orthostatische Albuminurie mit orthostatischer Oligurie einherzugehen pflegt, so ist in erster Linie eine Sympathicusreizung als Bedingung der Albuminurie anzunehmen.

Die Sympathicusreizung der Niere bewirkt eine schlechtere Durchblutung. Es fragt sich nun, ob diese ausreicht, die Änderungen der Nierensekretion, die Albuminurie, die Chondroiturie, Oligurie usw., zu erklären. Daß eine schlechte Durchblutung der Niere zu Albuminurie

und Oligurie führt, ist ohne Zweifel. JEHLE hat als wirksames Moment
bei der Lordose die venöse Stauung angesehen, die durch eine Knickung
oder Dehnung der Nierenvenen oder durch eine Abklemmung der Hohl-
vene infolge der veränderten Zwerchfellstellung zustande kommen soll.

Die topographischen Verhältnisse sind in Kürze folgende: Die Nieren
liegen in der Höhe des letzten Dorsalwirbels und der 2—3 obersten
Lendenwirbel beiderseits der Wirbelsäule, mit ihrer hinteren Fläche
auf einem schräg und weit nach hinten gehenden Lager, das vom Psoas
gebildet wird. Der Hilus liegt median, ist schräg nach vorn gerichtet,
so daß die Hilusgefäße ziemlich steil nach vorn ziehen müssen, um
die vor der Wirbelsäule gelegene Aorta, bzw. Vena cava zu erreichen.

Der Wirbelsäule am
nächsten liegen die Arteriae
renales; vor diesen verlaufen
die Venen. Da die Aorta
links, die Vena cava rechts
von der Wirbelsäule liegt, so
ist die rechte Arteria renalis
länger als das entsprechende
Gefäß der anderen Seite.
Die linke Vena renalis muß
auch über die Aorta hinweg-
laufen. Bei Lordose im Bereich der genannten Wirbel
werden die Nierengefäße gespannt und komprimiert,
und zwar die Venen wegen

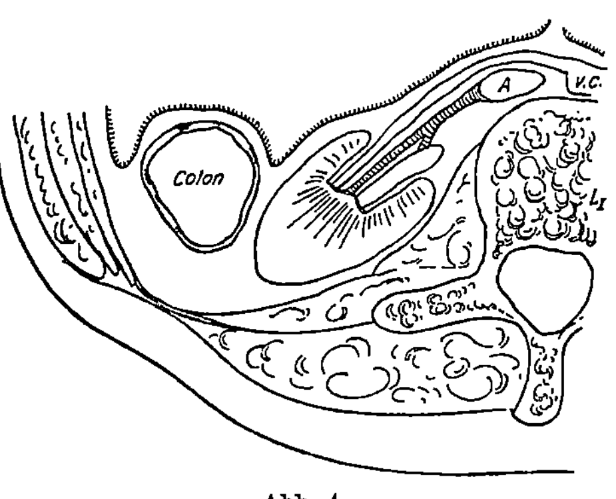

Abb. 4.

ihrer Nachgiebigkeit mehr, am stärksten wegen ihrer Lage die linke.
Nach diesen topographischen Verhältnissen hat SONNE vermutet, daß
die lordotische Albuminurie besonders oder ausschließlich die linke Niere
betrifft. In der Tat fand er durch doppelseitigen Ureterenkatheterismus
in fünf Fällen bei entsprechender Versuchsanordnung den Harn der
rechten Niere frei von Eiweiß, zweimal links Albuminurie (das eine
Mal 26,5⁰/₀₀ Alb.), dreimal rechts Anurie (bis zu einer Stunde Dauer
beobachtet), und in einem Falle doppelseitige Anurie.

RIESER und RIESER berichten, daß es ihnen bei Erwachsenen mit orthotischer Albuminurie gelungen ist, durch die Behebung einer Splanchno-
ptose vermittels einer Bauchbinde die Albuminurie zum Verschwinden
zu bringen. Auch bei diesem Mechanismus betreffen die Schwierigkeiten
die linke Vena renalis, die die Aorta gerade unterhalb des Abganges
der Art. mesenterica sup. kreuzt, daher durch Spannung des Mesen-
terialansatzes infolge Tiefersinkens der Därme zwischen dieser Arterie
und der Aorta komprimiert werden kann.

Vom Tierexperiment ist bekannt, daß auch eine kurzdauernde Abklemmung der Nierenvene die Harnbildung für längere Zeit unterbricht.
Leider fehlen in der sehr interessanten Mitteilung von SONNE, aus
denen die besonderen Verhältnisse der linken Niere für die Mehrzahl
seiner Fälle hervorgehen, Nachrichten über die Dauer der Anurie
nach Aufhebung der Lordosestellung. Das schnelle Verschwinden der

Albuminurie und die Harmlosigkeit auch eines langdauernden Lordoseversuchs passen nicht zu der Vorstellung, daß die Phänomene (Albuminurie und Anurie) durch eine Aufhebung oder ausschließliche schwere Beeinträchtigung des Blutumlaufs bedingt seien.

Marschhämoglobinurie. Daß die Verhältnisse in der Tat viel verwickelter liegen, lehrt der unter der Bezeichnung *Marschhämoglobinurie* zusammengefaßte Tatsachenkreis, der sehr nahe Beziehungen zur lordotischen Haltung und zur lordotischen Albuminurie hat (JEHLE, PORGES u. STRISOWER, LICHTWITZ). Nicht nur treten beide Erscheinungen bei jungen Leuten gleicher Konstitution auf, sondern es kann die lordotische Haltung bei geeigneten Individuen das eine Mal eine Hämoglobinurie, das andere Mal eine Albuminurie hervorbringen. Und die Tatsache, daß bei orthostatischen Albuminurikern der in lordotischer Stellung gebildete Harn reicher an Urobilin ist, lehrt, daß eine geringe Änderung (Vermehrung) im Abbau des Blutes vielleicht zu dem Erscheinungskomplex der lordotischen Albuminurie gehört. Bekanntlich ist für die anfallsweise auftretende Dissolutio sanguinis die venöse Stauung (bei spontanen Anfällen meist infolge einer abnormen Gefäßreaktion) Bedingung. Aber die Stauung allein erklärt nichts. PORGES und STRISOWER nehmen an, daß der Marschhämoglobinurie ein vasomotorischer Reflex in der Milz zugrunde liegt. Gemeint ist wohl, daß unter den Bedingungen einer veränderten Durchblutung eine abnorme Tätigkeit in der hämolytischen Sphäre der Milz eintritt. Es gehört aber hier eine besondere krankhafte Reaktionsfähigkeit des Organs dazu, die Erscheinung auszulösen. Und

Veranlagung zur Albuminurie. nicht anders kann es in der Niere sein. *Die lordotische Albuminurie ist nur bei den Menschen hervorzurufen, bei denen eine entsprechende Veranlagung der Nierenzellen besteht, die man als Asthenie des Organs, als konstitutionelle Minderwertigkeit, auffassen muß. Die individuelle Disposition zur Albuminurie ist überhaupt eine sehr verschieden große,* wie gerade aus den Beobachtungen bei kardialer Stauung, die eine vergleichbare, meßbare Basis darstellt, hervorgeht. *Daher ist unter allen Verhältnissen, die zur Albuminurie führen, die Eiweißmenge kein Maßstab für die exogene nierenschädigende Ursache (das Gift), sondern sie hängt stets auch von einer endogenen, individuellen Bedingung ab.*

Bei der lordotischen Albuminurie muß also entweder die Sekretionsanomalie bei einem ganz außerordentlich geringen Grade der venösen Stauung eintreten. *Oder es ist nicht oder nicht allein die Zerrung der Venen, sondern auch eine mechanische Störung dieser Art an den die Venen begleitenden oder umspinnenden Nierennerven.* Die Häufigkeit der psychischen Auslösung der juvenilen Albuminurie (RAPP) und die sicher unter dem Einfluß der Sekretionsnerven stehende Neigung zu Sedimentbildungen sind es, die in der Theorie der lordotischen Albuminurie zu einer höheren Bewertung der Sekretionsnerven zwingen. Wenn die scharfe Abtrennung dieser von den gefäßverengernden Nerven nicht leicht oder nicht möglich ist, so sei daran erinnert, daß wir an anderen Drüsen

Durchblutung und Sekretbildung im allgemeinen. denselben Synergismus finden, daß bei *schlechter Durchblutung ein qualitativ verändertes, eiweißreiches Sekret* gebildet wird. So bewirkt die Reizung des Nervus sympathicus bei der Speicheldrüse einen zähen, dickflüssigen, d. i. eiweißreichen Speichel. Ebenso reagieren die Schweißdrüsen, die im Kollaps bei blassester Haut den bekannten klebrigen Schweiß absondern. Niemanden wird es einfallen, bei diesen Drüsen in der Vasokonstriktion die Bedingung für das kolloidreiche Sekret zu suchen, sondern man betrachtet diese beiden Erscheinungen als parallele Folgen der Reizung der die Gefäße und die Drüsenzellen versorgenden Nerven. In diesen weiteren Rahmen läßt sich die orthostatische Albuminurie zwanglos einfügen.

Die Albuminurie ist im jugendlichen Alter sehr häufig. RAUDNITZ fand bei Bürgerschülern in 46,5% unter den stark und schnell Gewachsenen 100%, LÜDKE und STURM sahen unter 60 Menschen mit beginnender Tuberkulose bei 53 nach einstündigem Stehen Albumen (bis 0,1 und 0,2%) im Harn. Häufigkeit.

Gemäß dieser Häufigkeit kommt der *Diagnose* und der *Differentialdiagnose* gegenüber der Nephritis eine ganz hervorragende Bedeutung zu. Die Diagnose ergibt sich aus dem Fehlen von Eiweiß im Liegen und bei nichtlordotischer Haltung. Die Diagnose ist wahrscheinlich, bevor die genaue Untersuchung erfolgt, aus der *Anwesenheit des Essigsäurekörpers* und eines Sediments von oxalsaurem Kalk. Verdacht besteht bei allen Jugendlichen, zumal bei der geschilderten Konstitution. Differentialdiagnose.

Da eine Albuminurie von orthostatischem Typus sich nicht selten nach einer akuten Nephritis (vorübergehend) einstellt, so ist zur Abgrenzung die Erhebung der Vorgeschichte notwendig. Die Unterscheidung gelingt in diesen Fällen durch sorgfältige Untersuchung des Nachtharns, der im postnephritischen Zustand, wenn auch nicht regelmäßig, so doch bisweilen, eine Spur Albumen aufweisen wird, und des Sediments. Es ist die Regel, daß sich nach einer Nierenentzündung im Harn länger einzelne rote Blutkörperchen oder Blutkörperchenschatten, Zylindroide und wenige hyaline Zylinder finden als Albumen. Der Sedimentbefund deckt also die entzündliche Ätiologie der postnephritischen orthostatischen Albuminurie auf. Die in allen Fällen von Albuminurie vorzunehmende Blutdruckmessung trägt zur Differentialdiagnose nichts bei, da im postnephritischen Stadium eine Blutdrucksteigerung nicht mehr besteht. Postnephritische, orthostatische A.

Schwieriger ist die Abgrenzung gegenüber der konstanten gutartigen juvenilen Albuminurie, weil *konstante Albuminurie und lordotische fließend ineinander übergehen.* Nicht nur kann die Daueralbuminurie einen orthostatischen Typus zeigen, sondern es kann auch eine lordotische Albuminurie für einige Zeit zu einer konstanten Eiweißausscheidung werden. Es gilt dann nach den Bedingungen zu suchen, die außer der Lordose bei der konstitutionellen Minderwertigkeit der Niere des Orthotikers konstante Albuminurie hervorrufen können. Dazu gehören seelische Einflüsse (Schule, Examen), besonders auch Reizzustände von der sexuellen Sphäre im Pubertätsalter, ferner Obstipation, Eingeweidewürmer. Auch ohne daß eine akute Nephritis vorausgegangen oder beobachtet ist, kommt im Kindesalter eine chronisch verlaufende Nephritis vor, die das orthostatische Phänomen aufweisen kann. Für die Differentialdiagnose kommt im wesentlichen der Gehalt des Sediments an Blutkörperchen bei Ruhe oder ohne vorangegangene stärkere körperliche Leistung in Betracht. Diese „Pädonephritis" ist von relativer

Gutartigkeit; sie kann noch nach jahrelangem Bestehen in Heilung übergehen.

Bei allen Albuminurien, vor allem in jugendlichem Alter, hat als oberster Grundsatz zu gelten: *Allergrößte Zurückhaltung gegen die Diagnose einer chronischen Nephritis.*

Die *Prognose* der lordotischen Albuminurie ist im allgemeinen gut. Einen Übergang in eine Nephritis gibt es nicht. Daß die Niere unter dem Einfluß entsprechender Faktoren (Scharlach) leichter erkrankt als die Niere Normaler, ist durch keine Beobachtung erwiesen. Das einzige, was die günstige Beurteilung trübt, ist die Erfahrung, daß es *Familien gibt, in denen gehäuft die orthotische Albuminurie und vereinzelt vasculäre Nephrosklerose, auch schnell verlaufende genuine Schrumpfniere auftritt. Die „Nierenschwäche" kann also ein familiales Merkmal sein.* Und es ist sehr wohl denkbar, daß einer orthostatischen Albuminurie in der Jugend eine Schrumpfniere im mittleren Alter folgt, zumal, wie wir später sehen werden, in der Ätiologie der vasculären Nephrosklerose das Moment der vasomotorisch-neurotischen Übererregbarkeit eine Rolle spielt. Eine orthostatische Albuminurie in einer „Nephritisfamilie" braucht aber auch bei Beachtung dieser Zusammenhänge prognostisch nicht ungünstig beurteilt zu werden, da die genuine Schrumpfniere im Vergleich zu der Häufigkeit der juvenilen Eiweißausscheidung doch recht selten vorkommt.

Therapie. Der wichtigste Akt der Therapie ist die Erkenntnis, daß die konstitutionelle Albuminurie keine Krankheit darstellt, sondern eine Besonderheit, ein Symptom, das *keiner Behandlung* bedarf. *Also keine Liegekur! Keine Beschränkung in der Beköstigung! Keine Hemmungen bei Spiel und Arbeit! Freiheit in der Berufswahl!* Die dem Symptom zugrunde liegende konstitutionelle Schwäche kann Gegenstand ärztlicher und pädagogischer Maßnahmen sein, die besonders in Bewegung im Freien (Wandern, Rudern, Radeln, Rasensport u. a.) bestehen und somit *gleichzeitig auf die Kräftigung der Muskulatur, wie auf die Erziehung zum Gesundheitsbewußtsein gerichtet sind.* Meistens findet diese Verordnung das größte Entgegenkommen von seiten der Kinder. Wo die (durch falsche Diagnose) groß gewordene Hypochondrie der Eltern auf die Kinder abgefärbt hat, kann eine zeitweilige Entfernung vom Elternhause (Ferienkolonie, Landerziehungsheim) notwendig werden.

Nach dem Gesagten erscheint es vielleicht unlogisch — ist aber leider nicht überflüssig — hervorzuheben, daß *diese Albuminurie mit den Tonsillen oder mit Adenoiden unmittelbar nichts zu tun hat.* Wohl haben manche oder auch viele Kinder hyperplastische Mandeln. Aber die Indikation zu irgendwelchen lokalen Maßnahmen an diesen ist durch die Albuminurie nicht gegeben.

Die Kolloidurie.

Unter dieser nicht ganz zutreffenden Bezeichnung — denn Eiweiß ist auch ein Kolloid — seien hier die kolloidalen Stoffe verstanden, die nicht eiweißartig sind. Geringe Mengen solcher Stoffe finden sich im normalen Harn (0,2—0,6 g im Liter), größere im Fieber- und Stauungsharn (1,0—2,0 g), noch größere im nephritischen Harn. Der höchste selbstbeobachtete Wert betrug 29 g bei einer

Albuminurie von 24 g im Liter. Vielfach geht die Menge der Kolloide der des Eiweißes parallel. Es ist sehr wahrscheinlich, daß diese Stoffe — mindestens zum Teil — den Nierenzellen entstammen.

Sie sind nicht zufällige Harnbestandteile, sondern stehen wahrscheinlich in Beziehung zur Sekretion. LICHTWITZ faßt sie als diejenigen Stoffe auf, mit Hilfe derer sich die intercelluläre Konzentrierung der gelösten Stoffe vollzieht. Zu einer nahe verwandten Auffassung kam A. PÜTTER. Beide Autoren deuten an, daß die Albuminurie in demselben Sinne betrachtet werden könne und vielleicht eine Heranziehung von Serumeiweißkörpern als Sekretionsmittel darstelle.

2. Die Harnzylinder.

Die Harnzylinder sind im Jahre 1843 zuerst von J. FR. SIMON, sodann von NASSE und von HENLE im Harn, und von HENLE auch in der Niere gesehen worden. Seit dieser Zeit ist ihre diagnostische Bedeutung anerkannt und hoch im Werte. Wie bei der Albuminurie bereits angedeutet, sind sie eher über- als unterschätzt worden. Zu einer kritischen Beurteilung ist es notwendig, etwas über ihr Wesen und ihre Bildung zu hören.

Morphologie und Vorkommen der Harnzylinder.

Man unterscheidet *hyaline, granulierte, wachsartige Zylinder, aus Epithelzellen zusammengefügte, ferner mit weißen oder roten Blutkörperchen besetzte Zylinder und Blutfarbstoffzylinder, außerdem Zylindroide.*

Die *hyalinen* Zylinder sind die häufigsten. Sie können in geringen Mengen auch im normalen Harn vorkommen, vorübergehend in größeren Mengen unter den Einflüssen, die eine Albuminurie hervorrufen, in kleineren oder größeren Mengen — aber nicht konstant — bei Nierenerkrankungen. Sie werden (zumal bei offener Blende) leicht übersehen, lassen sich aber durch schwache Jodtinktur, Carmin, Neutralrot u. a. zu guter Sichtbarkeit anfärben. In hervorragendem Maße eignet sich für diese Untersuchungen Dunkelfeldbeleuchtung (POSNER). Die Zylinder sind von sehr wechselnder Länge (von 0,1, 0,3 bis [in seltenen Fällen] 10, bis 2,0 mm), von einer Breite von 10—50 μ, blaß, durchscheinend, homogen, mit scharfen Umrissen, gerade gestreckt, seltener leicht gebogen; mitunter sind sie aber auch gedreht (gewulstet). Diese Form erinnert an die Gestalt der Tubuli contorti. Zylinder, die dort entstehen, würden gewiß als Ausguß des Lumens eine Forma contorta haben. Aber eine solche Form könnte auf dem Wege durch die schmalen und geraden Harnkanäle nicht von Bestand sein. Die gedrehte Form von Harnzylindern ist also kein Hinweis auf den Ort ihrer Entstehung. Doch sagt sie etwas über die Konsistenz der Gebilde. Dieselbe gedrehte Form gibt nämlich eine feste Salbe, die aus einer Tube ausgepreßt wird. Die Wulstung der Zylinder muß darauf beruhen, daß *knetbare Substanz* aus den Kanälen in einen größeren Raum (Ductus papillaris, Nierenbecken) gepreßt wird. Also muß diesen Zylindern eine gewisse *knetbare Weichheit* zukommen. Stoffe von dieser Konsistenz besitzen immer eine *Klebrigkeit.* Und eine solche findet sich bei sehr vielen — den meisten

— Zylindern unzweifelhaft. Daher können auf ihrer Oberfläche feste Teilchen aller Art (Harnsalze, besonders Urat, Eiweißkörnchen, Zellen und Zelltrümmer) haften bleiben. Am besten kann man das bei spärlichem Sediment erkennen. Wenn man ein Gesichtsfeld von 2 Zylindern und 4 Leukocyten hat, so werden sehr wahrscheinlich 1 oder 2 Leukocyten den Zylindern aufgelagert sein. *Die Anlagerung von nicht organisierten oder nicht mehr deutlich organisierten Teilchen führt zu einer dünnen oder teilweisen Bestäubung der hyalinen Zylinder.* Und solche Zylinder, die man mit granulierten zu vereinheitlichen pflegt, sind häufiger, als die granulierten selbst. Ich rate aber, hier einen deutlichen Unterschied zu machen und alle Zylinder, bei denen man die hyaline Grundsubstanz zwischen den besetzenden amorphen Teilchen noch durcherkennen kann, als *bestäubte Zylinder* zu bezeichnen und sie in ihrer Bewertung den hyalinen gleichzustellen.

Die bestäubten Zylinder.

Die granulierten Zylinder sind von ähnlichen Größenverhältnissen wie die hyalinen, undurchsichtig, dicht und gleichmäßig mit meist gröberen Körnchen bedeckt. Bei auffallendem Licht schimmern sie häufig fettig, lassen oft auch stark lichtbrechende Fetttröpfchen erkennen und erweisen sich bei Behandlung mit Osmiumsäure als stark fetthaltig. Nicht selten zeigen sie im Polarisationsmikroskop doppeltbrechende Substanz. Nach dieser Struktur ist es nicht zweifelhaft, daß diese Zylinder an ihrer Außenseite einen vollständigen Belag von Zelldetritus tragen. Man muß sie als einen im ganzen abgestoßenen degenerierten Epithelbelag auffassen. Sie sind also auf das naheste verwandt mit den *Epithelzylindern,* früheren Formen derselben Entstehungsart, bei denen es noch nicht zu einer so weitgehenden Degeneration gekommen ist. Doch gibt es zwischen diesen beiden Arten Übergänge, granulierte Zylinder, die in der Granulation regelmäßig gelagerte dichtere Stellen zeigen, welche augenscheinlich den früheren Zellkernen entsprechen. Ein granulierter Zylinder in diesem Sinne ist also wie ein Epithelzylinder ein zusammengesackter Zellschlauch (mitunter haben Epithelzylinder noch ein Lumen, sind also wirklich Epithelschläuche), oder wenigstens ein Harnkanälchenausguß, der, wenn nicht aus den ganzen Zellen, so doch wenigstens aus ihren, dem Lumen zunächstgelegenen Teilen besteht. *Ein solcher Zylinder ist ein sicheres Kriterium schwerer degenerativer Vorgänge im Bereich der Tubuli.* Ich bezweifle durchaus, ja ich halte es für ganz unwahrscheinlich, daß bei Sportsleuten usw. (CHRISTENSEN) solche Zylinder gefunden werden. Diese wahren, granulierten Zylinder als solche zu erkennen, ist nicht immer leicht; die Diagnose kann an einem Exemplare sogar unmöglich sein. Aber Klarheit verschafft die Beachtung des Gesamtsediments. Wo so schwere degenerative Prozesse des Tubularepithels vorhanden sind, werden sich immer auch Nierenepithelien im Sediment finden, die nicht selten auch vereinzelt einem hyalinen Zylinder aufsitzen. Also die Anwesenheit von Nierenepithelien spricht für die „Echtheit" eines Zylinders vermutlich epithelialer Herkunft. Ein ähnliches Bild kann nur noch durch die Degeneration von Leukocyten zustande kommen, die einem Zylinder aufsitzen oder zu einem zylindrischen Gebilde zusammengeballt sind, besonders wenn die Leukocyten aus Epithelzellen

Die granulierten Zylinder und Epithelzylinder.

stammendes Fett aufgenommen haben *(Steatophagen)*. Man wird also nach Leukocyten und Übergängen zu noch deutlich erkennbaren Leukocytenzylindern suchen, wie man bei echten granulierten Zylindern epithelialer Herkunft nach Übergängen zu Epithelzylindern sucht. Mit Fettkörnchen beladene, frei oder auf Zylindern liegende Leukocyten sind gleichfalls Merkmale degenerativer Prozesse. Nicht ganz selten, besonders bei lipoider Degeneration, aber auch bei akuten Nephritiden, trifft man freie oder in Zellen gelagerte Fettkörnchen, die bei Untersuchung im polarisierten Licht Doppelbrechung zeigen. Eine besondere differentialdiagnostische Bedeutung für die Chronizität eines Prozesses oder für das Vorliegen einer Lipoidnephropathie (MUNK) kommt diesem Befund nicht zu. Ein sehr reichliches doppeltbrechendes Sediment könnte die Diagnose der Lipoidnephropathie stützen, wenn sie dessen bedürftig wäre. Sie ist aber in der Regel so eindeutig, daß dieses in quantitativer Beziehung nicht leicht abzuschätzende Symptom zur Erkennung nichts beitragen kann.

Nicht selten findet man auch gemischte Zylinder, die an einem Pol rein hyalin sind, am anderen die Beschaffenheit eines echten granulierten Zylinders zeigen. Daraus geht hervor, daß granulierte Zylinder nicht immer durch Bestandteile von Zellen allein gebildet werden, sondern daß sich solche auch auf einen hyalinen Kern auflegen können.

Von gemischter Beschaffenheit sind auch die Komazylinder (KÜLBS), die im Coma diabeticum fast regelmäßig gefunden werden. Sie stellen meist kurze, plumpe, in selteneren Fällen auch längere und schmalere Gebilde dar, die hyaline Stellen zeigen, zum größten Teil aber von mattglänzenden krümeligen Massen bedeckt sind.

Eine gänzlich andere Bewertung kommt Zylindern zu, die ebenfalls körnig aussehen und gewöhnlich mit den granulierten Zylindern zusammengeworfen werden, das sind die **Blutfarbstoffzylinder**, die sich häufig bei akuter, hämorrhagischer Nephritis finden. Ob es sich um eine kompakte Bildung aus Blutfarbstoff (Hämoglobin, Methämoglobin) handelt, wie es bei der Hämoglobinurie (Schwarzwasserfieber) der Fall ist, oder um eine Auflagerung von körnigem Blutfarbstoff, oder um eine adsorptive Verdichtung auf einem hyalinen Zylinder, ist unentschieden. Gleichzeitig findet sich stets im Sediment brauner körniger Detritus, der beweist, daß Hämoglobin leichter noch als Harneiweiß bei seiner Ausscheidung in die Niere eine Ausflockung erfährt. Die Blutfarbstoffzylinder haben eine braune bis braunrötliche Farbe und eine feine Granulierung. Ähnlich können mit Sedimentum lateritium dicht besetzte (inkrustierte) Zylinder aussehen. Diese, wie überhaupt die häufige Bestäubung der Zylinder mit saurem harnsaurem Natrium, erkennt man durch die Löslichkeit der Körnung bei Erwärmen oder bei Zusatz von schwachem Alkali.

Den mit weißen und roten Blutkörperchen besetzten hyalinen Zylindern kommt keine andere diagnostische Bedeutung zu als ihren Bestandteilen.

Die **Wachszylinder** sind homogene Gebilde, die sich durch besondere Länge und Breite, durch starke Lichtbrechung und sehr scharfen Rand auszeichnen. Sie machen mit ihren querverlaufenden Rissen und

Blutfarb-
stoff-
zylinder.

Leukocy-
ten- und
Erythrocy-
tenzylinder.

Wachs-
zylinder.

4*

Sprüngen den Eindruck einer gewissen Sprödigkeit. Diese Zylinder treten erfahrungsgemäß nur bei schweren Nephritiden auf, und zwar seltener bei akuten, etwas häufiger bei chronischen, fortschreitenden und weit vorgeschrittenen Fällen. Ob sie aus einem besonderen Material bestehen oder alt und hart gewordene hyaline Zylinder sind, ist ungewiß. *Das Wesentliche an ihnen ist ihre Breite. Sie müssen in Kanälchen von ungewöhnlich großem Lumen entstanden sein.* Eine Erweiterung von Kanälchen erfolgt bei akuten und chronischen Nierenprozessen sehr oft, auch infolge Verstopfung eines Kanälchens durch einen Zylinder, bei chronischen außerdem durch Abflachung des Epithels. *Daher sind die Wachszylinder oder auch breite Zylinder anderer Art sehr wichtige Merkmale für eine Erweiterung der Harnkanälchen.* Sedimente mit breiten Wachszylindern gelten mit Recht als so charakteristisch, daß aus ihnen allein die Diagnose einer schweren Nephritis gestellt werden kann.

Zylindroide sind durchscheinende Gebilde etwa von derselben optischen Dichte wie hyaline Zylinder, aber länger als diese, weniger scharf begrenzt, häufig verzweigt und an den kurzen Seiten nicht scharf und geradlinig abgegrenzt. *Sie finden sich in besonders großer Menge im postnephritischen Stadium als letztes Nierenzeichen. Es ist nicht selten, daß das ganze Zentrifugat aus einem Klumpen von Zylindroiden besteht, der dickflüssig und schleimig ist.* Bestäubung oder Inkrustation mit Uraten kommt auch bei diesen Gebilden vor.

Bakterienzylinder. Bakterien, zumal Mikrokokken, können sich in kurzen zylinderähnlichen Haufen zusammenballen, die ziemlich hell, aber fein granuliert aussehen. Verwechslungen mit Zylindern und Zurechnung dieser Bakterienhaufen zu den granulierten Zylindern ist wohl möglich. Die Unterscheidung ist aber leicht, wenn man die Ränder betrachtet, die bei diesen zusammengeballten Bakterien nicht gerade, sondern durch vorstehende Bakterienleiber feinhöckerig und uneben sind. Bakterienhaufen anderer nicht zylindrischer Form tragen zur völligen Erkennung bei.

Ich glaube, daß die Diagnostik aus dem Sediment gefördert wird, wenn man die Zylinder in folgender Weise einteilt:

a) *Hyaline Zylinder.* Ihre diagnostische Bedeutung liegt in ihrer Zahl, in der Dauer des Auftretens und auch in ihrer Breite.

b) *Bestäubte Zylinder,* i. e. hyaline Zylinder mit Auflagerungen. Die Bewertung der Grundsubstanz wie bei a). Die Bewertung der Auflagerung, erkennbar auch aus dem sonstigen Sediment, entsprechend ihrer chemischen oder morphologischen Natur.

c) *Granulierte Zylinder, Epithelzylinder, Epithelschläuche, Fettzylinder* sprechen gleichwertig für degenerative Vorgänge an den Epithelien.

d) *Blutfarbstoffzylinder.*

e) *Wachszylinder.*

f) *Zylindroide.*

Die Bildung der Harnzylinder. Es ist eine Selbstverständlichkeit, die nicht unter Beweis gestellt zu werden braucht, daß die Zylinder aus Eiweiß bestehen. Gewisses über die Art dieser Eiweißkörper, und ob es sich um einen einzigen Eiweißkörper oder um verschiedene handelt, ist nicht bekannt. Nur nach der negativen Seite steht fest, daß die

Substanz nicht Fibrin ist. Da die Zylinder einen vollkommenen Ausguß von Hohlräumen bilden, so muß die Zylinderbildung in diesen Hohlräumen selbst stattgefunden haben und muß, wie bei jedem Ausguß, dem festen Zustand ein flüssiger vorausgegangen sein. *Die Zylinderbildung ist eine Gerinnung, die einen löslichen gerinnungsfähigen Körper zur Voraussetzung hat.* In der älteren Literatur (SENATOR) herrscht die Ansicht, daß eine Gerinnung der Eiweißkörper des Blutserums nicht vorliegt, sondern daß die Epithelien der Harnkanälchen bei der Zylinderbildung die Hauptrolle spielen, entweder so, daß die Epithelien absterben, sich in die hyaline Substanz umwandeln und zu Zylindern verschmelzen, oder daß durch Vermischung des abgestorbenen Zellmaterials mit der Lymphe eine Gerinnung eintritt (WEIGERT), oder dadurch, daß die Zellen durch eine Art von Sekretion gerinnendes Material liefern.

Die beiden ersten Erklärungsversuche können nicht gut richtig sein. Es ist nicht zutreffend, daß in den zahlreichen Fällen, in denen hyaline Zylinder entstehen, überhaupt eine krankhafte Veränderung von Nierenepithelien vorliegt, geschweige denn eine solche, die zum Absterben führt. Aber auch dann, wenn, wie bei degenerativen tubulären Prozessen, eine Epithelerkrankung eintritt, geht sie nicht bis zu einer so völligen Lösung des Zellinhaltes vor sich, daß eine homogene Lösung, und aus dieser ein homogenes Gerinnungsgebilde, wie es eben der hyaline Zylinder ist, entstehen könnte. Es müßten bei einer solchen Entstehung hyaliner Zylinder Zelltrümmer in Form von Eiweiß- und Fettkörnchen in der Fällung zu sehen sein. Die Meinung, daß der Stoff, aus dem die hyalinen Zylinder entstehen, ein Sekretionsprodukt der Nierenepithelien sei, ist in dieser Allgemeinheit gewiß richtig, da ja alle Stoffe, die in den Harn gehen, auch das Harneiweiß, diese Herkunft haben. Daß es sich um einen besonderen Stoff handelt, wird in dieser Entschiedenheit nirgends betont. AUFRECHT hat nach Ureterenunterbindung hyalinaussehende Kugeln beobachtet, die aus den Harnkanälchenepithelien hervorragen, darauf in das Lumen der Harnkanälchen gelangen und dort zu Zylindern zusammenschmelzen. Die Epithelien bleiben dabei überall erhalten; es handelt sich also nicht um eine Degeneration, sondern um eine aktive Leistung der Zellen. ROVIDA, LUBARSCH u. a. haben diese Beobachtungen bestätigt. Für die besondere Natur des Zylinderstoffes oder für eine besondere Sekretionsart wird damit nichts bewiesen, da im Bereich der Tubuli diese Differenzierung im Zellinhalt, die man auch als Granula-, Vakuolen- oder Tonoplastenbildung bezeichnet, charakteristisch für die Sekretion aller löslichen Substanzen und ihres Lösungswassers ist. Man kann mit Bestimmtheit dasselbe auch für das gewöhnliche Harneiweiß annehmen. LOESCHCKE, BENOIT u. a. haben Ausstoßung hyaliner Tropfen aus den Tubulusepithelien als ersten Akt der Eiweißausscheidung festgestellt. Da unter geeigneten Bedingungen das gelöste Eiweiß gerinnungsfähig ist, so besteht an sich kein Bedenken, das Harneiweiß als Bildungsstoff für die hyalinen Zylinder anzusehen. Zwei Gründe sind dagegen geltend gemacht worden. Man nimmt an, daß Harn die Gerinnung nicht fördert, sondern eher hemmt. Wer sich ein wenig mit dem Kapitel Blutgerinnung beschäftigt hat, der weiß, wie ganz besonders schwierig es ist, einen klaren Einblick zu gewinnen und wie, stärker als in den meisten anderen Gebieten experimenteller Forschung, kleine, scheinbar nichts bedeutende Umstände von großem Einflusse sind. Es ist anzunehmen, daß Harn, als eine Flüssigkeit höchst wechselnder Zusammensetzung, auf die Gerinnung von Fibrinogen auch einen sehr wechselnden Einfluß haben wird. Aber darum handelt es sich hier nicht. Daraus können keine Schlüsse auf Vorgänge in der Niere gezogen werden, sondern jeder Gerinnungsprozeß bedarf einer eigenen, individualisierenden Analyse. Da läßt sich zunächst ganz allgemein sagen, daß *fast jeder Harn Gerinnungserscheinungen zeigt, nämlich die Nubecula, die, wie bereits früher erwähnt, durch eine gegenseitige Fällung von Eiweiß und eiweißfällenden Substanzen bei schwachsaurer Reaktion vor sich geht.* Wir kennen als weitere Gerinnungsvorgänge das irisierende Häutchen, das sich auf dem Harn bei Phosphaturie bildet, und beobachten bisweilen Harne, die zu einem weichen Gelatineklumpen erstarren. Dieser Tatsachenkreis lehrt, daß der *Harn ein Medium ist, in dem Gerinnungsvorgänge sehr leicht und sehr häufig stattfinden.* Das zweite Bedenken gegen das Harneiweiß als Muttersubstanz der Zylinder wird darin erblickt, daß Eiweißgehalt und Zylinderbildung in gar keinem konstanten Verhältnis zueinander stehen, daß sehr viel Eiweiß ohne Zylinder und daß Zylindrurie ohne Eiweißausscheidung vorkommt. Bei der abklingenden akuten Nephritis findet sich, wie im Harn nach körperlichen Anstrengungen (s. S. 41), sich dieses zweite Verhältnis sogar sehr häufig. Dieser scheinbare Widerspruch der Erscheinungen ist auflösbar durch die Betrachtung der Bedingungen, die zu einer Eiweißgerinnung notwendig sind. Eine wesentliche ist die saure Reaktion. Im alkalischen Harn kommt es nur schwer zur Zylinderbildung, wie auch in solchem die Eiweißfällung nicht leicht vor sich geht. Weiterhin kann ein Zuviel an Eiweiß (oder anderem Kolloid) die Gerinnungsneigung vermindern und sogar aufheben. Zu einer gegenseitigen Fällung von Kolloiden gehört ein Optimum der Konzentrationen. Ein Überwiegen eines Stoffes kann die Wirkung eines Kolloidschutzes verursachen. So wird im Harn die Chondroitinschwefelsäureprobe nach POLITZER bei Anwesenheit größerer Eiweißmengen negativ. *Es ist also nicht zu erwarten, daß sich die Abstammung der hyalinen Zylinder aus dem Harneiweiß dadurch kundgibt, daß Eiweißgehalt und Zylinderzahl in einem einfachen zahlenmäßigen Verhältnis zueinander stehen.* Im Gegenteil stimmt die Auffassung der Zylinderbildung als eines Eiweißgerinnungsvorgangs mit der Erfahrungstatsache überein, daß relativ um so mehr Zylinder da sind, je kleiner die Eiweißmenge, und daß besonders bei hoher Harnacidität der Befund an gelöstem Eiweiß negativ, die Zylinderzahl aber sehr groß ist. Ein solches Verhältnis findet sich oft im ikterischen Harn, der bei saurer Reaktion fast immer hyaline Zylinder enthält. Da die Gallensäuren eiweißfällende Stoffe sind, so führt uns diese Tatsache unmittelbar zu der Erkenntnis, daß die eiweißfällenden Stoffe des Harns an der Zylinderbildung beteiligt sind. Untersuchungen meines früheren Mitarbeiters O. HÖPER haben ergeben, daß in Harnen, die sehr reich an Zylindern sind, die Zahl der Zylinder mit einer überraschenden Genauigkeit dem Produkt aus Eiweißmenge und Eiweißlösungszustand proportional ist. Je weniger fein verteilt das Harneiweiß ist, in je stärkerem Maße also Gerinnungs-

erscheinungen an dem noch gelösten Eiweiß kenntlich sind, um so größer
ist die Zylinderzahl.

Nach POSNER ist auch die Herabsetzung der Oberflächenspannung
des Harns, wie sie durch manche Kolloide und Semikolloide hervorgerufen wird, von Einfluß auf die Zylinderbildung. Dieser Gesichtspunkt
ist darum sehr beachtenswert, weil jede Gerinnung, außer von den
gerinnungsfähigen Stoffen und den in der Lösung gegebenen Bedingungen,
von einer geeigneten Oberfläche und den Beziehungen der gerinnungsfähigen Stoffe zu dieser abhängt. Von den Gerinnungserscheinungen des
Blutplasmas in vitro weiß man, daß eine die Gerinnung fördernde (aktive)
Oberfläche eine solche ist, an der die Lösung haftet, an der also eine
Benetzung stattfindet. Von den capillaren Röhren der Niere muß angenommen werden, daß eine Benetzung mit Harn nicht stattfindet, da
eine solche die Entleerung der Röhrensysteme sehr erschweren würde.
Eine Veränderung der Oberfläche im Bereich der Tubuli, wie sie sicher
bei Erkrankungen, vielleicht aber auch bei erheblicher funktioneller
Beanspruchung (Konzentrationsleistung) eintritt, schafft der Gerinnung
eine günstigere Fläche, genau so wie eine Veränderung der Intima eines
Gefäßes den Ort für einen Thrombus gibt. Die Bedeutung der Oberfläche für die Zylinderbildung zeigt sich deutlich bei der Beobachtung
einer abklingenden akuten Nephritis. Die Ausscheidung hyaliner Zylinder
überdauert die (mit den gewöhnlichen Methoden feststellbare) Albuminurie. Zu dieser Zeit treten neben Zylindern bereits die Zylindroide
hervor, die die Ausscheidung gerinnungsfähigen und jenseits der Kanälchen geronnenen Materials, das nach den Untersuchungen von ROVIDA
mit dem der hyalinen Zylinder identisch ist, anzeigt. In einem späteren
Stadium sind die hyalinen Zylinder verschwunden, aber die Zylindroide
noch in reichlicher Menge vorhanden. Es wird also noch gerinnungs-
fähiges Material abgesondert, aber die Stellen, an denen hyaline Zylinder
entstehen können, sind nicht mehr geeignet, die Gerinnung zu befördern.
Die Oberfläche ist inaktiv geworden, so daß die Gerinnung nicht mehr
in Form eines Röhrchenausgusses (Zylinders) eintritt.

Die physikalisch-chemische Analyse der Zylinderbildung als einer
Gerinnung ist darum etwas ausführlicher dargestellt, weil sich daraus
gerade für die wichtigen Endzustände der heilenden akuten Nephritis
praktisch bedeutungsvolle Hinweise ergeben.

Die Löslichkeit des Zylinders. Wie die mikroskopische Untersuchung
kranker Nieren lehrt, sitzen die Zylinder zum Teil fest in den Kanälchen.
Es ist sehr wohl möglich und sogar wahrscheinlich, daß die in den oberen
Tubularabschnitten entstandenen Zylinder trotz ihrer weichen Konsistenz die engere HENLEsche Schleife nicht immer passieren können.
Da erheben sich die Fragen, ob ein Zylinder wieder löslich ist, und welche
Folgen der Zylinderverschluß eines Röhrchensystems hat. Nach Untersuchungen von ROVIDA quellen hyaline Zylinder im Wasser bis zum
Unsichtbarwerden. Harnstoff soll die Löslichkeit befördern, Kochsalz
schon in kleinen Mengen sie hemmen. Daraus würde hervorgehen, daß
die Gerinnung, die zum hyalinen Zylinder führt, ein reversibler Vorgang
ist, und daß auch ein in der Niere festsitzender Zylinder unter Umständen
löslich sein könnte. Bei der Harnuntersuchung sehen wir nicht selten beim

·· Stehen des Harns eine Abnahme und Verschwinden der Zylinder. Wie weit hier Bakterien oder die Fermente des Harns (Pepsin) einwirken, ist unbekannt. Auch eine fermentative Lösung festsitzender Zylinder wäre denkbar.

Alkalische Reaktion, die die Bildung der Zylinder hemmt, fördert auch ihre Löslichkeit.

Die Wirkung der Zylinder. In den Fällen, in denen die Ausschwemmung der Zylinder stockt, *wird die Verstopfung der Harnkanälchen für den Verlauf der Nierenerkrankung von Bedeutung.* Dieser sehr unterschätzte Gesichtspunkt ist neuerdings von AUFRECHT wieder hervorgehoben worden. Die Verstopfung der Kanälchen führt zu einer Erweiterung der oberhalb gelegenen Abschnitte (trägt dadurch sogar zu einer Anschwellung der Niere bei) und bedingt (richtiger wohl: mitbedingt) die Oligurie und Anurie. AUFRECHT macht für die Anurie bei der akuten Nephritis und bei der Choleraniere ausschließlich die Verstopfung durch Zylinder verantwortlich. Ich meine nicht, daß wir so weit gehen dürfen. Zweifellos aber müssen wir mehr als bisher berücksichtigen, daß die Harnzylinder sowohl an gewissen klinischen Erscheinungen beteiligt sind, als auch zur anatomischen Gestaltung der kranken Niere beitragen.

3. Die Epithelzellen.

Die Epithelien der Harnkanälchen sind in den verschiedenen Teilen derselben nicht ganz gleichmäßig. Die Unterschiede kommen aber für unsere Aufgaben nicht in Betracht, weil sie aus dem Sedimentbefund nicht zu erkennen sind. Wir müssen uns damit begnügen, das sehr wichtige Ziel zu erreichen, die Nierenepithelien von den Epithelzellen der ableitenden Harnwege, des Ureters und der Blase, zu unterscheiden, weil der Befund von Nierenepithelien ein sehr bedeutsames Zeichen krankhafter Vorgänge im Tubularapparat darstellt. Diese Aufgabe ist nicht immer leicht, weil sich die Zellen durch Degeneration und durch die osmotischen Eigenschaften des Harnes auch in ihrer Größe verändern. Nierenepithelien sind vieleckig oder rund, von der 2—4fachen Größe eines weißen Blutkörperchens, mit einem großen runden Kern und granuliertem Protoplasma, das alle Stadien der Degeneration bis zur Umbildung in Fettkörnchen zeigen kann. Die Nierenzellen kommen vereinzelt oder in Verbänden oder auch (s. oben) in Schläuchen oder Zylindern vor. Auf solches Auftreten ist besonders dann zu achten, wenn man sich über die Art isolierter Zellen im unklaren ist.

Die ableitenden Harnwege (des Nierenbeckens, des Ureters und der Blase) haben ein *gleichartiges* schmales Zylinderepithel. Die Zellen sind zum Teil keulenförmig aufgetrieben, einfach- oder doppeltgeschwänzt. Charakteristische Nierenbeckenepithelien im Gegensatz zu den Zellen der tieferen Harnwege gibt es nicht.

Plattenepithelien aus der Harnröhre, bei Frauen aus der Vagina, finden sich vereinzelt in jedem Harn. Es sind sehr große, polygonale Zellen mit abgerundeten Ecken, mit einem verhältnismäßig kleinen Kern. Mit Zellen aus den Nieren können sie unter keinen Umständen verwechselt werden.

4. Blutbestandteile.

a) Rote Blutkörperchen werden im Harn sehr häufig gefunden. Ihre Menge schwankt von einzelnen, leicht zählbaren Exemplaren bis zu Graden, bei denen der Harn volle Blutfarbe hat, mehr Blut als Harn enthält und wie Blut gerinnt. Es ist praktisch wichtig, daß man mit einfachen Methoden die Menge abschätzt, um über die Stärke der Hämaturie überhaupt und über ihre Änderung im Verlauf einer Krankheit Aufschluß zu gewinnen. Eine starke Hämaturie, bei der die Harnfarbe über die des Fleischwassers hinausgeht, ist bei einer Nephritis selten und erregt am meisten Verdacht auf einen einzelnen Blutungsherd, der sich bei Prozessen in der Niere (Hydro- und Pyonephrose, Tumor [Hypernephrom], Tuberkulose, polycystische Nierendegeneration u. a.) und in Nierenbecken und Harnblase (Steine) oft genug findet. Für die nephritischen Hämaturien interessiert uns also besonders die Abmessung der niederen Grade von Blutbeimengung. Die Hämaturie wird in strenger Weise nur durch den mikroskopischen Nachweis der Erythrocyten festgestellt, weil alle anderen Anzeichen und Reaktionen nicht durch die Körperchen selbst, sondern durch den Blutfarbstoff bewirkt werden, der auch bei der Hämoglobinurie in reichlicher Menge im Harn erscheint. Ist aber durch das Mikroskop Hämaturie sichergestellt, so schätze man ihren Grad in folgender Weise:

1. *die makroskopisch sichtbare Hämaturie,*
2. *die nach Zentrifugieren makroskopisch sichtbare Hämaturie.*

Beide sind annähernd aus der Höhe des rotgefärbten Sediments zu messen.

3. *Die mikroskopisch sichtbare Hämaturie (Mikrohämaturie),* meßbar entweder durch Zählung in der Thoma-Zeiß-Kammer oder einfacher durch Zählung in einigen Gesichtsfeldern bei mittlerer Vergrößerung.

Nur geringe Blutmengen sind notwendig, um den Verdacht auf Blutbeimengung zu erregen; nach H. STRAUSS reicht 1 ccm für 1 l Harn aus. Erfahrungsgemäß wird der Blutverlust immer überschätzt. Zweifellos ist bei der akuten hämorrhagischen Nephritis nur in Ausnahmefällen die Blutabgabe in den Harn so groß, daß eine Anämie hierdurch bedingt sein kann.

Bei dem mikroskopischen Blutnachweis muß man beachten, daß durch die osmotischen Einflüsse des Harns sowohl eine Quellung (Vergrößerung) als auch eine Schrumpfung (Verkleinerung) der Körperchen und eine Auslaugung des Hämoglobins statthaben kann. Der letztgenannte Prozeß führt zu den *Blutschatten* (blassen, kleinen Ringen). Er tritt mit Sicherheit in sehr dünnem Harn, dessen Gefrierpunkt zwischen 0^0 und $-0,36^0$ (STRAUSS) liegt, ein. Eine Verwechslung roter Blutkörperchen mit kleinem, runden, ganz schwach gelbgefärbten Harnsäurekrystallen kommt Ungeübten bisweilen vor. Man beachte den stärkeren Glanz der Krystalle.

Die chemischen und spektroskopischen Blutproben sind Hämoglobinproben und zur Abschätzung des Blutgehaltes erst verwertbar, nachdem die Anwesenheit von Blutkörperchen und das Fehlen einer (reinen) Hämoglobinurie durch Zentrifugat (rotes Sediment — blutfarbstofffreie Oberschicht) sichergestellt ist. Diese Proben sind nicht eindeutig.

1. Die HELLERsche Probe. Durch starke Lauge werden die Blutkörperchen aufgelöst. Der beim Kochen entstehende Niederschlag der Erdphosphate reißt den Farbstoff mit. Es setzen sich braune bis braunrötliche Flocken ab.

Harn nach Einnahme von Sennes, Rheum, Cascara Sagrada und Santonin gibt die gleiche Färbung, die aber in diesen Fällen nach Zusatz von Essigsäure verschwindet.

2. Die Guajacprobe (VAN DEENsche Probe). Diese außerordentlich empfindliche Reaktion auf Hämoglobin und Oxyhämoglobin ist im Harn einfacher anwendbar als in Stuhl und Mageninhalt, da die Herstellung eines sauren Ätherextraktes in den meisten Fällen entbehrlich ist. Tritt nach Zufügung von 5 bis 10 Tropfen alkoholischer Guajaclösung und einigen Tropfen verharzten Terpentinöls (oder 3% Wasserstoffsuperoxydlösung) eine grünblaue bis blaue bis blauviolette Färbung ein (am besten sichtbar bei Übereinanderschichten der Flüssigkeiten), so kann der Blutnachweis als geführt gelten, wenn der Harn frei von Leukocyten ist, die durch ihren Oxydasegehalt die gleiche Reaktion geben. Ein Harn, der neben Blut Leukocyten oder gar Eiter enthält, muß vor Anstellung der Guajacprobe gekocht werden.

Der negative Ausfall der Guajacprobe beweist aber nichts gegen die Anwesenheit von Blut. Zwar wird bei makroskopisch sichtbaren Blutharnen die Probe wohl nie versagen; doch ist oft die Stärke der Reaktion viel geringer, als der Blutfärbung des Harns entspricht, weil im Harn oft in ganz kurzer Zeit der Blutfarbstoff in Methämoglobin umgewandelt wird, dem die Eigenschaft der Sauerstoffübertragung nicht mehr zukommt.

3. Der spektroskopische Nachweis. Es müssen die Spektra von Hämoglobin, Oxyhämoglobin und Methämoglobin beachtet werden.

Ort der Blutung. Hat man einen blutigen Harn vor sich, so kommt es vor allem darauf an, den *Ort der Blutung in Erfahrung zu bringen.* Handelt es sich um eine diffuse Blutung aus den Nieren, wie sie bei der akuten hämorrhagischen Nephritis vorkommt, so ist der Harn nur selten von satter Blutfarbe, sondern meist fleischwasserfarben, mehr braun als rot, in auffallendem Licht grünlich schimmernd. In diesen Fällen stammt das Blut aus den Glomerulis, wird daher dem Harn in so feiner Verteilung beigemischt, daß es nicht zu einer Gerinnung kommt. Häufig tritt infolge des geringen osmotischen Druckes des Harnes Hämolyse ein, und zwar schon im Kanalsystem der Niere. Der freie Blutfarbstoff wird dann weniger in gelöster Form als in körnigen Niederschlägen ausgeschieden. Zeigen diese Niederschläge Zylinderform, oder sind Erythrocytenzylinder, d. h. nicht mit einzelnen Erythrocyten besetzte, sondern aus zusammengeklebten Erythrocyten gebildete Zylinder vorhanden, so wird die glomeruläre Herkunft des Blutes deutlich.

Charakteristisch für die abklingende akute Nephritis ist das Sediment, das Zylindroide mit aufgelagerten, häufig aufgereihten kleinen Erythrocyten und daneben kleine Erythrocyten in Häufchen enthält.

Verhältnis von Eiweißgehalt zum Blutkörperchengehalt. Ist aber der Sedimentbefund nicht so eindeutig, so gilt die Regel, *aus dem Verhältnis von Eiweißgehalt zum Blutgehalt* die nephritische Hämaturie zu erkennen oder auszuschließen. Findet sich bei wenig Blut sehr viel Eiweiß, so ist die Sachlage klar. Wird aber viel Blut und wenig Eiweiß gefunden, oder fahndet man, wie z. B. bei der Tuberkulose der unteren Harnwege, neben einer extrarenalen Albuminurie und Hämaturie auf eine renale Eiweißausscheidung, so wird eine quantitative Untersuchung notwendig. Nach GOLDBERG beweist eine Eiweißflockung beim Kochen des von Blutkörperchen durch Zentrifugieren befreiten Harns dann eine renale Albuminurie, wenn im Kubikmillimeter Harn nur 100—3000 Erythrocyten gefunden werden. Kommt auf 30 000 Blutkörperchen mindestens 1⁰/₀₀ Albumen im blutfreien Harn, so ist derselbe Schluß gestattet.

Blutungen, die von einer kranken Stelle in der Niere ausgehen (Tumor, Ruptur, Cyste u. ä.), können ebenso wie Blutungen aus dem Nierenbecken oder aus der Blase massig sein und zur Koagulation führen. *Blutgerinnsel.*

Die Formel der Gerinnsel und die Beobachtung der Harnentleerung kann bisweilen über den Ort der Blutung Aufschluß geben. *Da eine Blutung aus den Harnwegen nicht selten plötzlich auftritt und ebenso wieder aufhört, so darf diese Untersuchung nicht aufgeschoben und dem Facharzt zugedacht, sondern sie muß sogleich an Ort und Stelle von dem behandelnden Arzt vorgenommen werden.*

Große Gerinnsel stammen aus der Blase, kleine können im Nierenbecken entstanden sein. Der Durchgang durch den Ureter würde Kolikschmerzen verursachen. Fehlen solche, so ist ein sicherer Schluß nicht möglich. In seltenen Fällen sieht man *Blutausgüsse der Harnleiter,* dünne Gerinnsel von mindestens 10 cm Länge. Dickere und kürzere (8 cm lang) stammen aus der Harnröhre. Die Unterscheidung fällt leicht, wenn man die Art der Entleerung berücksichtigt. Die Ureterausgüsse kommen während, meist am Ende der Miktion. Die Harnröhrenausgüsse werden unabhängig von dieser entleert oder gehen dem Harnstrahl voraus.

Eigenartige Gerinnsel hat ISRAEL bei Nierentumoren gesehen. Hier handelt es sich um „rötliche oder schwach gelbliche oder weiße, bisweilen etwas durchscheinende, ganz weiche Gerinnsel von der Größe oder Form von Maden oder kurzen dicken Tripperfäden; manchmal sind sie länger, bis zu 2 cm, bei einer Breite von ¹/₂—2 mm; dann sind sie stellenweise leicht eingeschnürt, dazwischen etwas ausgebaucht. Mikroskopisch bestehen sie aus einer faserigen und körnigen fibrinösen Grundlage, in welcher zellige Elemente in wechselnden Mengenverhältnissen eingelagert sind, nämlich rote Blutkörperchen, Blutkörperchenschatten, Leukocyten, die nicht selten durch Imbibition mit Blutfarbstoff goldgelb gefärbt sind, sehr große Fettkörnchenkugeln, bisweilen von goldgelber Farbe und große, gequollene Epithelien. Derartige Befunde habe ich in einigen Fällen erheben können, wo ein in das Nierenbecken durchgebrochener Tumor sich bis in den Anfangsteil des Ureters mit einem feinen konischen Zapfen erstreckt hatte. Von diesem tropft, wie von einem schmelzenden Eiszapfen, die blutige, bisweilen verfettete Geschwulstzellen einschließende Flüssigkeit ab, welche alsbald wieder im Ureter zu kurzen, madenförmigen Fäden koaguliert.“

Sehr wichtig für die Beurteilung einer Hämaturie ist die Beobachtung der Harnentleerung. Der Kranke soll angewiesen werden, *jede Harnportion gesondert aufzufangen und aufzubewahren.* Schwankt der Blutgehalt in den einzelnen Harnen sehr stark, oder kommt sogar zwischen den blutigen Harnen ein blutfreier zur Beobachtung, so deutet das mit sehr großer Wahrscheinlichkeit auf eine Geschwulst hin. Plötzliches Aufhören einer starken Blutung kommt bei (gutartigen und bösartigen) Tumoren von Niere und Blase vor. Die Frühdiagnose eines derartigen Tumors läßt sich in vielen Fällen überhaupt nur stellen, wenn man dem *Beschaffenheit der einzelnen Harnportionen.*

konstantesten Symptom, der Hämaturie, die nach ISRAEL in 92% aller Tumoren der Harnorgane vorhanden ist und nach vielen Beobachtungen dem Fühlbarwerden der Geschwulst um viele Jahre (bis zu 12 Jahren) vorausgehen kann, die größte Aufmerksamkeit schenkt.

Dreigläser-probe. Über die Lokalisation der Blutung gibt mitunter die *Dreigläserprobe* Aufschluß. In das dritte Glas muß die Blase völlig entleert werden. Kommt das Blut aus der Niere, so sind alle Gläser gleich stark gefärbt, wenn nicht gerade durch Sedimentieren in die Blase die letzte Harnmenge einen höheren Blutgehalt hat. Das ist die Regel bei Blasenblutungen, da bei der durch die Harnentleerung zunehmenden Kontraktion der Blase die blutende Stelle (der Tumor) wie ein Schwamm ausgepreßt wird. Bei reichlichen Blutungen aus der Pars prostatica kann die erste und letzte Portion bluthaltig sein, während die mittlere hell ist, weil außer der Wirkung der Kontraktion und der Sedimentierung, die das dritte Glas rötet, mit dem ersten Teil des Harnes Blut fortgespült wird. Bei blutenden Stellen unmittelbar vor dem Blasenhals oder in der hinteren Harnröhre kann sogar reines Blut der Harnentleerung folgen. Bei Blutungen aus der vorderen Harnröhre tropft das Blut unabhängig von der Miktion.

Es ist gewiß nicht, zum mindesten nicht immer, möglich, aus der Beobachtung des Harnens und des Harns Ort und Art der Hämaturie zu erkennen, sondern in den meisten Fällen bedarf es einer eingehenden Beobachtung und der Anwendung der Cystoskopie, um zu einer Diagnose zu kommen. Das ist aber nicht Sache des praktischen Arztes. Zudem trifft es sich gar nicht selten, daß der Patient, nach der ersten, nicht genügend beobachteten Blutung in die Klinik gebracht, nicht wieder blutet, und daß auch alle Versuche, eine Blutung hervorzurufen, vergeblich sind. Es müssen also die Gesichtspunkte, auf die es ankommt, jedem Arzt, wenn nicht geläufig, so doch übersichtlich zur Hand sein.

Ich habe daher in folgender Tafel (S. 62 u. 63) für die wichtigsten Leiden, die zu Blutungen führen, die Merkmale zusammengestellt, die aus der Vorgeschichte, einer einfachen Harnuntersuchung und der Beobachtung der Harnentleerung leicht zu bestimmen sind.

Auch bei Anwendung aller Untersuchungsmethoden gibt es noch Fälle, in denen man die Ursache nicht vor der Autopsie finden kann. Sache des Arztes ist es, dafür zu sorgen, daß die Autopsie nicht erst post mortem, sondern auf operativem Wege zustande kommt. Es *kann* Die idio-pathischen Blutungen. *nicht genug davor gewarnt werden, Blutungen, für die man keine anatomische Grundlage bei klinischer Durchforschung findet, als „essentielle", „idiopathische", „vasomotorische" anzusehen.* Es kommen bei Hämophilie und bei hämorrhagischer Diathese (auch bei Ikterus) sogar durch anatomische Untersuchung nicht aufklärbare Blutungen aus den Harnwegen vor. Die Natur dieser Blutungen wird aber aus den allgemeinen Krankheitserscheinungen immer leicht verständlich sein. Eine hämorrhagische Diathese, die nur die Nieren betrifft, ist ganz außerordentlich selten. Bei kritischer Durchsicht der mitgeteilten Fälle hat KOTZENBERG nur für zwei Gesundheit der Niere anerkannt. Diese Zahl mag vielleicht größer sein, da wohl jeder mit Nierenkrankheiten oder Urologie vielbeschäftigte Fachmann Fälle kennt oder zu kennen glaubt, die in dieses

Kapitel gehören, für das es eine ganze Reihe von Bezeichnungen *(essen-tielle Hämaturie, konstitutionelle renale Hämophilie, renale Epistaxis, angioneurotische Nierenblutung)* gibt. Die Bezeichnung von KASPER „*Koliknephritis*" ist zutreffend, weil außer der Blutung Kolikschmerz als beherrschendes Symptom erscheint, und weil die genaue mikro-skopische Untersuchung häufig herdförmige Entzündungen in der Rinde (KÜMMEL) und häufig entzündliche, adhäsive Prozesse an der Nieren-kapsel (ISRAEL, ROVSING) als anatomische Basis ergeben hat. Selbst wenn Schmerz und Blutung einseitig sind, liegt doch, von ganz seltenen Ausnahmen abgesehen, eine doppelseitige Nierenveränderung vor (KÜMMEL). Die Diagnose dieser Erkrankung ist auch bei Anwendung des Ureterenkatheterismus ganz unsicher, weil die Einseitigkeit der Blutung und des Schmerzes und das Fehlen anderer nephritischer Symptome den Verdacht eines Nierentumors sehr nahelegen. Die gleiche Schwierigkeit macht die Nephritis dolorosa, eine früher als Nieren-neuralgie bezeichnete, ohne große Blutungen einhergehende Krankheit, der die gleichen anatomischen Veränderungen zugrunde liegen sollen. Die Abgrenzung ist hier besonders gegenüber einem kleinen (röntgeno-logisch nicht nachweisbaren) Stein sehr schwierig. Blutung und Schmerz haben hier die gleiche Ursache: nach ISRAEL und STRAUSS beruhen sie auf einer *Kongestion der Niere* bei Unnachgiebigkeit der infolge der Verwachsungen und Entzündungen starren Nierenkapsel. Die Diagnose einer Nephritis dolorosa ist aber in jedem Falle unbefriedigend. Man rechne dabei immer mit unliebsamen Überraschungen und denke be-sonders auch an Periarteriitis nodosa (s. dort S. 277), die sich bei einiger Erfahrung mit Wahrscheinlichkeit, bisweilen sogar mit völliger Sicherheit feststellen läßt.

Die Diagnose der seltenen Fälle essentieller Hämaturie kann klinisch, wenn überhaupt, nur nach sehr langer Beobachtung gestellt werden. *Die Abhängigkeit der Hämaturie von psychischen Erregungen,* wie sie in dem Falle von LATOUR, dessen Patientin bei jeder Aufregung Blutharnen hatte, oder von großen körperlichen Anstrengungen (Überanstrengungs-blutung), ist wohl ein Zeichen der kongestiven Verletzlichkeit der Nieren-gefäße. Aber der Schluß, daß es sich nur um eine solche handelt, und daß die Ursache der leichten Verwundbarkeit nicht in chronisch ent-zündlichen Veränderungen begründet liegt, ist damit noch nicht ein-deutig gegeben.

An der Möglichkeit anatomischer Gesundheit kann man aber in solchen Fällen nicht zweifeln, weil wie wir bereits früher sahen, bei großen körperlichen Leistungen, ebenso wie nach kalten Bädern, der Übertritt von Blut in der Niere ein häufiges Vorkommnis ist. Geringe Hämaturie wird unter diesen Umständen bis zu 35% der Fälle beob-achtet. Kurzdauernde *Massenblutungen, besonders nach Märschen und Ritten,* sind in nicht geringer Zahl beschrieben. JEHLE hat auch bei lordotischer Albuminurie gelegentlich Erythrocyten im Harn gesehen. L. F. MEYER und NASSAU haben bei Soldaten die „Stehalbuminurie" und „*Stehhämaturie*" beschrieben. Nach 1—1$\frac{1}{2}$stündigem Stehen trat unter 35 Fällen 19mal Blut im Harn auf, und zwar von mikroskopischer Hämaturie bis zu Werten, wie sie bei akuter hämorrhagischer Nephritis

Differentialdiagnostische Hämaturietafel.

	Blutmenge	Zeitliche Verhältnisse	Gelegenheit	Dreigläserprobe	Gerinnsel, Sediment	Harndrang	Schmerz
I. Diffuser oder multipler Blutaustritt in den Nieren (Glomerulonephritis, Herdnephritis)	Nur in seltenen Fällen massig. Meist Fleischwasserfarbe	*Beginn:* plötzlich *Verlauf:* kontinuierlich *Abklingen:* allmählich	Bei den seltenen Fällen von Blutungen bei Schrumpfniere abhängig von Bewegunge1	Alle Gläser gleich	Nephrit. Sediment; keine Gerinnsel Erythrocytenzylinder Hämoglobinzylinder	Kommt vor (besonders bei Kriegsnephritis). Blutharn als Ursache beobachtet	Selten kolikartiger Schmerz
II. Nierentumor	Massig: daneben häufig konstante mikroskopische Hämaturie	*Beginn:* plötzlich *Dauer:* ganz verschieden *Verlauf:* kontinuierlich; auch m. langen freien Intervallen *Aufhören:* oft plötzlich	Regellos launenhaft; meist unabhängig von Ruhe und Bewegung	Alle Gläser gleich	Ureterenausgüsse, Israelsche Gerinnsel, Tumorteile	Fehlt meist	Häufig in der kranken Niere, auch Kolik
III. Nierenstein, Nierenbeckenstein, Ureterstein	Ganz verschieden, abhängig von Körperbewegung	*Beginn:* plötzlich *Dauer u. Ende:* oft abhängig von Einnehmen einer Ruhelage	Bewegungen, Erschütterungen	Alle Gläser gleich	Ureterenausguß	Oft, aber nicht immer, in mäßiger Stärke	Kolik. In Harnröhre, Hoden, Leistengegend u. Innenseite d. Oberschenkels ausstrahlender Schmerz
IV. Nierentuberkulose	Initiale Hämaturie, meist gering und von kurzer Dauer. Als Mikrohämaturie lange Zeit bestehend. Im späteren Verlauf Blutungen seltener		Ohne äußere Veranlassung	Alle Gläser gleich	Leukocyten	Zahl der Miktionen mäßig vermehrt	In der Niere selten; häufiger Blasenbeschwerden, auch bei noch gesunder Blase

						Schmerzhafter Harndrang	
V. Cystitis	Meist nicht sehr groß	*Dauer:* Tage bis Wochen, allmähliches Abklingen	Ohne äußere Veranlassung	Am stärksten im 3. Glas, häufig den letzten Tropfen beigemischt. Auch erst nach der Harnentleerung tropfend	Leukocyten	Schmerzhafter Harndrang	
VI. Blasentumoren	Oft groß	Bis zu Monaten. Nicht selten plötzliches Aufhören. Kurze blutfreie Intervalle	Ohne äußere Veranlassung	3. Portion am stärksten gefärbt	Blutklumpen. Tumorteilchen	Fehlt, falls nicht mit Cystitis einhergehend	
VII. Blasentuberkulose	Größere Blutungen	—	Ohne äußere Veranlassung	3. Portion stärker blutig	Leukocyten	Stark	Wechselnd
VIII. Blasensteine	Ganz verschieden	—	Bei Bewegung und Erschütterung	3. Portion stärker blutig	Leukocyten bei Cystitis, die häufig ist	Häufig	
IX. Bei Prostatikern und bei Harnverhaltung	Selten, aber massig	—	Bei zu rascher Blasenentleerung mittels des Katheters	—	—	Abhängig vom Grundleiden	
X. Aus der Gegend vor dem Blasenhals und aus der hinteren Harnröhre (auch bei Erkrankungen der Prostata, Samenbläschen u.Samengänge)	Mitunter sehr groß	Leicht rezidivierend	—	3. Glas blutig	Abhängig vom Grundleiden	Abhängig vom Grundleiden	
XI. Aus der vorderen Harnröhre	—	—	—	1. Glas blutig	—	Vorhanden	

gefunden werden. STRAUSS hat bei 1200 nierengesunden Kranken, besonders bei Herz- und Gefäßkranken und während oder kurz nach einer Infektionskrankheit, in fast $^1/_3$ der Fälle vereinzelte rote Blutkörperchen im Harn gefunden. MEYER und NASSAU führen in Übereinstimmung mit der Auffassung von JEHLE ihre Befunde auf eine Stauung in den Nieren, auf eine Ermüdungskongestion zurück. STRAUSS gibt den seinen die gleiche Deutung.

Kongestivblutungen der Niere sind also ein sehr häufiges Ereignis. Diese Erfahrungen führen uns dazu, die Erythrurie nicht so ausschließlich wie früher als den Ausdruck einer entzündlichen Veränderung anzusehen, auch nicht in dem Falle der postnephritischen Mikrohämaturie (Resthämaturie), in dem das Fortbestehen einer *Ermüdungskongestion* (STRAUSS) zu erwägen wäre. Eine Kongestionsneigung und Kongestion ist als Folge einer Entzündung nicht unwahrscheinlich. Untersuchungen von E. NEISSER u. HEIMANN haben ergeben, daß es sich bei der Nierenveränderung, die der akuten hämorrhagischen Nephritis vorausgeht, ebenfalls um eine Kongestion handelt, die sie auch bei Kaninchen durch Abkühlung in kaltem Wasser hervorrufen konnten.

Behandlung der Hämaturie. Bettruhe. Bei hämorrhagischer Nephritis symptomatische Behandlung der Hämaturie meist nicht notwendig. Bei Massenblutungen durch Tumoren sind die blutstillenden Mittel (Ergotin usw.) wirkungslos. Ich sah eine heftige Blutung aus einem Nierentumor unmittelbar nach subcutaner Infektion von 1 ccm Suprarenin aufhören. Bei der Beurteilung aller internen therpeutischen Maßnahmen, auch mancher chirurgischen, ist zu berücksichtigen, daß diese Blutungen meist plötzlich stillstehen. Bei schweren Blutungen aus der Blase Einlegen eines dicken Dauerkatheters. Für Blasenblutungen durch Tumoren ist charakteristisch und differentialdiagnostisch verwertbar, daß sie interner und lokaler nichtoperativer Therapie nicht zugänglich sind. Bei klumpiger Gerinnung des Blutes in der Blase und dadurch bedingter Harnverhaltung vorsichtiger Versuch der Aspiration durch einen dicken Katheter und eine JANETsche Blasenspritze. Da bei stärkerer Ausdehnung der Blase durch Harnverhaltung die Blutung immer stärker und gefährlicher wird, rechtzeitige Vornahme der Sectio alta. Bei Harnverhaltung infolge Prostatahypertrophie langsame Verminderung der Blasenfüllung in horizontaler Lage des Kranken (bei dickem Katheter Öffnung öfters mit dem Finger verschließen oder besser Gummischlauch auf Katheter aufsetzen und durch Druck auf denselben Ausflußgeschwindigkeit regeln). Die Blase soll und darf zunächst nur teilweise und allmählich, bei den folgenden Katheterismen in immer steigendem Maße erleichtert werden, bis man nach mehreren Tagen den Harn restlos herausläßt, aber an seine Stelle sogleich 150—200 ccm Borsäurelösung verbringt.

Nicht selten — und nicht zu spät! — erfordert die Hämaturie operatives Vorgehen, womit auch der kausalen Therapie Genüge getan wird.

b) Hämoglobin im Harn. Die Hämoglobinurien, zumal die echten, sind gewiß nicht unter die Nierenkrankheiten zu rechnen. Da es aber eine *unechte Hämoglobinurie* gibt (bei welcher in den Harn gelangte

Erythrocyten durch osmotische Wirkung oder durch hämolytische Substanzen des Harns aufgelöst sind) und da in manchen Fällen echter Hämoglobinurie die Harnbeschaffenheit das einzige, in anderen ein hervorragendes Symptom darstellt, so ist mit Rücksicht auf die Differentialdiagnose eine kurze Besprechung angebracht. Zudem ist die Niere bisweilen an der Erscheinung unmittelbar beteiligt. So hat BITTORF bei abklingender akuter Nephritis einen „hämoglobinurischen Nachschub", FLECKSEDER einen Fall von einseitiger Hämoglobinurie beschrieben (s. auch unten).

Der Harn hat eine rotbraune bis schwarzbraune Farbe, enthält reichlich Eiweiß, aber kein celluläres Sediment. Dagegen findet man einen Satz von Blutpigment in Form von Körnern, Haufen und auch Zylindern.

Zur Zerstörung von roten Blutkörperchen in so großem Maße, daß Leber und Milz den freien Blutfarbstoff nicht aufnehmen können, kommt es bei *Vergiftungen* mit chlorsauren Salzen, Salzsäure, Arsenwasserstoff, Bismuthsalzen, Naphthol, Sulfonal, Antipyrin, Antifebrin, Phenacetin, Extractum filicis, frischen Muscheln und bei *akuten und chronischen Infektionskrankheiten* (Scharlach, Typhus, Lues, Malaria), auch in der *Gravidität*, bei *Neugeborenen* (WINKELsche Krankheit) und nach *Verbrennungen*. Diese Kenntnis und die Beachtung der bei diesen Zuständen auftretenden Symptome sichert eine richtige Beurteilung dieser Harnverfärbung.

Eine seltene aber recht interessante Affektion ist die *paroxysmale Hämoglobinurie*, die fast ausschließlich bei Luikern unter dem Einfluß einer Abkühlung eintritt und mit schweren Krankheitserscheinungen (Schüttelfrost, hohes Fieber, große Schwäche, Leber- und Milzschwellung, Ikterus) einhergeht. Auf die Theorie dieser Erkrankung kann hier nicht eingegangen werden. In diesem Zusammenhang gehört auch das *Schwarzwasserfieber*, eine Hämoglobinurie, die bei Malariakranken meist nach dem Gebrauch von Chinin eintritt.

Von einigem praktischen Interesse ist die sog. *Marschhämoglobinurie*, die nach großen Märschen und anstrengenden Reitübungen (besonders nach den erstmaligen) ohne irgendwelche Störungen des Allgemeinbefindens plötzlich kommt und nach 1—2 Tagen wieder verschwindet. Diese Erscheinung befällt denselben Typus von jungen Leuten, der zur lordotischen Albuminurie neigt, ist auch selbst durch Lordose herbeizuführen und geht, wie ich selbst gesehen habe, in gewöhnliche lordotische Albuminurie über. Meist ist nach einigen Anfällen, mitunter bereits nach einem, die Hämoglobinurie nicht mehr hervorzurufen (s. auch S. 46).

Therapie. Bei paroxysmaler (Kälte) Hämoglobinurie, Vermeidung von Abkühlungen (besonders kalten Füßen). Antiluische Behandlung. Bei Marschhämoglobinurie: Gymnastik, hydrotherapeutische Maßnahmen milder Art (kühle Abwaschungen usw.) zur Trainierung der Hautgefäße, Arsenkur. In hartnäckigen Fällen Versuch einer Injektion von 10 ccm Pferdeserum oder des eigenen Serums des Patienten.

c) Die Leukocyten sind das am häufigsten zu findende Harnsediment. Jeder normale Harn enthält einige weiße Blutkörperchen. Auch bei akuter Nephritis sind Leukocyten regelmäßig und bis in die Zeit der postnephritischen Albuminurie hinein vorhanden. Ob bei Leukocyturie ein Prozeß in der Niere besteht, läßt sich aus dem Verhältnis der Leukocytenzahl zum Eiweißgehalt entscheiden, wenn nicht andere Bestandteile des Sediments den Ort der Entzündung klarlegen. Mehr als $1\,^0/_{00}$ Eiweiß auf 100000, $^1/_2\,^0/_{00}$ auf 50000, $^1/_5$—$^1/_4\,^0/_{00}$ auf 15000—20000 Leukocyten

Art der Leukocyten. im Kubikmillimeter spricht sicher für die renale Albuminurie (GOLDBERG). Nach SENATOR ist die Mehrzahl der aus den Nieren stammenden weißen Blutzellen einkernig, während die aus den Harnmengen stammenden polynukleär sind. Nach STRAUSS liegt Einkernigkeit besonders bei der akuten und „subakuten", weniger bei der chronischen Nephritis vor. Beträgt die Zahl der Mononukleären mehr als $^1/_4$—$^1/_3$ der Gesamtleukocyten, so spricht das im allgemeinen gegen einen chronischen Charakter der Nierenkrankheit (STRAUSS). Mit Fettkörnchen beladene Leukocyten, Steatophagen, zeigen degenerative Vorgänge an.

Die mikroskopische Untersuchung ist nicht die einzige Methode, eine Harntrübung als durch Leukocyten bedingt zu erkennen. Sehr einfach und deutlich ist eine Reaktion, die darin besteht, daß man dem Harn etwa $^1/_3$ seines Volumens starke Lauge hinzufügt. Dadurch werden die Zellen aufgelöst; aus dem Nucleoproteid der Kerne entsteht nucleinsaures Alkali, welches gelatiniert, so daß sich die ganze Flüssigkeitssäule in eine gelatinöse Masse umwandelt, in der die beim Schütteln entstandenen Luftblasen stehenbleiben. Diese Reaktion geben natürlich alle Zellen. Doch kommen wohl im Harn nur die Leukocyten in genügender Menge vor.

B. Die Nierenfunktionen.

1. Grundlagen und Methoden der Nierenfunktionsprüfungen.

Die Lehre von den Teilfunktionen und ihre Beziehung zu der Funktionsprüfung. *Es gibt keine einheitliche Nierenfunktion, sondern die Nierenarbeit besteht aus einer großen Zahl voneinander sehr weitgehend aber nicht vollständig* (s. S. 25) *unabhängiger Teilfunktionen,* die in zwei Gruppen zu gliedern sind, deren eine die *Funktion der Wasserausscheidung* bildet, während die andere die Gruppe der *Konzentrierungen aller gelösten Harnbestandteile* umfaßt. Diese Konzentrierungsfähigkeit der Niere ist zuerst von KORANYI, später besonders von VOLHARD als eine einheitliche Funktion betrachtet worden, zu der als zweite die Verdünnungsarbeit,

Die Messung der Konzentrationsleistung durch die Gefrierpunktsbestimmung. das Wasserausscheidungsvermögen tritt. KORANYI, der als erster der damals ganz jungen physikalisch-chemischen Forschung ein neues Anwendungsgebiet auf dem Felde der Physiologie und Pathologie der Niere erschlossen hat, mißt die gesamte äußere Nierenarbeit, die, wie wir früher sahen, eine osmotische ist, dadurch, daß er den *Gefrierpunkt des Harnes* und seine Beeinflußbarkeit und die Grenzen seiner Veränderlichkeit bestimmt. Er sagt:

„Während bei gesunden Leuten in extremen Fällen der Gefrierpunkt des Harnes zwischen — 3,0 und — 0,10⁰ variiert und die gleichzeitige Sicherung des konstanten osmotischen Druckes und des Flüssigkeitsgehaltes des Körpers durch diese Veränderlichkeit ermöglicht wird, rücken diese Grenzen bei diffusen Nierenkrankheiten immer näher aneinander, und beide nähern sich dem Gefrierpunkte des Blutes. Die Unfähigkeit zur Entleerung eines stark konzentrierten Harnes beschrieb ich schon früher unter der Bezeichnung ‚Hyposthenurie‘. Wie ich mich jedoch überzeugte, ist die Unfähigkeit zur Bereitung eines sehr verdünnten Harnes bei reichlicher Wasseraufnahme eine nicht minder wichtige Eigenschaft des kranken Nierengewebes als die Hyposthenurie.“

In der Gefrierpunkterniedrigung drückt sich die Summe der Konzentrationen aller gelösten Teilchen aus. *Das Verhältnis der Konzentrationen*

Erklärung der Kurve 2.

Fall von Diabetes insipidus. Bestimmt sind Harnmenge, △ (Gefrierpunkt), die Konzentration von Chlorion und N. In dieser Kurve bedeutet die punktierte Linie nicht das spezifische Gewicht, sondern den Gefrierpunkt des Harnes. Die unterste Horizontallinie entspricht der Rest-N-Konzentration des Blutserums (also dem Reststickstoffgehalt); die mittlere der Cl'-Konzentration des Blutserums; die oberste dem Gefrierpunkt (△) des Blutes. Die Cl'-Kurve ist dauernd stark hypotonisch, d. h. verläuft weit unter dem Werte der Cl' Konzentration im Blute (= 0,36%). Die Stickstoffkurve ist anfangs niedrig, aber mit durchschnittlich 0,35% doch mindestens 10mal höher als dem Reststickstoff des Blutes entspricht. Bei der erheblichen Polyurie liegt △ zwischen —0,30 und —0,40°, ist also trotz der positiven osmotischen Leistung, die die N-Konzentration bedeutet, viel geringer als △ im Blute (—0,56°). Von der fünften Nachmittagsstunde an sinkt die Polyurie, die Konzentration des N steigt, △ erreicht den Wert von — 0,660°, geht also über den Blutwert hinaus, trotzdem die Konzentration des Cl' auf den äußerst niedrigen Werten beharrt, die für den Diabetes insipidus charakteristisch sind.

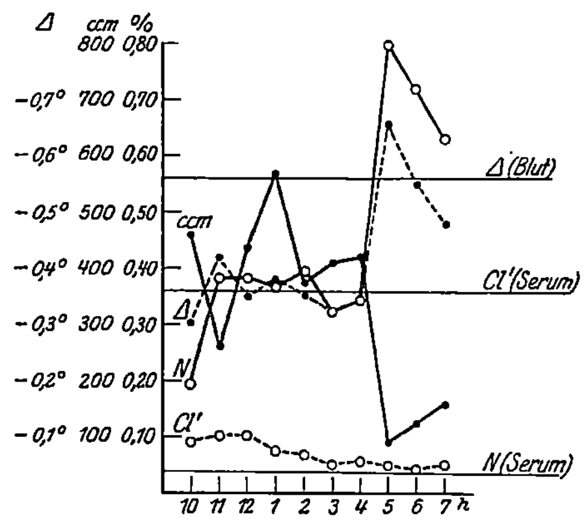

Der hypotonische Wert von △ zeigt also nicht die in der N-Konzentrierung geleistete osmotische Arbeit an. Im hypertonischen Wert verbirgt sich die schwere Konzentrationsschwäche der NaCl-Funktion.

im Harn ist aber (s. Tafel S. 22) *nicht das gleiche wie im Blute, und ein Harn von osmotischem Druck des Blutes, ein blutisotonischer Harn, hat in keinem Falle dieselbe Zusammensetzung wie das „Blutwasser“.* Daher ist die Messung des osmotischen Druckes des Harnes kein Maßstab für die geleistete osmotische Arbeit. Die bei der Bildung hyposthenurischen (d. h. eines die Konzentration des Blutwassers nicht erreichenden) Harnes geleistete Arbeit der Konzentrierung des Harnstoffes ist aus dem Gefrierpunkt nicht zu ersehen, und ein Harn von tieferem Gefrierpunkt (höherem osmotischen Druck) als der des Blutes, kann eine erhebliche Schwäche der Konzentrierung des Kochsalzes verdecken. Kurve 2 veranschaulicht aufs deutlichste diese Verhältnisse.

So große Bedeutung die Bestimmung des Gefrierpunktes des Harnes für die Entwicklung der Lehre von den Nierenfunktionen und ihren Störungen gehabt hat (KORANYI), so ist doch diese Methode allein kein brauchbarer Führer und in der Praxis entbehrlich. Nicht aus diesen

Gründen, sondern weil sie eine zeitraubende und nicht genügend einfache Methode ist, hat sie besonders VOLHARD, dem sich STRAUSS anschloß, durch die *Bestimmung des spezifischen Gewichtes* ersetzt. Da es sich hier um einfache, vom Unterpersonal auszuführende und oft ausgeführte Methode handelt, so hat sie rasch eine breite Anwendung gefunden, ohne daß über ihre Grundlagen die wünschenswerte Klarheit herrscht.

Das spezifische Gewicht. Zunächst gibt es keine einheitliche Meinung über den für unsere Aufgaben wichtigen *Einfluß des Eiweißgehaltes auf das spezifische Gewicht.* So sagt SAHLI, „daß das Eiweiß unter Umständen einen erheblichen Einfluß auf das spezifische Gewicht hat, weil es schwerer als Wasser ist". Auch KORANYI ist der Meinung, „daß das spezifische Gewicht hochgradig vom Eiweißgehalt des Harnes beeinflußt wird", während JAKOB angibt, daß dieser Einfluß nur gering ist.

Der wahre Sachverhalt ist folgender:

Das spezifische Gewicht ist das Gewicht der Volumeneinheit (des Liters) bei 15° C. *Wenn sich die im Harn enthaltenen Stoffe in Wasser ohne Volumenänderung lösten, so würde das spezifische Gewicht die Menge dieser Stoffe angeben.* Daß dies aber nicht so ist, lehrt bereits eine rohe Überschlagsrechnung. Der Harn bei gewöhnlicher Ernährung enthält im Liter etwa 20 g Harnstoff und 10 g Kochsalz. Allein durch diese beiden Stoffe müßte also, wenn keine Volumenvermehrung bei der Lösung einträte, das spezifische Gewicht 1030, infolge der Anwesenheit der anderen gelösten Stoffe noch mehr betragen. In Wirklichkeit wiegt aber 1 l einer 2%igen Harnstoff- und 1%igen Kochsalzlösung nicht 1030, sondern etwa 1013, d. h. *bei der Lösung stellt sich eine Volumenvermehrung ein. An die Stelle von Wasser tritt im Raume gelöste Substanz,* so daß eine 1%ige Harnstofflösung nicht 1010, sondern 1002,8, eine 2%ige 1005,6 g usf., eine 1%ige Kochsalzlösung nicht 1010, sondern nur 1007,2 g wiegt. Wie steht es nun mit dem Eiweiß? Untersuchungen, die unmittelbar das Harneiweiß betreffen, scheinen noch nicht angestellt zu sein. Aber wohlbekannt sind die Volumengewichte von Albuminlösungen. Sie sind von fast genau der gleichen Größe, wie die gleichprozentigen Harnstofflösungen, so daß also eine 1%ige Albuminlösung (= 10⁰/₀₀ Albumin) nicht 1010, sondern 1002,6 g wiegt. Erst bei einem Wert von 0,4% steigt das spezifische Gewicht um einen Grad, und eine Albuminurie von 20⁰/₀₀ setzt es nur um 5,2 herauf. *Für die geringen Grade der Albuminurie (bis 7⁰/₀₀) ist der Einfluß also ganz gering, so daß er bei der Bestimmung des spezifischen Gewichtes für die Zwecke der Funktionsprüfung praktisch keine Rolle spielt.* Bei höheren Graden muß unter Umständen eine Korrektur angebracht und für jedes 1⁰/₀₀ Albumen 0,26 vom spezifischen Gewicht in Abzug gebracht werden.

Bestimmung des spezifischen Gewichtes. Man nehmen eine Urinspindel (Urometer), die auf 15° C geeicht und deren Graduierung möglichst breit ist. Also lange Spindel oder zwei Spindeln (die eine von 1000—1025, die andere von 1025 bis 1050). Der Harn muß völlig klar sein. Temperatur beachten! Wird die Probe nicht bei 15° angestellt, so ist für je 3° über oder unter 15° ein Teilstrich zu- oder abzuzählen. Der Zylinder muß so breit sein, daß das Aräometer, ohne die Wand zu berühren, in der Flüssigkeit schwimmt. Der untere Meniscus muß in Augenhöhe abgelesen werden.

Gefrierpunktserniedrigung und spezifisches Gewicht sind dadurch voneinander zu unterscheiden, daß die erstere nur die in echter Lösung befindlichen Stoffe (also keine Kolloide), dieses aber alle Stoffe, die echt und kolloid gelösten, anzeigt. Die Wirkung, die die nicht eiweißartigen Kolloide auf das spezifische Gewicht ausüben, ist nicht bekannt. Von dieser Einschränkung abgesehen und nach Kenntnis des Einflusses von Eiweiß ergibt das spezifische Gewicht, wenn es mit einer anständigen Methode ermittelt wird, über die osmotische Leistung der Niere die gleiche summarische Aussage, wie die Bestimmung der Gefrierpunkterniedrigung. Die Einfachheit und Schnelligkeit der Ausführung ist ein Vorzug, der die Anwendung dieser Methode auch für den praktischen Arzt ermöglicht. Die Ausschläge, die man bei verschiedenen Arten der ·Funktionsprüfung am spezifischen Gewicht erhält, sind so beträchtlich, daß die Brauchbarkeit dieses Indicators auch nicht durch die sehr häufigen und gewöhnlichen methodischen Fehler (schlechte Aräometer) vernichtet wird.

Aber das eine ist und bleibt zu beachten. Mehr als durch die Bestimmung von $\triangle$ erfahren wir durch die Ermittlung des spezifischen Gewichtes nicht. *Es ist eine Aussage über die osmotische Gesamtleistung, in der die Teilfunktionen und Teilschädigungen nicht unbedingt zum Ausdruck kommen.* Sehr klar geht das aus Kurve 3 hervor.

Bestim-
mung von
Gefrier-
punkt oder
spez. Gew.
gibt kei-
nen Auf-
schluß über
die Teil-
funktionen.

Der Gegensatz von sehr hohem spezifischen Gewicht und sehr tiefer Kochsalzkonzentration demonstriert die Unzulänglichkeit der Bestimmung des spezifischen Gewichtes als alleinigen Mittels der Funktionsprüfung.

Wir können das Verhalten der Nierenfunktionen bei Erkrankungen der Nieren ganz unabhängig von den Theorien über die Harnbereitung darstellen. Die kranke Niere arbeitet — im allgemeinen — schlechter als die gesunde. Wenn man eine Verringerung der Wasserausscheidung oder eine schlechtere Ausscheidung löslicher Stoffe beobachtet, so ist daraus nicht mit Sicherheit zu folgern, daß die betreffenden Funktionen der Niere geschädigt sind. Auch die gesunde Niere kann Stoffe nur in dem Maße ausscheiden, als sie ihr auf dem Blutwege zufließen. Eine geringe Ausscheidung kann auch durch einen Mangel ausscheidungsfähiger Stoffe, durch ihre auf anderen Wegen vollzogene Entfernung aus dem Körper oder durch ihr Verbleiben im Körper erfolgen. Gerade der letzte Modus, der durch das abnorme Verhalten der Capillaren herbeigeführt wird, macht die Verhältnisse bei Nierenerkrankungen oft so unübersichtlich, daß die Frage, ob eine Retention durch renale oder durch extrarenale Faktoren herbeigeführt wird, unentschieden bleiben muß. Der Beurteilung des Krankheitsfalles, der Bemessung der Diät und der Flüssigkeitszufuhr, sowie der Indikation für die Verabreichung diuretischer Mittel erwächst aus dieser mangelhaften Einsicht kein Schaden, weil es in erster Linie auf die Feststellung und Beseitigung der *Ausscheidungsstörungen* ankommt, deren renaler und extrarenaler Anteil durch dieselben Maßnahmen beeinflußt wird.

Arbeits-
weise und
Arbeits-
leistung.

Funktions-
prüfungen
mit körper-
fremden
Stoffen sind
in derPraxis
entbehrlich.

Der Arzt will über den Nierenkranken folgendes wissen:

1. Welche Menge an Kochsalz, Wasser und Stoffwechselendprodukten (d. i. im wesentlichen Stickstoff und Harnsäure) kann ausgeschieden werden. Das Wissen von diesen Bilanzen entscheidet über die Diät,

die ja einen wesentlichen Teil der Therapie darstellt, und über Ödem-verhütung.

2. Wie verhalten sich die Konzentrierungsfunktionen? Aus dieser Kenntnis ergibt sich ein Einblick in die Schwere der Prozesse am sezernierenden Parenchym und ein Schluß auf die Prognose.

3. Enthält der Organismus im Blut und in den Geweben Rückstände von Kochsalz oder N-haltigen Produkten? Das ist, wenigstens in den Geweben, bei normal erscheinenden Bilanzen möglich. Darüber geben die Analyse des Blutes auf Cl, N, Harnsäure, auch auf Kreatin, Indican u. a. und die Beobachtung der Bilanzen bei konstanter Zufuhr und Einwirkung diuretischer Mittel (dazu gehört auch das Wasser) Aufschluß.

4. Bestehen Besonderheiten im zeitlichen Ablauf der Wasserdiurese? Die Beobachtung der Überschußreaktion, der Nykturie, der Abhängigkeit der Harnbildung von der Lage des Körpers geben unter Umständen wertvolle therapeutische und prognostische Hinweise.

5. Bestehen Veränderungen im Mineralstoffwechsel? Verhalten der Harnreaktionen bei Gaben von Alkali oder acidotisch wirkenden Salzen, Harnammoniak, p_H im Blute, Alkalireserve, Kohlensäurebindungskurve geben ein sehr genaues Bild des Zustandes, dessen extreme Veränderung auch an dem Verhalten der Atmung (große Atmung) zu erkennen ist.

Betrachtet man diese Fülle von Aufgaben, so wird man wenig Vertrauen zu der Möglichkeit haben, mit Hilfe eines einfachen Verfahrens das Wesentliche in Erfahrung bringen zu können.

Methoden zur „Prüfung der Nierenfunktion" gibt es eine sehr große Anzahl. Und eine noch größere kann leicht konstruiert werden. Alle Versuche, mit Hilfe einer Schlüsselfunktion die Harnbereitung unter physiologischen und pathologischen Verhältnissen erkennen zu wollen, können kein anderes Ergebnis haben, als daß man die Konzentrierungs- oder Ausscheidungsfunktion für den als Test angewandten Stoff erkennt.

Diese alte Wahrheit hat in den letzten Jahren allgemeine Anerkennung gefunden. Jeder, der sich mit „urologischer Diagnostik" beschäftigt, hat Nieren kennengelernt, die einen Farbstoff (z. B. Indigocarmin), nicht aber eines der zur Ausscheidungspyelographie angewandten Präparate (Uroselektan, Abrodil) ausscheiden oder auch umgekehrt.

Als Prüfungsstoffe werden Farbstoffe (Indigocarmin, Phenolsulfophthalein, Methylenblau, Uramin, Fluoresceinnatrium u. a.) verwandt. In der inneren Medizin wird die „Chromoskopie" (STRAUSS) als unterstützende Maßnahme bei dem Ureterkatheterismus und nach den Beobachtungen von GOLDBERG u. SEYDERHELM zur Prüfung auf beschleunigte Ausscheidung gewisser Farbstoffe, aber niemals als ausschließliche Funktionsprüfung gebraucht.

Andere im Harn leicht zu erkennende Stoffe, wie Jodsalze, Milchzucker, Thiosulfat, Kreatinin, Ferrocyannatrium, haben eine Zeitlang Anwendung gefunden, sind aber jetzt im allgemeinen außer Gebrauch.

(Will aber jemand durchaus eine solche Probe machen, so empfehle ich ihm als das einfachste, den Kranken $^1/_2$ Pfund Spargel essen und in häufig entleerten Harnportionen feststellen zu lassen, wie schnell und wie lange Zeit der Harn den eigentümlichen Geruch hat. Die normalen Werte für diese Funktionsprüfung sind allerdings noch nicht ausgeprobt.)

Praktisch kann es wichtig sein, die *Ausscheidung des Jods* zu verfolgen, nämlich dann, wenn man einem Nierenkranken Jod zu therapeutischen Zwecken verabreichen will. Das Jod wird zwar auch mit dem Speichel ausgeschieden, aber zur Vermeidung einer Jodstauung im Körper ist ein Abfluß mit dem Harn wohl notwendig. Man gibt dem Kranken 0,5 g Jodkali per os und untersucht den Harn in zweistündlichen Portionen. Bei Nierengeunden und bei fehlendem Hydrops ist die Ausscheidung nach etwa 50 Stunden beendet. Ist diese Zeit stark verlängert 100—200 Stunden), so wird man die Jodgabe nach Zeit und Menge damit in Einklang bringen.

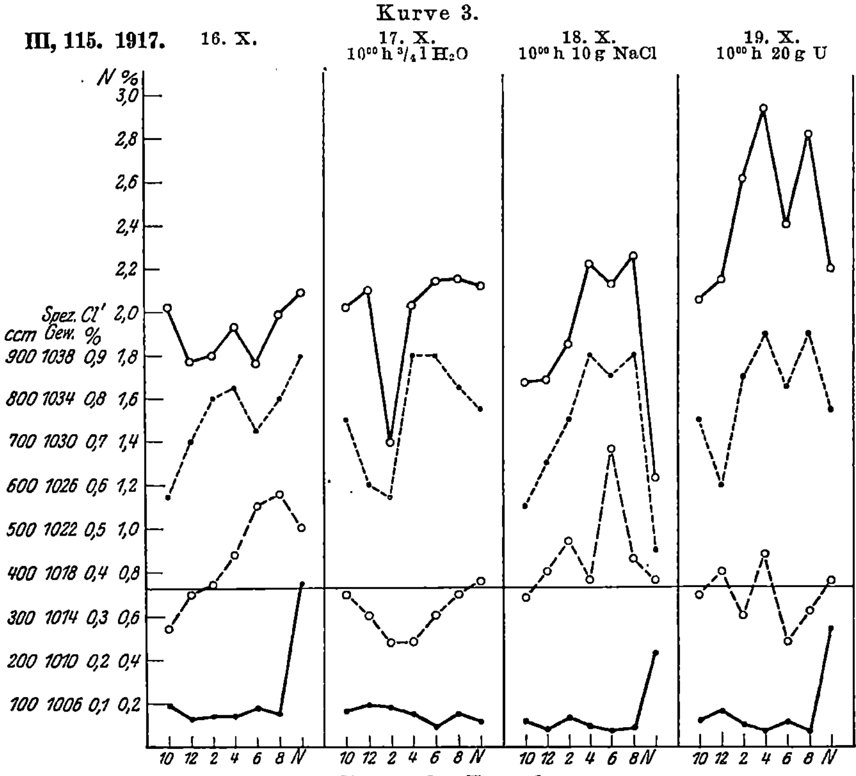

Erklärung der Kurve 3.

Aus räumlichen Gründen ist die N-Kurve im halben Maßstab gezeichnet.

Fall von schwerster epithelialer Nephropathie mit Amyloid bei malignem Granulom (etwa 20°/₀₀ Albumin, tubuläres Sediment, starker Hydrops, niedriger Blutdruck, Reststickstoff 28 mg-%).

Normaltag (16. X.): Harnmengen gering. Spezifisches Gewicht und N-Konzentration ganz außerordentlich hoch. Cl'-Konzentration erreicht hypertonische Werte geringen Grades, liegt aber im Verhältnis zu der Oligurie niedrig.

Wassertag (17. X.): Keinerlei Reaktion. Die Harnmengen sinken sogar ab. Spezifisches Gewicht und N bleiben hoch. Die Cl'-Konzentration wird hypotonisch.

Probe auf Jodkali im Harn. Man versetzt den Harn mit einigen Tropfen rauchender Salpetersäure oder mit Salzsäure und einigen Tropfen Chlorkalklösung. Dadurch wird freies Jod gebildet, zu dessen Nachweis man die Blaufärbung einer Stärkelösung oder die Ausschüttung mit Chloroform oder Schwefelkohlenstoff verwendet. In Chloroform löst sich Jod mit rotvioletter, in Schwefelkohlenstoff mit violetter Farbe.

Bilanztafel.

Tag	Harn-menge	Spez. Gew.	g Cl′	g N	Spez. Gew. berechnet auf 1 l	Gefundener Mehrbetrag		Aus d. Zunahme des spez. Gew. berechneter Mehrbetrag	
						Cl′	N	Cl′	N
16. X.	838	1034	3,8	16.4	1028,5				
17. X.	*517*	1032	1,6	10,8	1016,6				
18. X.	500	1027	*2,0*	8.2	1013,5		Retentionen		
19. X.	586	1033	2,1	*13,9*	1019,3				

Kochsalztag (18. X.): Harnmengen gering, spezifisches Gewicht und N hoch. Die Cl′-Kurve erhebt sich nur ganz vorübergehend auf einen höheren Wert. Das NaCl wird vollständig retiniert.

Harnstofftag (19. X.): Harnmengen gering, spezifisches Gewicht hoch. Die N-Konzentration steigt außerordentlich hoch (bis 2,94%). Die Cl′-Kurve liegt abnorm niedrig.

Der Wasser-versuch.   Eine Funktionsprüfungsmethode, die an die erste Stelle gehört, betrifft *die Fähigkeit der Wasserausscheidung. Der Wasserversuch* ist zuerst von KORANYI, dem Vater der modernen Nierenfunktionsprüfung, später von STRAUSS, NOORDEN u. a. angewandt worden, hat aber erst unter dem Einfluß der Lehren VOLHARDs breite Anwendung in der Praxis gefunden.

Zur Beurteilung der Verhältnisse des Wasserhaushaltes ist es notwendig, festzustellen und festzuhalten, daß *das per os zugeführte Wasser nicht die Aufgabe hat, durch das Blut unmittelbar nach den Nieren zu gehen und dort ausgeschieden zu werden, sondern daß es dazu dient, den Wasserhaushalt der Gewebe zu ergänzen.* Von dem gesamten Wasser des Körpers enthält das Blut nur 4,7%, während 56,8% in der Muskulatur, 6,66% in der Haut sitzen. Diese beiden Gewebe, Muskulatur und Unterhautzellgewebe, bewirken und gewährleisten vermöge ihrer Fähigkeit der Wasserspeicherung zu einem wesentlichen Teile die Erhaltung der normalen Blutzusammensetzung. An dieser Aufgabe wirkt nach den Untersuchungen von E. P. PICK die Leber in beachtenswerter Weise mit. Die Leber hat bekanntlich die Fähigkeit, Stoffe (z. B. kolloiddisperse Teilchen, Schwermetallsalze und -ionen u. a.) aus dem Blute mit großer Geschwindigkeit aufzunehmen. Dieser Funktion dienen die KUPFFERschen Sternzellen, die der Wand der Lebercapillaren in kurzen, ziemlich regelmäßigen Abständen eingefügt sind. Das Endothel dieser Capillaren erscheint als ein Syncytium mit zahlreichen Kernen, aber ohne Zellgrenzen, so wie bei embryonalen Capillaren (KROGH). Eine besondere Eigentümlichkeit der Lebercapillaren bildet die freie Kommunikation ihres Lumens mit den in der Leberzelle gelegenen „Canaliculis". Für die Beobachtung, daß die Capillaren in der Leber für gelöste Stoffe viel durchlässiger sind als in anderen Organen, gibt es also anatomische Grundlagen. Dazu kommt, daß in dem intrahepatischen Anteil der Vena hepatica der Fleischfresser besondere muskuläre Venensperren ausgebildet sind, deren Kontraktion das aus der Pfortader zuströmende Blut unter höheren Druck setzt, die Abgabe von Blutwasser, wie es zu der in der Leber stattfindenden Bildung der thorakalen Lymphe notwendig ist, begünstigt und zur Bluteindickung führt. Alle Stoffe, die, wie

Histamin, Pepton, Arsen, Phosphor, schwere Zirkulationsstörungen in der Leber machen, stören den Wasseraustausch. Auch bei Leberkranken sind Hemmungen der Diurese beobachtet worden. Es wird also notwendig sein, bei Diureseproben auch den Zustand der Leber zu berücksichtigen.

Von Bedeutung für den Ausfall des Wasserversuchs ist weiterhin der Wassergehalt des Körpers, der auch unter physiologischen Verhältnissen in einer gewissen Breite schwankt, und zwar hauptsächlich unter dem Einfluß der Kost. Ist eine Periode von Trockenkost vorausgegangen, so wird der Wasserversuch leicht zu Wassereinbehaltung führen. Ist der Körper wasserreich, und sind die Gewebe fähig Wasser abzugeben, so kann der Wasserversuch eine Überschußreaktion herbeiführen. Einen auch für therapeutische Absichten sehr bemerkenswerten Einfluß hat die Reaktionslage des Organismus. Bei Acidose und acidotischer Stoffwechselrichtung wird von den Geweben Wasser abgegeben und weniger gut aufgenommen. Umgekehrt verhält es sich bei Alkalose und alkalotischer Stoffwechselrichtung. Die Art der Kost, ihre Fähigkeit Säuren zu bilden und ihr Gehalt an Salzen, aus denen im Stoffwechsel kohlensaure Alkalien entstehen, ebenso die Zuführung unverbrennbarer Säuren oder acidotisch bzw. alkalotisch wirkender Salze beeinflußt den Wasserhaushalt und den Wasserversuch. Entsprechend dem Wassergehalt verhält sich der Kochsalzgehalt der Vorperiode. Macht man einen NaCl-Belastungsversuch bei einem Nephritiker, der lange Zeit salzarm ernährt worden ist, so kann ein gewisser Salzhunger der Gewebe bestehen, der eine Kochsalzretention zur Folge hat und eine schlechte Kochsalzausscheidung vortäuschen kann.

Nach MOLITOR u. PICK nimmt das aus der Leber in das Blut zurückkehrende Wasser Stoffe mit, die auf die Diurese fördernd oder hemmend einwirken.

Da die Diurese nicht nachweisbar von dem analytisch feststellbaren Wassergehalt des Blutes abhängt, so lag die — auch in der ersten Auflage dieses Buches geäußerte — Vorstellung nahe, daß es bei der Harnbildung auf die Bindung des Wassers an die Eiweißkörper des Blutes ankommt, daß nicht das Gesamtwasser, sondern das freie oder freiere Wasser, das nicht in so hohem Grade der Quellung der Eiweißkörper dient, harnfähig ist. Diese Frage, die in den letzten Jahren viel bearbeitet worden ist, wird bei der Besprechung des Ödems näher erörtert werden.

Das normale Vorratswasser bewirkt, daß im Falle starker Wasserverluste (Durchfälle, starkes Schwitzen, starke Blutung) das Blutwasser sich rasch ergänzt und daß erst in extremen Fällen (Verdurstung, Cholera, Lungenödem) eine Eindickung des Blutes eintritt. Umgekehrt nimmt bei sehr starker Flüssigkeitszufuhr, die die Harnmenge übersteigt, das Blut nur sehr wenig an Wasser zu; dieses verbleibt vielmehr in der Muskulatur (etwa 44 %), in der Haut (etwa 12 %) und in der Leber. Das Blut hält also nach beiden Richtungen seinen Wassergehalt annähernd konstant. Vor Eindickung schützt es der Zustrom aus den Geweben, vor Verdünnung der Abstrom durch die Nieren und nach den Geweben. Und dieser Weg über und durch die Gewebe ist der physiologische. Die Gewebe sind aber bei Nierenkranken in bezug auf ihre Wasserfunktion sehr oft krankhaft verändert. Davon wird später bei der Besprechung des Ödems noch die Rede sein. Die häufigste und wichtigste Veränderung ist die *gesteigerte Neigung zur Wasseraufnahme.* Weiterhin ist nachweisbar ein *verlangsamter Wasserdurchtritt* und endlich, auch bei Normalen vorkommend und im Stadium der Entwässerung Ödematöser häufig zu beobachten, ein *diuretischer Effekt des in größerer Masse durchziehenden Wassers,* der zu einem Übertritt von gespeichertem Wasser in das Blut und durch die Nieren führt, so daß mehr Wasser mit dem Harn ausgeschieden wird, als der Wasserzulage entspricht, was als *Überschußreaktion* bezeichnet wird. *Die Art dieses inneren Wasserwechsels ist ein Faktor, der den Ausfall des Trinkversuches wesentlich mitbestimmt.*

Jede Prüfung der Wasserfunktion stellt uns in die Frage des gesamten Wasserhaushaltes hinein. *Wir messen mit einer solchen Probe nicht allein die Funktion der Niere, sondern auch die Wasserfunktion der Gewebe (extrarenalen Faktoren).*

Vorbedingungen der Wasserdiurese.Aufstellung einer Flüssigkeitsbilanz und Anstellung eines Wasserversuches bei Nierenkranken haben in die ärztliche Praxis Eingang gefunden. Die Beurteilung und therapeutische Auswertung nimmt aber nicht immer auf die dem Problem innewohnenden Schwierigkeiten hinreichend Rücksicht. Es ist nicht so, daß die Trinkmenge gleich der Harnmenge ist. Man findet nicht ganz selten, daß einem Kranken, der bei einer Flüssigkeitszufuhr von 1000 ccm eine Harnmenge von 800 ccm hat, eine weitere Beschränkung der Trinkmenge auferlegt wird.

Es ist zu beachten, daß die Wasserabgabe zu einem großen Teil (50—75%) auf extrarenalem Weg (durch Lunge, Darm und Haut) erfolgt. Es ist sehr schwierig und in der Praxis ganz unmöglich, den Wasserwert (d. i. die Summe des Wassergehaltes und des Verbrennungswassers) der Nahrung in die Wasserbilanzrechnung einzusetzen. Es ist ein glückliches, aber zu oberflächlicher Betrachtung verführendes Zusammentreffen, daß die Flüssigkeitszufuhr ungefähr zu ± 20% (s. aber unten) der Harnmenge entspricht und der Wasserwert der Nahrung mit etwa der gleichen Genauigkeit der extrarenalen Wasserabgabe.

Die extrarenale Wasserabgabe ist aber, auch ohne daß Wasserverluste durch Erbrechen, Durchfälle, Schweiße (diese Verluste sind kontrollierbar, müssen bei einer Wasserbilanz berücksichtigt werden und machen, wenn sie während eines Wasserversuches auftreten, dessen Beurteilung unmöglich) auftreten, von anderen Faktoren sehr abhängig, so von der Lungenventilation, der Außentemperatur, der Luftfeuchtigkeit und Luftbewegung, der Bekleidung. Die Perspiratio insensibilis (in der *Norm* etwa 600 ccm in 24 Stunden) kann im Stadium der Ödementstehung und -beharrung verkleinert sein, bei der Ödemausscheidung erheblich ansteigen. Sie kann auch während des Wasserversuches wachsen.

Die Berücksichtigung dieser Tatsachen und Überlegungen ist zur Beurteilung von Wasserverbrauch und Wasserbilanz notwendig. Am besten werden in der Praxis grobe Fehler durch Kontrolle des Körpergewichts vermieden. Ein Patient, der sein Gewicht (bei Berücksichtigung der Ernährung) konstant erhält, ist mit seiner Wasserbilanz in Ordnung, auch wenn seine Harnmenge kleiner ist als seine Trinkmenge. Vielleicht sollte man zum Zwecke einer Schätzung der extrarenalen Wasserabgabe außer der Trink- und Harnmenge dem Volumen oder dem Gewicht der festen Nahrung mehr Beachtung schenken.

So verwickelt die Deutung eines Wasserversuches in Hinsicht auf das physiologische und pathologische Geschehen sein mag, *so einfach ist seine Wertung für ärztliche und therapeutische Gesichtspunkte.*

Methodik.

a) *Das Vorgehen von* VOLHARD.

„Der Kranke erhält nüchtern, nach Entleerung der Blase, $1^1/_2$ l Wasser oder ganz dünnen Tee innerhalb $^1/_2$ oder $^3/_4$ Stunde zu trinken und muß von da ab bei Bettruhe alle $^1/_2$ Stunde urinieren. Alle Harnportionen werden einzeln gemessen und mit einem mit Thermometer versehenen Aräometer gewogen.

Der Gesunde scheidet unter großen halbstündigen Einzelportionen die 1500 ccm Flüssigkeit in 2—3, spätestens in 4 Stunden aus. Nach Ablauf der 4 Stunden erhält der Kranke ein Mittagessen ohne Suppe und ohne Flüssigkeit und von da Trockenkost. Das spezifische Gewicht der spontan gelassenen Einzelportionen steigt beim Gesunden dann schnell an und erreicht etwa 1030 noch an demselben Tage bzw. Abend. Auch bereitet es ihm keinerlei Schwierigkeiten, 24 Stunden zu dursten. Das Körpergewicht nimmt dabei nicht nennenswert ab, wenn es sich nicht um sehr aufgeschwemmte oder fettreiche Individuen handelt.

Bei Niereninsuffizienz finden wir dagegen eine starke Gewichtsabnahme infolge Mobilisation und Ausscheidung von Gewebewasser, und der Kranke klagt bald über zunehmende Durstempfindung.“

VOLHARD legt den Hauptwert nicht auf die ausgeschiedene Gesamtmenge, sondern auf die maximale Sekretionsgeschwindigkeit, d. h. auf die größte halbstündige Einzelportion, die beim Gesunden 500 ccm und mehr betragen kann, wobei das spezifische Gewicht auf 1002 oder 1001 sinkt. Von dieser Höchstleistung bis zum Fehlen eines jeden Anstieges der Wasserkurve finden sich alle Übergänge, die verschiedene Stadien der Schädigung anzeigen. Der Versuch gibt nur dann ein eindeutiges Ergebnis für das Wasserausscheidungsvermögen, wenn keine Ödembereitschaft und keine krankhaft gesteigerte extrarenale Wasserabgabe besteht (Schweiße, Erbrechen, Durchfälle).

Unmittelbar im Anschluß an den Wasserversuch geht VOLHARD zum Konzentrationsversuch über, der durch extrarenale Einflüsse (Ausschwemmung von Ödemen) störend beeinflußt werden kann.

Der Sinn dieser beiden entgegengesetzt gerichteten Versuchsanordnungen ist, die Niere unter den gegensätzlichsten Bedingungen arbeiten zu lassen, um die Variabilität ihrer Arbeit zu bestimmen. Diese Variabilität, die Unabhängigkeit der Ausscheidung fester Bestandteile von der Wasserausscheidung, charakterisiert die Leistungsfähigkeit der Niere.

b) STRAUSS hat sich neuerdings VOLHARD soweit angeschlossen, daß er den Wasserversuch (mit 1000 ccm) und den Konzentrationsversuch an einem Tage vornimmt, den Harn anfangs stündlich, später dreistündlich auffängt, sich aber nicht mit dem spezifischen Gewicht begnügt, sondern in jeder Harnportion den Prozentgehalt an Kochsalz und Harnstoff mit einfachen Methoden bestimmt. STRAUSS gibt folgenden genauen Tagesplan und Kostzettel:

„Am Abend vor dem Versuch erhält der Patient einen Eierkuchen aus 2 Eiern und 1 g Salz, ferner 1 Brötchen mit Butter und 200 ccm Tee und wird angewiesen, während der Nacht nichts mehr zu genießen. Am eigentlichen Versuchstage läßt Patient morgens um 6 Uhr und dann um 7 Uhr zum zweiten Male Urin. Hierauf trinkt Patient 1 l dünnen Tee mit dem Auftrag, in den folgenden 4 Stunden, ohne daß er in der Zwischenzeit etwas genießt, stündlich Urin zu lassen. Um 11 Uhr erhält er 100 g Weißbrot oder Roggenbrot, 100 g Weichkäse und 1 g Kochsalz. Um 1 Uhr Rührei aus 3 Eiern und 1 g Salz, sowie 1 Apfel oder 1 Apfelsine. Um 4 Uhr erhält er wieder 100 g Weißbrot oder Roggenbrot mit 100 g Weichkäse und 1 g Kochsalz. Patient hat von nun ab um 11 Uhr, 1 Uhr, 4 Uhr und 7 Uhr Urin zu lassen. An den einzelnen Urinportionen wird die Menge, das spezifische Gewicht, der prozentuale Kochsalzgehalt sowie der prozentuale Harnstoffgehalt bestimmt, und es hat die Erfahrung gelehrt, daß der Höhepunkt der Verdünnung meist in die ersten 2—3 Stunden nach der Flüssigkeitszufuhr und der Höhepunkt der Konzentration nach Zufuhr der Trockenkost meist in die Stunden um 4 und 7 Uhr zu fallen pflegt. Für summarische Prüfungen kann man sich deshalb allenfalls auf die Untersuchung der genannten Urinportionen beschränken, doch können sich bei solchen summarischen Prüfungen eventuell Fehler einschleichen, wenn eine zeitliche Verschiebung in den Ausschlägen, so z. B. bei einer Verzögerung der Flüssigkeitsausscheidung, vorliegt. Im letzteren Fall ist es überhaupt nötig, den Versuch in der Form des ‚protrahierten‘ Konzentrationsversuches in der Weise auszudehnen, daß man auch am Versuchstage ein ‚trockenes Abendbrot‘ verabfolgt und das spezifische Gewicht um 10 Uhr abends, sowie an den am folgenden Tag um 6 und 7 Uhr morgens entleerten Urinportionen genau bestimmt. Eine Fortsetzung des Versuches mit Trockenkost auf den folgenden Tag ist nur dann nötig, wenn das spezifische Gewicht auch in der zweiten ‚Morgenportion‘ nicht den Wert von 1025 erreicht hat. Bei Anfügung eines ‚Trockentages‘ genügt es dann, den Urin in dreistündigen Portionen zu untersuchen.“

Durch diese Anordnung verliert die Methode die für den Praktiker so notwendige Einfachheit, vermeidet aber den Fehler, der durch die Kurven 2 und 3 dargestellt ist. Da es keine einheitliche Konzentrierungsfunktion der Niere gibt, so kann es auch keine summarische Methode geben, eine solche zu messen. Aber die Fälle, in denen sich hinter einem hohen spezifischen Gewicht ein Versagen der Kochsalzkonzentrierung verbirgt, sind nicht besonders häufig.

Ein schwerer Einwand gegen die geschilderte Art des Wasserversuches und gegen das zeitliche Zusammendrängen mit dem Konzentrationsversuch liegt darin, daß ein *Wasserversuch nur im Rahmen einer, auch in bezug auf die Flüssigkeitszufuhr konstanten Kost einen klaren Einblick gewährt. Die Diurese, auch des Wasserversuches, ist abhängig von dem Flüssigkeitsgehalt der Vorperiode.* Wenn man also zu vergleichbaren Resultaten kommen will, muß man unter den gleichen Bedingungen untersuchen. Auch in der einfachen Anordnung nach VOLHARD kann der Wasserversuch wichtige Aufschlüsse geben, wenn man ihn nicht nach 4 Stunden abbricht, sondern wenn man ihn über 24 Stunden ausdehnt, wobei natürlich der Nachtharn nicht stündlich entleert wird. Zwei Störungen der Wasserausscheidung entgehen bei der kurzen Dauer des VOLHARDschen Versuches und bei dem Zusammendrängen mit dem Konzentrationsversuch der Beobachtung.

I, 114.   Normaltag.   Wassertag.

Stunde	Menge	Spez. Gew.	Stunde	Menge	Spez. Gew.
8	175	1015	8	25	1024
10	150	1016	10	120	1020
12	65	1016	12	260	1005
2	165	1015	2	440	1010
4	265	1008	4	150	1015
6	75	1026	6	110	1022
8	70	1028	8	110	1025
Nacht	360	1026	Nacht	1100	1008
Summe 1325		1018	Summe 2315		1011

Um 10 Uhr ³/₄ l Wasser.

Erstens die Ausscheidung der Wasserzulage in der Nacht, für die vorstehendes Beispiel (2-Stunden-Versuch) angeführt sei.

Die Untersuchung ergab also für die ersten 4 Stunden eine verzögerte und unvollkommene Ausscheidung. Nach 6 Stunden wäre das Gesamtresultat noch schlechter erschienen. Die sehr erhebliche Nykturie, die zu einer Überschußreaktion führt, zeigt einen Fehler im Wasserhaushalt an.

Zweitens die für die Beurteilung der extrarenalen Faktoren sehr wichtige Tatsache, daß die *Wasserzulage zunächst, wenn auch manchmal mit Verzögerung, vollständig ausgeschieden, aber in den späteren Stunden und besonders nachts wieder eingespart wird, so daß in der Tagesbilanz ein Mehr an Wasser nicht erscheint.*

Die Messung der Veränderlichkeit der Nierenarbeit, die durch die Methoden von VOLHARD (mit diesen Einschränkungen) erfolgt, ist für die Beurteilung des pathologischen Geschehens in der Niere sehr wichtig; aber sie ist nicht das einzige, was uns die Nierenfunktionsprüfungen ergeben sollen.

I, 113. Normaltag.			Wassertag.		
Stunde	Menge	Spez. Gew.	Stunde	Menge	Spez. Gew.
10	—	—	10	270	1010
12	200	1016	12	560	1008
2	180	1020	2	220	1006
4	110	1024	4	240	1010
6	100	1020	6	95	1018
8	145	1028	8	75	1026
Nacht	620	1015	Nacht	285	1922
Summe 1855		1018	Summe 1745		1013

Um 10 Uhr ³/₄ l Wasser.

Für dieselben Zwecke und für diätetisch-therapeutische außerdem brauchen wir Bilanzen der wichtigsten Stoffe, die dort, wo Laboratorien zur Verfügung stehen, auch ermittelt werden. Auch VOLHARD und STRAUSS machen Bilanzprüfungen. Aber die Einfachheit des Wasserversuches und des Konzentrationsversuches hat besonders unter dem Zeichen der Kriegsnephritis und bei den Hilfsmitteln der Etappe und der meisten Reservelazarette zu der Annahme verführt, daß mit diesen einfachen Methoden alles zu machen und alles geschehen sei.

c) *Die Probemahlzeit von* SCHLAYER u. HEDINGER.

Der Gedanke, die Arbeit der Niere mit Hilfe einer Probemahlzeit zu messen, ist bereits von STRAUSS, GÖBEL u. a. geäußert, aber von SCHLAYER u. HEDINGER in fruchtbringender Weise durchgeführt worden. Die Methode kann auch in der Hand des Praktikers ohne Laboratoriumshilfsmittel Ersprießliches leisten.

SCHLAYER u. HEDINGER wählen eine Probemahlzeit, die wie jede andere Nahrung diuresefördernde Substanzen der verschiedensten Art (Wasser, Salz, Stickstoff, Purinkörper) enthält, die im Laufe des Tages in verschiedenen Mengen und in verschiedener Zusammensetzung einwirken.

Die Zusammensetzung der Probemahlzeit ist folgende:

Erstes Frühstück 7 Uhr: 350 g schwacher Kaffee mit Milch und Zucker und 50 g Brot. Zweites Frühstück 10 Uhr: 350 g Milch mit 60—80 g Brot.

Mittagessen 12¹/₂ Uhr: einen Teller klare Fleischbrühe wie bei EWALDscher Magenprobemahlzeit, 150 g Beefsteak mit 150 g Kartoffelbrei, dazu eine Semmel. Nachher eine Tasse guten Kaffees (etwa 250 g) mit Milch und Zucker.

Nachmittags 4 Uhr: eine Tasse schwachen Kaffees mit Milch und 60—80 g Brot, wie morgens.

Abends 7 Uhr: 4—600 g Brei (Reis, Grieß, Mondamin usw. mit Zucker sowie einem Ei gekocht).

Die Methode im einzelnen ist wie folgt:

„Die betreffenden Patienten wurden 3 Tage vor der Untersuchung auf eine gleichmäßige Flüssigkeitsaufnahme, in der Regel 2000 ccm, gesetzt. War dies ausnahmsweise nicht ausreichend, so wurde wenigstens darauf geachtet, daß immer annähernd dieselbe Flüssigkeitsmenge genommen wurde. Außerdem erhielten die Patienten in diesen 3 Tagen eine leichte gemischte Kost, ohne besondere Würzung, von etwa gleicher Zusammensetzung, die im Durchschnitt 8—12 g Kochsalz enthielt. Diese Vorbehandlung ist da notwendig, wo vorher entweder sehr große oder sehr kleine Mengen von Wasser und Kochsalz zugeführt wurden. Beides kann den Ausfall der Probemahlzeit erheblich beeinträchtigen.

Am Tage der Probemahlzeit wurde der Patient morgens 7 Uhr veranlaßt, seine Blase zu entleeren. Dann wurde der Urin zweistündlich gesammelt bis 9 Uhr abends. Die Urinmenge zwischen 9 Uhr abends und 7 Uhr morgens galt als Nachturin; sie wurde für sich gesammelt. Bei einigem guten Willen der Patienten und einiger Aufmerksamkeit des Pflegerpersonals gelingt es ohne Schwierigkeiten, dieses Programm durchzuführen. Inkontinente, intellektuell oder psychisch alterierte Personen sind meist nicht geeignet, da eine gewisse Aufmerksamkeit und Intelligenz unerläßlich ist. Kleinere Überschreitungen der Flüssigkeitsmenge von 2000 ccm sind belanglos, ebenso ändert eine nicht ganz vollständige Entleerung der Blase am Ende einer Zweistundenprobe die wesentlichen Punkte der Beurteilung nicht.

Wir haben die so erhaltenen Zahlen für Wasser und spezifisches Gewicht und Kochsalz in graphischer Form aufgezeichnet. Sie erlaubt eine rasche Übersicht des Ergebnisses und ist einfach. Für den Druck wurden die am Krankenbett farbig gezeichneten Kurven, wie sie nachstehend abgebildet sind, so geändert, daß die schwarzen Säulen die Menge des zweistündig abgesonderten Wassers darstellen, die schraffierten die dementsprechenden des Kochsalzes. Die dazugehörigen Tagesstunden sind oben an der Kurve angegeben. Die Kochsalzkonzentration wurde als gestrichelte Querlinie eingetragen, das spezifische Gewicht als einfache schwarze Querlinie. Die Urinmenge von abends 9 Uhr bis morgens 7 Uhr bildet die letzte Säule der Kurve. Bei ihr wurde auf Bestimmung des Kochsalzes und des spezifischen Gewichts meist verzichtet. Um einen raschen Vergleich zwischen der am Tage (d. h. von 7 Uhr vormittags bis 9 Uhr nachmittags) und in der Nacht (von 9 Uhr nachmittags bis 7 Uhr vormittags) produzierten Mengen zu gestatten, wurde die gesamte Tagesmenge in Form eines schwarz umrandeten Feldes am Ende der Kurve zu der Nachtmenge in Vergleich gesetzt. Beispielsweise beträgt die Nachtmenge bei der umstehenden Kurve 4 390 ccm, die Tagesmenge dagegen 1605 ccm, also das Vierfache. Dieses Verhältnis läßt sich durch den Vergleich des umrandeten Feldes mit der letzten Säule sofort übersehen. — In vielen Fällen haben wir noch links oben auf der Kurve in kleinerem Maßstab das Verhalten der Flüssigkeitszufuhr und der Ausscheidung in den letzten Tagen vor der Probemahlzeit angegeben. Dabei bedeuten die schwarzen Säulen die Urinmenge, die schraffierten die Flüssigkeitszufuhr desselben Tages." (SCHLAYER u. HEDINGER.)

Folgende Kurven veranschaulichen das Verhalten eines Normalen (Kurve 4) und eines Schrumpfnierenkranken (Kurve 5).

Durch diese Methode wird vor allem die Fähigkeit zur Veränderlichkeit von Harnmenge, spezifischem Gewicht und Kochsalzkonzentration aufgedeckt. Das ist im wesentlichen das Ergebnis eines jeden Zweistundenversuches, bei jeder Art von Ernährung. Es ist aber nicht nur zweckmäßig, sondern sogar notwendig, die Untersuchungen auf eine einheitliche Basis der Kost und der Flüssigkeitszufuhr aufzubauen und sie zum Zweck der Übersicht und des Vergleiches anschaulich darzustellen. Wer diese Art der Funktionsprüfung wählt, dem sei die Probemahlzeit und Kurvenführung von SCHLAYER u. HEDINGER empfohlen, weil er eine Stütze

und Beispiele in der Literatur [Dtsch. Arch. klin. Med. 114, 119 (1914)
und Schlayer: Jkurse ärztl. Fortbildg 1918] findet, an denen die Ergebnisse geprüft werden können. Das Verfahren ist wahrscheinlich auch ohne
Kochsalzanalysen brauchbar, die trotz ihrer Einfachheit von den in der
allgemeinen Praxis tätigen Kollegen nicht ausgeführt werden. Die Methode
gibt keinen Aufschluß über die Grenzen der Ausscheidungsmöglichkeiten,
die durch die Belastungsproben festgestellt werden müssen.

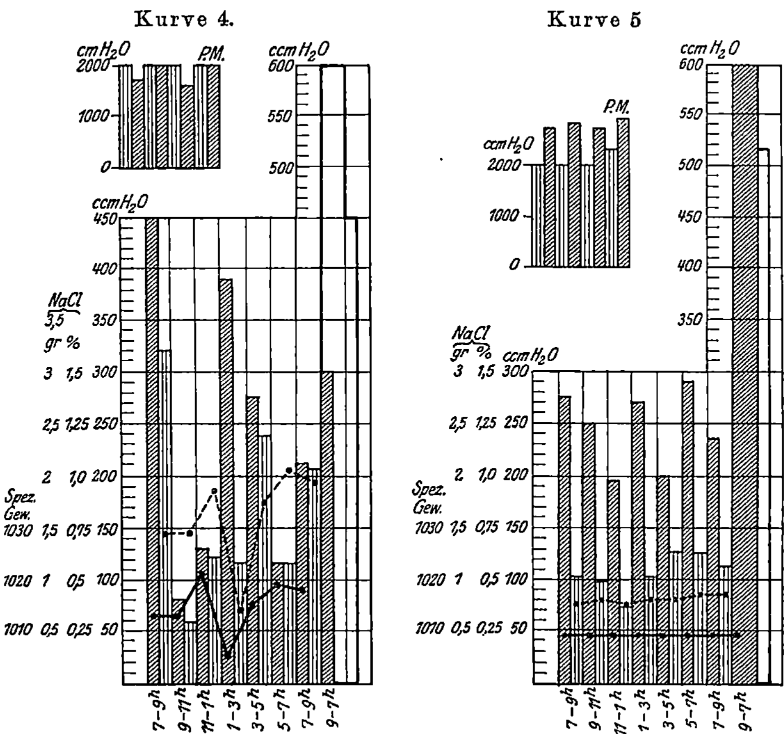

d) *Das Verfahren, das meinen eigenen Beobachtungen zugrunde liegt*
und daher in der Darstellung der Krankheitsbilder in diesem Buche
immer wiederkehren wird, ist im Laufe von 22 Jahren an einer sehr großen
Zahl von Kranken entwickelt und erprobt worden. Es beruht auf dem
auch sonst vielfach angewandten Prinzip der Belastungen mit Wasser,
Kochsalz und Harnstoff und auf der Analyse der zweistündlich entleerten
Harne an Normaltagen und an den Belastungstagen. Voraussetzung
für eine vergleichende Beurteilung der Ergebnisse ist die Untersuchung
bei konstanter Kost und Flüssigkeitszufuhr. Bei der mehrtägigen Dauer
dieses Versuches ist eine calorisch ausreichende und genügend schmackhafte Kost notwendig. Den Kranken, die gewöhnlich bei einer Nierenschonungskost gehalten werden, wird eine *Nierenprobekost* (N. P. K.)
gereicht, die folgendermaßen zusammengesetzt ist:

Nieren-
probekost.

Erstes Frühstück 8 Uhr vorm.: 0,5 l Milchkaffee, 100 g Brot, 10 g Butter.
Zweites Frühstück 10 Uhr vorm.: 100 g Brot, 5 g Butter, 1 Ei.
Mittagbrot 1 Uhr nachm.: 250 g Reisbrei, 50 g Fleisch, 500 g Kartoffelbrei.
Nachmittags 4 Uhr: 0,5 l Milch.
Abendbrot 7 Uhr: 250 g Reisbrei, 100 g Brot, 10 g Butter, 1 Ei.

Kranken, denen diese Kost zu wasserarm ist, kann 0,5 l Flüssigkeit (Wasser oder dünner Tee) zugelegt werden. Der Wassergehalt der Kost übersteigt ohne diese Zulage nicht 1,5 l und ist niedrig gewählt, um die Konzentrationsmöglichkeiten hervortreten zu lassen.

Die Blase wird morgens um 8 Uhr entleert. In zweistündlichen Pausen bis abends 8 Uhr, also in 6 Tagesportionen, wird der Harn aufgefangen, zu dem als 7. der bis zum nächsten Morgen 8 Uhr gesammelte Nachtharn kommt.

Nach Einstellung auf diese Kost und nach einem „Normaltag", an dem der Harn in zweistündlichen Portionen aufgefangen wird, gibt man um 10 Uhr als Zulagen: an einem Tage $^3/_4$ l Wasser, an einem anderen Tage 10 g Kochsalz (unter Umständen auch weniger), an einem dritten Tage 20 g Harnstoff. Die Kochsalzzulage wird bisweilen auch über den Tag oder über zweites Frühstück und Mittagbrot verteilt. Zwischen den Kochsalz- und Harnstofftag wird, wenn möglich, ein belastungsfreier Tag eingeschoben.

In mehreren Hunderten von Fällen habe ich die Einzelportionen in bezug auf Menge, spezifisches Gewicht, Chlorion- und Stickstoffgehalt gemessen und die Ergebnisse in Konzentrationskurven und in Tagesbilanztabellen dargestellt. Diese für wissenschaftliche Zwecke sehr ergiebige Methode stellt eine so große Arbeitslast dar, daß sie selbst in Kliniken nur schwer durchführbar ist und für den Praktiker gar nicht in Frage kommt. Im Kriegslazarett wurden die Analysen unter Fortlassung der Stickstoffbestimmungen ausgeführt. Damit entfällt die Hauptarbeit und die Methode wird für Krankenhäuser und Sanatorien ohne weiteres brauchbar. *Eine weitere notwendige Vereinfachung* wurde in dem sehr großen Altonaer Arbeitsfeld unter für die meisten Fälle ausreichender Genauigkeit so erreicht, daß *in den Einzelportionen nur noch Menge und spezifisches Gewicht, im Gesamtharn nach Zusammengießen aller Einzelportionen Chlorion- und Stickstoffgehalt, in den letzten Jahren auch Harnsäure und Ammoniak, ermittelt wurden.* Es ging aus den früheren Beobachtungen deutlich hervor, daß der Anstieg des spezifischen Gewichtes nach Belastung mit Kochsalz oder Harnstoff durch die höhere Konzentration des jeweiligen Belastungsstoffes erfolgte. Diese vereinfachte Methode ergab also eine Darstellung der entsprechenden Teilkonzentrationsleistungen; man ersah ferner aus ihr den Einfluß einer Zulage auf die Ausscheidung der anderen untersuchten Stoffe und die Gesamttagesbilanz. In dieser Form ist die Prüfung für Kliniken und Krankenhäuser mit Laboratorium sehr handlich.

Eine *weitere Vereinfachung,* die zu einem vollen Einblick in die Verhältnisse der Verdünnung und der Konzentrierungen und zu einem annähernden Urteil über die Bilanzen führt, ohne jede Analyse, somit auch im Hause des Kranken und von der Hand eines jeden ausführbar ist, *ergab sich aus der Betrachtung des Einflusses, den die Belastungszulagen*

auf Harnmenge und spezifisches Gewicht ausüben. Die Beziehung dieser
beiden Zahlen zueinander ist die der umgekehrten Proportionalität.
Je weniger Wasser, um so höher, bei der gleichen Menge der löslichen
Bestandteile, das spezifische Gewicht. Da nach einer Wasserzulage
häufig auch eine Mehrausscheidung fester Stoffe und nach.einer Belastung
mit festen Stoffen häufig eine Veränderung der Harnmenge, ein Steigen
oder Fallen derselben, eintritt, so müssen zum Zwecke einer raschen
einfachen Abschätzung die beiden Größen in eine Beziehung zueinander
gebracht werden. *Das geschieht, indem man für die Tagesmengen das
spezifische Gewicht auf die Harnmenge 1000 umrechnet.* Dann erhält man
nur *eine Zahl, die ausdrückt, wie hoch das spezifische Gewicht an den
Normaltagen und an den Belastungstagen wäre, wenn immer gleichmäßig
1 l Harn in 24 Stunden' ausgeschieden würde.*

Beträgt die Harnmenge z. B. 1500 ccm und das spezifische Gewicht
1020, so ist folgender Ansatz zu machen:

$$1500 : 1000 = x : 20$$
$$x = \frac{20 \cdot 1500}{1000} = 30 \ .$$

Betrüge die Harnmenge 1000 ccm, so würde bei der gleichen Menge
gelöster Stoffe das spezifische Gewicht 1030 sein. *Nach den oben mitgeteilten Volumengewichten für Kochsalz- und Harnstofflösungen läßt sich
mit Hilfe folgender Tabelle aus der Zunahme des auf 1 l berechneten spezifischen Gewichtes über den Wert der Normaltage die Mehrausscheidung
von Harnstoff (Stickstoff) und Kochsalz (Chlorion) entnehmen.* Da die Werte
für Stickstoff zufällig gerade von der doppelten Größe wie die für Chlorion
(Cl') sind, und da die Analysen, durch die diese Methoden kontrolliert
wurden, sich auf diese Stoffe (N und Cl') beziehen, so werden auch diese
Umrechnungen in die Tafel aufgenommen.

Berechnungstafel.

Zunahme des auf 1000 ccm umgerechneten spez. Gewichts um	$= g\ \overline{U}$	$= g\ N$	$= g\ NaCl$	$= g\ Cl'$
1	3,57	1,67	1,39	0,84
2	7,14	3,34	2,78	1,68
3	10,71	5,01	4,17	2,52
4	14,28	6,68	5,56	3,36
5	17,85	8,35	6,95	4,20
6	21,42	10,02	8,34	5,04
7	24,99	11,69	9,73	5,88
8	38,46	13,36	11,12	6,72
9	32,13	15,03	12,51	7,56
10	35,70	16,70	13,90	8,40

Der Fehler dieser Methode beruht darin, daß die Grundbilanzen bei
Nierenkranken nicht immer gleichmäßig sind, und daß ein Belastungs-
stoff mitunter eine größere oder in seltenen Fällen auch eine geringere
Ausscheidung eines anderen Stoffes zur Folge hat. In dem Falle der
größeren Ausscheidung steigt das umgerechnete spezifische Gewicht auf

Fehler und
Grenzen der
vereinfach-
ten Me-
thode.

Werte, die mehr als 6 Teilstriche bei Gabe von 20 g Harnstoff und mehr als 7 Teilstriche bei Gabe von 10 g Kochsalz betragen. Dann wird die wichtige Tatsache der gesteigerten Diurese fester Teile (auch *Molendiurese = Diurese von Molekülen genannt*) klar, ohne daß man die Art dieser Stoffe kennt. *Dieser Fehler wird bedeutend eingeschränkt, wenn man den Sammelharn auf Kochsalz analysiert,* was am einfachsten nach der Methode von K. O. LARSSON (die Analyse mit Hilfe des von H. STRAUSS angegebenen Chloridometers — bei Paul Altmann, Berlin NW, Luisenstraße 47 — ist nicht einfacher) geschieht:

Erforderliche Geräte. 1 Glashahnbürette zu 30 ccm, eine Vollpipette zu 10 ccm, 1 Meßzylinder zu 20 ccm, 2 Erlenmeyerkolben zu 50—100 ccm, 1 Glastrichter.

Erforderliche Reagenzien. $^{1}/_{10}$ normale Silbernitratlösung, Blutkohle (Carbo sanguinis puriss. pro analysi Merck), eine 2—5%ige Lösung von Kaliumchromat, destilliertes Wasser.

Ausführung. 20 ccm Harn von einem spezifischen Gewicht bis 1025 (ist das spezifische Gewicht höher, muß der Harn mit Wasser verdünnt werden) und saurer Reaktion werden in einem Becherglase mit 1 g oder einem gestrichenen Teelöffel Blutkohle (Merck) versetzt und damit während 10 Minuten dann und wann geschüttelt. Man filtriert nun durch ein trockenes Filtrum in ein trockenes Becherglas, was schnell vonstatten geht, pipettiert genau 10 ccm von dem wasserklaren Filtrat ab und bestimmt hierin die Chloride nach MOHR mit Kaliumchromat als Indicator und $^{1}/_{10}$ normale Silbernitratlösung als Titrierflüssigkeit bis zur bleibenden rötlich-gelben Verfärbung.

Die verbrauchten Kubikzentimeter (x) multipliziert mit 58,5, geben den Prozentgehalt an Kochsalz. Diese Zahl multipliziert mit der Harnmenge (Kubikzentimeter) und durch 100 dividiert, gibt die Tagesausscheidung des NaCl. Also:

$$x \cdot 58{,}5 = \% \text{ NaCl}$$

$$\frac{x \cdot 58{,}5 \cdot ccm}{100} = g \text{ NaCl.}$$

Will man auf Chlorion (Cl') untersuchen, so wählt man statt der Zahl 58,5 die Zahl 35,5.

10 g Kochsalz = 6,06 Chlorion.

In der einfachsten Ausführung ergibt diese Art der Funktionsprüfung folgende Einblicke.

1. Bewegung von Harnmenge und spezifischem Gewicht im Tagesverlauf unter dem Einfluß der Nierenprobekost.

2. Verdünnungsreaktion und Wasserausscheidungsverlauf am Wassertag. Gesteigerte oder verminderte Molendiurese durch den Wasserversuch aus dem umgerechneten spezifischen Gewicht.

3. Einfluß von Kochsalz und Harnstoff auf das spezifische Gewicht (die Konzentrierungen) im Tagesverlauf. Einfluß der Zulagen auf die Wasserausscheidung. Angenähert die Bilanz des Zulagestoffes aus dem umgerechneten spezifischen Gewicht und eine gesteigerte Molendiurese.

Die Kochsalzanalyse des Sammelharns verschärft die Einsicht in die Bilanzverhältnisse bis zu einer für alle praktischen Zwecke ausreichenden Genauigkeit.

Folgendes Beispiel einer ausführlichen Funktionsprüfung zeigt die Berechtigung und die Grenzen des einfachen Verfahrens und die Darstellungsweise der Untersuchungsergebnisse.

Fall I, 177. Fall von akuter Nephritis nach 7 monatlichem Bestehen im Zustand der postnephritischen Albuminurie und Hämaturie (vgl. Kurve 6).

Bilanztafel.

Tag	Harnmenge	Spez. Gew.	g Cl'	g N	S. G. auf 1 l berechnet	Gefundener Mehrbetrag		Aus der Zunahme des spez. Gew. berechneter Mehrbetrag	
						Cl'	N	Cl'	N
1. Tag	1220	1017,8	7,2	7,6	1021,7	—	—	—	—
2. ,,	2090	1009,4	7,1	7,4	1019,6	—	—	—	—
3. ,,	1800	1014,9	12,6	6,9	1026,8	4,4	—	5,3	—
4. ,,	1560	1019,6	9,9	13,4	1030,5	2,7	5,8	—	15,0
5. .,	1000	1020	8,9	7,4	1020	—	—	—	—

Die Wasserbilanz ist normal. Die Kochsalzzulage wird in der auch bei Gesunden üblichen Zeit ausgeschieden; der aus dem umgerechneten spezifischen Gewicht berechnete Wert stimmt mit dem durch Analyse gefundenen überein. Die Ausscheidung des Stickstoffs nach Harnstoffzulage ist nach dem Resultat der Analyse kleiner als nach dem der Umrechnung, weil an diesem Tage auch eine Mehrausscheidung an Kochsalz stattgefunden hat. Bei Einschaltung eines Normaltages wäre dieser Fehler kleiner geworden. An beiden Tagen tritt eine deutliche Vermehrung der Harnmenge (Wasserdiurese) ein.

Für die einfachere Anwendung der Funktionsprüfung kommt nur die Linie des Wassers und des spezifischen Gewichts in Betracht. Die Darstellung der ausführlichen Prüfung zeigt, daß an den Belastungstagen der Verlauf des spezifischen Gewichts der Konzentration des Belastungsstoffes entspricht. Die horizontale Linie bedeutet die Chlorionenkonzentration im Blute. Bereits der Normaltag zeigt, daß die Niere zu hohen Konzentrationsleistungen fähig ist. Der Wasserversuch ergibt eine verspätet (erst nach 4 Stunden) eintretende Zunahme der Harnmenge, mit der aber die Zulage noch nicht vollständig entfernt ist, daher über den ganzen Tag eine Erhöhung der Wasserkurve bestehen bleibt. Also verspätet einsetzende, langsam verlaufende, aber vollständig werdende Ausscheidung der Wasserzulage. An den Belastungstagen mit Kochsalz und Harnstoff zeigt sich nicht nur die Höhe, sondern auch die Dauer der Konzentrationsleistungen, die *beide* die Gesundheit der Funktionen beweisen. Die Konzentrationsleistungen setzen rechtzeitig ein und bedingen keine Verminderung der Harnmenge, was bei Kochsalzgabe bei gewissen krankhaften Zuständen mitunter im Beginn der Tageskurve, mitunter während des ganzen Verlaufes zu beobachten ist.

Zur Beurteilung der Nierenarbeit sind als unerläßlich zu beachten: *Die Bilanzen und die Konzentrationsmöglichkeiten.*

Die Trennung zwischen Bilanzen und Konzentrationsfunktionen wird nicht immer mit genügender Schärfe durchgeführt. In beiden Fällen, sowohl bei einer negativen Bilanz wie bei einer Konzentrierungsschädigung spricht man von einer Herabsetzung dieser Funktion. Das sind aber zwei grundverschiedene Dinge. Die Fähigkeit zur Gesamtausscheidung (Bilanz) kann trotz maximal herabgesetzter Konzentrierungsmöglichkeit vollständig erhalten sein, wie z. B. im Diabetes insipidus, eine genügend große Menge Harn gebildet wird; und andererseits kann trotz höchster Konzentrierungsfähigkeiten eine negative Bilanz bestehen, wie z. B. in gewissen Zuständen der Oligurie (bei vielen Fällen von Stauungsniere).

Nierenfunktionen und Ausscheidungsergebnis.

Wir können nicht in beiden Fällen von Schädigungen der Kochsalzfunktion sprechen, sondern brauchen nach begrifflicher Trennung auch klar bezeichnende Worte. Die *begriffliche Trennung ergibt sich aus der Erwägung, daß nur die Konzentrierung eine rein renale Leistung (Nierenfunktion)*

Kurve 6.

I, 177. 1916.   2. Die Darstellung des Tagesverlaufes.

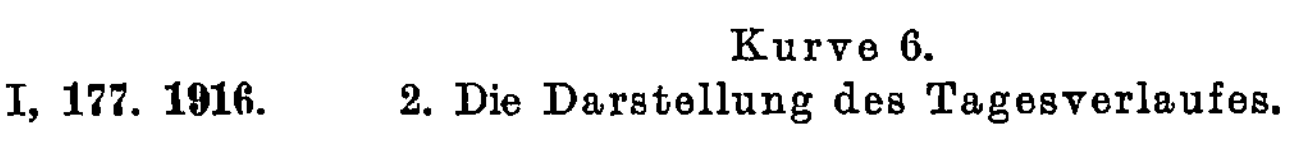

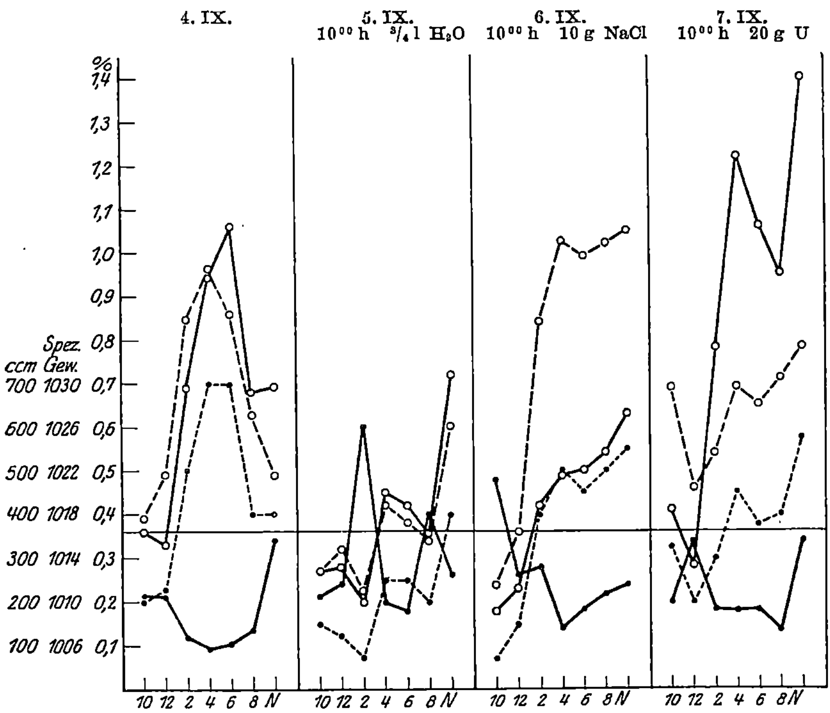

Erklärung der Kurve 6.

Normaltag (4. IX.): Durchaus normales Verhalten. Hohes spezifisches Gewicht.

Wassertag (5. IX.): Verspätetes Einsetzen (Gipfel nach 4 Stunden) der Wasserausscheidung. Verdünnungsreaktion bis 1005.

Kochsalztag (6. IX.): Guter und dauerender Anstieg der Cl'-Kurve, der die Linie des spezifischen Gewichtes parallel läuft.

Harnstofftag (7. IX.): Hoher Anstieg der N-Kurve, der die Linie des spezifischen Gewichtes parallel läuft.

ist, während die Ausscheidung (die Bilanz) von Wasser, Kochsalz, Harnsäure u. a. sehr wesentlich durch die Funktion der extrarenalen Faktoren mitbedingt wird. Wir messen also einerseits die *Konzentrierungsfunktionen,* die als rein renales Geschehen auch als *Nierenfunktionen* bezeichnet werden können, und andererseits die *Ausscheidungsarbeit* (das sind die Bilanzen). Das *Verhalten der Konzentrierungsfunktionen zeigt*

uns die Arbeitsmethode der Niere, das *Verhalten der Bilanzen* dagegen
das Arbeitsergebnis (Leistung) des gesamten Ausscheidungsapparates (von
der Gewebscapillare bis zur Niere).

Die Arbeitsleistung ist in jedem Falle abhängig von dem Wasserhaushalt, der sowohl durch krankhafte Prozesse in der Niere wie durch
abnormes Verhalten in den Geweben starke Veränderungen zeigt. Da
es meistens sehr schwierig ist, diese beiden Glieder des Wasserhaushaltes
voneinander zu unterscheiden und in ihrer Wertigkeit abzugrenzen, so
bezeichnen wir den Komplex der beiden schlechthin als Wasserfunktion.
Wir kommen auf die Bedeutung des Verhaltens der Gewebe noch bei
der Besprechung des Ödems zurück. Es muß aber mit Entschiedenheit
betont werden, daß bei Nierenerkrankungen renale Störungen im Wasserhaushalt nicht nur vorkommen, sondern sogar klinisch eine sehr hervorragende Rolle spielen.

Nachstehende Kurven sollen ein Bild von den Ergebnissen dar- Wasseraus-
stellen, die ein Wasserversuch (750 ccm Wasser um 10 Uhr morgens scheidungs-
getrunken; zweistündliche Harnentleerungen) haben kann. Es handelt
sich um Originalkurven, die bei konstanter Kost (Nierenprobekost)
gewonnen, also untereinander vergleichbar sind. Das häufige Auftreten
der Nykturie und in einzelnen Fällen das Ausbleiben derselben am Wasser-
belastungstage zeigt, wie notwendig die Ausdehnung der Beobachtung
über 24 Stunden ist.

Wasserausscheidungskurven.

Die ausgezogene Linie bedeutet die Harnmenge, die gestrichelte das spezifische
Gewicht. Die Zahl I bezeichnet den nur in einem Teil der Beispiele wiedergegebenen
Normalvergleichstag, die Zahl II den Wassertag. Die in der linken oberen Ecke
jeder Tageskurve stehende Zahl gibt die 24stündige Harnmenge an.

I, 104. **Kurve 7.**
Normaltag 1515.   Wassertag 2260.

1. Normale und annähernd normale Reaktionen.

a) I, 104. Nephritis acuta, nach Schwund der Ödeme. Es besteht noch Nykturie
und Fehlen der Konzentrationsfähigkeit für NaCl. Trotzdem guter Ausfall des
Wasserversuchs bei nicht ganz genügender Verdünnungsreaktion (spezifisches
Gewicht 1006). (Kurve 7.)

b) I, 142. Akute Herdnephritis. Alle Funktionen normal. Gute Bilanzen in den Belastungsversuchen. Sehr gute Wasserausscheidung bei unzulänglicher Verdünnungsreaktion. (Harnmenge am Normaltag 1175 ccm.) (Kurve 8.)

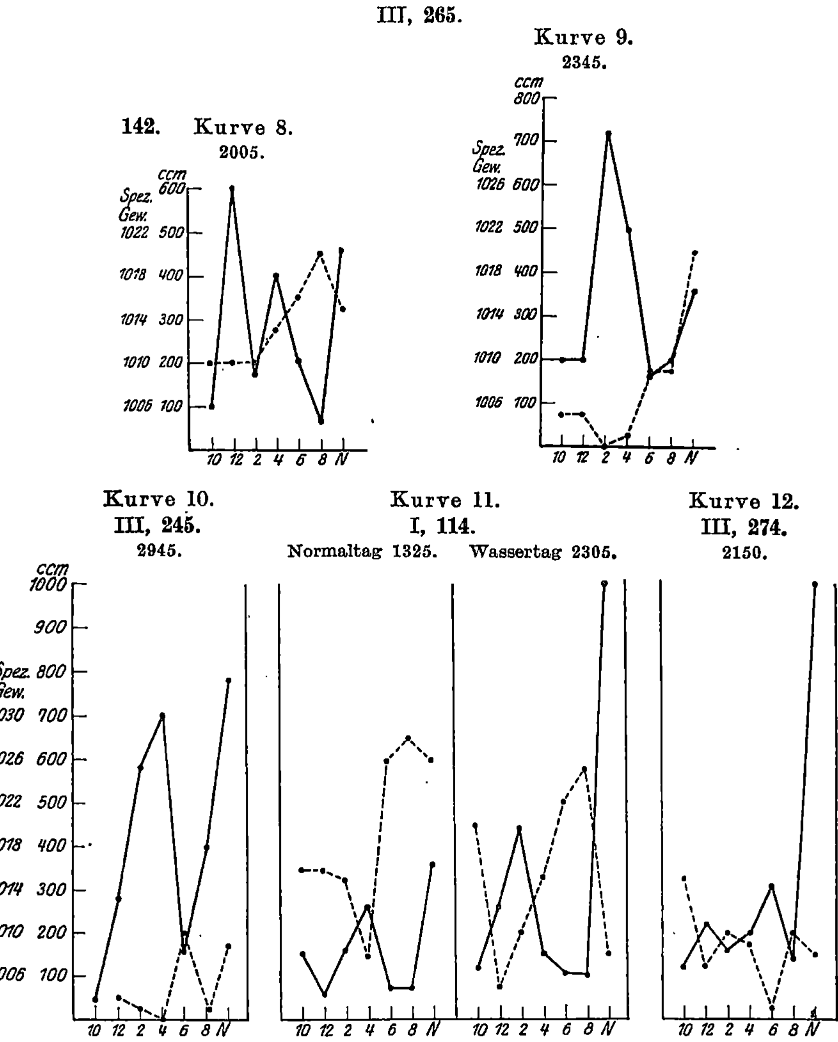

c) III, 265. Akute Nephritis im postnephritischen Stadium. Wasserausscheidung und gute Verdünnungsreaktion 4 und 6 Stunden nach der Wassergabe. (Leicht verspätete Reaktion.) Herabminderung der Nykturie am Wassertage. (Ausscheidung am Normaltage 1630 ccm, davon 640 ccm in der Nacht.) (Kurve 9.)

2. Träge, vollständige Reaktion.

d) III, 245. Akute Nephritis nach Schwund der Ödeme. Konzentrationsfähigkeit für NaCl noch geschwächt. Am Wassertage Kochsalzausschwemmung.

Wasserreaktion nach 2, 4, 6 und 10 Stunden führt zu einer Mehrausscheidung, die in der Nacht wieder eingespart wird. (Harnmenge am Normaltage 2375 ccm, davon nachts 1320 ccm.) Verminderung der Nykturie am Wassertage. (Kurve 10.)

e) I, 114. Akute Nephritis nach Schwund der Ödeme. Konzentrationsmöglichkeiten und Bilanzen gut. Wasserausscheidung mit geringem Gipfel nach 2 und 4 Stunden und mit einer starken Nykturie. (Kurve 11.)

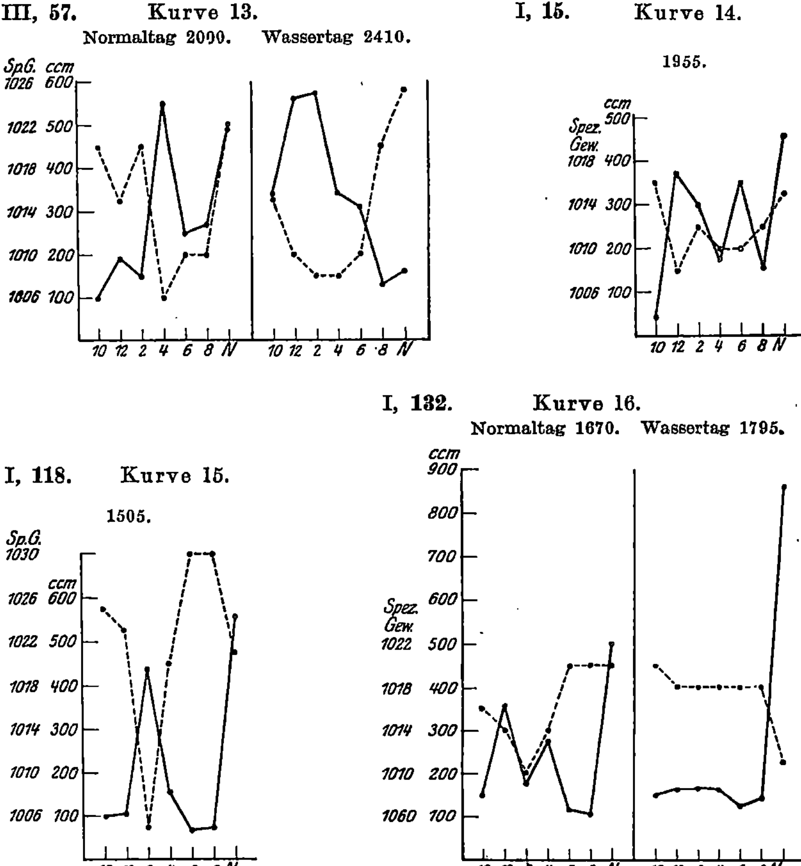

f) III, 274. Nephrosklerosis. Konzentrationsfähigkeit für Kochsalz herabgesetzt. Wasserausscheidung sehr träge. Stärkste Verdünnungsreaktion nach 8 Stunden. Nykturie (Harnmenge am Vortage 1280 ccm, davon 700 ccm nachts). (Kurve 12.)

3. Unvollständige Reaktion mit raschem Beginn und späterer Einsparung.

g) III, 57. Akute Nephritis nach Schwund der Ödeme. Konzentrationsfähigkeiten gut. Sehr gute Wasserreaktion nach 2 und 4 Stunden, die zu vollständiger Ausscheidung der Zulage führt. Spätere Einsparung und beträchtliches Sinken der Nachtmenge. Daher unvollständige Tagesbilanz. (Kurve 13.)

4. Unvollständige träge Reaktion.

h) I, 15. Akute Nephritis. Gute Konzentrationsfähigkeiten, gute Bilanzen für NaCl und N. Wasserausscheidung, über den ganzen Tag verschleppt, fördert nur ⅓ der Zulage heraus. (Wassermenge am Vortage 1730 ccm, davon nachts 320 ccm.) (Kurve 14.)

5. Verspätet einsetzende, ob ihrer Kürze unvollständige Reaktion.

i) I, 118. Akute Nephritis nach Schwund der Ödeme. Konzentrationsfähigkeiten und Bilanzen für NaCl und N gut. Wasserzacke erst und nur nach 4 Stunden. Am Normaltage 1025 ccm Harn, davon 580 ccm nachts. (Kurve 15.)

III, 156.   Kurve 17.   **I, 81.   Kurve 18.**
Normaltag 1500.   Wassertag 3180.   2755.

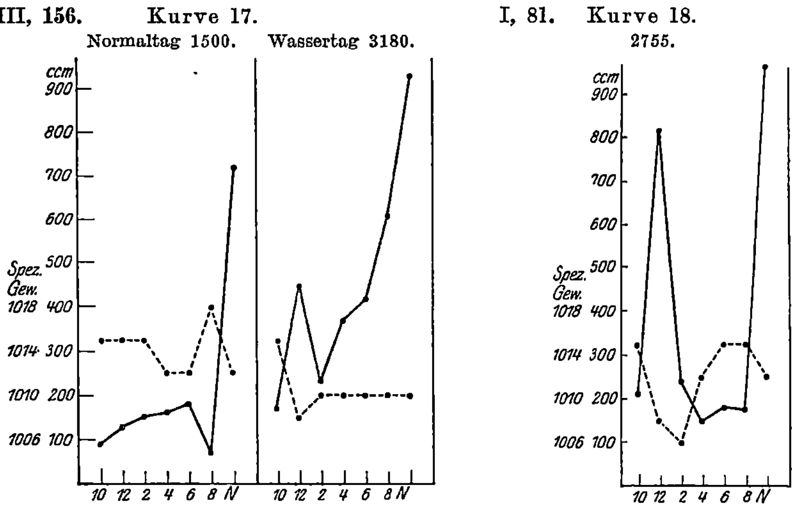

6. Anfangs stark einsparende, mit Nykturie zum Teil kompensierende, im ganzen aber mangelhafte Reaktion.

j) I, 132. Akute Nephritis. Sinken der Harnmenge während des Wassertages. Daher gleichmäßig hohes spezifisches Gewicht. Nykturie, die aber nur ausreicht, ⅙ der Wasserzulage herauszubefördern. (Kurve 16.)

7. Überschußreaktionen.

k) III, 156. Akute Nephritis nach Schwund der Ödeme. Am Wassertage Ausschwemmung von Wasser, NaCl und N. Keine Verdünnungsreaktion wegen der erhöhten Molendiurese. Am Kochsalztage und am Nachtage die Zulage weit übertreffende Kochsalzausscheidung. Am Harnstofftage gute Stickstoffbilanz und vermehrte Kochsalzausscheidung. Konzentrationen von NaCl und N gut. (Kurve 17.)

l) I, 81. Akute Nephritis nach Schwund der Ödeme. Mittlere Konzentrationen von NaCl und N. NaCl-Zulage in 2 Tagen, N-Zulage in 24 Stunden ausgeschieden. Am Wassertage Ausschwemmung von NaCl und N. Vollständige Reaktion nach 2 Stunden. Erhebliche Nykturie. Wasserausscheidung am vorhergehenden Normaltage 1480 ccm, davon 600 ccm nachts. (Kurve 18.)

m) I, 74. Akute Nephritis im Stadium der Entwässerung. Wasser, Kochsalz und Harnstoff bewirken starke Diurese für Wasser und gelöste Bestandteile. Am Wassertage starke Reaktion nach 2 Stunden ohne Verdünnungsreaktion. Sehr erhebliche Nykturie. Wasserausscheidung am vorgehenden Normaltage 2280 ccm, davon 770 ccm nachts. (Kurve 19.)

8. Keine Reaktion.

n) I, 141. Stauungsniere. Kardialer Hydrops. Hochkonzentrierter Harn. NaCl-Zulage wird in 24 Stunden unter Steigen der Harnmenge auf 1160 ccm vollständig ausgeschieden. Harnstoffzulage wird in 24 Stunden ausgeschieden und

I, 74.   Kurve 19.

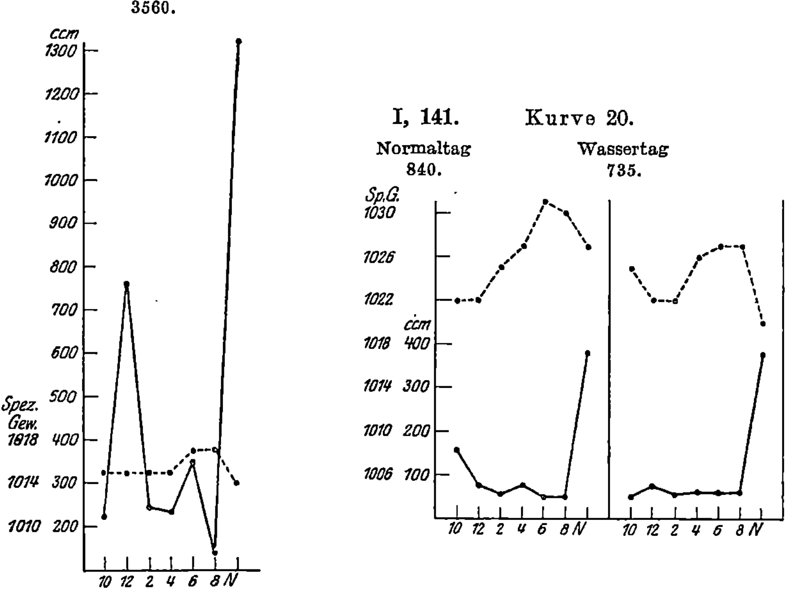

I, 70.   Kurve 21.

I, 24. Kurve 22.

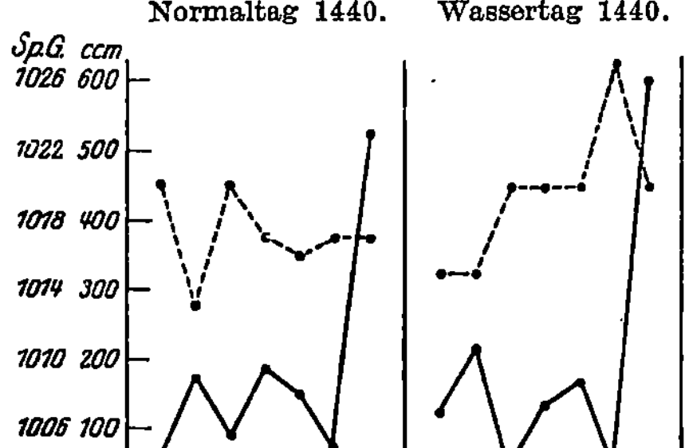
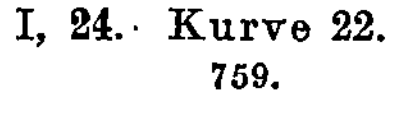
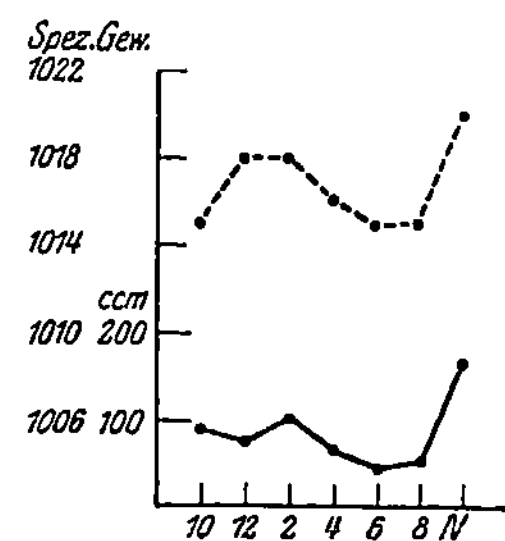

bewirkt mächtige Diurese (2795 ccm) und Mehrausscheidung von 20 g Kochsalz. (Kurve 20.)

o) I, 70. Akute Nephritis im ödematösen Stadium. (Kurve 21.)

9. Negative Reaktion.

p) I, 24. Akute Nephritis im ödematösen Stadium. Gute Konzentrationen von NaCl und N. NaCl- und N-Zulagen werden unter Steigerung der Diurese in normaler Zeit ausgeschieden. Bei Wasserzulage *sinkt die Harnmenge* von 917 auf 759 ccm (Kurve 22).

q) I, 85. Akute Nephritis nach Schwund der Ödeme. Nykturie. Konzentrationsfähigkeit für NaCl gering. Am Wassertage *sinkt die Harnmenge* von 2475 auf 1980 ccm bei besonders starkem Rückgang der Nykturie. (Kurve 23.)

I, 85. Kurve 23.

2475. 1980.

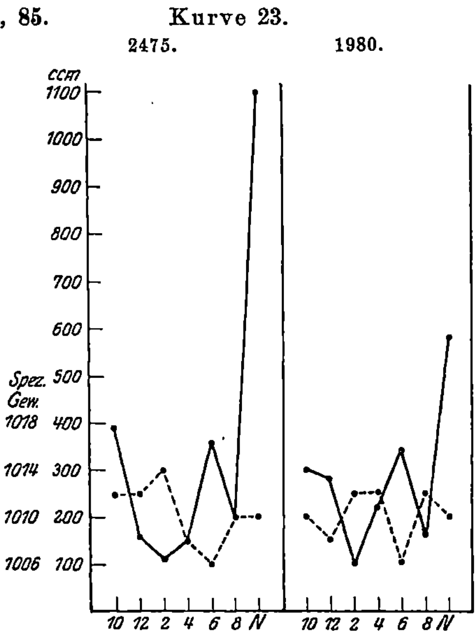

2. Das Verhalten des Blutes bei Nierenkranken und die Blutanalyse zum Zweck der Funktionsprüfung.

Blutmenge.   **a) Die Blutmenge.** Man neigte in der Zeit, die dem Besitz einer für die Klinik brauchbaren Blutmengenbestimmung voranging, zu der Meinung, daß die bei *chronischer Nephritis* so häufige (relative) Verminderung der Erythrocyten und die Abnahme des Plasmaeiweißes Folge einer Hydrämie seien, die dem Gewebsödem parallel oder auch voraus geht. Die Untersuchungen von KEITH, GERATTHY u. ROWNTREE, SEYDERHELM u. LAMPE, LINDER, LUNDGAARD, VAN SLYKE u. STILLMANN haben ergeben, daß es sich bei chronischen Nierenkrankheiten um normal große oder gegen die Norm herabgesetzte Blutmengen handelt. Das Erythrocytenvolumen ist vermindert. Es handelt sich also um eine echte Anämie. Das durch Zellverlust verminderte Volumen des Blutes wird durch Einstrom aus den Geweben ganz oder teilweise ergänzt. Unvollständige Ergänzung führt zu einer Oligämie. Wird das Volumen wieder hergestellt, so erfolgt doch — meistenteils — die Ergänzung nicht qualitativ vollständig, sondern durch eine eiweißärmere Flüssigkeit. Das Plasma ist dann hypalbuminotisch. Während in der Norm die im Blut zirkulierende Eiweißmenge 3,5 g pro Kilogramm Körpergewicht beträgt, finden sich in diesem Zustand nur 1,5—3 g. In einem Falle von Nephropathie

bei Osteomyelitis fanden BROWN u. ROWNTREE eine leicht vermehrte
Blutmenge mit Oligocytämie im Zustand des Ödems, nach Entwässerung aber normalen Mengenwert. Die Meinung der Verfasser, daß der
Zustand der Plethora nur ganz vorübergehend war, wird durch Befunde
anderer Untersucher erschüttert. AD. WOLFF hat in unserem Laboratorium eine Reihe von Fällen akuter Nephritis untersucht. Er fand
zwei Gruppen: die eine, die durch mäßiges Ödem und Fehlen von Höhlen-
hydrops charakterisiert ist, zeigt echte Plethora, deren Rückbildung im
Verlauf der Besserung des Leidens beobachtet wurde, die zweite (starkes
Ödem und Höhlenhydrops) zeigt Verminderung der Blutmenge und
Rückkehr zur Norm bei Schwinden der sonstigen Krankheitssymptome.
Sehr ähnliche Ergebnisse haben HARTWICH u. MAY, die unter 17 Fällen
verschiedener Formen von Nierenkrankheiten 12mal recht beträchtliche
Vermehrung der Blutmenge sahen.

PLESCH hat mit seiner Kohlenoxydmethode eine Vermehrung der
Blutmenge bei Nichtödematösen, eine Verminderung bei Ödematösen gefunden. Die Zahlen von PLESCH und AD. WOLFF geben der Auffassung
von VOLHARD, daß Hydrämie und Ödembereitschaft im entgegengesetzten Verhältnis zueinander stehen, eine gute Stütze.

Die von SEYDERHELM gezogene Schlußfolgerung, daß es bei Nierenkranken keine Plethora gebe, ist in dieser allgemeinen Fassung nicht
aufrechtzuerhalten. Untersucht man, wie WOLFF es getan hat, Kranke
mit akuter Nephritis wiederholt, in den verschiedenen Stadien des Ödems,
so erhält man Einblicke, die für die Genese dieses Ödems sehr wertvoll
sind. LICHTWITZ hat darauf hingewiesen, daß Menschen mit akuter
Nephritis ohne knetbares Ödem, die, wie ihr Kopfvolumen und die nachfolgende Gewichtsabnahme lehren, trotzdem viel Wasser retiniert hatten,
sehr leicht an Lungenödem erkranken, ganz in Übereinstimmung mit
den experimentellen Erfahrungen von COHNHEIM u. LICHTHEIM, daß
Hydrämie kein Hautödem, wohl aber Ödem der großen Drüsen verursacht. Aus diesen Verhältnissen geht hervor, daß es bei der akuten
Nephritis eine renale Wasserretention gibt, die bei geringer Ödembereitschaft, d. h. bei einem Ausbleiben der Schädigung der extrarenalen
Capillaren zu einer Hydrämie führt. Die Ödembereitschaft, die so stark
sein kann, daß sie zu einer Verminderung der Blutmenge führt (das
kann am Krankenbett aus dem großen Durst der Kranken gefolgert
werden), stellt einen Sicherheitsfaktor gegen die Hydrämie und ihre
gefährliche Folge, das Lungenödem, dar.

b) **Das Plasma.** Die Zusammensetzung der Proteine im Plasma kann Plasma.
bei Nierenkrankheiten hochgradig verändert sein. Die Einsicht in diese
Verhältnisse ist dadurch erschwert, daß zur Bestimmung des „Plasma-
eiweißbildes‟ ganz verschiedene Methoden, teils direkte, teils indirekte,
angewandt werden, deren Ergebnisse voneinander stark abweichen.
Gerade in der Klinik, in der die Forschungsobjekte nicht reproduzierbar
sind, und bei so wichtigen Fragen wäre es sehr erwünscht, wenn eine
Normung der Methoden einträte, und zwar in dem Sinne, daß der direkten
chemisch-analytischen der Vorzug gegeben wird.

Die Zusammenstellung der Literatur zeigt, daß bereits die Angaben
über die Gesamtproteinmenge im Plasma beim Menschen sehr stark,

zwischen 6 und 10, schwanken. Im allgemeinen darf man wohl, nach
HAMMARSTEN u. HALLIBURTON, einen Mittelwert von 7—8% annehmen.
Von Interesse für unsere Frage sind Albumin, Globulin, Fibrinogen und
ihre Verhältnisse. $A : G$ bzw. $F : G : A$.

Diese Schreibweisen haben eine historische Berechtigung. In der älteren
Literatur handelt es sich um den Albumin-Globulinquotienten A/G. Jetzt wird
(wie schon in einer älteren Periode der Medizin) auch das Fibrinogen beachtet.
Gemeint ist jetzt nicht oder nicht nur die chemische Natur der Eiweißkörper,
sondern ihre Molekulargröße und Ausfällbarkeit, die von Fibrinogen über Globulin
zum Albumin abnehmen. Da man die Werte dieser Eiweißkörper zu physikalischen
Reaktionen (Flockungsreaktion, Blutkörperchensenkungsgeschwindigkeit, kolloidosmotischer Druck) teils in Beziehungen setzt, teils aber auch aus der Messung dieser
Eigenschaften zu erkennen strebt, so hat man die Reihenfolge in der Benennung
so gewählt, daß der am gröbsten disperse Eiweißkörper (Fibrinogen) links steht.
Im Sprachgebrauch der Zeit wird das ,,Bluteiweißbild'' und der Grad seiner ,,Links-
verschiebung'' gemessen. Man hätte ganz gewiß ebenso gut die frühere Schreib-
und Sprechweise fortsetzen und zu $A : G : F$ erweitern können. Es scheint aber so,
als ob man von der Meinung, daß ,,links'' = abnorm oder pathologisch sei, nicht
loskommen könne.

Schon BRIGHT wußte, daß bei der nach ihm genannten Krankheit
der Proteingehalt des Plasma stark vermindert sein kann. Spätere
Beobachter haben diesen Befund bestätigt und durch die Erkenntnis
erweitert, daß das Verhältnis A/G weit unter der Norm liegt. In neuerer
Zeit sind in verschiedenen Laboratorien in reichlicherem Maß Erfahrungen gesammelt worden.

LINDER, LUNDGAARD u. VAN SLYKE fanden folgende Werte:

	Totalprotein	A/G
Normal	5,6—7,5	1,4—2,0
Glomerulonephritis	3,5—5,5	$<$1,4
		0,6—0,8
Nephrose	bis 1,6	bis 0,3
Nephrosklerose = Hypertonieniere	normal	
Vorgeschrittene genuine Schrumpfniere . .	noch normal	leicht vermindert
Funktionelle Albuminurie	normal	

Unsere eigenen, nicht publizierten Erfahrungen, die mit einer sehr
ähnlichen Methodik gewonnen sind und auch das Fibrinogen betreffen,
stimmen mit diesen Befunden überein.

KOLLERT u. STARLINGER haben schon vor den amerikanischen Autoren
eine größere Zahl Untersuchungen mit Hilfe indirekter Methoden (Refraktometrie) ausgeführt). Folgende Aufstellung gibt ein anschauliches
Bild der von diesen Autoren gefundenen Änderung des Bluteiweißbildes:

	Gesunder	Nierenkranker
Gesamtprotein	8,4	6,2
Fibrinogen	0,24	0,65
Globulin	0,41	2,23
Albumin	7,76	2,23
F : G : A	2,9 : 4,9 : 92,2	10,4 : 53,8 : 35,8

KOLLERT u. STARLINGER sahen als die höchsten Werte 1,19%
Fibrinogen und 88,5% Globulin.

Rusznýak findet mit einer nephelometrischen Bestimmungsmethode:

	Albumin	Globulin	Fibrinogen
Normal	60—69	26—37	2,7—4,9
Nephritis mit Ödem	33,2	55,3	11,5
Nephrose	35—47,3	15,6—37,6	19,5—37,1
Amyloidniere	26,2—47,5	28,2—54,7	18,8—24,3

Über die Ursache der Verminderung des Gesamtproteins und der Veränderung seiner Zusammensetzung besteht noch Unklarheit (s. S. 232). Ob die Plasmaeiweißkörper ineinander übergehen, ist eine bisher nicht beantwortete Frage. Es ist daher nicht erforderlich, zu den sich widersprechenden Meinungen über die Richtung des Übergangs Stellung zu nehmen.

Daß die Hypalbuminämie eine Folge der Eiweißausscheidung durch die Niere sei, ist eine naheliegende Annahme, die durch die Erfahrung, daß die Nierenerkrankung mit stärkster Albuminurie, die Nephrose, die stärkste Verminderung des Plasmaproteins aufweist, scheinbar gestützt wird. Wenn in einem solchen Fall, der in seinem Blute 100 bis 200 g Plasmaprotein (gegen 300 in der Norm) besitzt, täglich 20 und mehr Gramm Eiweiß mit dem Harn verlorengehen, so ergibt sich, zumal auch solche Kranke nicht selten — wenn auch zu Unrecht — eiweißarm ernährt werden, eine mengenmäßige Anschauung für einen solchen Zusammenhang. Und doch liegen ganz andere Bedingungen der Hypalbuminämie zugrunde (s. S. 212).

Aus den Untersuchungen von Morawitz u. Kerr, Hurwitz u. Whipple geht hervor, daß das Plasmaeiweiß auch am hungernden Tier rasch ergänzt wird, daß es sich also auf Kosten des Organeiweißes wieder herstellt.

Die Wirkungen der Plasmaproteinveränderungen bei Nierenkrankheiten gehen nach zwei Richtungen. Kollert u. Starlinger finden eine Abhängigkeit des Grades der Albuminurie von der Linksverschiebung des Plasmaeiweißbildes. Nach den Untersuchungen dieser Autoren ist der Fibrinogengehalt des Plasmas bei Nierenkranken mit starker Albuminurie meistens hoch, bei Nierenkranken mit geringer Albuminurie im Verhältnis dazu niedrig. Da aber Fibrinogenvermehrung im Plasma ohne gleichzeitige Nierenschädigung nicht zu Eiweißausscheidung führt, und da bei der Lipoidnephropathie (bei einem Teil der Fälle) die Tubulusepithelien morphologisch nachweisbare, mitunter bis zur Nekrose fortschreitende Veränderungen erfahren, so ergibt sich die Möglichkeit (Kollert u. Starlinger), daß es sich in den Nierenzellen (und vielleicht sogar ganz allgemein) um Proteinveränderungen handelt, die denen im Plasma analog sind.

Die zweite Beziehung der Plasmaveränderung bei Nierenkranken geht zum *Ödem*. Bei ödematösen Nierenkranken findet sich Zunahme der leichter fällbaren Fraktionen des Plasmas auf Kosten des Albumins (Epstein, Linder, Lundgaard u. van Slyke, Rusznýak, Kollert u. Starlinger). Nach Rusznýak geht auch nichtnephritische Ödembereitschaft mit Zunahme der leichter fällbaren Fraktionen, besonders des Fibrinogens, einher.

Der kolloid-osmotische Druck.

STARLING hat gezeigt, daß die Proteine des Serums einen kolloid-osmotischen Druck von 30—40 mm Hg (= 400—550 mm Wasser) aus-üben. KROGH fand mit der von SÖRENSEN angegebenen, aber für kleinere Volumina modifizierten Methode 400—520 mm Wasser. G. HECHT hatte in unserem Laboratorium mit derselben Methodik Werte zwischen 36,6 und 42,5 mm Hg, SCHADE u. CLAUSSEN mit einer eigenen Methode Zahlen zwischen 28,9 und 37,2 mm Hg. SCHADE u. RUSZNYÁK haben auf das Bestehen eines DONNANschen Gleichgewichts zwischen Blut und Gewebssaft hingewiesen. HECHT hat das Membranpotential im Serum im Osmoseversuch bestimmt und die Donnankorrektur zu 18,6 cm H_2O berechnet. Der kolloidosmotische Druck der Blutflüssigkeit ist also etwa zur Hälfte durch eine von dem Gesetz von DONNAN bestimmte Ionen-verschiebung bedingt. Der kolloidosmotische Druck des Serums (und Plasmas) geht der Proteinkonzentration nicht parallel. Die wasseran-ziehende Kraft der verschiedenen Eiweißkörper ist sehr verschieden. Sie ist abhängig von der Kationenbindung des Proteins, die ihrerseits eine Funktion der Entfernung der elektrischen Ladung vom isoelektrischen Punkt ist. Der isoelektrische Punkt liegt für Albumin bei $p_H = 4,7$, für Globulin bei 5,4; das Fibrinogen ist zwischen $p_H = 4—9$ (FUNK) nicht ionisiert.

Bei einem Fall von Nephrose haben, im Laboratorium von KROGH, HAGEDORN, RASMUSSEN u. REHBERG eine Herabsetzung des kolloid-osmotischen Druckes vom Normalwert 450 auf 100 festgestellt. SCHADE u. CLAUSSEN finden regelmäßig bei ödematösen Nierenkranken erheblich verminderte Werte. RUSZNYÁK führt den „reduzierten osmotischen Druck", d. h. den auf 1% Eiweißgehalt berechneten Druck, ein und findet Verminderungen, die der Höhe des Fibrinogengehaltes parallel gehen.

Diese Forschungsergebnisse machen es sehr wahrscheinlich, daß Hypalbuminose und Linksverschiebung des Bluteiweißbildes einen Faktor bei der Ödembildung bedeuten. LICHTWITZ hat in einem Fall epithelialer Nephropathie (Lipoidnephrose) durch Infusion einer Gummilösung den kolloidosmotischen Druck des Plasmas wieder hergestellt und dadurch eine vorher auf keine Weise zu erreichende vollständige Entleerung der Ödeme erzielt. Wegen der mitunter erheblichen Nebenwirkungen (Shock) ist das aber keine brauchbare therapeutische Methode.

Stickstoff-haltige Stoff-wechselend-produkte

c) **Stickstoffhaltige Stoffwechselendprodukte.** Der nach Ausfällung der Proteine des Blutes zurückbleibende Stickstoff, der *Reststickstoff*, setzt sich im wesentlichen aus dem N von Harnstoff, Aminosäuren, Harnsäure, Kreatinin und Indican zusammen. Der Ammoniak-N spielt, wie oben (s. S. 28) dargelegt wurde, infolge seiner ganz geringfügigen Konzentration keine Rolle.

Die Fraktionierung des Rest-N ist mit befriedigender Genauigkeit nicht möglich. Wohl aber gelingt es, leicht den Anteil des Harnstoffs und der Harnsäure zu bestimmen. In der klinischen Praxis hat sich in Deutschland der Gebrauch ausgebildet, Rest-N und Harnsäure, daneben auch Indican und Kreatinin, festzustellen. In Frankreich wird in erster Linie der Harnstoffgehalt gemessen und der Anteil des Rest-N, der nicht durch Harnstoff-N gedeckt ist, als „Residual-N" besonders bewertet.

Die Bewertung geht nach zwei Richtungen. Die chemische Blutuntersuchung gibt uns Zahlen, die sich erfahrungsgemäß — aus der Synopsis mit allen anderen Symptomen — für die Beurteilung des Standes, Verlaufs und Ausgangs einer Nierenkrankheit verwenden lassen. Dieser Zweck läßt sich durch Prüfung des Rest-N und der Harnsäure mit vollkommener Sicherheit erreichen. Wahrscheinlich gibt auch die Prüfung anderer Körper — darüber fehlen uns eigene Erfahrungen — ebenso gute Resultate. In dieser Richtung gibt es kaum eine Meinungsverschiedenheit. Anders aber ist es — und das ist der andere Zweck der Blutuntersuchung —, wenn die Retention in eine Beziehung zur Urämie gebracht wird. Dann schwankt nach der Hypothese, zu deren Stütze Beweismaterial gesucht wird, der Wert der Ergebnisse.

An dieser Stelle soll die Wahl der Methode von der klinisch-praktischen Aufgabe bestimmt werden. Folgende Tabelle gibt die normalen und maximalen Zahlen für mg-% Rest-N, Harnstoff und Harnsäure:

Das *Indican*, das besonders bei Schrumpfniere schon früh (auch vor dem Rest-N) einen hohen Wert im Blute erreichen kann, ist in der Norm nur zu Bruchteilen

	Normal	Maximal
Rest-N	15—40	500
Harnstoff. . . .	30—80	700
Harnsäure . . .	2—4	24

eines Milligramms (eine Schätzungsmethode ergibt 0,04—0,107 mg) (HAAS, ROSENBERG, BECKER) im Blute enthalten. Es steigt auf Werte von 6—7 mg-%. Das gleiche gilt vom *Kreatinin*, das sich dem Indican ganz ähnlich verhält (ROSENBERG).

Einen sehr feinen Maßstab für krankhafte Vorgänge in der Niere gibt die Beobachtung der *Blutharnsäure* (KRAUSS). Ihre Abhängigkeit von anderen Bedingungen (Ernährung, Gicht, Leukämie, Fieber, Eiweißzerfall, Kreislaufschwäche) ist bekannt und wird bei der Bewertung der Befunde beachtet. Bemerkenswert ist, daß eine Hyperuricämie sehr lange Zeit nach einer akuten Glomerulonephritis bestehen bleibt, nachdem die Erhöhung des Rest-N längst abgeklungen ist.

Die Erhöhung des Rest-N im Blute wird sehr gewöhnlich als Maß der „Niereninsuffizienz" aufgefaßt und bezeichnet. Dieser Ausdruck ist bisher vermieden worden, weil er, wie später dargelegt wird, in ganz verschiedener Weise angewandt zu werden pflegt und daher nicht ohne Deutung angewandt werden kann.

Aber auch die vorsichtigere Fassung, daß Rest-N-Erhöhung Maß einer Stickstoffausscheidungsstörung sei, muß noch nach zwei Richtungen eingeengt werden.

Zunächst findet sich Rest-N-Erhöhung auch bei anderen Krankheitszuständen als renalen, so bei Fieber, pathologischem Eiweißzerfall, Vergiftungen u. a. m. Bei Vergiftungen mit Stoffen, die schwere Nierenprozesse machen, ist daher Rest-N durchaus nicht als Maß der Nierenerkrankung zu bewerten. Diese Einschränkung macht keine Schwierigkeiten.

Sehr viel wesentlicher sind die Fragen, ob jede N-Retention zu einer Rest-N-Erhöhung des Blutes führt, und ob sich der retinierte N gleichmäßig über Blut und Gewebe verteilt, so daß aus dem Blutwert auf die Gesamtretention geschlossen werden kann.

Über diesen wichtigen Punkt gehen die Meinungen auseinander. MARSHALL u. DAVIS sahen, daß sich in den Körper eingeführter Harnstoff gleichmäßig über Blut und Gewebe verteilt. Beim nierenkranken Menschen beobachteten aber MONAKOW u. LICHTWITZ, daß Harnstoff ohne Erhöhung des Rest-N-Blutes retiniert wird. LICHTWITZ sah z. B., daß ein Knabe mit akuter eklamptischer Nephritis trotz normalen Rest-N-Gehalts (36 mg-%) 46 g retinierten Stickstoffs ausschied. Dieselbe Beobachtung machte MONAKOW an einem Patienten nach 5tägiger Anurie. ROSENBERG gibt dagegen in seiner zusammenfassenden Darstellung an, daß Rest-N in Blut und Muskulatur ungefähr parallel geht. Aus seinen Originalarbeiten geht das nicht hervor. Er sagt: „Mit einer verschiedenen Verteilung der Retentionsstoffe (gemeint ist Rest-N, Harnstoff usw.) im Blut und den übrigen Geweben innerhalb gewisser Grenzen muß bei jeder Azotämie, selbst bei solcher gleicher Genese, gerechnet werden, so daß wir aus der Bestimmung der Blutretention keinen sicheren Rückschluß auf die Gesamtretention machen können." An anderem Orte berichtet ROSENBERG über einen an akuter Glomerulonephitis verstorbenen Mann, bei dem Rest-N im Muskel gegenüber dem im Blut ganz gewaltig gesteigert war. BECHER findet, daß in der Norm und bei einer Blut-Rest-N-Vermehrung, die nicht durch „Niereninsuffizienz" bedingt ist, der Gewebs-Rest-N etwas stärker ansteigt, daß aber bei „Niereninsuffizienz" das Blut etwas stärker betroffen ist.

Diese an der Leiche gemachten Feststellungen haben gegenüber den Befunden am kranken Menschen keine entscheidende Bedeutung. Die Meinung MONAKOWS, daß Rest-N im Blute erst nach Sättigung der Gewebe ansteigt, kann ich nicht bestätigen. Ebensowenig zutreffend ist — auch nach seinen eigenen Feststellungen — die entgegengesetzte Verallgemeinerung von ROSENBERG, daß der Rest-N im Muskel erst ansteigt, wenn die Azotämie eine gewisse Schwelle (170 mg-%) überschritten hat. Ich finde die Verteilung auf Blut und Gewebe sehr verschieden, habe aber die Bedingungen des unterschiedlichen Verhaltens noch nicht erkannt.

Es ist wahrscheinlich, daß sich bei äußerster Retention, wie sie im Endstadium der Schrumpfniere statthat, eine ungefähr gleichmäßige Verteilung über Blut und Gewebe findet. Für diese Stadien, wie sie der Untersuchung an der Leiche zugrunde liegen, ist die Verteilungsfrage ohne Interesse. Auch für die zahlreichen Fälle, in denen eine Erhöhung von Rest-N im Blute vorliegt, deren symptomatische Bedeutung ja von keiner Seite bezweifelt wird, bedarf es nicht dieser Diskussion. Sie ist aber von Bedeutung für die kasuistische Beurteilung und für das pathogenetische Verständnis bei den vielleicht seltenen, aber zweifellos vorkommenden Fällen, in denen eine N-Retention ohne abnorme Azotämie vorliegt. Die Frage der N-Ausscheidungsarbeit der Niere, die Frage des Verhaltens der Gewebe zum N und die Frage der Bedeutung des Rest-N oder einer seiner Fraktionen für die Urämie läßt sich nicht allein aus der Bestimmung der Azotämie entscheiden.

Besonders für die chronischen Nierenleiden kommt der Azotämie ein hohes prognostisches Interesse zu.

Ihre Bedeutung für die Beurteilung der Nierenfunktion ist in Deutschland nicht ausgewertet worden, obwohl SIEBECK u. LICHTWITZ für den Stickstoff (bzw. Harnstoff), STEINITZ, LICHTWITZ u. THANNHAUSER für die Harnsäure auf die Wichtigkeit des Konzentrationsunterschiedes im Blut und Harn für diese Frage eindringlich hingewiesen haben.

AMBARD hat den viel beachteten Versuch gemacht, aus dem Harnstoff von Blut und Harn eine mathematische Nierenfunktionsprüfung zu konstruieren, die in sehr entgegengesetzter Weise beurteilt wird. AMBARD gewinnt aus folgender Formel den hämorenalen Index:

$$\frac{Ur}{\sqrt{\dfrac{D \cdot 70 \cdot \sqrt{c}}{p \cdot 5}}} = 0{,}07.$$

In dieser Formel bedeutet Ur den Blutharnstoff (g pro Liter), D die in 24 Stunden im Harn ausgeschiedene Harnstoffmenge in Gramm, c Harnstoff des Harns in Gramm pro Liter, p Körpergewicht. 70 = Normalgewicht, 5 = Quadratwurzel aus der durchschnittlichen normalen Harnstoffkonzentration des Harns (Gramm pro Liter).

Gegen diese Methode sind von vielen Seiten Einwände erhoben worden. Ganz sicher handelt es sich nicht um eine „Konstante". Der Normalwert liegt nach BAUER u. NYIRI zwischen 0,05 und 0,09, nach ROSENBERG zwischen 0,03 und 0,09. Diese Autoren finden aber bei anatomisch unversehrten oder nahezu unveränderten Nieren Werte bis 0,14 und 0,15.

Andere Nachuntersucher beurteilen trotz aller theoretischen Bedenken die Methode, deren Hauptvorzug in der Kürze der Untersuchungszeit liegt, günstig. Sie hat sich aber in Deutschland weder in ihrer ursprünglichen Gestalt noch in den Modifikationen, wie sie von McLEAN u. VAN SLYKE angegeben sind, eingebürgert.

RABINOWITSCH hat aus dem „Harnstoffkonzentrationsfaktor

$$= \frac{\text{mg \% U in Harn}}{\text{mg \% U im Blut}}$$

die Arbeit (A) berechnet, die die Niere bei der Konzentrierung leistet. Nach den allgemeinen Gasgleichungen ist

$$A = 2{,}3 \cdot RT \cdot \log\frac{(C_1)}{(C_2)} \cdot \frac{m}{M}.$$

R, Konstante = 0,35, T — abs. Temperatur 273 + 37 = 310, C_1/C_2 der Harnstoffkonzentrationsfaktor, m die während der Versuchsperiode ausgeschiedene Harnstoffmenge in Gramm, M Molekulargewicht des Harnstoffs. Für die Arbeit der Ausscheidung von 1 g U ($m = 1$) findet RABINOWITSCH den Wert von etwa 17 kg/m. Bei chronischer Nephritis wird eine erhebliche Erniedrigung der Arbeitsleistung gefunden.

Die Gesamtarbeit, die von der Niere geleistet wird, kann aber nicht aus den Verhältnissen der Konzentrationen in Blut und Harn errechnet werden. Es ist indessen möglich, darüber eine Anschauung zu gewinnen — und wir sind damit beschäftigt auf dieser Grundlage eine Methode aufzubauen —, wenn man die gesamte Beschickung der Niere im Laufe von 24 Stunden mit Menge und Zusammensetzung des 24 Stunden-Harns in Beziehung setzt.

In der Norm strömen in 24 Stunden durch die Nieren schätzungsweise 1000 l Blut. Dann ergibt sich die Berechnung aus folgendem *Beispiel:*

	in 1000 l Blut	in 2 l Harn	Arbeitseffekt
Wasser....	1000 kg	2 kg	1/500
Cl′	3500 g	10 g	1/350
Harnstoff ..	300—800 g	30—80 g	1/10
Harnsäure..	20—40 g	0,5—1 g	1/40

Menge und Zusammensetzung von Blut und Harn und die Höchstleistung der Konzentrierungen sind leicht festzustellen. Die Größe der Nierenzirkulation unter normalen und besonders unter pathologischen Verhältnissen wird sich mit einem für die Praxis zulässigen Fehler schätzen lassen.

Mineralische Zusammensetzung. d) **Die Veränderungen der mineralischen Zusammensetzung.** Bei Nierenkranken findet sich eine Reihe von Störungen der ionalen Zusammensetzung des Blutes und (der bisher nicht ausreichend untersuchten) Gewebe. Im allgemeinen sind die Veränderungen um so ausgeprägter, je schwerer die Nierenerkrankung ist. Es ist aber bisher nicht gelungen, die erhobenen Befunde anatomischen Veränderungen zuzuordnen, ganz im Gegenteil ist die außerordentliche Unregelmäßigkeit im Auftreten bestimmter Störungen — so der Nierenacidose — auffallend.

Ein Teil der mangelhaften Übereinstimmung der Befunde ist allerdings auf Kosten der Methode zu setzen. Dabei handelt es sich nicht so sehr um Mängel der chemischen Analyse als solcher — das trifft z. B. für die von ihrem Autor jetzt selbst verlassene Methode der Kaliumbestimmung nach Tisdall zu —, vielmehr um die Nichtbeachtung von Einflüssen, die im Blut bzw. Plasma oder Serum vor Beginn der Analyse wirksam sind und die Befunde ausschlaggebend beeinflussen. Da es sich bei diesen Vorgängen zum Teil um Austauscherscheinungen zwischen Blutflüssigkeit und Erythrocyten handelt, schließt sich hier unmittelbar die Frage an, wo überhaupt die ionalen Veränderungen in charakteristischer Weise aufzufinden seien, ob die Analyse des Gesamtblutes oder des Plasmas (Serums) zum Ziele führe. Die Frage muß für die einzelnen Ionen verschieden beantwortet werden.

Für das Cl′-Ion ist es seit den klassischen Untersuchungen J. H. Hamburgers bekannt, daß es unter dem Einfluß der CO_2-Spannung reversibel seine Verteilung zwischen Blutkörperchen und Plasma ändert. Hohe CO_2-Spannung bewirkt Eintritt von Cl′-Ion aus dem Plasma in die gleichzeitig durch Wasseraufnahme schwellenden Erythrocyten und umgekehrt. Dieser Vorgang, durch van Slyke und seine Mitarbeiter als Wirkung des Donnangleichgewichtes des Hämoglobins nachgewiesen, ist mit spiegelbildlichem Verhalten des Bicarbonates gekoppelt, da die Erythrocytengrenze bei der Wasserstoffionenaktivität des Blutes für Kationen so gut wie unpassierbar ist. Bicarbonat und Cl′-Bestimmungen, die im Plasma oder Serum von unter Venenstauung entnommenem Aderlaßblut vorgenommen sind — und das trifft für einen großen Teil der mitgeteilten Befunde zu —, entbehren durchschlagender Beweiskraft. Allein Analysen des Gesamtblutes sind hier verläßlich, wenn man nicht das bei 40 mm CO_2-Spannung abzutrennende „wahre" Plasma untersuchen kann.

Für die Beurteilung der anorganischen *Phosphate* ist wesentlich, daß sie extravasal je nach den Bedingungen der Entnahme ($H+$-Aktivität, Läsion der Erythrocyten) durch Synthese oder Spaltung einer lactacidogenähnlichen Substanz Veränderungen erleiden (LAWACZEK). Da bei Läsion der Erythrocyten Spaltung überwiegt, dürften die im Aderlaßblute gewonnenen Werte oft zu hoch liegen. Die Untersuchung des Blutes und des Plasmas (Serums) ergibt hier brauchbare Vergleichswerte.

Auch für das *Kalium* des Serums ist durch NOGUCHI (unter NONNENBRUCH) eine schnelle extravasale Vermehrung nachgewiesen. Da es in großer Menge in den Erythrocyten vorhanden und seine Menge im Blut somit vom Hämoglobingehalt abhängt, sind nur Analysen des Plasmas (Serums) schlüssig. Gleiches gilt für das *Natrium*, das im Plasma in erheblich größerer Menge als in den Blutkörperchen vorkommt.

Beim *Calcium* sind die Konzentrationsunterschiede nicht sehr erheblich; sowohl Blutanalysen wie Serumanalysen sind hier verläßlich.

Für die Wahl des Materials zur Bestimmung des *Magnesiums* fehlen analytische Anhaltspunkte.

Die besondere Stellung, die das Cl-Ion für die Beurteilung der Nierenerkrankungen gegenüber den anderen Ionen seit den Untersuchungen von H. STRAUSS u. VIDAL einnimmt, ist wohl mehr von methodischen als von pathologischen Gesichtspunkten aus berechtigt. Die vorliegenden Analysen im Blut — meist Serumanalysen — bieten jedenfalls nichts Charakteristisches. Neben normalen Konzentrationen finden sich sowohl erhöhte wie erniedrigte Werte, ohne daß zwischen akuten und chronischen Nierenerkrankungen grundsätzlich geschieden werden könnte.

Das anorganische Phosphat, normalerweise in einer Menge von etwa 3—4 mg-% im Serum enthalten, ist bei Nierenkranken meist vermehrt. Bei akuten Nierenerkrankungen hält sich die Vermehrung in mäßigen Grenzen, erreicht bei chronischen Urämien Werte bis um 20 mg-%. Die Vermehrung geht damit über die bei der idiopathischen Tetanie feststellbaren Werte hinaus. Von der Beziehung dieses Befundes zum Verhalten des Serumcalciums und den damit zusammenhängenden physiologischen Fragen wird unten die Rede sein.

Das Verhalten des Bicarbonations ist bei den Nierenkrankheiten von besonderem Interesse. Seine Bedeutung ist ja keineswegs damit erschöpft, daß es unter den Anionen des Blutes der Menge nach an zweiter Stelle steht. Einmal ist seine Menge von ausschlaggebendem Einfluß auf die [$H+$] des Blutes, da das Blut im wesentlichen ein Bicarbonatkohlensäurepuffersystem darstellt. Weiter aber ist der Bicarbonatgehalt die Resultante des Verhaltens sämtlicher übrigen im Blute vorhandenen Ionen. Denn der Hauptteil der basischen Äquivalente die nicht als Salze fixer Säuren vorgefunden werden, fällt auf das Bicarbonat; diese Doppelbeziehung des Bicarbonates ist es, die den Zusammenhang zwischen dem Säurebasengleichgewicht und dem allgemeinen Ionengleichgewicht im Blute ausmacht. Eine isolierte Betrachtung ist daher beim Bicarbonat noch unfruchtbarer als bei den anderen Ionen des Blutes.

Schon vor 40 Jahren hatte JACKSCH bei einem Urämischen — mit
einer Methodik, die allerdings den heutigen Anforderungen nicht mehr
gerecht wird — eine Verminderung des titrierbaren Alkalis im Blute
festgestellt. Die Frage gewann erst Bedeutung, als STRAUB u. SCHLAYER
bei der Urämie eine Verminderung der alveolaren CO_2-Spannung fanden.
Weitere Untersuchungen — in Deutschland in erster Reihe durch die
STRAUBsche Schule — zeigten, daß sich bei schwerem Nierensiechtum
häufig, keineswegs jedoch regelmäßig und in fester Beziehung zur Schwere
des Gesamtbildes, eine Acidose, kenntlich durch die Verminderung des
CO_2-Bindungsvermögens, final auch durch die Erhöhung der (H^+) des
Blutes, einstellt. So fanden wir einmal den außerordentlich niedrigen
Wert von $p_H = 7{,}01$. Bei akuten Nierenerkrankungen ist diese Erschei-
nung oft wenig ausgeprägt, das Bicarbonat hält sich oft innerhalb der
Grenzen der statistischen Norm, zeigt aber auch dann bei eintretender
Heilung einen Anstieg. Bei chronischen Nierenleiden wurde übrigens hie
und da auch ein erhöhtes CO_2-Bindungsvermögen angetroffen.

Nach dem oben Gesagten ist es klar, daß die Ursachen für diese
Nierenacidose außerordentlich komplex sind, da bei denjenigen Nierenerkrankungen, in denen der Befund ausgeprägt ist, die Isoionie mehr oder
weniger in bezug auf alle Ionen des Blutes gestört ist. Nur in einer Minderzahl der Fälle spielt eine Vermehrung des Cl'-Ions eine wesentliche Rolle.
Auch eine Vermehrung des Phosphations ist, in stöchiometrischen Äquivalenten gemessen, wenig bedeutsam. Aus quantitativen Gründen kommt
das Sulfation noch weniger in Betracht, obwohl es nach den Untersuchungen von DENIS u. HOBSON bei Nephritiden in vermehrter Menge
im Blute auftritt. Eine größere Rolle spielt schon die Verminderung
der basischen Äquivalente, die, von PETERS und seinen Mitarbeitern
festgestellt, in erster Reihe auf das Na^+-Ion zu beziehen ist. Von den
anderen Kationen zeigt nämlich nur das Calcium mit einiger Regelmäßigkeit eine Abnahme, die aber vom stöchiometrischen Gesichtspunkt
aus gleichfalls unwesentlich ist.

Alle diese Veränderungen zusammen vermögen zumeist eine vor-
gefundene Bicarbonatverminderung nicht quantitativ zu erklären. Wenn
die Gesamtheit der basischen Äquivalente der Summe der Anionen
gegenübergestellt wird, findet sich unter normalen Bedingungen ein
Betrag von rund 15% der Kationen, denen keine bekannten Anionen
entsprechen. Der Befund, von TISDALL erhoben, weiter von KROETZ
verfolgt, wird unter dem Begriff des Anionendefizits zusammengefaßt.
Bei acidotischen Nierenkranken findet sich nun eine Vermehrung dieses
Defizits. Nach dem gegenwärtigen Stande des Wissens kann das nur
durch die Anwesenheit unbekannter Säuren im Blute erklärt werden
(H. STRAUB).

Vom Standpunkt der Nierenfunktion aus gesehen ist es eine Insuffizienz in der Ausscheidung der verschiedenen Anionen wie auch die
vermehrte Heranziehung fixer Basen zur Neutralisation der starken
Säuren im Harn, die der Blutacidose zugrunde liegt. Diese Heranziehung
fixer Alkalien ist dann in besonderem Maße notwendig, wenn von der
kranken Niere das Ammoniumion nicht in ausreichender Menge geliefert
wird.

Von den Kationen hat man dem Calcium mit Recht die größte Auf- Calcium.
merksamkeit geschenkt. Schon bei akuten Nierenerkrankungen, bei
denen die Veränderungen im ganzen meist wenig deutlich sind, findet sich
oft eine mäßige Verminderung des Serumkalks. Sehr ausgeprägt ist sie
— doch auch das nicht regelmäßig — bei chronischem Nierensiechtum,
und zwar bei glomerulären Erkrankungen wie bei tubulären.

Die Betrachtung der analytisch gewonnenen Calciumwerte ist aber
nicht ausreichend, zumal die Frage nach der physiologisch wirksamen
Form des Calciums noch keineswegs gelöst ist. Die Dinge liegen hier
jedenfalls viel komplizierter, als man noch vor kurzem (FREUDENBERG
u. GYÖRGY) angenommen hat. Keinesfalls (W. HEUBNER) kann die Ansicht
als bewiesen gelten, daß nur dem dissozierten Calcium physiologische
Wirkungen zuzuschreiben seien. Eine zuverlässige direkte Bestimmungsmethode der dissoziierten Fraktion besteht nicht; die Berechnungen,
die auf den Gleichgewichten des Calciumbicarbonats und Phosphats in
wässerigen Lösungen basieren, sind für das Serum gleichfalls nicht unbedingt schlüssig. Bedeutungsvoller erscheinen die Versuche, auf direktem
Wege das Calcium zu fraktionieren. Es hat sich gezeigt, daß bei der
Ultrafiltration des Serums von Nephritikern .5—6 mg Ca die Membran
passieren, genau wie bei Normalen (PINKUS, PETERSON u. KRAMER).
Im urämischen Anfall jedoch sinkt der Anteil des ultrafiltrablen Calciums
auf Werte von 2—3 mg-%, d. h. Werte, wie sie auch bei der parathyreo-
priven Tetanie gefunden werden. Wahrscheinlich bestehen hier Beziehungen zu Befunden von BERNARD u. BEAVER, die durch Elektrodialyse
das Serumcalcium in eine positiv geladene und eine negativ geladene
[also als Komplexsalz vorhandene (KLINKE)] Fraktion scheiden konnten.
Entsprechende Untersuchungen bei Nierenkranken scheinen nicht vor-
zuliegen; sie sind aber im Hinblick auf die nervösen Erscheinungen im
Gefolge der Niereninsuffizienz von Bedeutung.

Das Verhalten des Kaliums ist viel weniger regelmäßig. Meist wird
über Vermehrung, jedoch auch über normale und . erniedrigte Werte
berichtet. Doch muß nochmals betont werden, daß gegen die Methodik
schwere Bedenken vorliegen.

Dem Magnesium wurde bisher wenig Beachtung geschenkt, da es
sich nur in verschwindender Menge (1,5—2,5 mg-%) im Serum vorfindet.
Bei akuter Nephritis fanden BOYD u. COURTNEY niedrige Normalwerte.

Vom Natrium war weiter oben bereits die Rede. Neben den erniedr-
rigten Werten, auf die als Teilursache der Nierenacidose hingewiesen
wurde, sind auch Erhöhungen des Serumnatriumgehaltes beobachtet.

Zwei Größen sind an dieser Stelle noch zu betrachten, die in der Gefrier-
punktser-
Hauptsache Funktionen des Elektrolytgehaltes des Lösungsmittels sind: niedrigung
der *osmotische Druck,* gemessen an der Gefrierpunkterniedrigung ($\varDelta$) und Leit-
fähigkeit.
und die *Leitfähigkeit der Blutflüssigkeit.* Erkenntniswert besitzt jeweils
nur die Untersuchung des Serums (Plasmas), da die Bestimmung von
$\varDelta$ nur in einem homogenen Medium einen physikalischen Sinn hat und
Leitvermögen den unverletzten Erythrocyten überhaupt nicht zukommt.
So ist das Anwachsen des Widerstandes im Gesamtblut gegenüber dem
Serum geradezu ein Maß des Erythrocytenvolumens (BUGARZKY u.
TANGL). Die Untersuchung dieser beiden Größen ging den oben

besprochenen analytischen Bestrebungen voraus (BUGARSZKY u. TANGL, v. KORANYI), sowie die Erkenntnis der Isotonie der Blutflüssigkeit der Erkenntnis der Isohydrie und Isoionie vorausging. Für sich allein angewandt hat die Betrachtung des osmotischen Druckes und der Leitfähigkeit in der Pathologie der Nierenkrankheiten nicht weit geführt. Sie zeigte, daß der beim normalen von äußeren Einflüssen (Wasserzufuhr, Nahrungsaufnahme) wenig abhängige osmotische Druck bei Ausscheidungsstörungen stark ansteigen kann [höchster Wert = — 0,90 (H. STRAUB)].

Erst die Verbindung dieser Untersuchungsmethoden mit der Gesamtionenanalyse, zuerst von H. STRAUB und seiner Schule geübt, hat zu neuen Erkenntnissen geführt. Der Wert der kombinierten Anwendung beider Methoden beruht darauf, daß ihre Ergebnisse durch die Anwesenheit von Anelektrolyten in verschiedener Weise berührt werden und dadurch Rückschlüsse auf die Natur der anwesenden Substanzen erlauben. Die Leitfähigkeit wird durch Eiweiß und Anelektrolyte (Harnstoff) herabgesetzt, der osmotische Druck gesteigert. Es zeigt sich nun, daß bei Ausscheidungsstörung die Erhöhung des osmotischen Druckes zu einem großen Teil auf das Auftreten abnormer Mengen von Anelektrolyten zurückgeht, daß aber auch — wo die Leitfähigkeit erhöht ist — Elektrolyte in vermehrter Menge im Serum vorhanden sein können. Nur in einer Minderzahl von Fällen spielen dabei die vorher besprochenen Ionen eine wesentliche Rolle. Nicht selten findet sich vielmehr eine Erhöhung der Leitfähigkeit, die auf unbekannte Ionen zurückgeführt werden muß. In Verbindung mit oben angeführten Befunden bildet gerade diese Tatsache eine wichtige Stütze der These, daß das Auftreten unbekannter Säuren im Blute eine wesentliche Ursache der Nierenacidose ist.

e) **Stickstofffreie Körper aromatischer oder heterocyclischer Konstitution.** Bei der Urämie der chronischen Nierenkranken nimmt das Filtrat des mit Trichloressigsäure enteiweißten Serums beim Stehen eine Rosafärbung an. Das Blut enthält also die Vorstufe eines Farbstoffs, der als Urorosein bezeichnet wird. Im Blute von Menschen mit schwersten chronischen Nierenleiden sind von BECHER Mono- und Diphenole (auch freies Phenol), Kresol und aromatische Oxysäuren nachgewiesen worden. Das Trichloressigsäurefiltrat gibt nach BECHER eine braune Diazoreaktion und Urochromogenreaktion, das Filtrat nach FOLIN-WU Xanthoprotein- und MILLIONs Reaktion. BECHER schreibt ihnen eine wichtige Rolle für die Entstehung der Urämie und für das Fortschreiten der Nierenerkrankung zu.

Die Xanthoproteinprobe kann am Krankenbett ausgeführt werden und ist daher als differentialdiagnostisches Hilfsmittel in der Praxis und auch in der Klinik sehr brauchbar.

Nach F. VOLHARD entnimmt man aus der Armvene 5 ccm Blut und gibt es in ein mit 5 ccm 20%iger Trichloressigsäure beschicktes Kölbchen. Umschütteln, filtrieren. Zu 2 ccm des Filtrats 0,5 ccm konzentrierter reiner Salpetersäure (spezifisches Gewicht 1,4), eine halbe Minute kochen, unter der Wasserleitung abkühlen und 1,5 ccm 33%iger Natronlauge hinzufügen. Normalerweise entsteht kaum eine Spur von Gelbfärbung. Bei positivem Ausfall eine gelbe bis braungelbe Färbung, die man colorimetrisch messen (im Autenrieth-Colorimeter gegen einen mit 0,03874%iger Bichromatlösung gefüllten Keil), bei einiger Übung aber leicht abschätzen kann.

Auch Urochromogen und andere Chromogene kommen unter den gleichen Bedingungen wie die Phenole vor.

Die Beachtung oder photometrische Messung der Serumfarbe (VEIL) wird auch bei Nierenleiden eine gewisse Bedeutung gewinnen.

Bei der Schrumpfniere wird ein heller Harn gebildet, der nach BECHER wenig Farbstoff, aber reichlich Chromogene enthält, die durch Behandlung mit Kaolin in gefärbte Produkte übergeführt werden können.

3. Die Anurie.

Die *Anurie* ist mit einer Ausnahme (s. unter 6) ein renaler Vorgang. Ihre Ursachen liegen: *Einteilung der Anurie.*

1. *in dem Fehlen beider Nieren* (Exstirpation oder schwerste Verletzung einer Niere bei fehlender zweiter) = *arenale Anurie;*

2. in einer *Aufhebung des Blutzuflusses zu beiden Nieren* durch Thrombose oder Kompression beider Nierenarterien oder beider Nierenvenen = *prärenale Anurie;*

3. in einer vollständigen *Aufhebung der Wassersekretionsfähigkeit* beider Nieren (bei akuter Glomerulonephritis, im Endstadium chronischer Nephritiden, bei schweren degenerativen Prozessen z. B. Sublimatniere) = *renale Anurie im engeren Sinne.*

4. in mechanischer *Verlegung des Harnabflusses.*

Diese Verlegung kann bereits in den Kanälchen stattfinden, so z. B. bei der Kanälchenverstopfung, die durch Hämoglobinmassen bei plötzlichem Untergang großer Blutmengen (Verbrennungen, Schwarzwasserfieber) stattfindet = *renale subrenale Anurie.* Vielleicht ist auch bei der akuten Nephritis die Anurie durch eine Verstopfung der Kanälchen mit Harnzylindern mitbedingt *(Aufrecht).*

Die Verlegung findet häufiger in den Ureteren (durch Steine oder Tumoren — Gebärmutter-, Blasen- oder Prostatatumoren) statt. *Subrenale Anurie.* Auch Steinverschluß *eines* Ureters führt bisweilen zu doppelseitiger Anurie = *subrenale und reflektorische Anurie;*

5. in *nervösen Bedingungen* = *reflektorische Anurie,* die auch ohne grobe mechanische Hindernisse bei Reizzuständen im Bereich der abführenden Harnwege, aber auch bei peritonealer Reizung zustande kommt. Nach *Casper,* der wiederholt nach Einlegung eines Ureterenkatheters ein Aufhören der Anurie beobachtete, handelt es sich um Spasmen der Ureteren, die (s. Nierennerven) reflektorisch zu einer Beeinflussung der vasomotorischen und sekretorischen Nerven führen;

6. in *einem Wassermangel* bei starken Durchfällen, hochgradiger Wasserverarmung des Körpers.

CASPER unterscheidet zwischen der *echten Anurie,* bei der überhaupt kein Harn gebildet wird (= arenale, prärenale, und renale Anurie) und der *falschen Anurie,* bei der der Harn infolge Ureterenverschlusses nicht abfließen kann (= *subrenale Anurie).* Diese Namengebung ist nicht sehr glücklich, da die „falsche Anurie" doch auch eine wirkliche ist, und da der *Unterschied in bezug auf die Harnbildung nur im Beginn dieses anurischen Zustandes besteht.* Es wird nämlich bei Ureterenverschluß der Druck im Harnleiter oberhalb des Hindernisses sehr groß; er pflanzt sich bis in die Harnkanälchen fort, führt dort zu einer Erweiterung und

Epithelabplattung, sodann zu einer Behinderung des Kreislaufes, Kompression der Gefäße, Anämie des Organs mit rasch folgendem Aufhören der Harnbildung.

Die Anurie führt zu dem höchsten Grad der Ausscheidungsinsuffizienz.

Symptomatologie der Anurie. Das Bild, unter dem die nicht durch nephritische Prozesse hervorgerufene Anurie — also die arenale, prärenale und subrenale — verläuft, ist in seinem Beginn und ersten Teil meist insofern außerordentlich überraschend, als zunächst, etwa für die ersten Tage, aber in manchen Fällen auch länger, bis zur Dauer einer Woche, *völlige Symptomlosigkeit und völliges Wohlbefinden* besteht. Erst nach diesem — von BRADFORD *latente Urämie* genannten — Stadium treten Folgeerscheinungen, bestehend in *geistiger und körperlicher Müdigkeit, Teilnahmslosigkeit, vermehrter Neigung zum Schlaf,* auf. Gleichzeitig macht sich *Empfindlichkeit der Muskulatur auf Druck, gesteigerte Erregbarkeit der gesamten Körpermuskulatur bemerkbar,* die zu *Sehnenhüpfen,* unwillkürlichen ausfahrenden Bewegungen und besonders im Schlaf zum Erwachen infolge eines Ruckes führt. Die *Sehnen- und Periostreflexe sind oft beträchtlich gesteigert. Trockenheit im Munde, braunschwarz belegte Zunge, gänzliche Appetitlosigkeit, Übelkeit und Brechreiz* (mitunter Erbrechen), hartnäckiger *Singultus,* Obstipation und Meteorismus sind die sehr quälenden Symptome von seiten des Verdauungskanales. Die Pupillen sind sehr eng. Es besteht *Frostgefühl,* die Haut ist kühl. Es bildet sich ein *klebriger Schweiß,* besonders auf der Stirn, der bisweilen beim Eintrocknen auf der Haut feine, glänzende, aus Harnstoff bestehende Schüppchen hinterläßt. *Die Körpertemperatur erreicht auffallend niedrige Werte. Die Atemluft riecht deutlich urinös und ammoniakalisch.* Bei Vorhalten eines mit starker Salzsäure befeuchteten Glasstabes vor den Mund bilden sich Salmiaknebel.

In den Fällen von subrenaler Anurie kommt es nach den Beobachtungen von PÄSSLER, BRASCH u. a. zu einer *Blutdrucksteigerung.* Bei renaler Anurie ist die Blutdrucksteigerung eine Folge des nephritischen Prozesses. *Nach Beobachtung am Tier führt Unterbindung beider Nierenarterien nicht zur Blutdrucksteigerung.* Demnach ist zu erwarten, daß eine prärenale Anurie (durch Thrombose beider Nierenarterien) das gleiche Verhalten zeigt. Wie die arenale Anurie den Blutdruck beeinflußt, bedarf noch weiterer Beobachtungen. Im entsprechenden Tierexperiment steigt der Blutdruck nicht. Ich beobachtete bei einem Fall von arenaler Anurie, der erst am 21. Tage starb, am 14. Tage einen Blutdruck von 140. Auf die Wertung und Bedeutung dieser kurzen Bemerkungen werden wir bei der Besprechung der arteriellen Hypertonie zurückkommen.

Bei denjenigen Anurien, die nicht durch Nephritis bedingt sind, kommt es, wie die Beobachtung des Körpergewichts lehrt, trotz vermehrter Ausscheidung durch Darm, Magen (Erbrechen) und Haut zu einer *Wasserretention,* aber *erst sehr spät und nur in sehr geringem Maße zu Ödem,* das dann nicht die Lokalisation der nephritischen Ödeme (Augenlider) zeigt, sondern an den Fußknöcheln auftritt. So hat PÄSSLER einen Fall von subrenaler Anurie beobachtet, in dem sich nur ganz spärliche Knöchelschwellungen zeigten, obwohl eine Wassermenge, die

13—14% des Körpergewichts betrug, im Körper verblieben war. Eine solche Flüssigkeitsmenge pflegt beim Nephritiker bereits recht deutliche Schwellungen zu machen. Diese Beobachtungen sind sehr wichtig und werden uns als Material zum Verständnis des nephritischen Ödems wiederbegegnen.

Auch die löslichen, zur Ausscheidung durch die Nieren bestimmten Stoffe bleiben im Körper zurück, und eine Vermehrung derselben im Blute wird nachweisbar. Der *Reststickstoff* (s. S. 94) steigt stets erheblich an, und der *Kochsalzgehalt* des Blutes ist gleichfalls in einer Anzahl von Fällen, wenn auch nicht regelmäßig, erhöht befunden worden. Der *Gefrierpunkt* sinkt. Alle diese Zeichen einer höheren Konzentration des Blutserums treten ein, obwohl, wie die Abnahme von Hämoglobin und Zahl der roten Blutkörperchen zeigen, sich das *Volumen des Blutes infolge Wasserretention vermehrt.* Veränderungen der Blutzusammensetzung.

Nur in seltenen Fällen tritt das Bild der *Krampfurämie* ein, eine Tatsache, die für die Beurteilung des Wesens der Krampfurämie (der akuten Urämie) sehr bedeutungsvoll ist. Die *Vergiftungserscheinungen* bei den reinen, nicht nephritisch bedingten Formen der Anurie bestehen in folgenden Symptomen: Große Hinfälligkeit, Überempfindlichkeit der Muskulatur auf Druck, gesteigerte Muskelerregbarkeit, Neigung zum Frieren, klebriger Kopfschweiß, große Atmung, Kopfschmerzen und Erbrechen, sind also gleich denen, die bei der chronischen Urämie, bei Schrumpfnierenkranken, beobachtet werden. Man hat dieses Bild als „Harnvergiftung" und auch als „echte Urämie" bezeichnet und es genetisch in scharfen Gegensatz zur Krampfurämie gestellt. Für die Differenzierung dieser beiden Zustände ist es aber wichtig, festzustellen, daß FR. MÜLLER bei nichtnephritischer Anurie, auch infolge von Ureterenverschluß, echte eklamptische Anfälle beobachtet hat, daß ASCOLI in seiner Zusammenstellung einige Fälle von Krämpfen und sogar einen Fall von eklamptischer Amaurose erwähnt. VOLHARD teilt einen sehr gut untersuchten Fall von eklamptischer Urämie bei doppelseitigem Harnleiterverschluß mit, in dem es infolge der Harnstauung zu einer doppelseitigen Hydronephrose gekommen war, das Nierenparenchym Verbreiterung der Interstitien, Erweiterung der Harnkanälchen und vielfach auch der BOWMANschen Kapseln, aber keine entzündlichen oder degenerativen Veränderungen aufwies, eine akute oder chronische Nephritis also nicht vorhanden war. Der von uns beobachtete nierenlose Anuriker, der 21 Tage anurisch lebte, starb nach zwei kurzen eklamptischen Anfällen. Urämie und Eklampsie.

Das Krankheitsbild der nichtnephritischen Anurie liefert uns also wichtiges Material für das Verständnis des Wesens der drei großen extrarenalen Symptome der Nephritis, der Blutdrucksteigerung, des Ödems und der Urämie.

Die Diagnose der Anurie ist mit der Feststellung des Fehlens der Harnentleerung nicht erledigt. Es muß durch *Katheterismus* das Leersein der Blase nachgewiesen werden. Diagnose.

Die häufigste Ursache *der Anurie* ist die Steineinklemmung im Ureter. Die Diagnose ist zunächst die der Nieren- und Uretersteine überhaupt; die Vorgeschichte (Koliken, Blutungen, vorangegangene Röntgenuntersuchungen) liefert wichtige Anhaltspunkte. Eine Anurie infolge gleichzeitiger doppelseitiger Steineinklemmung dürfte wohl äußerst selten sein. Der einseitige Steinverschluß führt aber aus zwei Gründen zur völligen Anurie, einmal weil in einer Anzahl von Fällen infolge des chronischen doppelseitigen Steinleidens eine Niere überhaupt nicht mehr funktioniert, sodann weil die Anurie der zweiten Niere eine reflektorische sein kann. Zu einer Diagnose, die eine brauchbare Unterlage für die chirurgische Therapie abgibt, bedarf es der Feststellung, welche Seite durch den Steinverschluß die Anurie bedingt. Diese Diagnose ist außerordentlich schwierig. Einen Anhaltspunkt gibt die Angabe des Kranken, auf welcher Seite die letzte, der Anurie vorausgegangene Kolik war. Zu bedenken ist jedoch, daß ein kontralateraler Schmerz vorkommt. Die Feststellung einer Nierenvergrößerung durch die Palpation ergibt für die Lokaldiagnose nichts, wohl aber ist die *brettharte Spannung der Bauchmuskulatur auf der erkrankten Seite* und auch die lokale Druckschmerzhaftigkeit von Belang. Die Untersuchung nach dieser Richtung muß möglichst frühzeitig gemacht werden, bevor eine etwa eintretende Benommenheit diese Symptome verwischt. Eine Röntgenuntersuchung wird, sofern sie Steinschatten nur auf einer Seite ergibt, die Diagnose sehr wesentlich fördern. Der Ureterenkatheterismus kann die Unwegsamkeit eines Ureters oder beider ergeben. Da aber die Art des Hindernisses nicht gefühlt und auch nicht entschieden werden kann, ob es die Ursache der Anurie bedeutet, so ist auch diese Untersuchungsmethode, besonders bei Steinschatten in beiden Nierenbecken noch nicht entscheidend für die örtliche Diagnose (ISRAEL). Auch wenn man alles berücksichtigt: Anamnese (Ort der letzten Kolik), Druckschmerz und Defensio muscularis, Röntgenuntersuchung und doppelseitigen Ureterenkatheterismus, braucht man immer noch etwas Glück, die richtige Seite zu treffen.

Zur Aufklärung des Wesens einer Anurie gehört die *rectale bzw. auch gynäkologische Untersuchung,* da eine besonders beim weiblichen Geschlecht nicht seltene Ursache in Kompressionen des Ureters durch Tumoren gegeben ist.

Eine Anurie kann eines der beunruhigendsten Symptome einer diffusen akuten Nephritis sein. Ist der Anurie eine ärztliche Beobachtung vorangegangen, so ist die Diagnose nicht schwierig. Sonst wird das nephritische Ödem, die Blutdrucksteigerung und die Anamnese die Erkenntnis des renalen Ursprungs der Anurie ermöglichen. Auch bei der aufsteigenden chronischen Pyelonephritis kann es zu einer Anurie kommen. Hier ist die Vorgeschichte dem Kranken und seiner Umgebung hinreichend bekannt.

Von größter Bedeutung ist die *reflektorische Anurie,* die bei einseitigem Ureterverschluß völlige Harnlosigkeit zur Folge hat. Der Reflex geht vom Ureter, vom Nierenstiel, besonders aber von der Niere selbst, und zwar infolge der Drucksteigerung aus, die in ihr bei Harnstauung entsteht. Die *reflektorische Anurie* tritt daher auch bei den akuten Retentionen ein, wie sie durch *Ureterabknickungen bei Wanderniere* zustande kommen. Ebenso kann die *Ureterverlegung durch einen hydronephrotischen Sack* zu einer reflektorischen Oligurie führen und Anurie bedingen. Die Schwankungen in der Harnausscheidung, die wir bei Hydronephrosen nicht selten treffen, sind die *Reflexfolgen der vermehrten Wandspannung* der Sackniere und nicht, wie man bisweilen glaubt und hört, die Folgen der Retention des ohne Hemmung gebildeten Harnes in den hydronephrotischen Hohlräumen. Die Kenntnis oder die Feststellung des Bestehens einer Wanderniere oder einer Hydronephrose wird also für die Diagnose einer Anurie stets wichtig sein.

Die Prognose. Die Anurie stellt immer ein gefährliches Ereignis dar, das unbedingt zum Tode führt, wenn die Wiederherstellung nicht in wenigen Tagen gelingt. Prognose.

Die Therapie. Bei der subrenalen Anurie ist urologische und chirurgische Hilfe notwendig. Liegt die Ursache in einer Urolithiasis, so soll ein *Versuch mit dem Ureterenkatheterismus* auch aus Rücksicht auf die Therapie nicht versäumt werden. Es braucht nicht immer der Stein selbst zu sein, der den Verschluß macht, sondern es kommt auch ein Blutgerinnsel oder ein *Ureterkrampf* in Betracht. Tritt auf die Harnleitersondierung hin kein Harn auf, so soll man mit Methoden, von denen man eine Blutentlastung der Niere erhoffen könnte, also mit Aderlässen, Blutegeln in der Nierengegend u. dgl. nicht kostbare Zeit verlieren, sondern zur Operation schreiten. Auch wenn ein Ureterstein röntgenologisch festgestellt ist, gilt der erste Schnitt der Niere selbst. Es ist unbedingt notwendig, die Niere zu sehen, um zu beurteilen, ob an der richtigen Seite operiert wird. Es ist weiter notwendig, die Niere vermittels des Sektionsschnittes zu spalten und die Steine aus Niere, Nierenbecken und dem Anfangsteil des Ureters zu entfernen. Damit wird die intrarenale, zur Anurie führende Spannung beseitigt, dem Harn, der sich bilden soll, ein Abfluß geschaffen und der Indicatio vitalis Genüge getan (ISRAEL). Trifft die Operation die falsche Niere, so muß, falls diese Niere funktionsuntüchtig ist, sogleich die andere Seite vorgenommen werden. Ist die Niere wohl erhalten, aber geschwollen, so kann man einen Kapselschnitt oder die Decapsulation versuchen und bis zum nächsten Tage abwarten. Dauert die Anurie fort, so darf mit der Freilegung der schuldigen Seite nicht länger gezögert werden. Therapie.

Ein solcher Fall von einseitig bedingter Anurie stellt eine reflektorische Anurie dar. Wenn der Reflex auf die funktionstüchtige Niere von der anderen erkrankten ausgeht, so kann durch deren Entfernung die Ursache des Reflexes ausgeschaltet werden. ISRAEL hat einen Fall beschrieben, in dem die Exstirpation einer Sackniere in einem mit Oligurie einhergehenden Anfall sogleich eine erhebliche Zunahme der Harnmenge bewirkte. Also Beseitigung einer Harnsperre durch Exstirpation der reflexauslösenden Niere.

Bei Anurie infolge Abknickung des Ureters durch Wanderniere oder Sackniere versuche man zuerst — nach Einverleibung einer ausreichenden Morphiumdosis — Bauchlagerung oder Beckenhochlagerung oder manuelle Reposition. Bei einer gespannten Sackniere kommt die Entleerung durch Punktion in Betracht.

Bei Harnleiterspasmen, die entweder allein oder als Folge eines Konkrements zur Anurie führen, kann eine Atropinbehandlung (3mal täglich 1 mg Atropin. sulfur. subcutan oder per rectum, auch per os) und intramuskuläre oder subcutane Injektion von Hypophysenhinterlappenpräparaten versucht werden. Die intravenöse Beibringung ist wirksamer, kann aber zu schwerem Kollaps führen. Wenn man sie trotzdem anwenden will — und die Berechtigung zu einem solchen Versuch kann in dieser ernsten Situation vorliegen — dann verdünne man das Präparat mit physiologischer Kochsalzlösung mindestens auf das Zehnfache und injiziere äußerst langsam.

Bei der Behandlung der renalen Anurie (nephritische Anurie, bei Sublimatniere u. ä.) steht nicht die chirurgische Behandlung in erster Linie, sondern *die völlige Nahrungskarenz (Hunger und Durst).* Bei guter Aufsicht ist dieses Verfahren ohne jedes Bedenken. Es kann mehrere Tage lang durchgeführt werden. Quälendes Durstgefühl wird durch Mundspülen (z. B. mit Pfefferminztee) und kleine Dosen Opium bekämpft. Findet, wie z. B. bei Quecksilbervergiftung oder wie in einem jüngst von uns beobachtetem Falle einer mit Durchfällen und Anurie einhergehenden parathyphösen Erkrankung starker Wasserverlust durch die Darmentleerungen statt, so darf die Wasserzuführung nicht gänzlich gesperrt werden. Die Entscheidung darüber, wieweit das Durstverfahren zu mildern ist, kann in manchen Fällen in Übereinstimmung mit dem Patienten getroffen werden.

In allen Fällen, in denen man eine die Anurie bedingende oder mitbedingende ödematöse oder kongestive Schwellung erwarten darf, d. i. insbesondere bei der akuten hydrophischen Glomerulonephritis, ist ein ausgiebiger Aderlaß (beim kräftigen Erwachsenen 500—600 ccm; das Blut muß schnell fließen, daher mitunter lieber Venaesectio statt Venaepunctio) angezeigt.

Weiter kann man von einer energischen Anwendung von Erwärmung der Haut eine Unterstützung erwarten. Nicht als ob es möglich wäre, die Niere selbst auf diese Weise zu erwärmen, sondern weil man eine vasomotorische Reaktion in der Niere erzielen kann. Von diesem Gesichtspunkt aus empfiehlt es sich, Hitzeprozeduren (auch Diathermie) von halbstündiger Dauer vorzunehmen, und etwa zweistündige Pausen einzuschalten. Vielleicht wird sich hier die Ultrakurzwellenbehandlung wirksam erweisen.

Auch eine Ableitung der Ödeme nach außen (Drainage) kann bei akuter Nephritis, sofern sie zu hochgradigem Hydrops geführt hat, in Frage kommen.

Mit diuretischen Mitteln bin ich bei der nephritischen Anurie (wie überhaupt bei der akuten Nephritis) äußerst zurückhaltend. Auch den Wasserstoß nach Volhard habe ich in solchen Fällen nicht mehr angewandt.

Wenn die Frage aktiven Eingreifens bei Fortdauer der Anurie brennender wird, so soll eine intravenöse Infusion versucht werden, aber nicht mit physiologischer Kochsalzlösung, bei der in einigen (seltenen) Fällen das Auftreten von Eklampsie mitgeteilt worden ist, sondern mit einer Ringerlösung (7—8 g NaCl, 0,2 g KCl, 0,2 g CaCl$_2$ auf 1000 ccm Wasser) oder noch besser mit einer 7%igen Traubenzuckerlösung (500—750 ccm). In Fällen von Anurie bei toxischer epithelialer Nephropathie kommt auch der Versuch der intravenösen Infusion einer alkalischen Lösung (mit und ohne Traubenzucker) in Betracht (vgl. S. 154). A. A. Osman hat die Anuriebehandlung durch Alkalien, für die in der 2. Auflage dieses Buches ein erfolgreich behandelter Fall mitgeteilt wurde, ausgebaut. Er gibt 1—2 stündlich 2 g Natriumbicarbonat + 2 g Kaliumcitrat per os bis zur *Wirkung* (auf tetanische Zeichen achten!) oder rectal oder intravenös. Mit Eintritt der Diurese soll die Zuführung des Salzgemisches nicht abgebrochen, sondern allmählich vermindert werden.

Eine brauchbare alkalische Lösung wird nach MAGNUS-LEVY so dargestellt, daß durch eine sterile 4%ige Lösung von Natrium bicarbonicum Kohlensäure durchgeleitet wird, um die beim Sterilisieren entwichene CO_2 zu ersetzen. Will man gleichzeitig Traubenzucker anwenden, um einen milden diuretischen Reiz auszuüben, so empfiehlt es sich, weil eine alkalische Zuckerlösung beim Sterilisieren braun wird, 40 g $NaHCO_3$ in 800 ccm Wasser zu lösen, zu sterilisieren und mit CO_2 zu behandeln (Lösung 1), sodann 50 g Dextrose in 200 ccm Wasser zu lösen (Lösung 2), diese Lösung zu sterilisieren und die beiden Lösungen vor dem Gebrauch zu vereinigen.

Bei Anwendung dieser Mittel und Methoden geht die nephritische Anurie fast stets zurück.

Andernfalls versuche man zunächst die paravertebrale Anästhesie der Gegend zwischen dem XI. Brustwirbel und II. Lendenwirbel (auf jede Seite je 10 ccm einer $1/_4$—$1/_2$%igen Novocainlösung). Durch die so bewirkte Unterbrechung der autonomen Nerven der Nieren ist in einigen Fällen eine Behebung der Anurie erreicht worden. Auch Röntgenbestrahlung der Nierengegenden wird empfohlen. Die ultima ratio ist die Dekapsulation beider Nieren.

Die Beurteilung des Zustandes und die Indikationsstellung zur Operation richtet sich nach dem Zustand des Zentralnervensystems. Ist das Sensorium klar, besteht keine Reflexsteigerung, kein Babinskiphänomen, so soll man in Ruhe die internen Methoden vornehmen. Die Indikation zum chirurgischen Eingriff ist nicht gegeben durch die Höhe des Reststickstoffes, die zu schweren Täuschungen nach beiden Richtungen hin führen kann, *auch nicht durch den Grad der Gefrierpunkterniedrigung des Blutserums.* Indikation zum operativen Vorgehen bei renaler Anurie.

Ist die Anurie durch die beschriebenen Mittel nicht beeinflußbar, droht Urämie, tritt eine andauernde Steigerung der Reflexe ein, die durch Lumbalpunktion nicht gedämpft werden kann, oder machen sich Anzeichen von Lungenödem bemerkbar, so kommt die Dekapsulation in Betracht. *Ausdrücklich sei bemerkt, daß der Zwang zum chirurgischen Eingriff bei der nephritischen Anurie nur ganz außerordentlich selten vorliegt.* Mir persönlich hat er sich hierbei noch nie ergeben. Bei der Sublimatniere, als häufigstem Beispiel der akuten toxischen Nephropathie, darf man in Anbetracht der üblen Prognose mit der Operation etwas weniger zurückhaltend sein, tut aber gut, die therapeutischen Erwartungen äußerst niedrig einzustellen.

Zur Veranschaulichung sollen einige Fälle von Anurie in Kürze mitgeteilt werden.

a) Reflektorische Anurie.

Altona J. M. 3844/1931. 53jähriger Mann. Vor einem halben Jahre klinisch beobachtet. Damals: Arthritis urica, Pyelitis calculosa duplex, arterieller Hochdruck mäßigen Grades (155/90). Am 6. 1. aufgenommen. Seit 4 Tagen fast anurisch. Kopfschmerzen, Brechreiz, Erbrechen. Temperatur bis 39°. 190/110. Blase leer. L. Ureter bis 15 cm sondierbar. Keine Urinsekretion. Im Röntgenbild keine

Konkrementschatten. Nach intravenöser Traubenzucker-Euphyllininjektion am 2. Tage 80 ccm Harn. Sodainfusion, paravertebrale Anästhesie ohne Erfolg. Zwei Stunden nach Dekapsulation beider Nieren 500 ccm Harn. Am Operationstag 3950 ccm Harn. Blutdruck sinkt auf 140/90. Diurese bleibt in Gang. Temperatur steigt. Pneumonie, Herzschwäche. Exitus 7 Tage nach der Operation. Sektion: Pyelitis calculosa duplex (Harnsäuresteine). Bohnengroßer Stein am Abgang des rechten Ureters eingeklemmt. Daselbst Druckgeschwüre. Rechtes Nierenbecken erweitert.

Es handelt sich hier um eine reflektorische Anurie durch Steineinklemmung im rechten Ureter. Man beachte, wie mit Eintritt der Diurese die Chlorkonzentrierung nicht in Gang kommt, im Gegensatz zu der Konzentrierung von Stickstoff und Harnsäure. Bemerkenswert ist, daß dieser Mann, der nicht lange vorher Gichtanfälle hatte, bei 24 mg-% Harnsäure im Blut keinen Gichtanfall bekam. Bei einem nicht lange Zeit vorher beobachteten echten Gichtanfall lag der Blutharnsäurewert zwischen 7 und 8 mg-%.

Tag	Harn						Blut				Blut-druck	
	Menge	Cl′		N		Harnsäure		Cl′	R − N	Harn-säure	Alkali-reserve		
		%	g	%	g	%	g						
6. I.	0							310	166	24		190/110	
7. I.	80	0,09	0,04	0,18	0,15							185/120	Euphyl-lin- Trauben-zucker
8. I.	0											175/115	
9. I.	0										30,3	190/110	
10. I.	3950	0,15	5,9 .	0,59	22,3	0,033	1,30					180/110	Dekap-sulation
11. I.	3470	0,11	3,8	0,80	27,8	0,029	1,00					140/90	
12. I.	2050	0,09	1,8	1,08	22,1	0,041	0,86	140					
13. I.	1170	0,08	0,9	1,17	17,7	0,041	0,48	172					
14. I.	450	0,07	0,3	1,19	5,4	0,041	0,18						
15. I.	750	0,10	0,75	1,20	9,0	0,022	0,17						

b) Anurie bei akuter Nephritis.

Altona, J. F. 8174/1929. 47jährige Frau. Vor 2 Jahren wegen Carcinoma uteri radikal-operiert. Seit 3 Monaten Schmerzen im Kreuz und linken Bein. Seit 6 Tagen völlige Anurie. Kopfschmerzen. Übelkeit, Erbrechen. Kurzdauernde „Krämpfe" bei erhaltenem Bewußtsein (?). Bewußtlos eingeliefert. Zungenbiß. Gedunsenes Gesicht. Geringe Unterschenkelödeme. Hautblutungen. Foetor uraemicus. Reflexe o. B. Blutdruck 180/90. Im kleinen Becken beiderseits derbe Tumoren. Blase leer. Am 2. Tage 2 kurzdauernde Krampfanfälle mit länger dauernder Bewußt-

Tag	Blut				Blutdruck
	Cl′	R − N	Harn-säure	Alk.-Res.	
16. IV.	370	127	16,2	56	180/90
19. IV.	—	—	—	36	175
20. IV.	360	342	16,5	—	200/105
22. IV.	380	190	16,2	34	175/100

losigkeit. Häufig Erbrechen galliger Massen von ammoniakalischem Geruch. Retina beiderseits o. B. In den nächsten Tagen kein Gefühl schwerer Krankheit. Appetit gut. In den letzten 4 Tagen zeitweise verwirrt. Hautjucken. Nasenbluten. Keine Zunahme der Ödeme. Am 14. Tage der Anurie Exitus im Schlaf.

Sektion. Akute Glomerulonephritis. Im Narbengewebe des kleinen Beckens Krebsmetastasen. Linker Ureter stenosiert. Mäßige Hydronephrose beiderseits.

4. Die Oligurie.

Wenn es ein völliges Versagen der Niere in bezug auf die Wasserdiurese gibt, so muß es auch eine Herabsetzung dieser Funktion geben. Dieser Appell an das logische Denken ist notwendig, weil die Arbeit der Niere im Wasserhaushalt gegenüber der Funktion der Gewebe (extrarenalen Faktoren) vielfach unterschätzt wird. Es gibt also einen *renalen Wasserfehler.* Aber es ist durchaus nicht leicht, seine Bedeutung für den Wasserhaushalt von der Wirkung der so oft gleichzeitig veränderten Gewebe abzugrenzen. Darauf werden wir bei der Besprechung des Ödems zurückkommen.

Bei Oligurie ist eine ausreichende Nierenleistung (Ausscheidungsarbeit) nur dann zu erwarten, wenn die Konzentrierungsfunktionen ungeschädigt sind. Das ist aber recht oft nicht der Fall, und zwar sowohl bei kardialer Stauung, als auch bei krankhaften Prozessen in den Nieren selbst. Die mangelhafte Durchblutung, die bei Kreislaufschwäche bewirkt, daß zu wenig auszuscheidendes Wasser durch die Niere läuft, führt gleichzeitig zu einer schlechten Ernährung des Parenchyms und dadurch zu Funktionsabnahme. *Es ist sehr bemerkenswert und wichtig zu wissen, daß unter diesen Verhältnissen, wie auch unter anderen, keine Funktion auch nur annähernd in dem Grade geschädigt wird, als die der Kochsalzkonzentrierung, die also die weitaus empfindlichste im Komplex der Nierenfunktionen ist.*

Die bei gleichzeitiger Oligurie bestehende Unfähigkeit der Kochsalzkonzentrierung wird nicht selten als Folge des schlechten Kreislaufes und des durch ihn bedingten mangelhaften Angebots an auszuscheidendem Kochsalz aufgefaßt.

Die Berechtigung dieser Auffassung erscheint aber doch zweifelhaft. Denn es tritt die NaCl-Konzentrationsschwäche durchaus nicht in allen Fällen von schlechter Nierendurchblutung ein; es gibt Stauungsnieren, die einen hochgestellten Harn von sehr hohem NaCl-Gehalt bilden. Und in den Fällen, in denen die Schädigung der NaCl-Funktion vorliegt, ist die Fähigkeit, den Harnstoff zu konzentrieren, eine ganz außerordentlich gute, obwohl doch infolge der schlechten Durchblutung das Angebot von Harnstoff nicht besser ist als das von NaCl.

Umstehende Tabelle gibt ein Bild von dem gegensätzlichen Verhalten dieser beiden Funktionen unter den gleichen physikalischen Verhältnissen.

Ein solches Darniederliegen der Kochsalzfunktion führt bei bestehender Oligurie fast immer zu einer Kochsalzretention, da eine Diät, die nur 1 bis 2 g NaCl enthält, für längere Zeit meistens nicht durchgeführt wird. Wir treffen ein solches Verhalten nicht bloß bei länger dauernder kardialer Stauung, sondern häufig im Beginn einer akuten Nephritis und vor allem bei der epithelialen Nephropathie (Nephrose) als langwierigen und nicht selten bis zum Tode bleibenden Zustand.

Das sind Fälle, in denen der funktionelle Defekt durch ein hohes spezifisches Gewicht verschleiert wird, in denen die fortlaufende Analyse auf NaCl nicht nur diagnostische Bedeutung hat, sondern auch über den Fortgang und die Prognose Aufschluß gibt.

I, 82. Dekompensation des Herzens. Hochgradiger Hydrops. Arrhythmia perpétua. Harn hochgestellt. $^1/_2^0/_{00}$ Alb., hyal. und gran. Zyl., vereinzelte rote und weiße Blutkörper, Bilirubin +, Urobilin +, Urobilinogen +.

Datum	Menge	Spez. Gew.	% Cl'	g Cl'	% N	g N	Körpergewicht	Bemerkungen
5. X.	500	1020	0,04	0,20	1,73	8,62	67,5	3×0,1 g fol. dig.
6. X.	880	1020	0,05	0,44	1,88	18,52		
7. X.	900	1020	0,09	0,83	2,00	17,99		
8. X.	820	1023	0,17	1,40	1,86	15,21		
9. X.	620	1025	0,50	3,13	1,95	12,09		
10. X.	660	1023	0,34	2,25	1,72	11,38		
11. X.	1440	1012	0,35	5,11	0,71	10,30		
12. X.	1480	1014	0,45	6,65	0,65	9,59		
13. X.	2000	1010	—	—	—	—		
14. X.	2400	1013	0,47	11,27	0,45	10,91	59,5	
15. X.	3220	1025	0,45	14,60	0,37	11,80	am 21. 10.	
16. X.	2560	1012	0,45	11,61	0,40	10,31	64,5	

Ob sich auch trotz der guten Konzentrierungsleistung für die N-haltigen Substanzen Ausscheidungsdefekte ergeben, hängt von dem Grade der Oligurie und dem Eiweißgehalt der Nahrung ab. Eine N-Analyse ist für den Praktiker nicht möglich. Man kann, da die Konzentration von N (abzüglich des von dem oft hohen Harneiweißgehalt herrührenden Stickstoffes) mindestens 1%, meist aber höher, 1,3—1,5% beträgt, *für je 100 ccm Harn 10 g Nahrungseiweiß* (= etwa 1,6 g N) *geben, wobei man aber über die Menge von 70 g nicht hinausgehen wird.*

Über die Behandlung der Oligurie s. unter Anurie und Ödem.

Noch seltener und schwerer als bei der Anurie wird man sich bei der Oligurie zu einem operativen Eingriff entschließen. Ein solcher ist nur dann zu empfehlen, „wenn alle Mittel der inneren Medizin erschöpft sind und das Leben des Kranken (durch den Grad und die Dauer der Oligurie) bedroht erscheint" (SENATOR).

Es gibt eine *Oligurie neuro-endokriner Bedingung,* die wie die ihr entgegengesetzte Störung, der Diabetes insipidus, einen Einblick in das Wesen der Regulation des Wasserhaushalts, ihre Lokalisation und ihre nervöse und inkretorische Verbundenheit mit den Regulationen anderer vegetativer Vorgänge gestattet. Man findet diese Oligurie bei Prozessen im Zwischenhirn und in der Hypophyse. Bei der überwältigenden Mannigfaltigkeit von Folgeerscheinungen, Organveränderungen und Funktionsausfällen, die durch Prozesse der Regio hypophysaria-mesencephalica entstehen, ist es hier nicht möglich, ein umfassendes Bild zu zeichnen. Im Prinzip kann man bei einer auf den Wasserhaushalt eingestellten Betrachtung zwei Formen unterscheiden. Die eine ist dadurch charakterisiert, daß die Wasserbilanz in Ordnung ist, indem die extrarenale Wasserabgabe die durch die Oligurie gefährdete Bilanz so kompensiert, daß es nicht zu Wasserretention (Gewichtsanstieg, Ödem) kommt. Dieses Verhalten trifft man besonders bei solchen Menschen, bei denen unter dem Einfluß eines Funktionsausfalls des Hypophysenvorderlappens die Haut eine abnorme Weichheit und Glätte angenommen hat. Die Perspiratio insensibilis ist dann, wie A. JORES in unserem Laboratorium festgestellt hat, stark gesteigert. Durch Atropin und Hypophysin können, wie folgende Wasserausscheidungskurven zeigen, normale Verhältnisse hergestellt werden.

Diese Beobachtung wurde an einer Frau gemacht, bei der in einer Gravidität neben dem Bilde einer Hypophysenvorderlappenkrankheit (vom Typus der SIMMONDSschen Krankheit) eine sehr eigenartige Graviditätsnephropathie entstanden war (s. S. 213). Diese seltene, aber nicht einzige Beobachtung gibt einen Hinweis auf die hypophysäre Bedingtheit der Schwangerschaftsniere und auf die Notwendigkeit, die neuroendokrin bedingte Oligurie hier in ihrer Bedeutung zu würdigen. Die zweite Form ist dadurch charakterisiert, daß eine Kompensation der Oligurie nicht eintritt, so daß sich Gewichtszunahme und Ödem entwickelt.

Kurve 24.

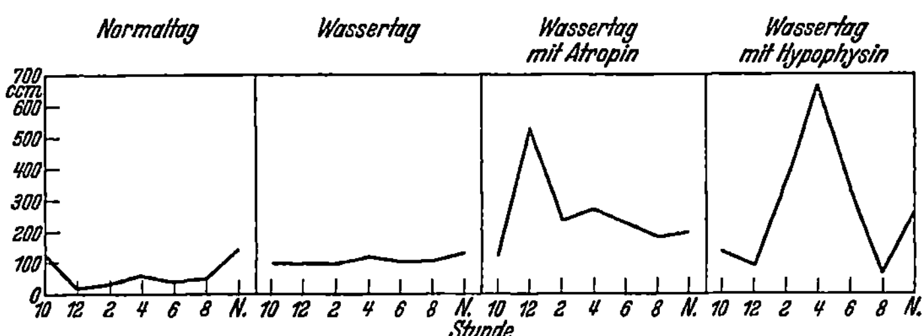

Wenn die Störung in Anfällen verläuft, so schwankt das Körpergewicht sehr erheblich. Es kann zu allgemeinem Ödem oder zu lokalen Ödemen (z. B. eines Armes oder eines Beines) kommen. Das Ödem ist nicht immer knetbar, sondern die Wasserretention kann etwa in der Art des Myxödems, in Form einer Quellung derber Konsistenz auftreten und mit Spannungsgefühl und Schmerzen einhergehen. Daraus ist zu ersehen, daß es sich um eine kolloidchemische Veränderung der Gewebe handelt, daß die Fähigkeit der Gewebe Wasser aufzunehmen von denselben Stellen und durch dieselben Einflüsse gesteuert wird wie der Wasserdurchtritt durch die Nieren, und daß die einzelnen Körperteile auch in dieser Beziehung im Zentralnervensystem eine topische Projektion haben müssen.

Nach allem, was über die Zusammengehörigkeit von Wasser- und Mineralhaushalt gesagt wurde, versteht sich von selbst, daß diese Störung des Wasserhaushalts mit Störungen des Mineralstoffwechsels, der Osmoregulation, einhergehen kann.

5. Die Niereninsuffizienz.

Wir haben bereits den Begriff der *Ausscheidungsinsuffizienz* (s. Anurie), den Begriff der *Teilfunktionsschädigung*, die in gewissen Fällen (Oligurie) zur *teilweisen Ausscheidungsinsuffizienz* führt, kennengelernt. Der Begriff „*Nierenfunktion*" gilt nur *für ausschließlich renales Geschehen*, d. h. für den renalen Anteil der Wasserausscheidung und die Konzentrierungsleistung bei den gelösten Bestandteilen; von ihm zu trennen ist das *Ausscheidungsergebnis*, die *Bilanzen*, die auch von der Beziehung

der Gewebe zu den Körperflüssigkeiten abhängen. Es würde also der
Mangel der Konzentrierungsfähigkeit für Kochsalz als eine Funktionsschädigung zu bezeichnen sein, aber nicht, obwohl die Niere für NaCl
insuffizient ist, als Niereninsuffizienz, weil der Schaden nicht alle (wichtigen) Funktionen der Niere betrifft. Der Begriff „*Niereninsuffizienz*",
der in der neueren Nierenpathologie seit KORANYI an zentraler Stelle
steht, wird aber in so verschiedener Weise gebraucht, daß eine Verständigung notwendig ist.

Was versteht man unter Niereninsuffizienz? KORANYI nennt Niereninsuffizienz „denjenigen Zustand des Organismus, der herbeigeführt wird, wenn die gesamte Nierenfunktion
hinter den Bedürfnissen des Organismus zurückbleibt". Diese Begriffsbestimmung wäre eindeutig, wenn unter gesamter Nierenfunktion rein
renale Vorgänge gemeint wären. Das ist aber nicht der Fall, wie aus
einer neueren Mitteilung von KORANYI hervorgeht, in der er die Niereninsuffizienz als gleichbedeutend mit Retentionen und deren Folgen
definiert und zwei Haupttypen unterscheidet, je nachdem Salz (und
Wasser) oder Produkte des Eiweißstoffwechsels zurückgehalten werden.
Dieses Verhalten wollen wir Ausscheidungsinsuffizienz nennen, da es
auch bei gesunder Niere durch alle die Umstände, die zu Ödemen führen,
bewirkt werden kann.

FR. MÜLLER sagt in seinem Meraner Referat: „Unter dem Namen
Niereninsuffizienz hat man das Unvermögen der Niere zu verstehen,
die harnfähigen Stoffe ebenso schnell und ebenso vollständig zu eli-
minieren, als dies bei der gesunden Niere der Fall ist, und zwar sehen
wir gesetzmäßig, daß in den leichten Graden der Insuffizienz die Ausscheidung nur verzögert ist, während sie in den schwereren Graden
unvollständig geschieht und zu einer Anhäufung der Exkretionsprodukte
in den Körpersäften führt. Die Niereninsuffizienz kann sich sowohl
auf das Wasser wie auf die festen Bestandteile erstrecken."

Diese Definition geht entschieden zu weit; sie umfaßt alle Funktionsstörungen und alle Ausscheidungsstörungen. VOLHARD bezeichnet in
seiner neuen Monographie als das Wesen der Insuffizienz das Miß-
verhältnis zwischen Leistung und Anforderung. Weiterhin sagt VOL-
HARD: „Wir sprechen auch dann von Niereninsuffizienz, wenn die Niere
ihre Arbeit nicht in der normalen Zeit vollbringt, die harnpflichtigen
Stoffe nicht prompt, sondern verzögert ausscheidet."

Auch das sind Definitionen, die Ausscheidungsstörungen der verschiedensten Art umfassen und von VOLHARD selbst durch folgende
Überlegungen eingeschränkt werden.

„Da Wasser- und Salzretentionen vorkommen, ohne daß eine Unfähigkeit der Niere, diese Stoffe auszuscheiden, vorliegt, da solche
Retentionen durch eine zweckmäßige Ernährung eingeschränkt werden
können, da sich aber Produkte des endogenen Eiweißstoffwechsels
unter allen Umständen bei Versagen der Niere anhäufen, so ist der
Grad der N-Retention ungefähr als Maßstab der Niereninsuffizienz zu
betrachten."

STRAUSS, MUNCK und auch FR. MÜLLER (in einer neueren, der Begriffsbestimmung auf dem Gebiete der Nierenkrankheiten gewidmeten
Abhandlung) sprechen sich über die Niereninsuffizienz gar nicht aus.

Danach mag es zweifelhaft erscheinen, ob dieser Begriff überhaupt noch nötig ist. Ich stimme VOLHARD bei, daß die Frage der Niereninsuffizienz in den Vordergrund des Interesses gerückt werden muß, und daß die Feststellung ihres Bestehens oder Fehlens für die allgemeine Betrachtung, wie für den einzelnen Fall, eine Orientierung von fundamentaler Bedeutung ist.

Gebraucht man die Worte Funktion, Funktionsstörung, Niereninsuffizienz ausschließlich für die *Art der Sekretion*, für rein renale Vorgänge, dagegen die Worte Ausscheidung, (partielle) Ausscheidungsstörung, Ausscheidungsinsuffizienz für den *Erfolg der Ausscheidung*, an dem auch extrarenale Umstände beteiligt sein können, so ist für den Begriff *Niereninsuffizienz* nur dann Raum, wenn es eine so *komplexe Funktionsstörung der Niere* gibt, *daß alle Funktionen, zum mindesten aber die lebenswichtigsten, das ist die Wasserausscheidung, und zwar in ihrem renalen Anteil, die Kochsalz- und Stickstoffkonzentrierung gleichzeitig schwer geschädigt sind.*

Die Niereninsuffizienz ist eine komplexe Funktionsschädigung.

Eine solche komplexe Funktionsschädigung gibt es; und sie spielt am Krankenbett eine sehr große Rolle. Alle Autoren sind darin einig, daß dieser Sekretionsmodus der Niere eine ganz besondere Bedeutung hat und auch eine eigene Bezeichnung verdient. Er wird von allen Autoren zu der Niereninsuffizienz gerechnet. Wir bezeichnen *ausschließlich* ihn als Niereninsuffizienz.

KORANYI stellt folgende Kennzeichen dieses Zustandes zusammen:

1. Die Molekularkonzentration des Harns ist gleichmäßig.

2. Die Konzentration der einzelnen verschiedenen Harnbestandteile schwankt ebenfalls zwischen engeren Grenzen.

3. Der Einfluß des Stoffwechsels auf die Nierentätigkeit ist geringer und kommt, wenn derselbe überhaupt nachweisbar ist, verspätet zum Vorschein.

4. Das Maximum und das Minimum der möglichen molekularen Konzentration des Harnes rücken derjenigen des Blutes näher.

5. Die Permeabilität der Nieren für gelöste Moleküle nimmt ab.

6. Die Permeabilität der Nieren für Wasser nimmt ab.

7. Die physiologische gegenseitige Unabhängigkeit der Wasserdiurese und der Ausscheidung gelöster Stoffe geht je nach dem Grade der unter 4. erwähnten Störung mehr oder weniger vollständig verloren.

VOLHARD findet ungefähr dasselbe bei der sekundären Schrumpfniere und bezeichnet diesen Zustand als *absolute Niereninsuffizienz.*

Im Ergebnis unserer Funktionsprüfung stellt sich die Niereninsuffizienz in folgender Weise dar:

Fall I, 127. 32 jähriger Mann. Seit 3 Jahren nierenkrank. Ursache unbekannt. Klagt über Schwellung der Beine, Kurzatmigkeit, Verminderung des Sehvermögens. Blaß, gedunsen. Mäßiges Ödem beider Unterschenkel. Hämoglobin 38%. Herz stark nach links, mäßig nach rechts erweitert. I. Ton an der Spitze unrein. II. A.-T. betont. Blutdruck 200 mm Hg. Drahtpuls. Leber drei Querfinger unterhalb des Rippenbogens. Retinitis albuminurica. Rest-N 62,2 mg-%. Harn: hell, dünn, 6—12%₀ Alb., hyal., granul. und epithel. Zyl., Nierenepithelien, wenige rote und weiße Blutkörperchen. Diagnose: chronische Nephritis im Stadium der Niereninsuffizienz.

I, 127.

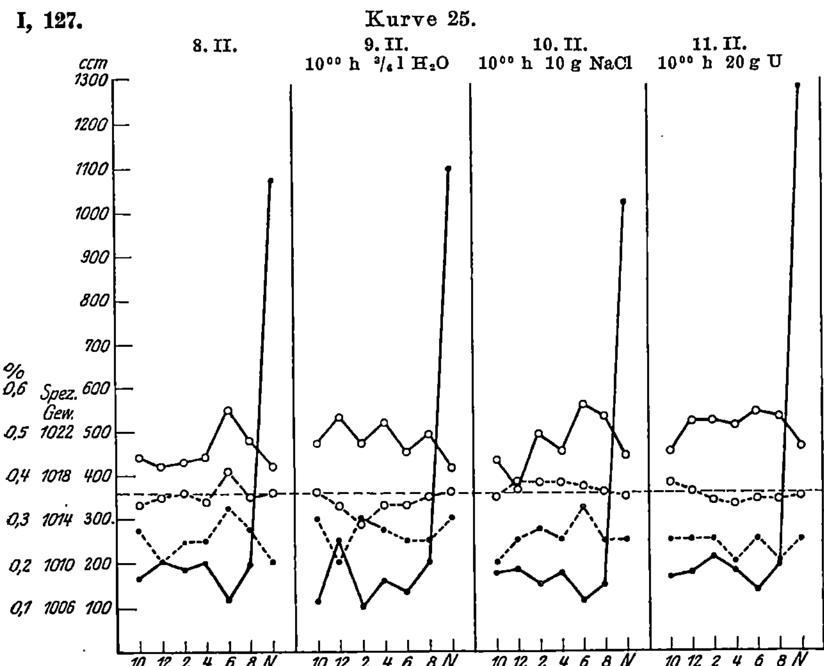

Tafel.

Tag	Harnmenge	Spez. Gew.	g Cl′	g N	Spez. Gew. auf 1 Liter berechnet	Gefundener Mehrbetrag		Aus der Zunahme des spez. Gew. berechneter Mehrbetrag	
						Cl′	N	Cl′	N
8. II.	2145	1011,2	7,7	9,3	1024				
9. II.	2060	1013,1	7,1	9,3	1027				
10. II.	1970	1012,1	7,1	8,9	1023,8	0		0	
11. II.	2340	1011,7	8,1	11,3	1027,3	1,0	2,0		5,5
12. II.	1840	1012	6,3	9,6	1022,1				
13. II.	2040	1008	7,2	10,2	1016,3				

Erklärung der Kurve 25.

Die Harnmengen sind hoch. Nykturie. Mehr als 50% des 24stündigen Harns erscheint in der Nacht (von 8 Uhr abends bis 8 Uhr morgens). Die spezifischen Gewichte liegen zwischen 1010 und 1015.

Am *Normaltag* (8. II.) Konstanz der Konzentrationen von Cl′ und N. Cl′ isotonisch (in der Höhe der Horizontallinie).

Am *Wassertag* (9. II.) keine deutliche Wasserzacke. Keine Verdünnungsreaktion. Cl′- und N-Linien wie am Normaltag.

Am *Kochsalztag* (10. II.) und *Harnstofftag* (11. II.) dasselbe Bild.

Die Zulagen von Wasser und Kochsalz werden retiniert.

Die Harnstoffzulage unter mäßiger Steigerung der Harnmenge (besonders nachts) zu etwa ¹/₄ ausgeschieden.

Es handelt sich also um eine *Polyurie,* meist mit erheblicher *Nykturie* und um ein *niedriges,* den Wert von 1015 nach oben, von 1008 nach unten gewöhnlich nicht überschreitendes *spezifisches Gewicht.* Die stündlichen oder zweistündlichen Harnportionen sind oft von etwa gleicher Größe. *Alle Einflüsse, die sonst die Harnmenge verändern, kommen nicht zur Wirkung.* Auch die Konzentrationen von NaCl und N verlaufen über den ganzen Tag geradlinig, bzw. mit geringen Schwankungen.

Die Konzentration des NaCl im Harn fällt bei einer großen Zahl dieser Fälle genau mit der NaCl-Konzentration im Blutserum zusammen (= 0,36% Cl'; horizontale Linie). Es besteht also zwischen Blut und Harn eine *Kochsalzisotonie.* In anderen Fällen ist die Niere nicht einmal zu dieser Leistung fähig; dann liegt der Kochsalzgehalt des Harnes zwangsläufig unter dem des Blutwassers, es besteht eine *Kochsalzhypotonie.* Mitunter beobachtet man, auch in vorgeschrittenen Fällen, noch einen Rest von Konzentrierungsfähigkeit für NaCl, so daß der Harn wenigstens vorübergehend einmal einen Wert von 0,75% NaCl erreicht. Die Herstellung so geringer Konzentrationswerte, wie sie auch in Exsudaten und in der Ödemflüssigkeit anzutreffen sind, ist nichts für die Niere Spezifisches. Die Stickstoffkonzentration zeigt im Tagesverlauf nur geringe Schwankungen; sie beträgt meistens 0,5 bis 0,6%, erreicht nur selten ein wenig höhere Werte, ist aber in ganz schweren Fällen noch kleiner (0,3 bis 0,4%). Wie die Kurve zeigt, sind die Belastungszulagen (Wasser, Kochsalz, Harnstoff) auf den Verlauf der Wasserausscheidung und der Konzentrationen ohne Einfluß. Es tritt weder eine Verdünnungsreaktion noch eine Konzentrationssteigerung ein. Die Veränderlichkeit der Harnausscheidung ist verlorengegangen. Auch durch Trockenkost und Dürsten wird die Polyurie nicht vermindert; es ist eine *Zwangspolyurie. Die Niere braucht größere Wassermengen, um die löslichen Stoffe auszuscheiden* und nimmt das Wasser, wenn es nicht von außen angeboten wird, aus den Geweben. *Durstversuche werden daher von diesen Kranken nicht vertragen.* Diese Zwangspolyurie ist die Folge des Verlustes der Konzentrierungsfunktionen. Sie tritt überall auf, wo ein solcher Defekt besteht, der (s. physiologische Einleitung S. 25 f.) im Tubularepithel lokalisiert werden muß. Wir treffen sie beim Diabetes insipidus auf funktionellem Boden, ferner bei allen Fällen von *Harnstauung* (z. B. bei Prostatahypertrophie), wenn die Stauung bis in die Tubuli der Niere reicht und durch den Druck die Kanälchen erweitert, die Epithelien abgeplattet werden und somit in ihrer Funktion behindert sind. Bei diesen Zuständen sind die Glomeruli unversehrt und in ihrer Fähigkeit zur Wasserausscheidung nicht geschädigt. Es kommt daher zu Polyurien sehr erheblicheren Grades, als wir sie bei dem Sekretionstyp der Niereninsuffizienz treffen, so daß eine Ausscheidungsinsuffizienz nicht einzutreten braucht. *Die Zwangspolyurie bei der Niereninsuffizienz ist dagegen eine begrenzte, weil in diesen Fällen durch die schwere Veränderung des gesamten Parenchyms, einschließlich der Glomeruli, auch das Wasserausscheidungsvermögen geschädigt ist. Deshalb wird, trotz der Polyurie, eine Wasserzulage gar nicht oder nur zu einem kleinen Teile ausgeschieden,* und diuretische Mittel haben nur eine geringe Wirkung. Bei Niereninsuffizienz *arbeitet die*

 Niere bereits ständig mit dem größten Maß ihres Könnens und wahrscheinlich gleichzeitig mit dem ganzen Rest von Parenchym, der ihr noch geblieben ist. Einige Anhaltspunkte (s. S. 18) weisen darauf hin, daß die normale Niere nicht im ganzen Parenchym zugleich funktioniert, sondern daß es auch Ruhepausen in den einzelnen Teilen gibt. Ein Parenchymrest, der ständig mit dem Höchstmaß seines Könnens tätig ist, muß in absehbarer Zeit zum Versagen und Versiegen kommen. *Solange die Niere wenigstens zur Zwangspolyurie fähig ist, kann sie in bezug auf die Ausscheidungsarbeit (Bilanzen) geringen Ansprüchen* genügen. Da sie sich aber nicht mehr den Umsätzen im Stoffhaushalt anzupassen vermag, *so muß versucht werden, den Stoffhaushalt den Nierenmöglichkeiten anzupassen.* Das ist diätetisch bis zu einem gewissen Grade möglich für das Wasser und das Kochsalz. Wenn man die Größe der Flüssigkeitszufuhr in den Grenzen der Harnmenge hält und die Kochsalzzufuhr stark einschränkt, so kann eine Ausscheidungsinsuffizienz für diese beiden Stoffe vermieden werden. Bei den stickstoffhaltigen Endprodukten liegt das nicht mehr für alle Fälle in den therapeutisch-diätetischen Möglichkeiten, da der endogene Eiweißumsatz unter ein gewisses Maß nicht herabgedrückt werden kann. Es kommt daher bei Niereninsuffizienz schließlich stets zu einer Steigerung des *Reststickstoffes* im Blut und in den Geweben. Der Reststickstoff im Blute ist aber kein Maßstab der Niereninsuffizienz. Der Gehalt des Blutes an Reststickstoff (RN) beträgt in der Norm 20 bis 40 mg-%. Eine Steigerung findet sich außer bei Nierenkranken, bei fieberhaften Prozessen, bei Herzinsuffizienz, schweren Leberkrankheiten, ferner bei starker Wasserverarmung (Exsiccose durch Erbrechen, Durchfälle bei Cholera nostras und asiatica u. ä.), bei gesteigertem Eiweißzerfall, insbesondere auch bei Vergiftungen der verschiedensten Art. Diese immerhin selteneren Ereignisse wären kein Grund, dem *RN* in der Symptomatologie der Niereninsuffizienz die zentrale Stelle zu verweigern, die VOLHARD ihm einräumt. Der Grund liegt darin, daß die *Höhe des RN im Blute individuell ist und zu der Schwere des Krankheitsbildes und der Nierenveränderungen nicht in einem Verhältnis steht, der einen Vergleich zwischen verschiedenen Kranken ermöglicht.* Außerdem kommt erhebliche Steigerung von RN auch bei Nierenkrankheiten vor, die den geschilderten Sekretionstyp der Niereninsuffizienz nicht haben. Mit aller Schärfe muß hervorgehoben werden, daß *die Höhe des RN im Blute durchaus keinen Maßstab der N-Retention im Körper darstellt. Auch der zurückgehaltene Stickstoff sitzt wie retiniertes Wasser und retiniertes Kochsalz zum weit überwiegenden Teile in den Geweben* und ist damit intra vitam dem Nachweis entzogen. Die Retention in den Geweben steht zu der im Blute in keiner bekannten gesetzmäßigen Beziehung. *Allem Anschein nach ist sogar das Blut dasjenige „Gewebe", in dem der RN erst zuletzt sich anhäuft.* Wenn wir als auch bei dem Sekretionstyp der Niereninsuffizienz, wie bei anderen krankhaften Vorgängen in der Niere, eine Steigerung des RN im Blute haben, so ist der Krankheitszustand der Niereninsuffizienz an diesem Werte nicht zu bemessen. Bei allen renalen Prozessen kommt dem Blut-RN eine diagnostische, oft eine differential-diagnostische Bedeutung zu. Ganz im allgemeinen gilt für die chronischen Nierenkrankheiten, daß RN-Werte von 40 bis 80 mg eine nur geringe Erhöhung darstellen, der in den meisten Fällen (nicht in allen) entsprechende Krankheits-(Vergiftungs-)Erscheinungen nicht parallel gehen. Werte bis zu 120 mg stellen die zweite, noch höhere, bis 300 und mehr, die höchste Stufe der RN-Erhöhung dar. Zahlen, die an 200 nahe heranreichen, verpflichten (bei chronischen Leiden) zu einer schlechten Prognose. In der zweiten Stufe können Anzeichen von Vergiftungen fehlen; von diesen Werten kann auch noch eine Verminderung des RN eintreten. Besonders wichtig aber ist der *prognostische Hinweis, der in einer steigenden Tendenz des RN gegeben wird,* wie aus folgenden Beobachtungen hervorgeht: Prognostische Bedeutung des RN.

III, 66. Nephritis nach plötzlichem Beginn (extracapilläre Glomerulitis und schwere Tubularveränderungen). 25. V. 17: 104 mg; 30. V.: 129 mg; 11. VI.: 215 mg. 16. VI.: Exitus.

I, 146. 64jähriger Mann mit Schrumpfniere. 12. VIII. 15: 169 mg; 17. VIII.: 193 mg; 24. VIII.: 198 mg. 26. VIII.: Exitus.

Die Bestimmung des RN gehört zu einer vollständigen Untersuchung, kann aber ohne die Hilfsmittel eines Laboratoriums und daher vom praktischen Arzt nicht ausgeführt werden. Die Bestimmung mit Hilfe einer Surrogat- oder Etappenmethode zu versuchen, ist nicht ratsam. Man schicke das Blut (5 bis 30 ccm), wie zur Anstellung der Wassermannschen Reaktion, in ein diagnostisches Laboratorium!

Die Ausscheidungsinsuffizienz für Stickstoff, die sich in einem hohen oder steigenden Wert des RN kundgibt, tritt dann in schnell zunehmendem Tempo zutage, wenn die Niere auch zur Zwangspolyurie nicht mehr fähig ist und die Harnmenge sinkt.

Ein solcher Fall, der noch zwei Wochen vor dem Exitus genauer untersucht werden konnte, ist folgender:

III, 118. 45jährige Frau. Als Kind Nephritis. Seit 1903 wiederholt Verschlimmerungen des Nierenleidens mit Anschwellung von Gesicht und Füßen. Seit 4 Wochen Ödeme, Kopfschmerzen. Appetit schlecht. Ödem des Gesichts und der unteren Extremitäten. Herz groß, 14,5 cm lang, 13,5 cm breit. Systolisches Geräusch, II. A.-T. laut, Blutdruck 205/90 Hg. Hämoglobin 32%. Oppenheimscher Reflex positiv. Im Augenhintergrund bds. eine kleine Blutung.

Harn 2 bis 3⁰/₀₀ Alb., hyaline Zylinder und Leukocyten. Harnmengen 1000 bis 1300. RN (15 Tage ante mortem) 131 mg-%.

In den letzten Lebenstagen Abnahme der Harnmenge auf 400 bis 500, spez. Gew. 1010 bis 1012, starkes Erbrechen und starke Durchfälle, Sinken des Blutdruckes auf 165/60.

Die Niere ist nicht imstande, mehr wie 4 g N pro Tag auszuscheiden. Da dieser Wert dem Hungerumsatz eines Gesunden entspricht, so wird klar, daß es bei jeder Art von Nahrung zu einer Anhäufung von N im Körper kommen muß.

Der große Unterschied zwischen Niereninsuffizienz und Ausscheidungsinsuffizienz soll durch die Darstellung folgenden Falles verdeutlicht werden.

Hier besteht eine Oligurie und eine gänzliche Zurückhaltung der Wasserzulage, mindestens zum Teil extrarenal bedingt. Das spezifische Gewicht liegt ziemlich hoch. Die Kochsalzkonzentration ist beträchtlich geschädigt; sie schwankt in so engen Grenzen um die Linie des Kochsalzgehaltes im Blutserum, wie man es auch bei sehr vorgeschrittenen

Bei sehr geringer Nahrung, strenger Kost und einer Flüssigkeitszufuhr von 1000 ccm Funktionsprüfung.

III, 118.   Kurve 26.

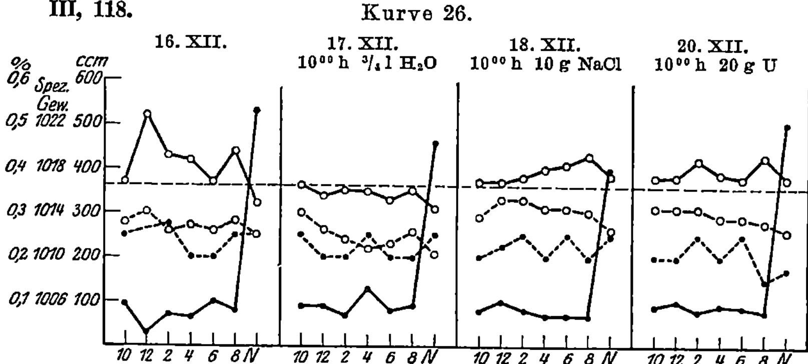

Bilanztafel.

Tag	Harn-menge	Spez. Gew.	g Cl′	g N	S. G. auf 1 Liter berechnet	Gefundener Mehrbetrag		Aus der Zunahme des spez. Gew. berechneter Mehrbetrag	
						Cl′	N	Cl′	N
1917									
16. XII.	966	1011	2,47	3,47	1010,5				
17. XII.	1010	1011	2,33	3,32	1011,1				
18. XII.	870	1011	2,49	3,37	1009,5	0		0	
19. XII.	890	1010	2,39	3,17	1008,9				
20. XII.	1036	1010	2,90	4,00	1010,5		0		0
21. XII.	760	1009	1,99	2,75	1006,8				
22. XII.	1000	1010	2,83	3,59	1010				

Erklärung der Kurve 26.

Die Harnmengen sind gering. Die zweistündigen Harnportionen sind von gleicher Größe. Nykturie.

Spezifisches Gewicht gleichmäßig, zwischen 1009 und 1013.

Cl′-Konzentration sehr gleichmäßig, dauernd hypotonisch (unter der Horizontallinie).

N-Konzentration niedrig und sehr gleichmäßig.

Sämtliche Zulagen machen keinen Unterschied im Verlauf der Kurven. Sie werden völlig retiniert.

Fällen chronischer Nephritis, die der Niereninsuffizienz bereits recht nahe stehen, nicht ausgesprochener findet. Dagegen liegen die Werte der Stickstoffkonzentration hoch. Während die NaCl-Zulage vollständig retiniert wird, gelangt ein guter Teil (die Hälfte) der Harnstoffzulage in 24 Stunden zur Ausscheidung. Es besteht also hier eine gänzliche Ausscheidungsinsuffizienz für Wasser und Kochsalz, beide renal und extrarenal bedingt, und eine teilweise Ausscheidungsinsuffizienz für Stickstoff bei einem Sekretionsmodus, der von dem der Niereninsuffizienz sehr verschieden ist.

I, 176. 50 jähriger Mann mit chronischer Myokardinsuffizienz. Hydrops. Im hochgestellten Harn Spur Alb.

I, 176.   Kurve 27.

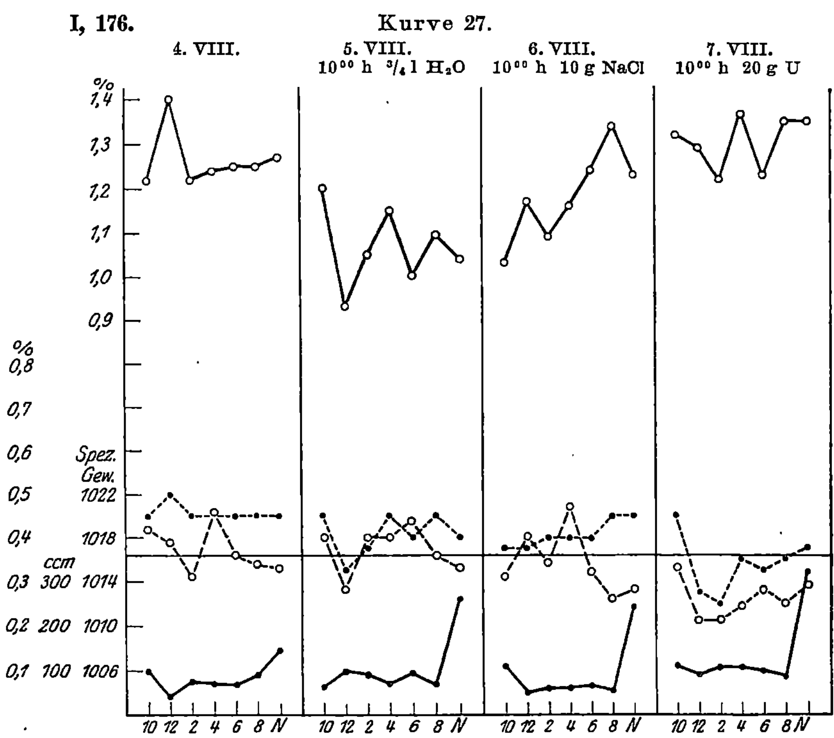

Bilanztafel.

Tag	Harn-menge	Spez. Gew.	g Cl'	g N	Spez. Gew. auf 1 Liter berechnet	Gefundener Mehrbetrag		Aus der Zunahme des spez. Gew. berechneter Mehrbetrag	
						Cl'	N	Cl'	N
4. VIII.	598	1020,1	2,18	7,51	1012				
5. VIII.	754	1018	2,74	7,92	1013,6				
6. VIII.	638	1018,7	2,05	7,55	1011,9	0		0	
7. VIII.	816	1017,5	2,45	12,07	1014,3		4,56		3,84

Erklärung der Kurve 27.

Die Harnmengen sind klein. Die zweistündlichen Portionen sehr gleichmäßig. Das spezifische Gewicht schwankt zwischen 1013 und 1022.

Die Cl'-Konzentration ist niedrig und liegt in der Nähe des Serumwertes (horizontale Linie).

Die N-Konzentration ist hoch.

Die Zulagen von Wasser und NaCl machen keine Änderung des Kurvenverlaufs und werden völlig retiniert.

Die Zulage von Harnstoff macht eine geringe Erhöhung der N-Konzentration. 50 % dieser Zulage werden unter geringer Erhöhung der Wassermenge ausgeschieden. Die Cl'-Konzentration wird am Harnstofftage, trotz der am Vortage erfolgten Retention von 10 g NaCl, deutlich hypotonisch.

Die Beziehungen von Wasserausscheidungsvermögen und Konzentrierungsfunktionen zur Niereninsuffizienz und zur partiellen und komplexen Ausscheidungsinsuffizienz lassen sich in folgender Weise übersichtlich darstellen:

Wasser-ausscheidung	Konzentrationsfähigkeit für		Nieren-insuffizienz	Ausscheidungsinsuffizienz für		
	NaCl	N[1]		NaCl	N	NaCl und N
Oligurie	+	+	—	±[2]	±[2]	±[2]
	—	—	+			±[2]
	—	+	—	+	±[2]	±[2]
Begrenzte Polyurie	+	+	—	—	—	
	—	—	+			±[2]
	—	+	—	+	—	
Polyurie	+	+	—	—	—	
	—	—				—
	—[3]	+	—	—	—	

6. Darstellung der Untersuchungsergebnisse.

Nachdem wir die Grundlagen der Symptomatik und die Symptome kennengelernt haben, müssen wir die zahlreichen Untersuchungsergebnisse bei jedem Kranken übersichtlich zusammenstellen. Wir gebrauchen dazu 1. die Kurven und Tafeln, die wir bereits bei der Funktionsprüfung kennengelernt haben, 2. eine graphische Aufzeichnung der Wassereinnahme und -ausgabe, in der auch das spezifische Gewicht verzeichnet ist, 3. eine Tafel (S. 124), die den gesamten Harn- und Blutbefund umfaßt, 4. eine Tafel (S. 125), die den Einfluß von Bewegungen usw. auf den Harnbefund, das Ergebnis der Funktionsprüfungen und die Kardinalsymptome wiedergibt. Die letzte Tafel hat sich mir im Nierenlazarett zur Zusammenfassung einer Beobachtung auf Nierenleiden sehr bewährt.

C. Die extrarenalen Nierensymptome.

Unter dieser Bezeichnung sollen die Organ- und Funktionszustände, die gesetzmäßig als Folgen von Nierenkrankheiten eintreten, und auch die das Krankheitsbild mitbeherrschenden Veränderungen, die (ganz oder zum Teil) gleichzeitig mit der Nierenerkrankung und durch die gleichen Bedingungen entstehen, zusammengefaßt werden.

1. Das nephritische Ödem.

Ödemverteilung. Der Hydrops renalis geht mit Blässe der Haut einher; er beginnt im Gesicht, dessen Haut bleichdurchsichtig erscheint, mit Vorliebe an dem lockeren Unterhautzellgewebe der Augenlider. Diese Schwellung,

---

[1] Konzentrationsschädigung für N bei erhaltener Konzentrationsfähigkeit für NaCl kommt nicht vor.

[2] Abhängig von Wassermenge und Ernährung.

[3] Beim Diabetes insipidus.

mitunter auch nur ein Gefühl der Spannung um die Augen, ist am ausgesprochensten morgens nach dem Erwachen. Umgekehrt beim kardialen Hydrops. Hier ist die Haut infolge der Stauung rot oder cyanotisch gefärbt, oft mit einem durch die langdauernde Stase bedingten braunen Grundton; die Schwellungen beginnen an den tiefsten Punkten, bei Bettruhe am Kreuzbein, bei aufrechter Stellung oder im Sitzen an den Knöcheln und Unterschenkeln und sind hier, wenn der Tag nicht in Ruhelage verbracht wurde, abends am stärksten. Aber auch bei Nierenkranken treten, falls sich die Krankheit nicht bei Bettruhe entwickelt, ganz früh Schwellungen an den Knöcheln und an den Tibiakanten auf. Mitunter zeigen sich die Anfänge auch am Skrotum, am Präputium oder an den Schamlippen, Orten, die, wie die Augenlider, ein sehr lockeres Unterhautzellgewebe haben. Im weiteren Verlaufe breitet sich das Ödem über das ganze Unterhautzellgewebe aus. Es können außerordentlich hohe Grade von Körperschwellung eintreten. In allen Fällen von universellem Hautödem, nicht selten aber auch bei relativ geringem Anasarka, und mitunter sogar der Hautschwellung vorangehend, sind die serösen Höhlen, vor allem Bauchhöhle und Pleuren, beteiligt.

Das Bindegewebe stellt sich im Zustande des Ödems als ein ungeheueres Labyrinth mit Flüssigkeit gefüllter Spalten dar, in denen das Wasser durch mechanische Kraft, durch Fingerdruck, Massage, Lageänderung, leicht bewegt werden kann. Trotz ihres sehr erheblichen Wassergehaltes weisen die normalen, nichthydropischen Gewebe kein derartiges Verhalten auf, weil das Wasser nicht frei, sondern an das Protoplasma der Zellen gebunden ist. Nach neueren Untersuchungen fehlen sogar dem normalen Bindegewebe präformierte Spalten. „Die gesamte Bindesubstanz zeigt auch im reifen Organismus noch einen in sich zusammenhängenden Bau. Alle Fasern liegen in einer Grundsubstanz, die lediglich umgewandeltes Protoplasma darstellt und die sich auch von dem Protoplasma der Zellen nicht immer so scharf trennen läßt, wie es meist hingestellt wird. Die sog. Saftspalten im Bindegewebe sind keine unabänderlichen, von dem lebendigen Gewebe scharf zu trennenden Gebilde" (HUECK). Nach HÜLSE sind im normalen Bindegewebe Saftspalten überhaupt nicht sichtbar. „Die Bewegung des Säftestroms vollzieht sich lediglich innerhalb der geformten Elemente."

Aufbau des Bindegewebes.

In der Norm ist die Flüssigkeit als Quellungswasser in den Gewebskolloiden enthalten. *Die ständig stattfindende Bewegung der Flüssigkeit erfolgt also auf Grund ständiger Quellungs- und Entquellungsprozesse.*

Art der Wasserbindung im Gewebe.

Die nächste Frage lautet, *ob die pathologische Wasseransammlung eine Steigerung der normalen ist, d. h. auf dem gleichen kolloidchemischen Prinzip beruht.* Wenn man bedenkt, daß sich bei allgemeinem Hydrops große Ergüsse frei in den serösen Höhlen befinden, so muß man zunächst geneigt sein, diese Frage zu verneinen. Den ersten festen Punkt auf diesem schwierigen Gebiete gibt die Kenntnis des *Präödems.* Das Präödem ist ein Zustand, der dem sicht- und fühlbaren Ödem regelmäßig vorangeht und nach Schwinden der sicht- und fühlbaren Schwellungen (als Postödem) folgt. Es stellt eine Steigerung des Wassergehaltes des Körpers bis zum Betrage von etwa 6 kg dar und ist durch eine intracelluläre Wasseransammlung bedingt. Das Präödem beruht also

Präödem.

Nr.   Jahr: Diagnose:

Name:

Alter:

	Harn																						Körper-gewicht	Blut-druck
Tag	Menge T/N	Spez. Gewicht	Reak-tion		Alb.	Sediment	Cl'		N		Urea-N		A.S. N.		NH₃-N		Harn-säure								
							%	g	%	g	%	g	%	g	%	g	%	g						

	Blut											Plasma						
Tag	Rest-N	Urea-N	Amino-N	Harn-säure	Krea-tinin	Xa.-Prot.	Chole-sterin	Cl'	Ca	P	Alk.-Res.	Prot.	Alb.	Glob.	A./Gl.	Fibr.	Kod	BSZ

Beobachtung auf Nierenleiden.

Nr.   Name: Jahr:
Nierenprobekost.   Konstante Flüssigkeitszufuhr.

Tag	Harn-menge	Spez. Gew.	Alb.	Blut	Zyl.	Weiße Blut-Körp.	Nie-ren-Epith.	Kri-stalle	Reak-tion	Blut-druck	Körper-gewicht 11^{00} h. a. m.
I Bettruhe											
II 1 Std. Aufstehen	Rest-N										
	Vor Aufstehen										
	Nach ,, .										
III 3 Std. Aufstehen	Vor ,,										
	Nach ,,										
IV 1 Std. Gehen	Vor Gehen										
	Nach ,,										
V 3 Std. Gehen	Vor ,,										
	Nach ,,										
VI Normaltag	Konzentrationen			Bilanzen							
VII Zulage von $^3/_4$ l Wasser											
VIII Zulage von 10 g NaCl											
IX Zulage von 20 g Harnstoff											
X	Rest-N										
XI											
XII Aufstehen											

Augenhintergrund:

Urämische Symptome:

Ödem:

Blutbefund:

Ätiologie:

Diagnose: Unterschrift:

wirklich auf einer krankhaften Steigerung der physiologischen Wasserbindung, d. h. *der Hydrops beginnt mit einer stärkeren Gewebsquellung*. Dieser
Zustand hält über die gesamte Zeit der ödematösen Veränderung an
und überdauert sie. Außer dem Wasser in den Spalten ist im Zustand
des Hydrops eine starke Quellung aller Bestandteile des Bindegewebes
(in erster Linie der Grundsubstanz, aber auch der kollagenen und
elastischen Fasern) nachweisbar. Diese Affektion des Bindegewebes
führt bei längerem Bestehen zu einer fibrinoiden Entartung der Fasern.

Oedema cutis proprium.   Eine solche pathologische Quellung kann auch andere Gewebe betreffen. F. MENDEL beschreibt unter der Bezeichnung *Oedema cutis
proprium* ein Krankheitsbild, bei dem die Wasseransammlung nicht
im Unterhautzellgewebe, sondern in der Haut selbst sitzt. Wahrscheinlich decken sich die von EPPINGER beschriebenen Fälle von kolossalem
Ödem, das auf Schilddrüsenpräparate so schön reagiert, mit dem von
MENDEL beschriebenen Zustand. Eine ähnliche Lokalisation der Wasseransammlung liegt wohl bei Myxödem und bei manchen Fällen von
Adipositas vor. Wenn man beobachtet, wie bei diesen Kranken ein
Gewichtsverlust von 1—2 kg eine sehr deutliche Verbesserung der Hautbeschaffenheit und eine bessere Markierung der vorher verwaschenen
Gesichtszüge zur Folge hat, so möchte ich daraus schließen, daß hier
das Wasser in den obersten Schichten der Haut vermehrt ist.

Pathologische Wasseransammlung im Gewebe.   Wächst das Ödem über das Präödem hinaus, so bilden sich, wie
HÜLSE festgestellt hat, in der Grundsubstanz zunächst kleine runde
Hohlräume, die bald konfluieren und schließlich zu einem unregelmäßigen
weiten Spaltraumsystem anwachsen. Das diese Räume erfüllende Wasser
wird also aus dem gequollenen Gewebe abgeschieden. Es liegt darin
ein Hinweis, daß der *Zustand der pathologischen Quellung des Protoplasmas nicht mit einem Ruhezustand der Wasserbewegung gleichbedeutend
ist*. Da das gequollene Gewebe lebt, da alle Lebensvorgänge in wässerigen
Lösungen oder unter Beteiligung von solchen verlaufen, so ist eine
Wasserbewegung auch in einem ödematösen Gewebe eine selbstverständliche Sache. Wenn man die Aufnahme von Wasser im Protoplasma
als Quellung bezeichnet, so muß die Abgabe auf einer Entquellung
beruhen. Auch das ödematöse Gewebe besitzt also die Reversibilität
der Wasserfunktion. Aber sein Gleichgewicht ist — entsprechend dem
Grade der ödematösen Veränderung — auf ein anderes Niveau eingestellt
als das des normalen Gewebes.

   Bei dieser Betrachtung bleibt zunächst offene Frage, warum die aus
dem gequollenen Protoplasma zunächst in Form von Vakuolen abgeschiedene, dann ein Labyrinth von Spalten erzwingende Flüssigkeit
nicht, wie es bei dem normalen Wasserwechsel geschieht, in die Blut-
oder Lymphcapillaren aufgenommen wird. Daß das in Wirklichkeit
nicht geschieht, geht außer aus der pathologischen Speicherung in den
Geweben, auch daraus hervor, daß der Ductus thoracicus und die
Cisterna chyli zur Zeit der Ödembildung auffallend wenig, zur Zeit
der Ödemresorption stark gefüllt sind (HÜLSE).

Wasserhaushalt.   Damit kommen wir dazu, das Ödem nicht nur als einen Vorgang
des Bindegewebes, sondern vom Gesichtspunkt des gesamten Wasserhaushaltes zu betrachten.

Beim Menschen macht das Wasser 65% des Körpergewichtes aus: von dem Wasser befinden sich 56,8% in der Muskulatur, 6,66% in der Haut, 4,7% im Blut, 2,8% in der Leber. Der Wassergehalt dieser Organe ist, auf ihr Gesamtgewicht bezogen, nicht ganz der gleiche; die Reihenfolge, nach absteigendem Gehalt geordnet, ist Blut (77,98%), Muskel (73,53%), Leber (70,79%), Haut (63,86%). Von bemerkenswerter Konstanz ist aber der prozentuale Trockenrückstand der fettfreien Gewebe (RUBNER) der erwachsenen Wirbeltierkörper. Während des Wachstums findet eine gesetzmäßige fortschreitende Verminderung des Wassergehaltes statt, so daß der fett- und aschefreie Trockenrückstand von rund 10% im 6. Fetalmonat auf rund 23% nach Wachstumsabschluß steigt (H. ECKERT, RUBNER, K. THOMAS). Hoher Wassergehalt ist Zeichen und wahrscheinlich auch Bedingung des Wachstums, findet sich demgemäß auch in bösartigen, rasch wachsenden Geschwülsten (PFLÜGER) Fortschreitende Wasserverarmung der Gewebe ist ein Teil des Vorganges des Alterns (BÜRGER u. SCHLOMKE).

Das große Gewicht und der Wasserreichtum des Muskels bewirken, daß ungefähr die Hälfte des gesamten Wassers in der Muskulatur sitzt.

Der individuelle Wassergehalt des Körpers ist im allgemeinen konstant: er zeigt geringe Schwankungen um ein physiologisches Optimum, dessen Regulation neuroendokrin besorgt wird, und zu einem für das Lebensalter und den Typus charakteristischen Wassergehalt führt.

Der physiologische Wassergehalt umfaßt die ganze Breite der individuellen Typen.

Die Fähigkeiten zu raschen Veränderungen des Körpergewichts bezeichnet die Labilität der Einstellung, die im Säuglingsalter sehr deutlich hervortritt, beim Erwachsenen, besonders bei Erkrankungen oder von außen herbeigeführten Alterationen im endokrinen System (z. B. nach Anwendung von Insulin, Thyreoidin) die Breite des Physiologischen überschreiten kann, im höheren Alter aber abnimmt.

An der Ordnung des Wasserhaushaltes nehmen alle Organe, Gewebe und Flüssigkeiten des Körpers teil. Wie früher bereits erwähnt, besteht im Organismus Konstanz des osmotischen Druckes. Dadurch, daß bei der dissimilatorischen Tätigkeit des Stoffwechsels die Zahl der Teilchen in den Lösungen wächst, hat der osmotische Druck eine Neigung zum Steigen. Dem wirken die Ausscheidungen entgegen, die mit den gelösten Bestandteilen dem Körper Wasser entführen. Zum Ersatz des durch Nieren, Lungen, Haut und Darm austretenden Wassers wird, geregelt durch das Durstgefühl und durch die persönliche Erinnerungserfahrung (ERICH MEYER), Wasser aufgenommen. Zwischen Wasseraufnahme und Ausscheidung besteht unter konstanten Bedingungen ein Gleichgewicht. Sobald das getrunkene Wasser den Verdauungskanal verlassen hat, verändert es seine physikalische Struktur, indem es zu den Kolloiden — zunächst denen des Blutes — in eine enge räumliche Beziehung tritt. Die wirksame Kraft ist das Wasseranziehungs-(Quellungs-)Vermögen der hydrophilen Kolloide.

Das getrunkene Wasser bewirkt beim Menschen eine kurzdauernde Blutverdünnung, der nach einem Konzentrationsanstieg eine zweite etwas länger dauernde folgt (H. MARX). Die erste Verdünnung ist nicht proportional der aufgenommenen Flüssigkeitsmenge, so daß angenommen werden muß, daß beim Trinken zwischen Blut und Geweben Austauschprozesse eintreten, die zu einem Anwachsen des Blutvolumens führen (R. SIEBECK).

Nach den Versuchen von SIEBECK und seiner Schule ist die Konstanz der Blutzusammensetzung und Blutmenge nicht so gewährleistet, als man bisher annahm. Bemerkenswerterweise haben diese Versuche bestätigt, was bereits nach früheren feststand (C. OEHME), daß die Wasserausscheidung durch die Nieren mit Hydrämie, vermehrter Blutmenge keinen unmittelbaren Zusammenhang hat. Auch in den Versuchen von MARX begann die Diurese zum Teil erst dann, als die Blutkonzentration zum Ausgangswert zurückgekehrt war.

Von dem Blute aus geht der Weg nicht durch die Nieren in den Harn, sondern in die Gewebe. Dem in das Pfortadersystem eintretendem Wasser ist zunächst die Leber vorgeschaltet, in der, wie bereits auf S. 72 ausgeführt, ein starker Austausch von Wasser und gelösten Bestandteilen stattfindet.

Das Endothel der Lebercapillaren erscheint als ein Syncytium mit zahlreichen Kernen, aber ohne Zellgrenzen, so wie bei embryonalen Capillaren (A. KROGH). Eine besondere Eigentümlichkeit der Lebercapillaren bildet die freie Kommunikation ihres Lumens mit den in der Leberzelle gelegenen „Canaliculis". Für das Verstehen der Tatsache, daß die Capillaren der Leber für gelöste Stoffe viel durchlässiger sind als die anderer Organen, gibt es also einige anatomische Grundlagen. Dazu kommt, daß in dem intrahepatischen Anteil der Vena hepatica der Fleischfresser besondere muskuläre Venensperren ausgebildet sind, deren Kontraktion das aus der Pfortader zuströmende Blut unter höheren Druck setzt, die Abgabe von Blutwasser, wie es zu der in der Leber stattfindenden Bildung der thorakalen Lymphe notwendig ist, begünstigt und zur Bluteindickung führt.

Alle Stoffe, die, wie Histamin, Pepton, Arsen und Phosphor, schwere Zirkulationsstörungen in der Leber machen, stören den Wasseraustausch. Auch bei Leberkranken sind Hemmungen der Diurese beobachtet worden.

Schon COHNHEIM u. LICHTHEIM hatten beobachtet, daß die Leber nach Zufuhr großer Mengen Wassers schwillt und ödematös wird. LAMSON u. ROCA sahen, daß nach Exstirpation der Leber eine intravenös zugeführte Kochsalzlösung viel länger im Blut verbleibt als bei erhaltener Leber, daß Adrenalin, das beim normalen Tier ein beschleunigtes Verschwinden der infundierten Lösung aus dem Blut bewirkt, beim leberlosen Tier keinen Einfluß hat. MAUTNER u. PICK haben festgestellt, daß Adrenalin die Muskelapparate in den Lebervenen der Fleischfresser zu Kontraktion und damit die Venen zum Verschluß bringt. Sie sahen weiter, daß nach Ausschaltung der Leber durch eine ECKsche Fistel eine intravenös injizierte Kochsalzlösung stundenlang im Blut bleibt, während bei einem normalen Tier die Verwässerung des Blutes bereits nach 30—40 Minuten verschwunden ist.

Von der Leber geht der Strom über den Ductus thoracicus in die Blutbahn zurück und von dieser in die Gewebe, besonders in Muskulatur und Haut. Von dort wird die Flüssigkeit, entsprechend dem Verbrauch, wieder in das Blut gegeben und durch die Nieren ausgeschieden.

Da sich alle Lebensvorgänge im Wasser, in wässerigen Lösungen, abspielen, da alle stofflichen Prozesse innerhalb der Zellen sowohl als im Austausch durch die Zelloberfläche auf Bewegung in Wasser gelöster Teilchen beruhen, so ist zu erwarten, daß die Beziehungen des Wassers zu den Geweben bzw. zu ihren spezifischen Bestandteilen nicht die Form einer festen oder gar einheitlichen Bindung darstellen, sondern in einer Dynamik zusammenspielen, deren vielfache Abhängigkeiten dem Verständnis einige Schwierigkeiten machen.

Da alle Gewebe aus Gelen und Solen bestehen, so bringt uns die Micellartheorie von NAEGELI, nach der in den quellenden Stoffen das Wasser in drei verschiedenen Arten, als dem Kristallwasser analoges festgebundenes Konstitutionswasser, als Capillar- oder Adhäsionswasser und als freies Wasser, auftritt, dem Problem näher. Wo. OSTWALD hat eine weitergehende Einteilung versucht, und es ist möglich, daß, wenn eine Methodik bestände, im lebenden oder überlebenden Material die Arten der Wasserbindung zu erkennen, sich so verschiedene Formen mit ihren Übergängen ergeben würden, daß die Zahl der Typen, die der Modellversuch am toten Material findet, nicht ausreicht.

An der Aufnahme von Wasser und Kochsalz — anderen Stoffen kommt für die Betrachtung der osmotischen Verhältnisse des Blutes nur geringe Bedeutung zu — beteiligen sich besonders Haut und Muskulatur. Diese Gewebe können Wasser und Kochsalz aufnehmen und binden. Bei einem Versuch, den Körper an Wasser reicher zu machen, zeigt sich eine spezifische Wasserkapazität der Organe. Das Blut nimmt nur knapp 2% an Wasser zu, Muskulatur und Haut dagegen fast das Doppelte (3,86%), die Niere 3,2%, die Leber 2,4%. Das große Gewicht von Haut und Muskulatur bewirkt, daß von dem im Körper zurückgehaltenen Wasser etwa 44% in der Muskulatur, etwa 12% in der Haut verbleibt. Für das Kochsalz bildet in erster Linie einen Speicher die Haut, die in der Norm $^1/_5$ des Gesamtchlorions des Körpers enthält. Bei Nierenkranken findet man den NaCl-Gehalt der Muskeln (normal 0,1 bis 0,15%) auf das Doppelte, den der Haut (normal 0,2 bis 0,3%) bis fast auf das Dreifache erhöht, so daß in der Haut 28 bis 77% des retinierten NaCl enthalten sind. Aus diesen Zahlen geht die Ungleichheit der Kochsalzverteilung und des Kochsalzgehaltes der einzelnen Gewebe, sowohl in der Norm wie unter pathologischen Verhältnissen hervor. Es besteht also im Körper *in bezug auf das Salz kein osmotischer Ausgleich*, sondern es bestehen *recht erhebliche Konzentrationsdifferenzen*. Solche treffen wir auch fast regelmäßig zwischen Blut und Ödemflüssigkeit. Das Ödem ist reicher an Chlorion, Bicarbonat- und Dinatriumphosphatin und ärmer an Kaliumion. Das Bestehen der Konzentrationsdifferenzen kann darauf beruhen, daß die trennende Schicht osmotisch unwirksam ist, oder daß die Ionen nicht frei, nicht osmotisch wirksam, sondern an Kolloide gebunden sind, oder daß sich eine Ionenverteilung nach dem von DONNAN aufgestellten Gesetze ergibt.

Die Fähigkeit der Gewebe zur Aufnahme von Wasser und Kochsalz und ein gewisser Vorrat an diesen Stoffen gibt, wenn man zunächst von der Nierentätigkeit und der Ausscheidung überhaupt absieht und den inneren Wasser- und Mineralstcffwechsel betrachtet, die Bedingung, um die Menge und die Zusammensetzung des Blutes konstant zu erhalten. So kommt es nach einem Aderlaß oder Blutverlust sehr rasch zu einem Einströmen von salzhaltiger Flüssigkeit aus den Geweben. Bei der Infusion einer hypotonischen Kochsalzlösung geht, wie nach dem Trinken von Wasser, der Wasserüberschuß rasch in die Gewebe, so daß in der Blutbahn eine isotonische Lösung verbleibt. Bei der Aufnahme von Kochsalz oder der Infusion hypertonischer Kochsalzlösung wird das Ziel der Isotonie erreicht, indem Salz aus dem Blut in die Gewebe und Wasser aus den Geweben in das Blut strömt.

Die Retention von Wasser und Kochsalz findet bis zu einem gewissen Grade unabhängig voneinander statt. Das sieht man bei pathologischen Retentionen an dem stark wechselnden Verhältnis dieser beiden Stoffe. Die Konzentrationsunterschiede schwanken zwischen 0,17 und 4,6% NaCl, also fast um das Dreißigfache. Es kommt also sowohl eine Wasserretention vor, die nicht durch eine entsprechende Einbehaltung von NaCl osmotisch ausgeglichen ist, wie auch eine *trockene Kochsalzretention* (Historetention nach STRAUSS, „trockenes Ödem" der Franzosen).

Ganz unabhängig aber sind diese beiden Vorgänge voneinander nicht. O. COHNHEIM u. TOBLER haben am Normalen gezeigt, daß der durch starkes Schwitzen bei anstrengenden Klettertouren aufgetretene Durst durch reichliches Wassertrinken nicht gestillt werden kann. Jedem Hochtouristen ist bekannt, daß Trinken von Gletscherwasser zum Löschen des Durstes ganz und gar ungeeignet ist. Das kommt daher, daß durch den Schweiß der Körper auch viel Salz verloren hat. In einem gewissen Grade von Salzverarmung haben die Gewebe nicht mehr die Fähigkeit, Wasser festzuhalten. COHNHEIM u. TOBLER haben gezeigt, daß in diesem Falle das verlorene Wasser erst dann ersetzt wird, wenn mit der Nahrung genügend Salz zugeführt ist. Der Grund dafür liegt darin, daß mit dem Schweiß nicht nur Wasser, sondern auch eine beträchtliche Menge Kochsalz abgegeben wird, die Gewebe aber — in einem gewissen Grade der Salzverarmung — nicht mehr die Fähigkeit haben, Wasser festzuhalten. Das zeigt sich auch bei dem durch übermäßige Zufuhr salzarmer Flüssigkeit (Kneipe) herbeigeführten Wasser- und Salzverlust, der sich in starkem Durst (Brand) bemerkbar macht, einem Durst, der nicht allein durch Flüssigkeit, sondern durch gleichzeitige Salzzufuhr (Hering, Katerfrühstück) löschbar ist. Die Bedeutung der Kochsalzzufuhr für die Wasserhaftung geht auch aus dem Abfall des Körpergewichtes (bis zu 2,5 kg) bei dem Übergang von kochsalzreicher zu kochsalzarmer Kost und aus dem Wiederanstieg des Körpergewichtes bei Kochsalzzulage hervor (W. H. VEIL).

Das bedeutet, in die Sprache der physikalischen Chemie übersetzt, daß Eiweiß-Kochsalzverbindungen (Eiweißionen) zur Quellung geeigneter sind als Eiweiß selbst. Diese Ausdeutung der Beobachtung in vivo findet im physikalisch-chemischen Experiment volle Bestätigung. Aufladung fremder Ionen erhöht die Quellbarkeit. Eine gewisse Vorzugsstellung kommt in dieser Richtung den Wasserstoff- und Hydroxylionen

zu. Es ist bekannt, daß M. H. FISCHER versucht hat, das Ödem auf
eine durch Säure (FODOR u. FISCHER sprechen von „Atmungssäuren“,
die sich bei ungenügender Oxydation im Gewebe anhäufen) verursachte
Quellung zurückzuführen versucht hat. In der ursprünglich geäußerten
Einseitigkeit und Ausschließlichkeit ist das ganz gewiß nicht richtig.

Da es Endprodukte des Stoffwechsels von saurem Charakter (organische Säuren und vor allem Kohlensäure) in beträchtlicher Menge gibt,
so muß das Gewebe eine höhere Wasserstoffionenkonzentration haben
als das Blut. Das ist auch von MICHAELIS u. KRAMSZTYK durch elektro-
metrische Messung nachgewiesen. Wie SCHADE hervorhebt, sind es
die kollagenen Fasern, deren eosinophile d. i. acidophile Natur schon
aus der Histologie bekannt ist, die die umgebende Lösung durch Säure-
entzug entlasten. Mit der Säuerung steigt die Quellbarkeit, wie aus den
klassischen Untersuchungen von HOFMEISTER hervorgeht. Aber Säure-
quellung des Kolloids wird, wie bereits HOFMEISTER entdeckt hat,
durch Mineralsalze in maßgebender Weise beeinflußt. Man kann sich ·
vielleicht die Vorstellung bilden, daß H$^+$-Ionen eine Quellung und
Neutralsalze, die in gewissen Konzentrationen antagonistisch wirken,
eine Entquellung veranlassen, und .daß auf der Periodizität dieser Vorgänge die Wasserbewegung im Gewebe beruht. Denn nicht allein durch
seine Quellbarkeit besitzt das Bindegewebe die wichtige Funktion an der
Erhaltung der Isotonie und Isoionie des Blutes mitzuwirken (SCHADE),
sondern ebenso durch den umgekehrten Vorgang, die Entquellbarkeit.

Der Stoffaustausch zwischen Blut und Geweben vollzieht sich durch
die Blut- und Lymphcapillaren. Die Capillaren stellen Endothelröhren
dar, deren Durchmesser durch ein umkleidendes weitmaschiges, musku-
läres Netzwerk sehr stark veränderlich ist. Wie A. KROGH in seiner
„Anatomie und Physiologie der Capillaren“ (einem Buch, das man
gelesen haben muß) ausführt, hat das Endothelrohr eine Normalform
und Normalweite, die es annimmt, sobald Außen- und Innendruck
gleich sind. Bei stärkerem Außendruck fällt das Rohr zusammen; bei
Kontraktion der muskulären Elemente (Rougetzellen) wird es gefaltet.
Wird aber der Innendruck nur ein wenig höher, so „wird es erweitert,
die Endothelzellen werden passiv gedehnt, ihre Oberfläche vergrößert,
ihre Dicke vermindert und ihre Kerne abgeplattet“. Was eine solche
Entfaltung des Capillarsystems für den Stoffaustausch bedeutet, wird
klar, wenn man die ungeheuere Ausdehnung der Capillaren überhaupt
betrachtet. Wie KROGH ermittelt hat, liegen in einem Muskelquerschnitt
von der Dicke einer Stecknadel 700 parallele blutführende Röhrchen
zwischen etwa 200 Muskelfasern. Die Gesamtausdehnung des Capillarsystems eines Menschen von 50 kg schätzt KROGH auf 100 000 km Länge
(= 2$^1/_2$mal rund um die Erde) und. auf eine Oberfläche von 6300 qm.
Die trennenden Schichten sind also von einer nicht zu übertreffenden
Zartheit.

Welche Kräfte den Transport der Stoffe durch die Capillarwand
besorgen, ist bekanntlich eine viel diskutierte Frage (C. LUDWIG, HEIDEN-
HAIN, COHNSTEIN und viele andere).

Es erübrigt sich, hier auf die Entwicklung, die die Erforschung
dieses Gebietes genommen hat, einzugehen. Es kann heute als sicher

gelten, daß die Capillarwandungen für Gase (Sauerstoff) und für
Kristalloide nach beiden Richtungen vollkommen durchgängig sind.
Daher kommt es, daß subcutan injizierte Stoffe nach einer so kurzen
Zeit, wie sie zum Transport durch die Lymphgefäße nicht ausreicht,
im Blute nachweisbar sind, und daß man in das Blut eingebrachte Stoffe
in der Flüssigkeit der Gewebe und Körperhöhlen wiederfindet. Die
Geschwindigkeit dieses Austausches scheint zu der Geschwindigkeit der
Diffusion in Wasser oder Gelatine in einer nahen Beziehung zu stehen.
Weiter steht fest, daß die Capillarwandungen im allgemeinen für Kol-
loide undurchlässig sind. Das geht besonders aus den Untersuchungen
SCHULEMANNS über kolloidale Farbstoffe hervor. Daß dies auch für
Eiweiß zutrifft, zeigen die Untersuchungen von LEWIS, der subcutan
injiziertes Serum bereits nach 40 Minuten in der Lymphe des Ductus
thoracicus, aber erst nach $3^1/_2$ Stunden im Blute auffinden konnte. Auch
die Beobachtung am Krankenbett gibt hierfür anschauliches Material.
So bleibt eine subcutan injizierte Kochsalzlösung eiweißfrei bis zu ihrer
Resorption. Bekannt ist auch das sog. „nephrotische Ödem" mit seinem
ganz minimalen Eiweißgehalt.

Wie steht es nun mit der Durchlässigkeit der Capillarwand für
Wasser? Die frühere Annahme, daß dieser Durchgang auf Filtration
beruhe, d. h. vom Blutdruck abhängig sei, wurde von KÖRNER und
LANDERER dahin abgeändert, daß das Verhältnis des Blutdruckes zum
Gewebsdruck die Flüssigkeitsbewegung und Stromrichtung bedinge.
Dieses einfache physikalische Prinzip ist indessen nur ein Teil der wirk-
samen Kraft. Nach COHNSTEIN kommt die Differenz des osmotischen
Drucks im Capillarblut und im Gewebe hinzu. ASHER hat auf die Steige-
rung des Flüssigkeitswechsels (Lymphbildung) hingewiesen, die durch
vermehrte Organarbeit erfolgt. Hierbei kommt es infolge des durch die

Kolloid-
osmotischer
Druck. Arbeit erhöhten Stoffumsatzes zu einer Vergrößerung des osmotischen
Druckes und der Säurebildung, damit zur Wasseranziehung aus dem
Blut und zu Kolloidquellung, also zu einem größeren Organvolumen
und Gewebsdruck. Der Gewebsdruck ist ein Faktor, der am Abtransport
der Flüssigkeit mitarbeitet. Die physikalisch-chemische Basis dieser
Verhältnisse hat STARLING geschaffen (s. S. 94). *Danach wird der
Flüssigkeitsdurchtritt durch die Capillarwandungen von dem kolloidosmotischen Druck (Quellungsdruck) des Blutes beherrscht.* Dieser Druck
scheint normalerweise in allen Teilen des Körpers den capillaren Blutdruck deutlich zu überwiegen. Obgleich über die Höhe des Capillardruckes in den inneren Organen nur sehr wenig bekannt ist, kann man
das Überwiegen des kolloid-osmotischen Druckes des Blutes daraus
ersehen, daß auch eine beträchtliche Blutverdünnung (Hydrämie mit
Hypalbuminose) nicht zu Ödem führt, und daß Salzlösungen aus den
Geweben und Körperhöhlen unmittelbar in das Blut resorbiert werden.
KROGH hält es sogar für zweifelhaft, daß eine Steigerung des Capillardruckes, wie er bei Erweiterung der Arterien ohne gleichzeitige Capillarerweiterung auftreten würde, zur Erzeugung eines Filtrationsödems
ausreicht. Erst bei hohem Venendruck ist die Bedingung zur Filtration
durch die Capillarwand gegeben. Die Undurchlässigkeit der Capillaren
für Kolloide bewirkt, daß von dem Blut nur soviel Flüssigkeit abgegeben

wird, als die Blutkolloide freigeben. Indessen sind nicht alle Capillaren auf diese Regelung des Flüssigkeitsverkehrs in solcher Weise eingestellt. Wie STARLING u. BAYLISS gefunden haben, sind z. B. die Lebercapillaren, entsprechend ihrem anatomischen Bau (s. S. 28), für Eiweiß durchlässig. In dem Betrage der Eiweißdurchlässigkeit wird der kolloidosmotische Druck unwirksam. Daher kommt es, daß in den Lebercapillaren der — zudem durch besondere Mechanismen steigerungsfähige — Blutdruck überwiegt und eine fortwährende Filtration von Lymphe stattfindet.

Unter bestimmten Bedingungen werden alle Capillaren für Kolloide durchlässig. Ich folge in der Wiedergabe dieser für viele Kapitel der Pathologie äußerst wichtigen Verhältnisse der Darstellung von A. KROGH. Die dominierende Bedingung der Permeabilitätssteigerung, des Durchgängigwerdens für Eiweiß, ist die Erweiterung der Capillaren. KROGH hat gesehen, daß dann das gesamte Plasma des Blutes die Capillare verläßt und ein Haufen roter Blutkörperchen zurückbleibt, der so stark zusammengepreßt ist, daß das Blut nicht deckfarben, sondern lackfarben erscheint. Es entsteht dann die Stase, ein vollkommener Stillstand des Blutflusses in der Capillare. Die Stase ist das sicherste Zeichen für Kolloiddurchlässigkeit der Capillarwand. Entwickelt sich eine solche Stase langsam, oder wird sie nicht vollständig, so kommt es in dem umgebenden Gewebe zu Ödem. Unter den Bedingungen des Experiments treffen wir Capillarerweiterung, Bluteindickung und Ödem im Histaminshock (DALE u. LAIDLAW). Es ist möglich, daß diese wichtige Beobachtung zum Ödem oder wenigstens zu manchen Formen des Ödems eine nahe Beziehung hat. So hat man (U. EBBECKE u. a.) die Quaddeleruptionen, die auch als anaphylaktische Reaktion auftreten, auf innerhalb des Organismus gebildete, capillarerweiternde Stoffe zurückgeführt.

In einem Versuch von bewundernswerter Einfachheit und stärkster Überzeugungskraft hat THOMAS LEWIS gezeigt, daß die Dermographie (Capillarerweiterung) und die Urticaria factitia (Capillarerweiterung und Transsudation) durch einen höchst wirksamen Stoff zustande kommen, der beim Streichen der Haut im Gewebe gebildet oder freigemacht wird. Jeder Arzt kann und soll diesen Versuch anstellen, um unmittelbare Anschauung über den chemischen Vorgang, der auch die ungeahnte Labilität des lebenden Protoplasmas demonstriert, zu gewinnen. Der Versuch besteht darin, daß man bei einem Menschen mit gefäßempfindlicher Haut die Blutdruckmanschette um einen Arm legt, bis zum Verschwinden des Radialpulses aufpumpt, einen Strich mit dem Fingernagel über den Arm macht, einige Minuten, während welcher keine Reaktion eintritt, wartet, dann die Manschette abnimmt und zusieht, wie jetzt die Hautreaktion eintritt. Diese Reaktion ist also ein Vorgang auf stofflicher Grundlage. Der durch die Hautreizung gebildete Stoff ist an Ort und Stelle liegengeblieben; er entfaltet seine Wirkung, sobald ihm der Blutzutritt die Möglichkeit gibt. Bekanntlich können sich im Stoffwechsel nur aus Eiweiß bzw. aus gewissen Aminosäuren so stark wirksame Stoffe (unter denen, auch der Abstammung nach hierher gehörend, das Cholin zu nennen ist) bilden. So hat man besonders auch die Bildung von Histamin aus Histidin im Gewebe angenommen, z. B. durch Trauma (L. HILL).

Es liegt im Bereich der Möglichkeit, daß Gifte vom Charakter der proteinogenen Amine im Zustande der *Asphyxie* entstehen. KLE-MENSIEWICZ sah nach Blutleere hochgradiges Ödem auftreten. Bei Kreislaufinsuffizienz leidet die Gewebsatmung infolge der Verlangsamung des Blutstromes. Dadurch ist Gelegenheit zum Auftreten von wirksamen Stoffen und einer veränderten Gewebsreaktion gegeben, die zusammen mit dem gesteigerten Venendruck das kardiale Ödem herbeiführen.

Weiter sind es, wie MAGNUS gezeigt hat, gewisse Gifte, und zwar die von W. HEUBNER als solche charakterisierten *Capillargifte*, die Capillarerweiterung und bei gleichzeitiger Hydrämie Ödem verursachen. Ebenso wirkt, wie COHNHEIM u. LICHTHEIM gezeigt haben, die Hydrämie an Stellen, an denen durch Entzündungsprozesse die Capillaren erweitert sind. Mechanische Reizung führt an der Froschzunge (KROGH) wie an der Leberoberfläche (EBBECKE) zu scharf lokalisierter Capillarerweiterung und zu Flüssigkeitsaustritt (Quaddel). Dasselbe erzielte BRUCK durch fortgesetzte Reizung des Nervus glossopharyngeus. Ähnlich, wenn auch schwächer wie Histamin, ist der Einfluß von Pituitrin (KROGH). Dieser Forscher hat auch festgestellt, daß lösliche Stärke von einer Teilchengröße von $5\,\mu\mu$ von der normalen Capillare zurückgehalten, von der erweiterten durchgelassen wird. Es handelt sich dabei keineswegs um eine Lückenbildung etwa zwischen den Endothelzellen, sondern wie bei einer Ultrafiltrationsmembran um eine größere Porenweite, die aber sicher, wie die Undurchlässigkeit für chinesische Tusche zeigt, unter $200\,\mu\mu$ bleibt. Da die Capillarwand physikalisch-chemisch ein Gel darstellt, also eine Netz- oder Wabenstruktur hat, so kann man sich eine Zunahme der Porenweite durch Dehnung leicht vorstellen. Es scheint aber auch eine Änderung der Capillardurchlässigkeit ohne Kaliberänderung einzutreten. Das läßt daran denken, daß ein Wechsel im Quellungszustand der Capillarwand die Permeabilität beeinflussen könnte. HÜLSE teilt mit, daß im Ödem auch die Capillarendothelien quellen, und daß diese Quellung der Bildung der freien Ödemflüssigkeit vorausgeht. SIEBECK hat gezeigt, daß die Strukturelemente einer Zelle, die den Durchtritt der Stoffe beherrschen, durch Oberflächenwirkungen beeinflußbar sind. Dafür, daß eine Änderung der Capillardurchlässigkeit von dem Quellungszustand der Wand abhängt, spricht auch die entzündungswidrige Wirkung der Calciumionen. H. J. HAMBURGER hat beobachtet, daß ein gewisser Gehalt von Calciumionen im Durchströmungsversuch trotz Erhöhung des hydrostatischen Druckes Ödem verhindert. Mit Rücksicht auf die Verhältnisse bei der akuten hydropischen Glomerulonephritis ist es sehr interessant zu hören, daß HAMBURGER bei geringer weiterer Erhöhung des Gehaltes an Calciumionen hochgradigste Blutgefäßkontraktion fand.

Ob beim Menschen eine so erhebliche Verminderung der Konzentration der Calciumionen vorkommt, daß der Zustand der Endothelgrenzfläche der Capillaren in empfindlicher Weise beeinflußt wird, ist noch ungewiß. Bei der außerordentlichen Empfindlichkeit kolloidaler Strukturen aber kann man sich sehr wohl vorstellen, daß die durch den Körper fließende kolloidale Lösung durch ihre physikalischen und chemischen Eigenschaften auf alle Zellen, die sie berührt, auf ihre kolloidale Struktur, die für die Permeabilität maßgebend ist, einwirkt (SIEBECK). Es wird also ein verminderter kolloid-osmotischer Druck des Blutes auf die Endothelzellen nicht ohne Einfluß bleiben, wie auch aus den Untersuchungen von GÄRTNER u. ALBÚ hervorgeht. Zwar ruft im Tierexperiment eine Hydrämie kein Hautödem hervor (COHNHEIM u. LICHTHEIM), und auch beim Menschen sehen wir Hydrämie ohne Ödem. Aber daß eine Veränderung der Blutbeschaffenheit in Verbindung mit anderen Faktoren zu Hydrops führt, ist, so wie in den Experimenten von MAGNUS, auch in der menschlichen Pathologie durchaus möglich.

Wasserreichtum des Blutes hat neben dieser unterstützenden ursächlichen Bedeutung noch eine Wirkung als *Ödemmaterial*. Zuführung von viel Wasser und Salz macht beim Gesunden keinen Hydrops, wohl aber bei zu Hydropsie neigenden Kranken. Es ist sehr zu beachten, daß bei wachsendem Ödem heftiger Durst entsteht, der auch durch maßlose Flüssigkeitsaufnahme nicht gestillt werden kann, da das Wasser durch die Capillaren abläuft und im Gewebe festgehalten wird. Dieses Ablaufen tritt im Zustand des Ödems nicht selten in Form einer Überschußreaktion auf, d. h. der Abstrom in die Gewebe kann stärker sein als die Aufnahme, so daß *Eindickung des Blutes* die Folge ist.

Nach der von ZANGGER entwickelten Membrantheorie werden die Eigenschaften einer Lösung durch eine disperse Membran auf eine andere Lösung übertragen, so daß also zwischen Blut, Capillarwand und Gewebe eine kolloidchemische Koordination (physikalische Koordination — SIEBECK) gedacht werden kann. Die Sole und Gele werden durch den kolloid-osmotischen Druck oder Quellungsdruck, der unter dem Einfluß von Ionen, Inkreten (Pituitrin, Histamin) steht, beherrscht. Auf die ·Blutbewegung wirkt der Blut- bzw. Capillardruck, auf das Gewebe die Gewebespannung, die der Quellung entgegenwirkt und auch an der Regelung der Capillarweite und ihrer Durchblutung teilnimmt. Normalerweise besteht zwischen dem Quellungsdruck des Blutes und des Bindegewebes ein Gleichgewicht (SCHADE). Dieses Gleichgewicht kann indessen kein statisches sein, da ein Flüssigkeitsaustausch hin und her geht. Es stehen also die rhythmischen Quellungs- und Entquellungsprozesse (Transsudation und Resorption) in einem Gleichgewicht. Im Zustand des Ödemwachstums bleibt die Resorption zurück. Zwar ist das Bindegewebe nicht imstande, das gesamte Wasser so festzuhalten, daß noch für die mikroskopische Betrachtung Homogenität besteht. Es bilden sich, wie oben vermerkt, Waben und Spalten, also die Vergröberung der ultramikroskopischen Struktur eines Gels. Und wir haben uns früher die Frage vorgelegt, warum dieses Wasser nicht resorbiert wird. Wir können diese Frage zwar nicht exakt beantworten, aber wir können der Antwort jetzt etwas näherkommen.

Resorptionshindernisse sind:

Herabsetzung des kolloidosmotischen Druckes des Blutes (i. e. der Wasseranziehungskraft), Steigerung des capillaren Blutdrucks, Durchgängigkeit der Capillarwand. Solange die letzte Veränderung besteht, geht der Strom aus dem Blut in die Gewebe. Die Lymphbahnen können die normale Resorption in das Blut nicht ersetzen. Ist die Capillarwand wieder in Ordnung, und sind auch sonst keine Bedingungen für Ödembildung vorhanden, so gibt der Eiweißgehalt der Ödemflüssigkeit durch seinen kolloidosmotischen Druck ein Hindernis für die Resorption, die dann mit entsprechender Langsamkeit durch die Lymphbahnen erfolgt. Weitere Resorptionshindernisse liegen in der vermehrten Quellungstendenz des Gewebes. Es ist möglich, daß der Mangel an aktiver Schilddrüsensubstanz eine solche Gewebeveränderung bewirkt.

Durchlässigkeit der Capillarwand und Quellungsdruck des Gewebes sind (gleichgerichtete) kolloidchemische Vorgänge.

III, 340.   **Kurve 28.**   **Kurve 29.**

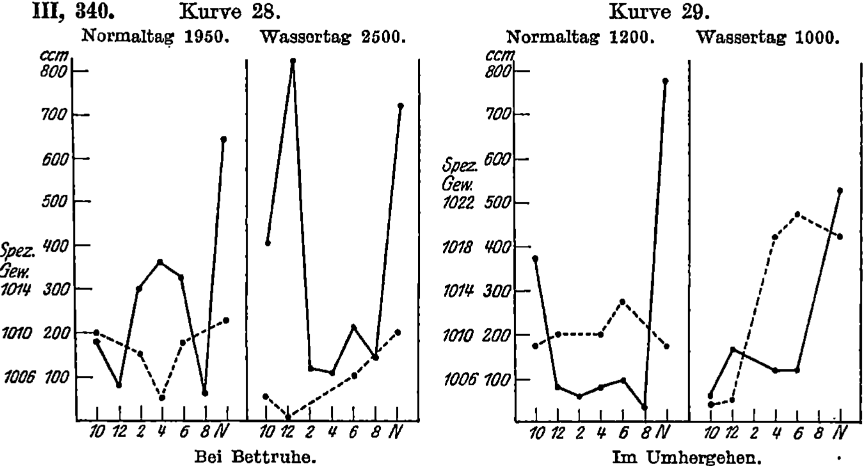

Bei Bettruhe.   Im Umhergehen.

Der kolloidosmotische Druck des Blutes spielt eine passive Rolle. Er ist die Folge des entsprechenden kolloidchemischen Verhaltens der Gewebe. Ist das Gewebe (Bindegewebe und Capillarwand) maximal gequollen (Präödem) und der kolloidosmotische Druck des Plasmas mit diesem Zustand im Gleichgewicht, dann ist der Flüssigkeitstransport (erfahrungsgemäß) verlangsamt. Vielleicht dadurch, daß die Quellungs-Entquellungsmaschine (Kolloidpumpe) schlechter arbeitet. Tritt weiter Flüssigkeit aus dem Gefäßsystem in schnellerem Tempo, als der Arbeit der Pumpe entspricht, aus, so bleibt sie (zunächst) als freie Ödemflüssigkeit liegen. Der den Bedürfnissen in keinem Falle genügende Abtransport durch die Lymphbahnen wird vielleicht durch die ödematöse Veränderung der Lymphcapillarwände behindert.

Die einzelnen Elemente der Ödembildung sind folgende:

1. Zunahme des hydrostatischen Druckes (venösen und capillaren Blutdruckes).

2. Abnahme des kolloidosmotischen Druckes des Blutes.

3. Gesteigerte Durchlässigkeit der Capillarwand.

4. Zunahme des Quellungsdruckes des Gewebes.

Die verschiedenen Formen des Ödems entstehen wohl meistens durch
ein Zusammenwirken dieser Elemente. So findet sich bei dem Stauungs-
ödem Zunahme des venösen und capillaren Blutdruckes und gesteigerte
Durchlässigkeit der Capillarwand, wie aus dem Eiweißgehalt der Ödemflüssigkeit zu schließen ist. Daß eine solche nicht notwendig zu dem
Wesen des Ödems gehört, geht aus der Kenntnis des nephrotischen
Ödems hervor. Dieses ist eiweißfrei, auch bei monatelangem Bestehen.
KROGH teilt einen in seinem Institut untersuchten Fall eines solchen
Ödems mit, in dem der kolloidosmotische Druck des 5% Eiweiß ent-
haltenden Blutes sehr stark herabgesetzt war (auf 100 mm gegenüber
450 mm der Norm). In diesen Fällen wirkt also die zweite Bedingung,
vielleicht in Zusammenhang mit der vierten, der Zunahme des Quellungsdruckes des Gewebes. Die Ödemflüssigkeit bei der Nephritis ist immer
eiweißhaltig. Hier liegt also stets eine Änderung in der Funktion der
Capillarwandungen vor. Diese Veränderung der Capillarwand kann in
eine Latenz übergehen. Das sieht man bei der abklingenden akuten
Nephritis. Der Flüssigkeitsaustausch geht dann normalerweise vonstatten, wenn durch Bettruhe die hydrostatische Mehrbelastung der
unteren Körperhälfte vermieden wird. Beim Aufstehen aber wird das
Gleichgewicht gestört, indem die Steigerung des hydrostatischen Druckes
genügt, die Transsudation zu vermehren und die Resorption des Gewebs-
wassers zu hemmen. In solchen Fällen zeigt ein Wasserversuch im
Liegen und im Stehen (s. Kurve 28 und 29) die Schwäche der Capillaren.
[Bei solchen Versuchen ist es notwendig, lordotische Körperhaltung zu
vermeiden, durch die (s. S. 42) eine renale Hemmung der Wasserausscheidung hervorgerufen werden kann.]

Der Zusammenhang zwischen Nierenerkrankung und Ödem.

Daß das nephritische Ödem, wie jedes andere, durch krankhafte Vorgänge an der Endothelgrenzfläche entsteht, ist eine von allen Seiten anerkannte, zuerst von COHNHEIM u. SENATOR vertretene Meinung.
Nicht einig aber ist man sich darüber, in welchem Zusammenhange
Nierenerkrankung und Capillarerkrankung stehen. Drei Möglichkeiten
sind gegeben:

1. *Das nephritische Ödem ist abhängig von Funktionsschädigungen der
kranken Niere.*

2. *Das nephritische Ödem ist bedingt durch Giftstoffe, die in der kranken
Niere entstehen oder infolge der Nierenerkrankung im Körper verbleiben.*

Diesen beiden renalen Theorien, die das extrarenale Geschehen als
Folge renaler Vorgänge auffassen, steht die dritte Möglichkeit gegenüber:

3. *Capillarerkrankung und Nierenerkrankung sind parallel geschaltete
Zustände, die der gleichen Schädlichkeit ihre Entstehung verdanken.*

Wenn es auch noch nicht möglich ist, in diesem schwierigen Gebiet
die Wahrheit klar zu erkennen, so kann doch eine kritische Erörterung
den Kreis um die Wahrheit enger ziehen.

Was zunächst die Abhängigkeit des Ödems von der Nierenfunktion
betrifft, so steht außer Frage, daß es eine Behinderung und völlige
Hemmung der Wasserausscheidung renaler Art gibt. THANNHAUSER hat

durch Untersuchungen an einer sehr großen Zahl ödematöser Kriegs-
nephritiker das sehr wichtige Resultat ermittelt, daß in allen frischen
Fällen Kochsalzgehalt und Wassergehalt des Serums erhöht sind. Ich
kann das aus eigener Beobachtung für einen Teil frischer Fälle bestätigen. Es ist an die Möglichkeit zu denken, daß eine solche hyperchlor-
ämische Hydrämie auf die Capillarwände nicht ohne Einfluß bleibt.
Von größerer Bedeutung noch könnte die Änderung der Ionenzusammen-
setzung sein, die das Blut dadurch erleidet, daß die kranke Niere die
Fähigkeit der Isoionie (s. S. 15) verliert. Besonders wird es hier auf das
Verhältnis der Kationen Na^+, K^+ und Ca^{++} ankommen.

Mit Sicherheit kann ausgesagt werden, daß die Fähigkeit der Niere,
Chlorion zu konzentrieren, mit der Ödembildung nichts zu tun hat.

Gibt es nun bei der akuten Glomerulonephritis außer der Veränderung der Blutzusammensetzung auch eine Veränderung der Blutmenge?
Diese Frage ist in praktischer wie theoretischer Beziehung von der allergrößten Bedeutung. Wir sahen, daß sich das Blut in der Norm an der
Wasserspeicherung so gut wie gar nicht beteiligt. Wenn wir bei der
akuten Nephritis eine echte Plethora anträfen, so würde das bedeuten,
daß gegenüber dem Verhalten des Normalen in diesen Fällen die Capillarwände dichter geworden sind.

Bereits nach der klinischen Beobachtung zweifle ich nicht daran,
daß eine solche Störung vorkommt. Es gibt Patienten mit frischer
Nephritis, die, ohne Ödeme oder wesentliche Ödeme aufzuweisen ––
wie die nachfolgende Entwässerung und Gewichtsabnahme lehrt ––, viel
Wasser zurückbehalten haben. Die Gesichtsfarbe dieser Patienten ist
nicht blaß, sondern tiefrot. Ihre Gesichtshaut ist ganz und gar nicht
gedunsen. Das Gesicht erscheint unförmig groß. Ich pflege immer darauf
hinzuweisen, ein wie verändertes kleines Gesicht ein solcher Patient in
einigen Tagen haben wird. Und diese Voraussage trifft stets zu. Man
könnte sich damit zufrieden geben, daß in diesen Fällen ein Präödem
vorliegt. Aber dieses schlagflüssige Aussehen ist nicht das eines Prä-
ödematösen. Daß die retinierte Flüssigkeit zu einem guten Teil innerhalb
der Gefäße sitzt, geht daraus hervor, daß diese Nephritiker ganz besonders zu Lungenödem neigen. Das stimmt mit den Erfahrungen von
Cohnheim u. Lichtheim überein, daß im Experiment Hydrämie
kein Hautödem, wohl aber Ödem der großen Drüsen verursacht. In
dieser Neigung zu Lungenödem liegt die praktische Bedeutung der
nephritischen Plethora. Gesteigerte Durchlässigkeit der Capillaren, wie

Datum	Körper-gewicht	Blut-menge	Hb %	Millionen Rote	Serum			
					Eiweiß %	Cl	R-N mg-%	Harnsäure mg-%
20. II.	58	5000	71	4,5	6,6	0,41	46	7,3
26. II.	45	4076	—	—	7,8	0,30	50	10,8
12. III.	47[1]	3174	77	4,5	6,3	0,37	27	4,7
4. IV.	48[1]	3382	75	—	8,8	0,39	31	4,1
7. V.	52[1]	3537	74	5,2	8,2	0,36	24	4,0

[1] Diese Gewichtszunahme beruht nicht auf Ödem.

Blutmenge
bei akuter
Nephritis.

sie der Mehrzahl der akuten nephritischen Erkrankungen zukommt und Festhaften des Wassers in den Geweben, stellt einen Sicherheitsfaktor gegen das Eintreten dieses lebensgefährlichen Zustandes dar.

Wir haben in einigen Fällen frischer Glomerulonephritis Bestimmungen der Gesamtblutmenge vorgenommen und wiederholt Plasmawerte gefunden, die zweifelsfrei über der Norm liegen. Ich gebe ein Protokoll über einen Patienten (III, 397) wieder, der Wasser im Betrage von 29% seines Körpergewichtes (nach erfolgter Entwässerung festgestellt) retiniert, dabei aber nur ein mäßiges, über die ganze Haut verteiltes Ödem und keine nachweisbaren Höhlenergüsse hatte. Die retinierte Flüssigkeit war, wie die fortlaufende Analyse des Harnes ergab, kochsalzarm.

Leider sind solche ausführlichen Untersuchungen nur selten ausführbar. Eine einmalige Prüfung gibt kein ausreichendes Bild. Von sehr großem Interesse wäre die Anwendung dieser Methode bei einem Fall von arenaler Anurie, die trotz großer Wasserretention kaum zu Ödem führt. Es ist hier in erster Linie daran zu denken, daß in diesem Zustand das Verhältnis $Na^+ : K^+ : Ca^{++}$ keine wesentlichen Veränderungen erfährt, da diese Kationen gleichmäßig zurückbehalten werden.

Es ist jetzt an der Zeit, der Stellung der Niere im Wasserhaushalt zu gedenken. Die bereits in den Arbeiten von HOFMEISTER enthaltene Vorstellung, daß der Ausscheidungsprozeß in der Niere auf einer vorübergehenden Aufnahme des Wassers in der Niere, d. h. auf einer Quellung gewisser Nierenelemente, beruht, ergibt sich nach den Aufschlüssen, die die Arbeiten über Nierenquellung, Wasserhaushalt, Wirkung der Diuretica u. ä. gebracht haben, mit ausreichender Sicherheit. Die Wasser anziehende Kraft der Niere, ihr kolloid-osmotischer Druck, ist also, solange eine Harnbildung erfolgt, dem entsprechenden Druck des Blutes überlegen. Wenn aber SCHADE in einer soeben erschienenen Mitteilung so weit geht, die Niere als den einzigen Ausscheidungsregulator für den kolloid-osmotischen Druck des Blutes anzusprechen, so kann ich ihm hierin nicht folgen. Da der Glomerulus sicher ein wesentlicher Ort der Wasserausscheidung ist, so kann deren erster Akt auf nichts anderem beruhen, als auf der Funktion der Capillarschlingen der BOWMANschen Kapsel. Da sich diese Schlingen nicht von anderen Capillaren unterscheiden, so liegt morphologisch kein Anlaß vor, die Niere ausschließlich für die Erhaltung der Wasser anziehenden Kraft des Blutes verantwortlich zu machen. In funktioneller Beziehung wäre es ganz unverständlich, wie ein an einer einzigen Stelle des Kreislaufssystems (der Niere) erfolgender Ausgleich an einem entfernten Orte einen bestimmten Zwecken dienenden Wasserwechsel herbeiführen sollte. Ein örtlicher Wasserwechsel kann im wesentlichen nur auf örtlichen Bedingungen beruhen. Ich glaube daher, daß sich die Niere mit allen Gewebscapillaren, wenigstens soweit sie Kolloide nicht durchlassen, in die Funktion der Regulation des kolloid-osmotischen Druckes des Blutes teilt. SCHADE u. CLAUSSEN finden, wie KROGH (s. S. 94), bei hydropischen Nierenkranken eine Herabsetzung dieses Druckes. Daß hierin ein wichtiges Element der Ödembildung liegt, ist oben ausführlich dargetan. Daß eine Herabsetzung der Wassersekretion durch die Niere den kolloid-

Stellung der Niere im Wasserhaushalt.

osmotischen Druck des Blutes niedrig hält, indem seine Erhebung gehindert wird, ist ohne Zweifel. Wenn diese Veränderung allein zur Ödembildung ausreichte, so müßte die arenale Anurie zu starken Ödemen führen. Da das aber nicht geschieht, so muß man bei dem nephritischen Ödem nach einem zweiten hydropigenen Element suchen. Das haben wir in der veränderten Durchgängigkeit der Capillarwandungen gefunden, die vielleicht durch Störung gewisser Nierenfunktionen (Wasserfunktion, Partialfunktionen der Kationenausscheidungen) bedingt sind.

Die zweite Möglichkeit, die Hypothese einer von der Niere ausgehenden Vergiftung, schließt zwei Probleme in sich, nämlich die Retention physiologisch entstehender Gifte, die von der normalen Niere ausgeschieden werden, und die Bildung von Giften in einer kranken Niere.

Soweit es sich um die Annahme einer Nichtausscheidung von Giften handelt, könnte diese These auch in dem Zusammenhang der Funktionsschädigungen betrachtet werden. Indessen ist uns nach dieser Richtung nichts bekannt, was als überzeugend oder gesichert gelten könnte. Die Erfahrungen bei der arenalen Anurie sprechen durchaus gegen einen solchen Zusammenhang. Dagegen ist die Bildung proteinogener Gifte in einer Niere, die bei schlechter Durchblutung arbeitet, eine Möglichkeit, die sowohl für das nephritische Ödem als auch für die anderen extrarenalen Symptome (Blutdrucksteigerung, Urämie) durchaus in Betracht kommt. Greifbare Tatsachen fehlen aber gänzlich.

Eine Sonderstellung nimmt das nephrotische Ödem ein. Dieses Ödem, bei dem das Blutserum milchig oder seifenwasserähnlich aussehen kann, tritt bei den chronischen epithelialen Nephropathien auf, die mit starker Anhäufung doppeltbrechender Lipoide in den Nieren einhergeht. Wir finden hier hochgradige Veränderungen der Blutzusammensetzung, die besonders das Verhältnis der Plasmaeiweißfraktionen zueinander und den Lipoidgehalt betreffen, und Herabsetzung des kolloid-osmotischen Druckes des Blutes (KROGH; SCHADE u. CLAUSSEN). Dagegen besteht hier, wie der fehlende oder ganz geringe Eiweißgehalt der Ödemflüssigkeit ergibt, keine nachweisbare oder keine hochgradige Veränderung der Capillardurchgängigkeit. Gleichzeitig fehlen die anderen extrarenalen Symptome. VOLHARD meint, ohne Beweise hierfür erbringen zu können, daß bei der lipoiden Degeneration der Nierenepithelien hydropigene Stoffe entstehen.

FR. MUNK nimmt an, daß es sich nicht um eine renale Genese des Ödems handelt, sondern daß „der Zustand auf einer physikalisch-chemischen Veränderung aller Kolloide des Organismus beruht, die bewirkt, daß der Quellungsdruck der Körpersäfte, sowie der Zellen erhöht ist und daher das Wasser von ihnen in abnormer Weise festgehalten wird.“

Die dritte Möglichkeit, daß Nierenerkrankung und Capillarveränderung Folgen derselben Schädlichkeit sind, ist zuerst von COHNHEIM u. SENATOR vertreten worden.

Es gibt Gifte (Arsen, Uran u. a.), die sowohl an der Niere wie an den Capillaren angreifen. So könnte auch bei der akuten Nephritis die Krankheit gleichzeitig und unabhängig die Niere und die Gewebscapillaren befallen. SENATOR hat die Capillarschädigung als entzündliche angesprochen. Die Hoffnung, mit Hilfe der LOMBARD-WEISSschen Capillaroskopie etwas Entscheidendes zu erfahren, hat sich bisher nicht erfüllt. Daß das Ödem (besonders der Augenlider und des Gesichtes) nicht selten der Nierenentzündung (oder wenigstens der Albuminurie) vorausgeht, hat nicht wenig dazu beigetragen, der Selbständigkeit der Capillarerkrankung Anerkennung zu verschaffen. Auch ein Vorausgehen der Blutdrucksteigerung ist beobachtet worden (NONNENBRUCH, VOLHARD, MÜLLER, eigene Beobachtung). KYLIN u. LUNDSBERG fanden das in systematischen Untersuchungen an Patienten mit Angina und Scarlatina bestätigt. Wir haben in systematischen Untersuchungen an Scharlachkindern nicht ein einziges Mal eine der Nephritis (21 Fälle) vorausgehende Blutdrucksteigerung gesehen. Wenn es aber eine solche doch geben sollte, so ist damit nichts über die Beschaffenheit der Capillaren ausgesagt. KYLIN behauptet bei der akuten Glomerulonephritis eine Steigerung des „Capillardruckes" zu finden. Er sagt aber selbst aus, „daß der mit seiner Methode bestimmte Druck dem Druck in den allerkleinsten Arterienzweigen, also dem präcapillaren Druck, entsprechen dürfte. Es · erscheint daher ratsam, in der Einschätzung der Bedeutung der Blutdrucksteigerung als pränephritischen Capillarsymptoms sehr vorsichtig zu sein. Das gleiche gilt von dem sog. Capillarpuls, den JÜRGENSEN bei Angina tonsillaris beobachtet hat, und von dem er glaubt, daß er ein frühes Symptom der Glomerulonephritis sein kann. Die capillaroskopische Beobachtung hat aber gezeigt, daß der QUINCKEsche Puls kein Capillarpuls ist, sondern auf Schwankungen größerer Gefäßzweige beruht. Diesen Puls treffen wir sehr oft bei Infektionskrankheiten aller Art. Ich habe besonders auf seine Häufigkeit bei der Grippe hingewiesen, wo ich ihn in Fällen fand, in denen klinisch eine Capillarlähmung angenommen werden mußte. Ich sehe ihn auch jetzt nicht selten bei Pneumonien, die mit Erscheinungen von Schwäche im peripheren Kreislauf einhergehen. Es ist aber bekannt, daß Grippe wie Pneumonie nur selten zu akuter Glomerulonephritis führt. Daß in solchen Fällen auch eine Affektion der Capillaren besteht, möchte ich als sicher annehmen.. Aber diese Capillarveränderung besteht in einer Erweiterung und in Neigung zu Stase, entspricht also ungefähr der durch Histamin bedingten und geht wie die Histaminvergiftung mit Blutdrucksenkung einher. Der Capillarpuls kann also nicht als pränephritisches Symptom angesehen werden, auch dann nicht, wenn im Verlauf der Infektion, die ihn veranlaßt hat, eine Nephritis folgt.

Auch sonst ist bei der Bewertung der Capillarsymptome als pränephritischer mit großer Vorsicht zu verfahren. Da es eine akute Nephritis ohne Albuminurie gibt, so ist die Untersuchung auf Eiweiß im Harn kein ausreichendes Mittel, um den Beginn einer Nephritis zu erkennen. Jeder aufmerksame Beobachter kennt Fälle, in denen bei fehlendem Eiweiß eine größere Menge granulierter Zylinder das erste Symptom der Nephritis darstellen. Auch Sinken der Cl′-Konzentration unter den blutisotonischen Wert, Vermehrung der Harnkolloide, die nicht Eiweißnatur haben, können die Reihe der nephritischen Zeichen eröffnen. Es ist daher nicht leicht, die Unabhängigkeit extrarenaler Symptome von einer Nierenentzündung zu beweisen. Unter dem Einfluß der Lehre

VOLHARDS von dem Capillarspasmus als Wesen der Glomerulonephritis war es sehr naheliegend und verlockend, diese Krankheit als eine allgemeine Capillaritis aufzufassen. Zur Zeit läßt sich diese Frage nicht entscheiden. Wie sehr auch unser Wissen über das Ödem an sich gewachsen ist, so liegen doch die Beziehungen der Niere zum Ödem noch arg im Dunkeln.

Therapie. **Die Therapie der Wassersucht** ist nach zwei Richtungen energisch zu betreiben. Zunächst darf dem Organismus *möglichst wenig Ödemmaterial* geliefert werden; das ist die Aufgabe der diätetischen Behandlung. Dann muß man versuchen, die *Tätigkeit der Niere anzuregen und die Capillarfunktion so umzustimmen*, daß der Flüssigkeitsstrom aus dem Gewebe durch das Blut in die Nieren sich einstellt. Das ist die Aufgabe der medikamentösen und physikalischen Therapie.

Diätetische Therapie. Die erste Forderung wird durch eine *wasser- und kochsalzarme Kost* erfüllt. Eine ausschließliche und calorisch ausreichende Milchdiät genügt für diese Indikation nicht, da 3 l Kuhmilch eine zu große Wassermenge und in ihr 4,8 g NaCl enthalten. Es kommt bei dem Hydrops einer akuten Nephritis auf eine ausreichende Ernährung für einige Tage nicht an. Für Kranke kräftiger Konstitution hat sich nach dem Vorgange Hunger- und Durstkur. von C. VON NOORDEN u. F. VOLHARD eine *Hunger- und Durstkur* als sehr nützlich erwiesen. Eine solche Kur bedeutet gleichzeitig die größtmögliche Schonung der Nieren; sie kann eine Hemmung der Transsudation in das Gewebe herbeiführen. Es kommt wahrscheinlich — wenigstens vorübergehend — zu einer Bluteindickung, zu deren Ausgleich die Resorption aus den Ergüssen eintritt. Eine absolute Fastenkur bedarf natürlich beständig der Überwachung, besonders bei längerer Dauer. Eine Ausdehnung auf 3—5 Tage, wie sie VOLHARD vorschlägt, ist bei vernünftigen Menschen meist durchführbar. Bei quälendem Durst darf man mit kleinen Mengen eisgekühlter Flüssigkeit nicht zurückhalten. Ich habe es mir zur Regel gemacht, bei der Überleitung der Hunger- und Durstkur zu einer strengen Schonungsdiät nicht mehr Flüssigkeit (Pfefferminztee mit Citrone, Citronenwasser, Fruchtlimonade) oder auch einen Teil der Flüssigkeit als frisches Obst zu reichen, als der Harnmenge entspricht. Ist Urämieneigung oder Gefahr vorhanden, so bestehen gegen eine Durstkur gewisse Bedenken. Die alte Vorstellung, daß das Ödem einen Schutz gegen die Urämie darstellt, ist immer noch — und auch mit einigem Recht — in Geltung. STRAUSS u. REISS haben daher empfohlen, bei denjenigen Kranken mit Ödem und Urämieneigung, deren Diurese in Gang gekommen ist, viel Flüssigkeit zu geben, um die Gifte auszuschwemmen, oder bei Oligurie ihre Konzentration im Blute zu verdünnen und sie in die Gewebsflüssigkeit zu treiben. Im weiteren Verlauf der diätetischen Behandlung tritt an Stelle der Hunger- und Durstkur die strengste Nierenschonungskost. Die Speisen sind so auszuwählen, daß die Niere möglichst wenig Arbeit zu leisten hat. Da auch die Ausscheidung des Wassers (s. physiologische Einleitung S. 20) für die Niere Arbeit bedeutet, so müssen wir eine wasser-, salz- und eiweißarme Kost wählen. Die wesentlichen Bestandteile dieser Kost sind Zucker, weiße Mehle, Reis, ungesalzene Butter, Gelbei, Obst, eingekochte Früchte, also im wesentlichen Kohlenhydrate und Fette, die zu

Kohlensäure und Wasser verbrennen, in ausreichender Menge genommen
auch den Eiweißzerfall beschränken, mithin wirklich die Niere mit dem
Mindestmaß von Arbeit belasten. Der Salzgehalt der Rohmaterialien,
die zum Teil schon Nahrungsmittel sind, zum Teil zur Herstellung von
Nahrungsmitteln dienen, ist so gering, daß eine Kenntnis der Zahlen
im allgemeinen überflüssig ist. Erst die Nahrungsmittelfabrik, die Back-
stube, die Küche bringt größere Salzmengen in die Nahrungsmittel und
Speisen. Die strengste Nierenschonungskost, die sich aus den oben-
genannten Rohstoffen zusammensetzt, muß in der ersten Woche nicht
unbedingt in calorisch ausreichendem Maße genossen werden. Aber
selbst wenn man das tut, ist der Salzgehalt der Rohstoffe ganz außerordentlich gering, wie nebenstehende Tafel lehrt:

Nimmt man statt 100 g Weizenmehl 100 g Zwieback, so erhöht sich bei sonst etwa gleicher Zusammenstellung der Salzgehalt auf 1,1 g. Bei 100 g feinem Weißbrot (statt Zwieback) auf 1,4 g. An Stelle von

Tafel.

	Eiweiß	Kalorien	NaCl
100 g Reis, geschält . .	6,7	350	0,0005
100 g feines Weizenmehl	10	350	0,005
100 g Butter, salzarm .		790	0,1
100 g Zucker		410	0,15
250 g Milch	7,5	160	0,40
3 Gelbeier	7,5	170	0,024
	31,7	2230	0,680

Weizenmehl oder Reis kann auch Maismehl, Buchweizen, Kartoffelstärke,
Nudeln treten, ohne daß sich eine wesentliche Änderung in dem Schlacken-
gehalt ergibt. Bei der Zusammenstellung nach dieser Tabelle kann für
eine gemilderte Nierenschonungskost pro Tag 1—2 g NaCl gestattet
werden. Aus diesen Rohstoffen Speisen von Wohlgeschmack und einiger
Abwechslung zusammenzustellen, ist sehr leicht. Suppen sollen vermieden
werden. Reis und Mehl wird als Brei oder als Pudding angerichtet. Der
Brei zum Teil süß mit Früchten, der Reis auch als Tomatenreis oder
trocken körnig gedampft und mit Petersilie zubereitet. 100 g Reis geben
in gekochtem Zustand 1 Volumen von 400—500 ccm, ebenso 100 g Mehl
als Klöße oder ähnliches. Es ist daher mitunter angebrachter, das Mehl
zu Gebäck zu verarbeiten und die damit verbundene geringe Erhöhung
des Salzgehaltes gegen eine Verminderung des Volumens (Wassergehaltes)
einzutauschen. Auch bei Darreichung der ganzen Menge der Rohstoffe
ist das Volumen der Nahrung sehr gering.

Die Kochsalzersatzmittel. Kochsalzausschaltung aus der Nahrung
in dem Umfang der auf obiger Tafel zusammengestellten Diätrohstoffe
ist auf die Dauer nicht durchführbar, weil der Appetit (und die Salz-
säuresekretion im Magen) leidet. Man muß dann die tägliche Salzzufuhr etwas steigern, indem man nach wie vor die Speisen völlig ohne
Salz zubereiten läßt und dem Patienten die gestattete Tagesmenge
Salz in einer kleinen Streudose zur Verfügung stellt, um vorzugsweise
diejenigen Speisen zu salzen (wie Ei, ungesüßter Brei), deren Aufnahme
ohne Salzzusatz am meisten widerstrebt. Man kann des Patienten
Wunsch nach Salz als Gewürz am leichtesten in erfüllbaren Grenzen
halten, wenn man ihm andere Würzstoffe (wie Tomaten, Essig, Zwiebeln,

Parmesankäse, Citronensaft, Petersilie, Dill) nicht vorenthält. Ein Verbot dieser Stoffe (auch des Essigs) ist ganz überflüssig. Die Frage, ob man das Kochsalz durch andere Salze ähnlichen Geschmacks ersetzen soll, hat eine lange Geschichte. Zu einer weite zurückliegenden Zeit, in der man lediglich die Chloridausscheidung im Harn als Maßstab betrachtete und die Ausscheidung anderer Anionen und der Kationen vernachlässigte, wurde das Bromnatrium (DEUTSCH) und das ameisensaure Natrium (H. STRAUSS) als Kochsalzersatzmittel empfohlen. In den letzten Jahren hat die pharmazeutische Industrie ein großes Interesse an der Auffindung und Einführung von Kochsalzersatzmitteln gezeigt. Ein Stoff von Salzgeschmack und guter Würzkraft, dessen Bestandteile und Verbrennungsprodukte für die Niere keine Belastung mit sich bringen, auch von kranken Nieren bzw. vom Dickdarm schnell und vollständig ausgeschieden werden, deren Nichtausscheidung aber zum mindesten die Wasserretention nicht begünstigt, wäre brauchbar und für viele Fälle angenehm. Einen solchen Stoff gibt es bisher nicht. Die im Handel befindlichen Präparate sind Alkali- und Erdalkalisalze organischer Säuren. Die Anionen sind verbrennbar. Es entsteht aus ihnen Bicarbonat und, sofern es sich um Aminosäuren handelt, dazu Harnstoff. Dieser kann in den Mengen, die hier in Betracht kommen, unberücksichtigt bleiben. Das entstehende Bicarbonat hat für die Nierenarbeit und die intermediären Vorgänge dieselbe Bedeutung wie ein Bicarbonat, das dem Körper als solches zugeführt wird. Durch viele Untersuchungen ist bekannt, daß kranke Nieren in vermindertem Maße oder gar nicht fähig sind einen alkalischen Harn zu bilden (d. h. Bicarbonat auszuscheiden). Der Vorgang der Bicarbonatausscheidung bedeutet eine Regulation im Säure-Basenhaushalt. Sein Ausbleiben führt in diesem Falle zu einer Alkalose. Zuführung eines kohlensauren Alkalisalzes bedeutet, da ja Alkalose an sich Wasserretention begünstigt, für die Ödembildung mindestens das gleiche wie die Zuführung einer äquivalenten Menge des Chlorids. Dazu kommt die Belastung für Nierenarbeit und Wasserhaushalt durch das Kation. Das Bestreben in den Kochsalzersatzmitteln als Kation Calcium zu verwenden, das zu einem Teil nicht durch die Niere, sondern durch den Darm ausgeschieden wird, scheitert an dem unangenehmen Geschmack der Calciumsalze. Man kann eine Mischung von Natrium und Calcium verwenden. Nach den vorliegenden Analysen überwiegt aber in den Präparaten das Natrium, so daß in bezug auf die Kationenausscheidung kein wesentlicher Vorteil gegenüber NaCl erzielt werden kann. Im Gegensatz zu anderen Klinikern halte ich daher die Verwendung von Kochsalzersatzmitteln für theoretisch unberechtigt und praktisch überflüssig.

Diät bei „nephrotischem" Ödem. Bei den hartnäckigen *Ödemen der epithelialen Nephropathie* ist eine so eiweißarme Diät aus Gründen, die später (S. 234, 243) eingehend erörtert werden, nicht angebracht. Eine salzarme und wasserarme Ernährung ist aber gerade auch hier notwendig. Die Diät erhält jedoch einen ganz anderen Charakter, sobald das Fleisch in den Speisezettel eintritt. Es ist an sich gleichgültig, ob man weißes oder dunkles Fleisch gibt. Da aber weißes und fettarmes Fleisch weniger Salz zur Zubereitung braucht, so ist es vorzuziehen. Besonders im gebratenen und gerösteten Zustande ergänzt es die an Geschmacksstoffen arme Kost sehr gut. Man vermeide bei diesen Kranken Fleischkonserven (auch in der Form von Wurst und Schinken) und Fleischbrühe. Da eine Beschränkung der Eiweißzufuhr bei diesen Ödemen nicht angebracht ist, gibt man Eier und salzarme Käse (Rahmkäse, Schichtkäse, Gervais). Der Speisezettel darf weiterhin Gemüse enthalten, von denen am besten das erste, die Salze enthaltende Wasser abgegossen wird. Vorzuziehen sind Knollen und Wurzeln, auch Salate sind erlaubt. Man kann sie mit Öl, Citronensäure und Essig anrichten. Bei dieser Reichhaltigkeit der Auswahl ist es nicht notwendig, in dem Gebrauch von Gewürzen die Grenzen zu weit zu ziehen, wie es VOLHARD tut. Gegen Kapern, Petersilie und Schnittlauch ist nichts einzuwenden. Aber Pfeffer, Senf u. ä. gehören, wie Alkohol, nicht auf den Tisch dieser Kranken. Ein sehr gutes und, bei sparsamem Gebrauch, auch durchaus unschädliches Mittel zur Erhöhung der Schmackhaftigkeit ist geriebener Parmesankäse.

Bei allen Nierenkranken, und besonders bei den hydropischen, ist das Maßhalten neben den qualitativen Beschränkungen äußerst wichtig.

Dem zweiten Teil der therapeutischen Aufgabe, der Umstimmung des Flüssigkeitsstromes, dient zunächst die streng innezuhaltende *Bettruhe.* Da das Anasarka von statischen Momenten abhängt, so sieht man mitunter Nutzen von einer *Hochlagerung der Beine. Massage* ist nicht gerade von überzeugender Wirkung, wird jedoch von den Kranken meist angenehm empfunden. Sie muß aber in jedem Falle zart und zum mindesten im Anfang nicht zu oft (zweimal wöchentlich) ausgeführt werden, da man nach energischer Massage ein Steigen der Albuminurie gesehen hat. Physi-
kalische
Therapie.

Hierher gehört auch der *Aderlaß,* der allerdings beim nephritischen Hydrops in geringerem Maße und seltener als beim kardialen die Diurese einleitet. Alle Maßnahmen, die eine Veränderung der Blutfülle der Haut bewirken, können das Einströmen des Hydrops in die Blutbahn fördern. Die Erwärmung der Haut durch warme (heiße) Bäder mit nachfolgender Schwitzpackung, durch den Glühlichtbügel und das Glühlichtbad wirken nicht nur durch eine Schweißproduktion antihydropisch. Nach VON NOORDEN werden durch eine erfolgreiche Schwitzprozedur etwa 700 g Wasser und 2—3 g Kochsalz entfernt. Eine Veränderung der Hautdurchblutung hat reflektorisch auch eine Veränderung der Nierendurchblutung zur Folge, da die Nierengefäße gleichsinnig mit den Hautgefäßen reagieren. So führt ein warmes Bad zu einer vermehrten Harnbildung. VOLHARD nimmt an, daß die primäre Wirkung einer Schwitzprozedur in einem vermehrten Flüssigkeitseinstrom in das Blut besteht, und daß das Schwitzen nur als ein willkommenes Zeichen dafür anzusehen sei, daß die Gewebe auf die physikalische Einwirkung angesprochen haben und eine Besserung der Diurese zu erwarten ist. Wie der Zusammenhang von innerer und äußerer Exkretion in Wirklichkeit ist, wissen wir noch nicht. Eine erfolgreiche Anregung der Niere oder der Schweißdrüsen zu vermehrter Flüssigkeitsabscheidung aus dem Blute muß zu einer Bluteindickung führen, die den Einstrom aus dem Gewebe hervorruft. Beide Wege des Zusammenhangs sind möglich. Aderlaß.

Schwitz-
maß-
nahmen.

Wenn man dem Gewichtsverlust durch den Schweiß — mit Recht — die geringere Bedeutung zuerkennt und die Anregung der Nieren und der Capillaren der Haut in den Vordergrund stellt, dann sind eingreifende Schwitzprozeduren nicht viel mehr wert als warme Bäder von 35 bis 37° C. Je nach der Konstitution des Kranken und je nachdem, ob sie angreifend und ermüdend wirken, werden sie täglich oder jeden zweiten Tag in $^1/_4$- oder $^1/_2$stündiger Dauer verordnet. Gründliches Frottieren mit rauhen Tüchern in einem warmen Raume und Vorwärmen des Bettes ist notwendig. Schwitzprozeduren dürfen nicht schematisch vorgenommen werden. Sie sind nicht nur eine Anstrengung für den Kranken, sondern können sogar einen urämischen Anfall auslösen (LEUBE u. a.). Wichtig ist die Technik. Es ist ein Unfug, das Schwitzen durch eine große Dosis Aspirin herbeizuführen. Dadurch wird weder die Aufgabe der Hyperämisierung der Haut, noch die Notwendigkeit der Schonung der kranken Niere erfüllt. Man wirkt schweißtreibend durch etwa 20 Minuten währende Bäder von 37° C, die man allmählich durch Zugabe von heißem Wasser auf 40—42° C (Vorsicht!) erwärmt (LIEBERMEISTER), und nachfolgende Einpackung in vorgewärmte Laken und wollene Decken. Die Packung soll nur das Gesicht frei lassen und etwa 1 Stunde liegen. Während dieser Prozedur kalte Kompressen auf die Stirn. Für Zuführung frischer Luft in das Badezimmer und in den Schwitzraum ist Sorge zu tragen. Nach dem Schwitzen Abwaschen mit warmem Wasser, Frottieren, Abreiben mit Spiritus und Verbringen in ein vorgewärmtes Bett. Statt des warmen Bades kann man auch trockene Wärme (Schwitzbügel, Glühlichtbad, Sandbad) anwenden. Es ist notwendig, während der Schwitzmaßnahme heiße Getränke (Citronenlimonade, Fliedertee, Lindenblütentee) zuzuführen. Das zugeführte Wasser geht ja nicht unmittelbar durch das Blut in die Ausscheidungsdrüsen. Es nimmt seinen Weg durch die Gewebe und führt auf diesem Wege gespeicherte Flüssigkeit mit. Ohne Zuführung von Flüssigkeit ist eine Schwitzkur nicht bei allen Menschen durchführbar. Die Gefahr einer Bluteindickung, die vielleicht durch eine Konzentrierung von Giftstoffen zu Urämiefällen geführt hat, wird dadurch vermindert. Im Zustande des Ödemwachstums ist sehr oft eine Anregung der Schweißbildung ebenso unmöglich wie eine Anregung der Harnbildung. Dann lasse man den Kranken in Ruhe!

Über die *Wirkungsweise der Diuretica* herrschen sehr verschiedene Meinungen. Drei Angriffspunkte kommen in Betracht: die Nieren, die Gewebe und das Blut. Da der normale Wasserhaushalt, wie wir sahen, auf der Zusammenstimmung dieser drei Systeme beruht, so wird die Wasserverteilung und damit auch die Diurese durch Eingriffe in jedes dieser Systeme veränderlich sein. Da für den Wasserhaushalt der Kolloidzustand von Nieren, Geweben und Blut von maßgebender Bedeutung ist, so werden Stoffe, die auf die Beziehung Kolloid—Wasser einwirken, die Diurese beeinflussen. Die Diuretica sind solche Stoffe (HOFMEISTER, LICHTWITZ, ELLINGER, SCHUR u. a.). Wir müssen unser Augenmerk auf den ganzen Apparat des Wasserhaushaltes richten und außerdem zu erkennen versuchen, ob an einer der drei Stellen ein Pharmakon in besonders ausgeprägter Weise anfaßt. Daraus werden sich gewisse Indikationen der Anwendung diuretischer Mittel ergeben.

Die Methoden, deren man sich zur Aufklärung dieser Verhältnisse bedient, sind sehr mannigfaltig, aber durchaus nicht immer befriedigend. Eine wesentliche Rolle hat in der Arbeit der letzten Jahre die Analyse des Blutes gespielt. Man untersucht vor und nach Anwendung eines diuretischen Mittels den Eiweiß- und Wassergehalt, den Trockenrückstand, den Kochsalz- und Harnstoffgehalt, die Viscosität des Blutes, den kolloidosmotischen Druck u. a. m. und sieht, in welchem zeitlichen Verhältnis eine entscheidende Veränderung des Blutes zu dem Eintritt der Diurese steht. So vielfach diese Methode auch angewandt worden ist, so ist es doch nicht gelungen, eine bessere Einsicht in diese Verhältnisse zu gewinnen. Die Resultate, die verschiedene Untersucher erzielt haben, stehen im schroffsten Widerspruch zueinander. So z. B. findet VOLHARD nach Anwendung eines Purinderivats eine auffallende Blutverdünnung, aus der er auf den Angriffspunkt des Mittels außerhalb der Niere, d. h. in den Geweben, schließt. VEIL u. SPIRO dagegen beobachten im selben Experiment am normalen und nephrektomierten Tier eine Bluteindickung und halten diese extrarenale Wirkung für den ersten Akt der Diurese. Diese Widersprüche, die sich auch in den Arbeiten anderer Autoren finden, beruhen natürlich nicht auf analytischen Fehlern. Man kann daher aus ihnen schließen, daß die Diuretica wirklich einen extrarenalen Angriffspunkt haben, daß aber der Erfolg dieses Angriffs nach den beiden entgegengesetzten Richtungen, nach der Bluteindickung und der Blutverwässerung, gehen kann. Diese Widersprüche bieten dem Verständnis keine unüberwindlichen Schwierigkeiten.

ELLINGER hat mit seinen Mitarbeitern die Veränderung der Serumkolloide durch Diuretica untersucht und gefunden, daß diese in Dosen, wie sie therapeutisch in Betracht kommen, die Viscosität der Proteine herabsetzen, d. h. ihr Wasserverbindungsvermögen vermindern. Obgleich nach SCHADE u. CLAUSSEN die Viscosität mit der hier in Betracht kommenden Kraft, dem kolloidosmotischen Druck, nicht übereinstimmt, so gibt sie doch ein Maß für die Beeinflussung der gelösten Kolloide. Es ist auch als sicher anzunehmen, daß Gele derselben Einwirkung unterliegen. ELLINGER hat gefunden, daß Coffein (und andere Diuretica), je nach der Konzentration, die Viscosität sowohl erhöhen wie erniedrigen. Auf den Verlauf dieser zweiphasischen Kurve sind bereits recht geringe Änderungen der Wasserstoffionenkonzentration von sehr großem Einfluß. ELLINGER findet im Durchströmungsversuch am Frosch dieselben Widersprüche, wie sie oben für die Blutuntersuchungen mitgeteilt sind. Entweder zieht das Coffeinserum weniger Wasser aus den Geweben oder es geht weniger Wasser aus dem Serum in das Gewebe als bei Anwendung von Normalserum. Diese entgegengesetzten Reaktionen erklärt ELLINGER so, daß das Coffein das eine Mal im Serum, das andere Mal in den Geweben das Wasserbindungsvermögen herabsetzt. Nimmt man zu dieser wechselnden Verteilung des Diureticums auf Blut und Gewebe den Einfluß der Konzentration, der Reaktion und vielleicht auch den Gehalt an Salzionen und Anelektrolyten hinzu, so scheint es an Erklärungsmöglichkeiten für die entgegengesetzten extrarenalen Wirkungen der Diuretica nicht zu fehlen.

ELLINGER meint, daß „die physikalisch-chemische Veränderung der Bluteiweißkörper alle wesentlichen experimentellen und klinischen Beobachtungen über die Wirkung der Diuretica befriedigend erkläre". Diese Meinung kann ich nicht teilen. Die Untersuchungen ELLINGERs liefern sehr wertvolles Material dafür, daß die Diuretica den Quellungszustand der Proteine des Blutes und der Gewebe verändern; sie beweisen aber nicht, daß diese Veränderungen wesentliche Momente des diuretischen Erfolges bedeuten. Ein solcher kann aus den Wasserbeständen des Blutes nicht hervorgehen, sondern geschieht nur durch Mobilisierung der normalen oder pathologischen Wasserbestände der Gewebe. Blutwasser, das z. B. durch Coffein aus der Proteinbindung austritt, wird fähig, die Gefäßbahn zu verlassen. Es hat dann die Möglichkeit, durch die Niere oder in die Gewebe zu gehen. Und es ist nicht einzusehen, warum es im Zustande des Ödems nicht dorthin gehen sollte, wohin auch sonst der größte Teil des Wassers geht, nämlich in die Gewebe. Wirkt aber dann auch, wie ELLINGER annimmt, das Coffein im Gewebe durch Entquellung wassermobilisierend, so trifft die Aufnahme dieses Wassers in das Blut und seinen Abtransport zur Niere die ungünstige Bedingung der (durch Coffein) verminderten Wasseraufnahmefähigkeit des Blutes, worin, wie wir bald sehen werden, ein Hindernis für die Diurese liegt.

Der Flüssigkeitsaustausch zwischen Blut und Geweben kann durch Diuretica beeinflußt werden; aber eine Diurese ist damit keineswegs gesichert, nicht zum wenigsten deshalb, weil die Richtung des Austausches unter vielen Bedingungen schwankt und weil die Herabsetzung der Wasserbindung im Blut den Wassertransport zur Niere hemmt.

Wir wissen, daß die Niere Wasser und Salz sehr unabhängig vom Wasser- und Salzgehalt des Blutes ausscheidet (VEIL, MONAKOW, OEHME, NONNENBRUCH u. a.). Sezerniert die Niere aus einem Blut von normaler Zusammensetzung, so ergänzt sich das Blut aus den Beständen der Gewebe, vorausgesetzt daß die Gewebe in normaler Weise reagieren. Das in der Niere entquollene Blut quillt wieder durch Anziehung von Gewebswasser, um in der Niere von neuem zu entquellen. Wie bereits bei der Darstellung des normalen Wasserhaushalts ausgeführt, handelt es sich um einen Rhythmus von Quellung und Entquellung. Eine befriedigende Diuresetheorie kann nicht auf die Eigenschaft eines Mittels, entquellend zu wirken, begründet werden, sondern muß auf dem Verständnis dieses Rhythmus beruhen, der bei guter Diurese von größerem Ausschlage oder beschleunigt ist.

Die besten Bedingungen für Diurese werden dann gegeben sein, wenn die kolloidosmotischen Kräfte in den Systemen Gewebe, Blut, Niere mit einem starken Gefälle nach der Niere eingestellt sind. Betrachtet man die Niere als ein quellendes und entquellendes Kolloidsystem, so unterscheidet es sich von dem „Gewebe", dem zweiten derartigen System, dadurch, daß der Strom gerichtet ist. Während in den Geweben Wasseraufnahme und Wasserabgabe durch dieselbe Grenzfläche gehen, wodurch die Richtung der Pumpe umgestellt werden kann, ist die Niere eine einseitig gerichtete Ventilpumpe, die von einer Seite quillt und nach der anderen entquillt. Die Geschwindigkeit des Wasserdurchtritts ist abhängig von der Zahl der eingeschalteten Rohrleitungen (Glomeruli) und dem Rhythmus und der Stärke der Quellung und Entquellung. Die Diuretica vermehren die Zahl der tätigen Glomeruli (RICHARDS); sie können weiter auf die Stärke und den Rhythmus der Kolloidreaktion von Einfluß sein. Der der Niere an sich innewohnende Rhythmus und das Gerichtetsein des Stromes machen es a priori sehr wahrscheinlich, daß der Hauptangriffspunkt der Diuretica in der Niere liegt. Die Richtung des Stromes in der Niere schließt aus, daß hier so entgegengesetzte Wirkungen der Diuretica stattfinden, wie sie zwischen Blut und Geweben beobachtet sind.

Bekanntlich hat VON SCHRÖDER die Coffeindiurese auf eine Reizung des Nierenepithels zurückgeführt. Während die zuerst von SCHRÖDER vertretene Meinung, daß ein Einfluß des Coffeins auf Blutdruck und Durchblutung den diuretischen Erfolg nicht erklärt, heute wohl von der Mehrzahl der Autoren geteilt wird, hat seine Lehre von der Reizwirkung wenig Anklang gefunden. Daß aber tatsächlich durch Diuretica der Puringruppe eine Steigerung von Drüsensekretion eintritt, sah ich an einem sehr starken Speichelfluß, der bei einer Patientin in zwei Versuchen durch Theocin, bei einer anderen in einem Versuch durch Theacylon erfolgte. LICHTWITZ hat dann versucht, im Anschluß an die Arbeiten von HOFMEISTER, die renale Wirkung der Diuretica auf Grund ihres bereits von SCHRÖDER beobachteten Einflusses auf die Konzentrierungsleistungen der Niere kolloidchemisch zu deuten.

Mit und ohne Wasserdiurese sieht man auch beim Menschen auf ein Diureticum die Konzentrationen der gelösten Stoffe ansteigen. Besonders deutlich wird das beim Kochsalz dann, wenn seine Konzentration in der Vorperiode zwangsmäßig unter dem Blutwert lag. Folgende Fälle dienen als Beispiele.

Die Konzentrierung ist eine ausschließlich renale Leistung. Mithin ist die *konzentrationssteigernde Wirkung der Diuretica ein bündiger Beweis für renalen Angriff*. Dadurch, daß der Strom durch die Niere wieder zu fließen anfängt, wird die wasseranziehende Kraft des Blutes erhöht und das Gewebswasser aufgenommen, vorausgesetzt, daß diese Kolloidsysteme in ihren Beziehungen zum Wasser nicht zu stark umgestellt sind. Ein gleichzeitiger extrarenaler Angriff wird die Diurese fördern, wenn durch die Beeinflussung der Niere dem Strom die Richtung gegeben ist.

Eine Vorbedingung der renalen Wirkung ist, daß die Mittel durch die Niere hindurchgehen. Man kann sich vorstellen, daß die durch den Eintritt des Mittels in das sezernierende Parenchym ausgelöste Kolloidreaktion Sekretionsreaktionen für Wasser und gelöste Bestandteile mitbedingt.

Die große Bedeutung der Gewebe geht aus dem experimentell und therapeutisch leicht nachweisbaren Einfluß hervor, den die durch Diät und Pharmaca bedingte Stoffwechselrichtung und -lage auf die Diurese ausübt. So wie eine alkalotische (z. B. durch Zuführung alkalischer oder alkalotisch wirkender Salze, herbeigeführte) Stoffwechselrichtung Wassereinbehaltung und Ödem begünstigt, so wirkt Acidose entwässernd. Die starke Austrocknung der Gewebe, die z. B. durch diabetische Acidose herbeigeführt wird, ist bekannt. Eine Acidose geringeren, aber für die

Tafeln.

I, 186. Insufficientia cordis.

Datum	Harn-menge	Spez. Gewicht	Cl'		N		
			%	g	%	g	
16. III. 1910	310	1030	0,240	0,744	1,367	4,22	
17. III.	285	1031	0,234	0,669	1,33	3,78	
18. III.	110	1034	0,064	0,07	1,73	1,90	
19. III.	215	1030	0,297	0,638	1,76	3,79	
21. III.	275	1024	0,523	1,437	1,36	3,73	Diuretin 2,09
22. III.	360	1021	0,227	0,817	1,23	4,41	„ 2,09
23. III.	380	1021	0,337	1,28	—	—	
24. III.	560	1021	0,418	2,34	0,84	4,72	
25. III.	750	1020	0,879	6,57	0,645	4,84	Theocin $3 \times 0,25$
26. III.	480	1021	0,780	3,74	0,692	3,32	„ $3 \times 0,25$

I, 93. Insufficientia cordis.

Datum	Harn-menge	Spez. Gewicht	Cl'		N		
			%	g	%	g	
30. IX. 1915	340	1028	0,170	0,58	1,68	5,73	
1. X.	360	1027	0,213	0,77	1,54	5,55	
2. X.	660	1026	0,354	2,34	1,43	9,43	Theacylon $3 \times 1,0$ g
3. X.	1050	1020	0,546	5,74	1,14	11,97	„ $3 \times 1,0$ g
4. X.	1580	1020	0,703	11,10	0,71	11,29	„ $3 \times 1,0$ g
5. X.	1200	1020	0,738	8,85	0,77	9,19	„ $3 \times 1,0$ g
6. X.	740	1022	0,625	4,62	0,86	6,3	„ $3 \times 1,0$ g
7. X.	630	1023	0,646	4,07	1,00	6,3	
8. X.	460	1026	0,511	2,35	1,16	5,3	Cl'-Gehalt der
9. X.	360	1030	0,312	1,12	1,61	5,8	Ödemflüssigkeit
10. X.	380	1028	0,390	1,48	1,56	5,9	0,47—0,48%
11. X.	360	1030	0,227	0,82	1,72	6,2	

I, 76. Tumor in abdomine. Ascites.

Datum	Harn-menge	Spez. Gewicht	Cl'		N		
			%	g	%	g	
9. I. 1915	490	1018	0,251	1,23	1,19	5,83	
11. I.	435	1031	0,494	2,15	1,807	7,77	Kalomel $2 \times 0,2$
12. I.	360	1020	0,361	1,12	1,43	5,15	„ $2 \times 0,2$
13. I.	310	1012	0,263	0,82	0,88	2,72	Cl'-Gehalt des
14. I.	510	1028	0,297	1,52	1,56	7,96	Ascites 0,410%
15. I.	120	1024	0,156	0,187	1,89	2,28	

III, 389. Lues hepatis et renum. Ascites.

Datum	Harn-menge	Spez. Gewicht	Cl'		N		
			%	g	%	g	
21. VIII. 1924	400	1022	0,15	0,60	1,40	5,84	
22. VIII.	520	1026	0,13	0,67	1,55	8,08	
23. VIII.	450	1025	0,23	1,05	1,09	4,02	
24. VIII.	550	1027	0,30	1,64	1,49	8,18	
25. VIII.	4900	1009	0,52	25,38	0,13	6,45	Novasurol
26. VIII.	500	1021	0,27	1,35	1,04	5,22	
27. VIII.	450	1023	0,16	0,74	1,59	6,97	
28. VIII.	500	1022	0,14	0,71	1,60	7,99	
29. VIII.	650	1022	0,16	1,06	1,44	9,34	
30. VIII.	450	1022	0,17	0,77	1,60	7,18	
31. VIII.	480	1024	0,23	0,94	1,64	6,54	
1. IX.	3900	1010	0,48	18,55	0,49	19,00	Novasurol
2. IX.	1570	1010	0,30	4,79	0,62	9,71	
3. IX.	600	1021	0,14	0,85	1,27	7,63	
4. IX.	400	1022	0,16	0,62	1,35	5,40	

Förderung der Diurese ausreichenden Grades kann zu therapeutischen Zwecken durch Diät und durch acidotisch wirkende Stoffe (z. B. Ammoniumchlorid 3—10 g pro die, Calciumsalze, Salzsäure [25%ig] 3 bis

5 ccm pro die u. a.) bewerkstelligt werden. Der Erfolg diuretischer Mittel kann durch Säurezufuhr gesteigert, durch Alkalizufuhr vermindert werden. Eine acidotisch wirkende Diät muß eine genügende Menge Eiweiß enthalten, das durch seinen Phosphor- und Schwefelgehalt Säuren liefert, arm an pflanzensauren Alkalien (d. i. Obst, Gemüse) sein und ein geringes Volumen haben. Nicht bei allen Formen von Nierenerkrankungen ist eine solche Diät möglich. Der Erfolg jeder so beabsichtigten Diurese hängt von der Fähigkeit der Niere zur Ausscheidung von Alkalisalzen ab. Die in den Körper eingeführten oder im Körper entstandenen Anionen Cl', H_2PO_4', SO_4'' entsprechen starken Säuren, die nicht als solche, sondern zu 100% als Alkalisalze (bzw. ionisiert und mit den äquivalenten Beträgen an Alkaliionen) ausgeschieden werden. Die Acidosediurese führt daher gesetzmäßig eine Entfernung von Alkali (besonders dem stark hydropigenen Na^+) aus dem Körper herbei. Und nur wenn die Niere Na^+ ausscheiden kann, tritt der diuretische Erfolg ein. Diese Erläuterung lehrt, daß unter Umständen auch durch NaCl und sogar durch $NaHCO_3$ (trotz ihrer Tendenz zur Wasserretention) Diurese erzielt werden kann. Nämlich dann, wenn die Niere zur Ausscheidung dieser Salze befähigt ist, eine Neigung der Gewebe zum Ödemwachstum nicht mehr besteht, und es nur eines Nierenreizes bedarf, wie ihn die Zuführung und Ausscheidung dieser Salze darstellt, um den Ausscheidungsvorgang auszulösen.

Man findet selbst bei Diureticis derselben Gruppe bei einem und demselben Patienten sehr starke Unterschiede der Wirkung. Das kann an der großen Differenziertheit liegen, die eine kranke Niere gegenüber dem Durchtritt auch nahe verwandter Stoffe hat.

Wenn aber eine ganze Gruppe von Mitteln versagt, und zwar nicht nur bei einem Patienten, sondern bei allen derselben Art, wie es für die Diuretica der Puringruppe bei der chronischen epithelialen Nephropathie zutrifft, so muß man entweder annehmen, daß diese Niere den Partialangriffspunkt für diese Mittel verloren hat oder daß Störungen extrarenaler Art hindernd im Wege stehen.

Das Thyreoidin stellt ein Diureticum dar, das — so inkonstant auch seine Wirkung sein mag — zweifellos im Gewebe anfaßt und keine gesicherte renale Beziehung hat. Seine Eigenheit als „Gewebediureticum" ergibt sich am deutlichsten beim Myxödem, ferner in manchen Fällen von nephrotischem Ödem. Bei diesem hat sich der Harnstoff (in Tagesdosen von 20—100 g) als das wirksamste Entwässerungsmittel erwiesen. Daß der Harnstoff renal angreift, geht daraus hervor, daß er nur dann wirkt, wenn er selbst ausgeschieden wird. Da bei der chronischen epithelialen Nephropathie die Fähigkeit der Niere, Harnstoff zu konzentrieren und auszuscheiden, sich ganz normal verhält, so ist die Möglichkeit, daß die Beanspruchung der Harnstoffunktion andere Funktionen günstig beeinflußt, gegeben. Da sich Harnstoff auch in den Geweben ansammelt (LICHTWITZ, NONNENBRUCH u. a.), so könnte auch hier eine Umstimmung des pathologischen Zustandes erfolgen. Trotz dieses doppelten Angriffs bildet die Herabsetzung der Wasseranziehungskraft des Blutes ein Diuresehindernis. Ich habe mich daher in einem solchen Falle, nachdem der Zustand sich durch Monate als wenig beeinflußbar erwiesen hatte, entschlossen, während einer durch gleichmäßige Harnstoffgaben von 60 g täglich angeregten Diurese durch intravenöse Injektion einer Gummilösung den kolloidosmotischen Druck des Blutes zu heben. Es wurden dem Patienten 500 ccm einer 0,6%igen Kochsalzlösung mit 7% Gummizusatz infundiert, mit dem Erfolg, daß, bei deutlichem Anstieg der Blutviscosität, an den beiden nächsten Tagen die Diurese um 30% zunahm und die höchsten Werte erreichte, die überhaupt bei diesem Kranken beobachtet wurden. Dieser Versuch, in dem ein auch sonst bei intravenösen Gummiinfusionen beobachteter Shock eintrat, soll in geeigneten Fällen (mit größter Vorsicht!) wiederholt und mit Thyreoidindarreichung verbunden werden, um in allen drei Wasserbindungssystemen einen möglichst starken Angriff auszuführen.

Das Ergebnis dieses Versuches bedeutet für die Praxis zunächst nicht viel, aber es zeigt, wie wichtig die Abstimmung der Wasserbindungsvermögen in den verschiedenen Systemen für die Diurese ist, daß nicht, wie ELLINGER meint, eine Herabsetzung des kolloidosmotischen Druckes des Blutes, sondern wenn man nur die Arbeit der Niere genügend hoch hält, gerade das Gegenteil diuretisch wirken kann.

So lückenhaft unser Wissen über die Wirkungsweise der Diuretica auch noch ist, so kann man doch mit Sicherheit erkennen, daß von allen einseitigen Betrachtungen des Problems die auf das Blut und die Gewebe gerichteten zu einem ausreichenden Verständnis nicht führen können, daß die Anregung der renalen Leistung für die Mehrzahl der Fälle die größte Bedeutung hat, und daß der zusammenfassende Gesichtspunkt über das Gefälle der kolloidosmotischen Drucke in den Systemen Niere, Blut, Gewebe und die Bedeutung der Niere als Stromrichter und Schrittmacher des reversiblen Kolloidprozesses der Fülle der Tatsachen am meisten gerecht wird und für eine Kombinationstherapie des Ödems erfolgreich sein kann.

Nach dieser zusammenfassenden Darstellung sollen im folgenden weitere Erörterungen über den renalen und extrarenalen Angriff der verschiedenen diuretisch wirkenden Gruppen und Mittel unterbleiben und lediglich noch Richtlinien für die praktische Anwendung gegeben werden.

Bei den Diureticis sind folgende Gruppen zu unterscheiden:
1. das Wasser,
2. Salze,
3. Harnstoff,
4. Species diureticae, vermutlich durch ihren Gehalt an ätherischen Ölen wirkend,
5. Digitalispräparate u. ä.,
6. Puringruppe,
7. Quecksilberpräparate,
8. Thyreoidin.

1. *Das Wasser.* Da die Wasserausscheidung durch die Niere kein passiver Vorgang ist, sondern unter Energieaufwand erfolgt (s. S. 20), so ist die Anwendung dieses Mittels dort nicht am Platze, wo das kranke

Organ geschont werden soll, das ist besonders in den Frühstadien der akuten Nephritis. Gegen diesen Grundsatz wird so vielfach verstoßen, daß diese Gegenindikation vorgreifend erwähnt werden soll. Die Verordnung von Wasser als Diureticum hat nur dann einen Zweck, wenn mehr Harn gebildet als Wasser zugeführt wird, d. h. wenn eine Überschußreaktion erfolgt. Darüber gibt eine genau geführte Wasserbilanz und das Verhalten des Körpergewichts Aufklärung. Aber auch in diesem Falle kann die Arbeitsbelastung der Niere Unerwünschtes mit sich bringen, so trotz einer Überschußdiurese eine Kochsalzretention. Das günstigste Ergebnis wird dann erzielt, wenn außer zurückbehaltenem Wasser auch Kochsalz und Stickstoff den Körper verläßt. Bei gleichmäßiger Kost kann man darüber aus dem umgerechneten spezifischen Gewicht (s. S. 81) einen annähernden Aufschluß gewinnen.

VOLHARD empfiehlt bei der hydropischen Nephritis nach der Hunger- und Durstperiode den Wasserstoß, das ist Zuführung von 1500 ccm Wasser möglichst innerhalb 1 Stunde. In der Mehrzahl der Fälle erübrigt sich dieses Vorgehen. Aber bei verzögerter Ödemausscheidung ist in der akuten Nephritis das Wasser anderen Diureticis vorzuziehen. Sonst ist sein Anwendungsbereich bei Nierenkranken klein.

Der irrige Glaube, daß Nierenkranken durch *Brunnenkuren* geholfen werden könne, wird mit großer Hartnäckigkeit festgehalten. Die Kurorte und Durchspülkuren, die bei Affektionen der ableitenden Harnwege sinnvoll und nützlich sein können, werden nicht nur von Laien, sondern auch von vielen Ärzten Nierenkranken empfohlen. Das ist um so weniger angebracht, als sich diese Brunnenkuren in der warmen Jahreszeit und im Umhergehen (Kurpromenade) abspielen. Durch hohe Außentemperatur und durch Körperbewegung wird die extrarenale Wasserabgabe auf Kosten der normalen gesteigert, so daß es vielfach — und das ist für nicht wenige Nierenkranke günstig — nicht zu einer gesteigerten Beanspruchung der Nieren kommt. Will man mit Hilfe von Wasser oder eines Mineralbrunnens, dessen Überlegenheit über Wasser oder dünnen Tee in keinem Fall erwiesen ist, eine Steigerung der Diurese erzielen, so muß der Patient, ausgewählt nach den Einschränkungen der oben gegebenen Indikation, in Horizontallage, unter Umständen sogar bei Hochlagerung der Beine, ein individuell dosiertes Flüssigkeitsquantum aufnehmen. Die Schnelligkeit der Ausscheidung, die Wasserbilanz (Körpergewicht, 24stündige Harnmenge), das Verhalten des „umgerechneten spezifischen Gewichts" entscheidet über Menge und Häufigkeit der zu verordnenden Flüssigkeit. Daraus geht hervor, daß ein Badeort zur Vornahme einer solchen Kur ein geeigneter Platz nicht ist.

2. *Salze.* Alle Salze, die ausscheidungsfähig sind, können diuretisch wirken sowohl für Wasser als für gelöste Bestandteile. Das trifft auch für *Kochsalz* zu, selbst dort, wo der Körper noch salzreich ist. Ich habe solche diuretische Erfolge gelegentlich von Nierenfunktionsprüfungen nicht ganz selten gesehen. Aber das Kochsalz als Diureticum ist mehr von theoretischem Interesse. Eine größere Bedeutung kommt den *Kalisalzen* zu. Besonders der *Liquor kalii acetici* ist ein altbewährtes Mittel.

Rp. Liquor kalii acetici
(30—50)
Aqua dest. . . . . ad 200
Mds. 2stdl. 1 Eßl.

Auch *Tartarus depuratus* (20 auf 200 Wasser; zweistündlich 1 Eßlöffel) kann versucht werden. Über die acidotisch wirkenden Salze wird später (S. 234) gesprochen. Eine besondere Erwähnung verdient die *intravenöse Zuführung von Salzen*. Eine größere Menge physiologischer NaCl-Lösung oder 10 ccm einer 10%igen NaCl-Lösung können erfolgreich sein. Ich habe bei einer Anurie infolge akuter epithelialer Nephropathie (wahrscheinlich durch Paratyphus B bedingt), als die Diurese nicht recht in Gang kam, und trotz Nahrungskarenz, vermutlich infolge eines toxischen Eiweißzerfalls, Stickstoff und Harnsäure im Blut über die Maßen anstiegen, mit einer intravenösen Infusion einer Sodalösung (500 ccm 5%) die Ausscheidung in Fluß gebracht. Ich geben diesen interessanten Fall in folgender Tafel wieder.

Tafel.

Datum	Harn							Blutserum			Blutdruck
	Harn-menge	Cl′		N		Harnsäure		RN mg-%	Harn-säure mg-%	Cl′	
		%	g	%	g	%	g				
25. VII.											
26. VII.		Anurie						280	19,2		115
27. VII.											
28. VII.	800										
29. VII.	100										
30. VII.	700							240	16,8	0,334	118
31. VII.	510	0,014	0,072	1,16	5,93	0,063	0,321				
1. VIII.	500	0,014	0,071	1,21	6,06	0,056	0,278	302	24,1	0,327	
2. VIII.	1900	0,007	0,135	1,33	25,22	0,069	0,207				Sodainfusion
3. VIII.	3000	0,021	0,639	1,36	40,91	0,056	1,67				
4. VIII.	4010	0,014	0,57	1,43	57,01	0,039	1,56				
5. VIII.	1000	0,014	0,14	1,39	13,94	0,035	0,35				
6. VIII.	1650	0,014	0,23	1,48	24,44	0,065	0,92				108
7. VIII.	1025	0,014	0,15	1,37	14,13	0,048	0,49	81	3,0	0,362	

usw.

3. *Harnstoff* ist ein mildes Diureticum, das bei epithelialen Nephropathien, bei Ascites infolge Lebercirrhose (G. KLEMPERER) gute Dienste leistet, aber außerdem bei kardialem Hydrops (hier auch in Verbindung mit einer KARELL-Kur) hilft. Auch bei akuter Nephritis, wo ich Harnstoff zum Zwecke der Funktionsprüfung vielfach gab, sah ich gute diuretische Erfolge, die auch die Ausscheidung von retinierten festen Stoffen mitbetrafen. Im allgemeinen scheut man sich, die Urea dort zu geben, wo eine wesentliche Rest-N-Erhöhung des Blutes vorliegt. Aber auch hier habe ich bis auf leichte Magenstörungen, die mitunter die weitere Darreichung unmöglich machen, und bis auf einen quälenden Durst, der bei größeren Gaben eintritt, niemals unangenehme Nebenwirkungen gesehen. Zu empfehlen ist in manchen Fällen eine Verbindung der Harnstofftherapie mit Gaben von Thyreoidin.

DieTafel auf S. 154 zeigt eine guteWirkung ziemlich kleinerUreadosen. In anderen Fällen muß man bis 100 g täglich steigen. Der dann eintretende Durst stellt an die Disziplin des Kranken die größten Anforderungen.

4. *Species diureticae.* Die Pflege dieser Mittel ist in dem Zeitalter der Tabletten etwas vernachlässigt worden. Es gibt Kurpfuscher, die im Besitze von harntreibenden Tees sind, die ganz ausgezeichnete Erfolge geben. Empfohlen wird der „KREUSER“-Tee.

<pre>
Rp.   Flor. Sambuci 2,0
      Bulb. Scillae 2,5
      Fruct. Juniperi 5,0
      Fruct. Carvi 5,0
      Fruct. Petroselini 3,0
      Als Tee in 24 Std. zu verbrauchen.
</pre>

5. *Digitalispräparate.* Eine Digitalisierung ist auch in vielen Fällen von Nierenerkrankung Vorbedingung für eine Diurese. Bei der Herzschwäche der akuten hydropischen Nephritis bevorzugen wir die *intravenöse Strophantininjektion* (0,3—0,5 mg pro dosi). Die kleinen Dosen kann man auch täglich 2mal und mehrere Tage hintereinander geben. Der weitere Gebrauch kleiner Digitalisdosen (3mal täglich 0,05 g Fol. figit. pulv. titr. oder 2—3mal täglich $\frac{1}{2}$ Tablette Digipurat) wird wegen der hyperämisierenden Wirkung in der Niere empfohlen. Diese kleinen Dosen können durch Wochen und Monate genommen werden.

Die Digitalis ist in Fällen, in denen die Nierenfunktionen infolge schlechter Nierendurchblutung daniederliegen, oft allein ausreichend, die Nierensekretion wiederherzustellen (s. Tafel I, 82, S. 112). Kleine Digitalisdosen wirken wahrscheinlich durch Erweiterung der Nierengefäße diuretisch (HEDINGER). Auch der diuretische Erfolg, den Adalin (2mal täglich 0,5 g oder 3—4mal täglich 0,25 g) und Chloralhydrat (1,5 bis 3,0 g täglich per clysma) bei Hypertonikern hat, muß wohl auf diese Weise erklärt werden.

Tafel.

III, 115. Fall von epithelialer Nephropathie mit amyloider Degeneration.

Tag	Harn-menge ccm	Spez. Gew.	g Cl′	g N	Verordnung
20. X. 1917	430	1036	1,25	9,43	
21. X.	480	1035	1,29	9,85	
22. X.	390	1040	1,44	8,62	
23. X.	450	1038	2,68	10,25	
24. X.	480	1038	1,22	11,36	
25. X.	490	1038	1,11	11,91	
26. X.	715	1030	1,12	16,10	20,0 g Urea
27. X.	1030	1026	1,61	24,34	desgl.
28. X.	1160	1022	1,73	22,83	desgl.
29. X.	1240	1025	2,46	22,73	desgl.
30. X.	1150	1024	1,06	—	desgl.
31. X.	1360	1024	3,18	19,97	desgl.
1. XI.	1500	1020	4,35	9,94	
2. XI.	880	1020	2,55	11,51	
3. XI.	1590	1015	7,20	11,47	
4. XI.	1910	1016	6,90	18,88	20,0 g Urea
5. XI.	2270	1020	8,35	22,63	desgl.
6. XI.	2260	1010	8,16	15,74	desgl.
7. XI.	2080	1018	2,95	24,82	desgl.
8. XI.	2440	1018	5,36	21,70	desgl.
9. XI.	1680	1018	1,67	21,42	desgl.
10. XI.	1250	1015	5,14	8,92	

Ein altehrwürdiges Diureticum ist die *Bulbus Scillae*. Während die Droge und die Zubereitungen der Pharmacopoe fast vergessen waren, hat die Abgabe in Tabletten- und Zäpfchenform seitens der pharmazeutischen Industrie weite Anwendung gefunden. Diese Scillapräparate (Scillaren, Scillicardin) sind gute Mittel von recht konstanter Wirkung. Daneben aber verordnen wir noch *Bulbus Scillae* in Substanz und falls *Oxymel Scillae*, teils in Verbindung mit Infus. fol. digit., teils mit anderen diuretischen Mitteln, so z. B. in folgender Zusammensetzung von allerdings infernalischem Geschmack.

<pre>
Rp. Liquor kalii acetici 30,0
     Ureae purae 50,0
     Oxymed. Scillae . . . . .10,0—20,0
     Tartari depurati 15,0
     Aquae Petroselini . . . . ad 200
         Mds. 2stdl. 1 Eßl.
</pre>

6. *Diuretica der Puringruppe.* Im praktischen Gebrauch sind die alten Heilmittel durch die Diuretica der Purinreihe verdrängt worden; für die akute Nephritis meiner Meinung nach zu Unrecht. Es ist eine allgemeine Erscheinung, daß der Gebrauch an Medikamenten um so größer ist, je fertiger und handlicher die Arznei abgegeben wird. So ist es auch mit dem Diuretingebrauch bei der Nephritis. Es gab während des Krieges Nierenlazarette, in denen jeder Mann vom ersten Tage an Diuretin mit Urotropin und Fachinger Wasser bekam. Obgleich das Diuretin selbst bei der akuten Nephritis in kleinen Dosen (4—6mal täglich 0,5 g) wegen seiner Fähigkeit, die Nierengefäße (auch die erkrankten ?) zu erweitern, von autoritativer Seite (H. STRAUSS) empfohlen wird, halte ich seine Anwendung mindestens für überflüssig. Gerade bei dem Diuretin ist der diuretische Erfolg kleiner Dosen ganz unsicher. Der Gebrauch dieser Diuretica soll *in wirksamer Dosis, aber in kurzer Periode* erfolgen, weil bei längerem Fortgebrauch größerer Dosen sehr bald ein Versagen eintritt. So hat GÜNZBURG gefunden, daß chronischer Kaffeegenuß die Empfindlichkeit der Niere gegen Theobromin herabsetzt. Wenn man bei Anurie oder bei einem sehr hartnäckigen Hydrops nephriticus (bei dem Ödem infolge epithelialer Nephropathie sind die Diuretica der Purinreihe wirkungslos) einen Versuch mit einem solchen Mittel machen will, so gebe man 4,0 g *Diuretin* (Theobrominum natriosalicyl.) 3 Tage lang, am besten an jedem Nachmittag an 4 aufeinanderfolgenden Stunden je 1,0 g. Stärker wirkt das *Theophylin* oder *Theocin*. Man gibt es als *Theocinum natrio-aceticum* in Dosen von höchstens 3mal 0,3 g pro die, läßt unter Umständen dazwischen einen Tag frei und reicht diese Menge keinesfalls länger als an 3 Tagen. Zur Erhaltung der Wirkung kann man dann für längere Zeit eine kleine Dosis (0,1 g 1mal täglich) weitergeben. Da die Purinderivate Appetit und Magen leicht stören, so wird oft die Darreichung in Geloduratkapsel oder als Suppositorium notwendig (2—3 Zäpfchen mit je 0,36 g *Euphyllin* täglich 3 Tage lang). *Euphyllin* kann auch (0,5 g in 5 ccm Wasser) intramuskulär gegeben werden. Die örtlichen Schmerzen sind nicht immer ganz unbedeutend. Wirksamer ist die Injektion in die Vene, bei der der Kranke bisweilen allerdings einige Beschwerden, Schwindel und Kopfschmerzen,

in Kauf nehmen muß. Man gebe Euphyllin 0,24—0,48 g in 5 ccm oder 1 g Theophyllinnatrium in 20 ccm Wasser. In beiden Fällen kann man statt Wasser auch 10—20 ccm einer 25—40%igen *Traubenzuckerlösung* nehmen. Bei der akuten Nephritis sind diese energischen Mittel und Methoden besser zu vermeiden. Streng kontraindiziert sind sie bei Hämaturie.

7. *Quecksilberpräparate.* Bei kardialem Hydrops und Ascites infolge Lebercirrhose bringt das jetzt durch bessere Mittel verdrängte *Kalomel* glänzende Resultate, auch wenn alle anderen Mittel versagt haben. Da aber seine Nebenwirkungen unberechenbar sind (Colitis, Stomatitis), so ist seine Anwendung nur bei Versagen aller übrigen Mittel indiziert. Man gibt Einzeldosen von 0,2 g, beginnt mit 2 Dosen und steigt jeden Tag um 0,2 oder 0,4 g, bis die Wirkung anfängt. Man kann dann die letzte Dosis noch 2 Tage reichen und nachher aussetzen. Über 3 bis 4 g im ganzen soll man nicht hinausgehen. Genaueste Überwachung des Kranken ist erforderlich. Die Vergiftungssymptome drohen besonders in den Fällen, in denen die diuretische Wirkung, durch die das Quecksilber aus dem Körper entfernt wird, nicht eintritt. Auch andere Quecksilbersalze (Sublimat, Hydr. salicyl., s. Tafel S. 244) haben bisweilen einen diuretischen Erfolg.

III, 335. Tafel.

Tag	Harn-menge ccm	Spez. Gew.	Kör-per-gew. kg	Therapie
5. IX. 1920	500	1010		Kalomel 3×0,2
6. IX.	550	1012	55,2	„ 5×0,2
7. IX.	1550	1010		
8. IX.	4400	1017	53,0	
9. IX.	2600	1014		
10. IX.	3100	1012		
11. IX.	1800	1010	49,5	
12. IX.	2120	1009		
13. IX.	1600	1008	47,0	
14. IX.	1200	1009		
15. IX.	950	1008		
16. IX.	1150	1009		
17. IX.	900	1008	46,5	
18. IX.	440	1007		

Die hervorragendsten Diuretica sind das von SAXL u. HEILIG in die Therapie eingeführte *Novasurol* und das Salyrgan (beide in Ampullen zu 1 und 2 ccm). Sie sind organische Quecksilberpräparate von großer Harnfähigkeit. Beim Hydrops cardiacus haben sie rasch den ersten Rang unter allen diuretischen Mitteln erreicht. Sie sind auch bei chronischen Nephritiden und bei Schrumpfniere anwendbar. Man beginne dann jedoch mit dem 4. Teil der Dose (0,5 ccm). Bei akuter Nephritis besteht strenge Kontraindikation. Die Injektion erfolgt intramuskulär oder intravenös. Diese ist vorzuziehen. Die Wirkung tritt meist schon nach 1 Stunde ein und dauert gewöhnlich nur 24 Stunden. Harnmengen von 4—6 Litern sind nicht selten. In manchen Fällen ist eine mehrtägige vorbereitende Gabe von Ammoniumsalz (s. S. 234) vorteilhaft oder sogar für den Erfolg erforderlich. Es ist notwendig, nach einem solchen Diureseschlag der Niere Ruhe zu gönnen. Wir warten mit der nächsten Gabe bis mindestens 4 Tage nach dem Aufhören der Harnflut. Gleichzeitige Gabe anderer Diuretica soll nur mit besonderer Indikation erfolgen.

Von den *Vergiftungserscheinungen durch Quecksilberpräparate* ist am meisten der Kollaps zu fürchten. Man hat ihn bei Novasurol für eine Folge dre intravenösen Darreichung gehalten. Nach eigenen Erfahrungen möchte ich das nicht annehmen. In manchen Fällen tritt er wahrscheinlich infolge der durch das Einströmen des Hydrops in die Gefäßbahn bedingten Kreislaufbelastung ein.

An zweiter Stelle steht die häufigste Komplikation, die *Stomatitis*. Dagegen gewährt *sorgfältige Entfernung des Zahnsteins* einen gewissen Schutz. Die *Enteritis* und *Colitis* wird durch Obstipation begünstigt (DOLL-ALBERT FRÄNKEL). Bei Stuhlverstopfung soll man daher mit Hg-Kuren besonders vorsichtig sein. Man soll den Darm durch nicht reizendes Abführmittel (am besten Ol. Ricini) reinigen und eine bei und trotz längerer Hg-Darreichung (Kalomel) eintretende Stuhlverstopfung beheben.

8. Ein Diureticum besonderer Art ist das *Thyreoidin*. Die Dosierung der Präparate ist sehr unsicher, weil die zahlreichen, nach verschiedener Methoden standardisierten Präparate des Handels unter sich sehr ungleich sind, besonders aber weil in bezug auf die beabsichtigte Reaktion ebenso wie auf die unerwünschten Nebenwirkungen die größten individuellen Unterschiede bestehen. Das allgemein übliche Tablettenschema (3mal täglich 1 Tablette, wobei man den Gehalt der Tabletten gern und gläubig der Fabrik überläßt!) führt zu schweren Mißerfolgen durch das Auftreten thyreotoxischer Erscheinungen. In jedem Falle gehe man tastend vor. Es ist mir in einem Falle gelungen, durch eine Gabe von 3mal wöchentlich 0,1 g eine vollständige Entwässerung zu erzielen. Also allmähliches Steigen der Dosis bis zu 1,0 g pro die und mehr bei genauer Beachtung von Puls, Hyperhidrosis, psychischer Erregung, Tremor und Durchfällen. Das Anwendungsgebiet bei Nierenkranken ist fast ausschließlich die epitheliale Nephropathie, bei der man gelegentlich, durchaus nicht häufig, schöne Erfolge erzielt.

Die außerordentliche Wirksamkeit des Thyreoidins bei Wasserretention infolge Störungen der inneren Sekretion sei durch Kurve 29 demonstriert.

Daß durch gleichzeitige Gabe diuretischer Mittel aus verschiedenen Gruppen besonders gute Erfolge erzielt werden können, ist bereits mehrfach angedeutet worden. Insbesondere wird eine Kombination von Salyrgan und Euphyllin (1 + 1 ccm, intravenös) und die gleichzeitige Verabreichung von Harnstoff (30—50 g pro die) und Euphyllin (3mal täglich 1 Suppos.) empfohlen (BIX). Die Unterstützung der Salyrgan- (oder Novasurol-) diurese durch acidotisch wirkende Salze kann auch in der Weise geschehen, daß man das Mittel zusammen mit 15 ccm einer 50%igen Magnesiumsulfatlösung (unter Zufügung von 2 ccm einer 2%igen Novocainlösung) suprafascial am Oberschenkel injiziert.

Die Ultima ratio der Ödemtherapie ist die *Entleerung der Ergüsse* durch Punktion. Das *Ablassen von Pleuraexsudaten* kann bei der akuten Nephritis ein notwendiger und sofort vorzunehmender Eingriff sein, um eine gefährliche Dyspnoe zu beseitigen. Auch mit der *Punktion des Ascites* sollte man nicht zu lange zurückhalten. Man verschafft dem Kranken nicht nur große Erleichterung, es wird auch ein Flüssigkeitsausgleich in den verschiedenen Organen herbeigeführt, so daß die Bauchhöhle sich mit dem Wasser anderer Organe wieder füllt. Auf diese Weise kann es zu einer Entleerung des Nierenödems und zu einer Förderung der Diurese kommen (E. MEYER). Die *Hautdrainage* durch Hohlnadeln am Ober- oder Unterschenkel ist beim Hydrops der akuten Nephritis nur selten notwendig, obwohl sie gerade hier, wenn die Herzkraft gut ist, besonders ergiebig ausfällt. Da aber die Gefahr der Infektion der ödematösen Haut droht, so wird man sich nur beim Versagen aller anderen Mittel und Methoden zu diesem Eingriff entschließen. Bei Urämiegefahr soll man aber mit der Hautdrainage freigiebiger sein, da

III, 330. Fall von endogener Adipositas durch pluriglanduläre Dyshormonie.

III, 330.   Kurve 30.

Erklärung der Kurve 30.

Die gestrichelte Kurve I gibt einen Wassertag (um 10 Uhr 750 ccm Wasser) wieder vor Beginn der Behandlung. Es kam nur zu einer ganz geringen und verschleppten Mehrausscheidung gegenüber dem Normalvergleichstag.

Die ausgezogene Linie II zeigt denselben Versuch nach 5 tägiger Thyreoidinbehandlung. Es erfolgte eine schnelle und vollständige Wasserausscheidung.

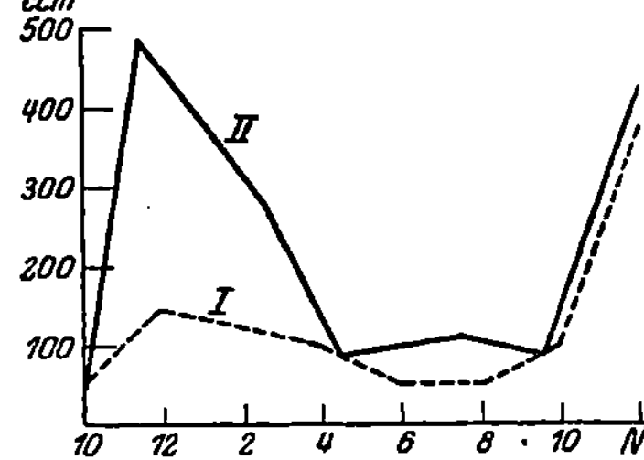

die Resorption der großen Ergüsse den Ausbruch der Krampfurämie herbeiführen kann.

Die *Technik der Hautdrainage* ist sehr einfach. Das Instrumentarium besteht am besten aus flachen Troikarts mit einem Lumen von 2 bis 2,5 mm und mit seitlichen Öffnungen. Es genügt aber auch eine Hohlnadel ohne Stilett. In das Kopfstück der Nadel paßt ein Konus oder ein Bajonettverschluß, an dem sich ein Schlauch von etwa 3 mm lichter Weite befindet, der, unten mit einer Glasröhre versehen, in ein Gefäß reicht, dessen Boden mit einer 3%igen Borsäurelösung bedeckt ist. Der Schlauch wird, um eine gute Heberwirkung zu ergeben, mit derselben Lösung gefüllt und zunächst oben und unten mit einer Quetschklemme verschlossen, an die eingestochene Nadel angefügt. Die Haut wird mit Jodtinktur desinfiziert, die Nadel mit einem Faden und Heftpflaster an der Haut festgemacht, die Einstichstelle mit sterilem Mull bedeckt. Die Drainage bleibt höchstens 2mal 24 Stunden liegen. Asepsis!

2. Die Veränderungen am Kreislaufsystem.

Die Erörterungen über die Zusammenhänge zwischen Nierenkrankheiten und Herz- und Gefäßveränderungen sind seit den Tagen R. BRIGHTs lebendig geblieben. Trotz einer sehr großen Zahl von Untersuchungen durch Kliniker und Pathologen herrscht über diese wichtige Beziehung keine Klarheit und infolgedessen auch keine Einigkeit. Halten wir uns zunächst an die Tatsachen!

Herzhyper-
trophie.

1. *Herzhypertrophie* findet sich nur bei einem Teil der Nierenkrankheiten, und zwar bei der entzündlichen, am Glomerulus beginnenden Erkrankung und bei den vasculären Leiden, also den durch sklerotische Prozesse in den kleinen und kleinsten Nierenarterien bedingten. Die im Tubulus (im Epithel) beginnenden Formen ziehen aber auch bei chronischem Verlauf sehr lange Zeit das Herz nicht in Mitleidenschaft.

2. Die schon BRIGHT bekannte Herzhypertrophie tritt nur bei den Kranken mit länger dauernder, wenn auch mit Intervallen verlaufender *Blutdrucksteigerung* ein. *Die arterielle Hypertonie geht der Herzhypertrophie immer zeitlich voran.* Sie entsteht bei allen im Glomerulus beginnenden Erkrankungen, und zwar sowohl bei der plötzlichen, sogleich im Anfang der Krankheit, als auch bei den chronisch entzündlichen und bei allen vasculären Formen. Indessen ist längst nicht jede Blutdrucksteigerung renal bedingt. Die essentielle Hypertonie, auch Hochdruckkrankheit genannt, ist eine sehr häufige Affektion, die uns hier nicht nur wegen der Differentialdiagnose, sondern auch wegen ihrer Folgen für die Nieren interessiert.

Der
Blutdruck.

Wir müssen zunächst die Frage nach dem arteriellen Hochdruck stellen.

Das von dem Herzen in das arterielle System getriebene Blut steht unter einem Druck, der abhängig ist vom Herzen, nämlich seiner Kraft und seinem Schlagvolumen, und von den Widerständen in der Peripherie, die gegeben sind durch die Arterienwände und durch den Druck im capillaren und venösen System. Auch wenn die peripheren Bedingungen einem hohen Blutdruck förderlich sind, so wird es doch bei gleichzeitiger Schwäche der Triebkraft des Herzens, die eine geringe Hubhöhe einer nur kleinen Blutmenge zustande bringt, zu einer Druckerhöhung nicht kommen.

Der Blutmenge kommt nur ein geringer Einfluß auf die Entstehung von Hochdruck zu. Die normale Blutmenge steht zu der Kapazität des Kreislaufsystems in einem so ungünstigen Verhältnis, daß ohne dauernde tonische Verengerung der Gefäße eine Verblutung in den eigenen Kreislauf eintreten müßte. Besonders die Gefäße des Abdomens und der unteren Extremitäten vermögen sehr viel Blut aufzunehmen. Nach den Untersuchungen von STRASBURGER nimmt im Alter die Dehnbarkeit der Gefäße ab, ihr Fassungsvermögen aber durch Erweiterung zu. Überwiegt die erste Veränderung die zweite, so muß bei Plethora der Druck höher sein als bei normaler Blutmenge. Ebenso wird Plethora bei gesteigertem Gefäßtonus oder bei Behinderung der Gefäßdilatation den Hochdruck steigern.

Ein Einfluß der Viscosität des Blutes auf die Höhe des Hochdruckes ist nicht erwiesen.

Im Mittelpunkt des Interesses für die Untersuchung unseres Problems steht das Verhalten der Gefäßwand. Die zirkulär angeordneten glatten Muskelfasern der Arterien und die „faßreifenartig" die Gefäße umgreifenden Zellen in den Capillaren stehen unter dem Einfluß einer Gefäßinner-
vation. doppelten Innervation, durch die eine Verengerung und Erweiterung hervorgerufen wird. Die Gefäßnerven verlaufen in den cerebralen und spinalen Nerven, in den sympathischen Fasern, vor allem im Nervus splanchnicus, der das ganze Gebiet der Baucheingeweide vasomotorisch versorgt. Verengernde und erweiternde Fasern sind häufig in demselben Nerven vereinigt. Reizt man einen solchen, so überwiegt die Vasokonstriktion, und zwar deshalb, weil die gefäßverengernden Fasern sich in einem Zustand einer gesteigerten Dauererregung, einem Tonus, befinden, der durch das in der Medulla oblongata gelegene vasokonstriktorische Zentrum (C. LUDWIG) unterhalten wird. Nach Durchschneidung des Rückenmarks unterhalb dieses Zentrums, aber auch nach Enervation eines Organs, tritt wegen Unterbrechung der Tonusvermittlung eine Gefäßerweiterung ein, die jedoch nicht von Dauer ist, sondern durch einen sekundären, peripher entstehenden Tonus wieder ausgeglichen wird. Das Vasomotorenzentrum in der Medulla oblongata ist, wie seine Nachbarn, das Atemzentrum und das Vaguszentrum, vom Blute aus durch Sauerstoffmangel und durch Kohlensäureanreicherung reizbar. Daher tritt bei beginnender Erstickung eine Blutdrucksteigerung ein (MORITZ TRAUBE), als Folge einer Gefäßverengerung im Splanchnicusgebiet.

Beim Menschen erzeugt Kohlensäuredyspnöe eine leichte, Sauerstoffmangeldyspnöe eine etwas stärkere Blutdrucksteigerung (R. COBET). Aber selbst bei gleichzeitiger Herstellung von Kohlensäureanhäufung und Sauerstoffmangel ist der Blutdruckanstieg noch gering, unter allen Bedingungen aber bei Hypertonikern höher als bei Normalen. Im Hochgebirge und beim Fliegen steigt der Blutdruck entsprechend der Höhe über dem Meeresspiegel infolge O_2-Mangels an. Die Steigerung kann durch Sauerstoffatmung in 1—1^1/$_2$ Minuten rückgängig gemacht werden (A. LOEWY). Bei dekompensierten Kreislaufkranken trifft man bisweilen eine Blutdrucksteigerung, die bei Besserung der Zirkulation zurückgeht. SAHLI hat hierfür den Terminus „*Hochdrucksteigerung*" eingeführt. Ob es aber eine Hochdruckstauung (d. i. Steigerung des Vasomotorentonus durch Dyspnöe) gibt, wird bezweifelt. Daß ein hoher Blutdruck bei Bettruhe, zweckmäßiger Ernährung u. a. absinkt, ist sehr häufig. Daraus, daß der hohe Druck eines Kreislaufdekompensierten unter diesen Bedingungen in gleicher Weise absinkt, kann nicht gefolgert werden, daß die Drucksteigerung durch die Dekompensation bedingt war (K. FREHSE).

Dem Vasomotorenzentrum, das für das Zustandekommen von Hochdruck eine sehr große Bedeutung hat, übergeordnet ist das druckregulierende Zentrum im Hypothalamus. KAHLER fand, daß bei Hemiplegikern, bei denen der Herd in der Gegend oder kaudalwärts der Stammganglien liegt, der Blutdruck nur auf der gesunden Seite auf vasotonisierende Reize (Lumbalpunktion, Coffeininjektion) steigt. Außerdem gibt es noch ein corticales Zentrum, das, nach Erfahrungen an Hemiplegikern zu schließen, in der Höhe der motorischen Rindenzentren liegt. Die Beschädigung eines solchen Zentrums hat zur Folge, daß bei Hemiplegie der Blutdruck auf der gelähmten Seite erhöht ist. Gelegentlich wurde sogar eine so starke Gefäßkontraktion beobachtet, daß der Radialpuls nicht zu fühlen war. Die beiden oberen Zentren haben also einen Einfluß auf den Arterientonus der entgegengesetzten Seite, während von dem Vasomotorenzentrum in der Medulla oblongata eine solche Anordnung nicht bekannt ist, wahrscheinlich weil bei der räumlichen Zusammendrängung die seine Alteration bedingende Durchblutungsstörung alle seine Teile gleichmäßig betrifft.

Auf dieses System, von der Großhirnrinde durch die sympathischen Nerven bis zu den letzten contractilen Elementen in den Arteriolen und Capillaren, wirken zentral und peripher eine große Reihe der verschiedensten Reize ein. Nimmt man dazu noch das Spiel der antagonistisch arbeitenden Vasodilatatoren, so ergibt sich als nächste Aufgabe, Verständnis dafür zu suchen, wie es kommt, daß trotz des ständigen Wechsels der Gefäßweite der normale Blutdruck nur in engen Grenzen schwankt.

Höhe des normalen Blutdruckes. Eine auch für die Praxis sehr wichtige Vorfrage ist die nach der *Höhe des normalen Blutdruckes.* Es läßt sich hier nicht. nach einem Schema verfahren, sondern es ist notwendig — besonders bei der Beurteilung geringerer Grade von Blutdruckerhöhung —, den *individuellen Grundwert* einzuschätzen.

Maßgebend für diesen sind zunächst einige *unveränderliche Bedingungen,* die in Lebensalter, Geschlecht, Konstitution gegeben sind. Der Blutdruck ist im Kindesalter niedrig, steigt allmählich an,· um zwischen dem 12. und 14. Jahre untere Normalwerte (110 mm Quecksilber) zu erreichen. Er bewegt sich dann durch mehrere Jahrzehnte um 120 und erreicht später, mit der physiologischen Entwicklung der Alterserscheinungen, oft die Höhe von 150—160. Das weibliche Geschlecht hat einen etwas niedrigeren Blutdruck als das männliche. Eingehende Untersuchungen des Blutdruckes gesunder Personen verschiedenen Lebensalters (K. SALLER, J. TH. PETERS) haben die Erfahrung bestätigt, daß es den Bedürfnissen der ärztlichen Praxis entspricht oder zum mindesten genügt, den Wert „Alter in Jahren + 100" als obere Normalgrenze des systolischen Blutdruckes anzusehen. Zu beachten ist aber hierbei, daß diese Zahlen — wie alle anderen durch Berechnung aus einer großen Zahl gewonnenen — statistische Werte darstellen, daß aber für den Kranken als Individuum die Erfassung des individuellen Wertes anzustreben ist. Von wesentlichem Einfluß ist die Konstitution. Bekannt sind die tiefen „Normalwerte" der Astheniker, die, sofern. eine vasomotorische Übererregbarkeit vorhanden ist, häufige und rasche und unregelmäßige Schwankungen zeigen. In dem ganzen großen Umfange, in dem sich die Konstitution in vasomotorischen Eigentümlichkeiten äußert, wird auch der Blutdruck zum Stigma, sei es, daß sich seine Eigenart in einer besonderen Tiefe, in einer besonderen Höhe oder in einer ausgesprochenen Neigung zur Unbeständigkeit kundgibt. Mit diesen vasomotorischen Allgemeinreaktionen verbinden sich auf das engste, kausal und zeitlich, die psychischen Eigentümlichkeiten des Individuums, die ja bekanntermaßen unter dem Einfluß der Inkretdrüsen stehen. Die persönlichen Eigenarten des Blutdruckes erscheinen also als Ausdruck der neuro-endokrinen Lage.

Die tatsächlichen Feststellungen auf diesem Gebiete sind noch etwas spärlich und betreffen hauptsächlich die Hypotonie. Diese treffen wir beim Status thymo-lymphaticus (MÜNZER) in Verbindung mit orthostatischer Albuminurie und mit Lymphocytose, bei Neuropathen, beim Tropfenherz und bei endemischem Kropf. Der Symptomenkomplex:

Schwäche und leichte Ermüdbarkeit, Übelkeit und Erbrechen, Hypotonie und Hypothermie, Neigung zu Ohnmachten erinnern an den Morbus Addisonii und führen zu der Annahme einer Unterfunktion des chromaffinen Systems (MÜNZER).

Bei niedrigem individuellen Grundwert muß einer noch relativ geringen Erhöhung auf 130—140 eine andere Bedeutung zugemessen werden als bei Normaltonischen.

Seltener sind oder erscheinen uns vielleicht nur die konstitutionellen Grundlagen der Hypertonie. Ich meine — erscheinen, weil das Symptom gewöhnlich noch nicht in den Entwicklungsjahren und im jugendlichen Alter auftritt. Aber die vielfältige Beobachtung der familiären Neigung zu Hypertonie beweist, daß hier eine konstitutionelle vererbbare Bedingung am Werke ist.

Die alte ärztliche Erfahrung über „Schlaganfallfamilien", d. h. über Familien, in welchen Apoplexien (häufig um das 50. Lebensjahr auftretend) ein bekanntes, gefürchtetes und bisweilen sogar erwartetes Ereignis darstellen, schließt das familiale, vererbbare und vererbte Vorkommen arteriellen Hochdruckes ein, da die Apoplexie meist durch diesen bedingt ist. Ältere und neuere Forschungen, besonders auch die Familienforschung von W. WEITZ, haben die Bedeutung des Erbfaktors und damit der Konstitution zahlenmäßig dargetan.

Der durch Alter, Geschlecht und Konstitution gegebene Blutdruckwert stellt die *statische* Grundlage des individuellen Normaldruckes dar. Wenn das Studium auf diese allein beschränkt wird, sind tiefere Aufschlüsse nicht zu erwarten, weil die Überlagerung durch veränderliche Momente, die die dynamische Beeinflussung des Blutdruckes ausmachen, zu stark ist.

Diese veränderlichen Momente sind so zahlreich, so vielgestaltig und so wirksam, daß sie bei jeder Messung und Beurteilung des Blutdruckes in Betracht gezogen werden müssen.

In anschaulichster Weise zeigt sich ihre Wirkung dann, wenn sie fehlen, das ist im Schlafe. CARL MÜLLER hat zahlreiche ältere Untersuchungen bestätigt und gefunden, daß der systolische Blutdruck im Schlafe von überraschender Gleichmäßigkeit ist, auch dann, wenn erheblich schwankende Tagdrucke vorliegen, daß er 20—26 mm niedriger als dieser ist, bei Männern um 94, bei Frauen um 88 liegt. Stärker, bis zu 50 mm, ist der Abfall bei Hypertonikern. Auch bei diesen sind die Schlafwerte von auffallender Konstanz, trotz erheblicher Schwankungen im Laufe des Tages. Diese Untersuchungen verdienen vollste Beachtung. Sie zeigen, was nicht neu war, wie irreführend eine Blutdruckmessung zu beliebiger Stunde und unter dem Einfluß der vasomotorischen Erregung ist. Darüber hinaus haben sie aber das wichtige Ergebnis, daß bei manchen noch Normaltonischen der Blutdruck im Schlafe gesteigert ist, und zwar bei solchen, die das auch für die Betrachtung der Hypertonie wichtige Symptome der Nykturie zeigen. MÜLLER nennt dieses Verhalten das „*latente Stadium der Hypertonie*".

Auf diesen Befund werden wir später zurückkommen.

Weiterhin ist es notwendig, das *Verhalten der Hautgefäße* zu berücksichtigen. Zwar hat man bei RAYNAUDscher Krankheit normale

Blutdruck
im Schlaf

Lokale
Ischämie
und Blut-
druck.

11*

Blutdruckwerte gefunden. Aber CORDIER beschreibt Hypertonie bei Menschen mit Akrocyanose, und zwar nur während der Anfälle. Wenn man einen solchen Zustand lokaler Ischämie, wie er bei der Akrocyanose besteht, künstlich durch Gewebskompression von außen hervorruft, wie das MARTIN u. WHITE getan haben, so entsteht nach einer Latenz von 15—45 Minuten eine erhebliche Blutdrucksteigerung, die nach weiteren 35—60 Minuten ihr Maximum erreicht und nach Aufhören des Außendruckes rasch wieder zurückgeht. Die Erscheinung ist unabhängig von psychischen Einflüssen; sie läßt sich genau so im Morphin-Skopolamindämmerschlaf hervorrufen. Es ist sehr wohl möglich, wenn auch noch nicht geprüft, daß der banale Gefäßspasmus, den fast jeder als „kalte Füße" kennt, eine vorübergehende Erhöhung des Blutdruckes bewirkt.

Fragen wir nach der Ursache, so ist es gewiß, daß, wie das Gefühl von Kälte oder auch Schmerz lehrt, in diesen schlecht durchbluteten Geweben eine Reizung von Nervenendigungen statthat, die eine reflektorische Beeinflussung des Blutdruckes zur Folge haben könnte. Ja, es ist möglich, noch tiefer einzudringen, wenn man sich daran erinnert, daß bei schlechter Sauerstoffversorgung im Gewebe Milchsäure entsteht. . FREY u. HAGEMANN haben beim Kaninchen eine Blutdrucksteigerung dadurch erzielt, daß sie eine sehr kleine Menge Milchsäure $\left(1 \text{ ccm } \frac{n}{50}\right)$ durch ein Hinterbein zirkulieren ließen. Sobald die Nerven dieses Beines durchschnitten wurden, blieb die Blutdrucksteigerung aus.

Es ist in erster Annäherung gestattet zu sagen, daß in einem Bezirk lokaler Ischämie eine vermehrte Milchsäurebildung stattfindet, durch die das Gewebe gereizt und reflektorisch eine allgemeine Hypertonie veranlaßt wird.

Solche Zustände werden also keine geeignete Gelegenheit darstellen, den individuellen Grundwert der Blutdruckhöhe zu finden.

Wenn wirklich eine „physiologische Substanz", wie die Milchsäure, die im Muskel in großer Menge entsteht und für den Chemismus der Muskelkontraktion eine große Bedeutung hat, sobald sie außerhalb der Muskelfaser in höherer Konzentration erscheint, Blutdruckerhöhung macht, so muß man eine solche bei allen den Zuständen erwarten, die eine vermehrte Milchsäurebildung oder -beharrung führen. Das ist in der Tat der Fall.

Reizung sensibler Nerven bewirkt Blutdrucksteigerung. Schmerzen (besonders auch tabische Krisen) erhöhen den Blutdruck. Bei Nervösen und Hypertonikern ist der Ausschlag stärker als bei Normalen. Auch Reizung von Hirnteilen (z. B. der inneren Kapsel, der Großhirnschenkel, der vorderen Zentralwindung) macht ebenso wie allmähliche Erhöhung des intrakraniellen Druckes Hypertonus der Arteriolen. In diesen Zusammenhang gehört auch die Blutdruckerhöhung, die bei Reizung der Unterseite des Zwerchfelles (EPPINGER) und nach Magenaufblähung eintritt. Diese „Reflexhypertonie" (W. FREY) ist beim Tier zu einem guten Teil, aber nicht ausschließlich durch Verengerung der Arterien des Splanchnicusgebietes bedingt.

Von allgemeiner Bedeutung ist auch die Wirkung *körperlicher Arbeit*. Nach Beobachtungen an Mensch und Tier steigt der Blutdruck bei Arbeitsleistung, und zwar bei älteren Individuen höher als bei jüngeren. Es kommt dabei nicht auf das Maß der Arbeit an, auch nicht darauf, ob größere oder kleinere Muskelgruppen tätig sind. Es genügt, daß die Arbeit von einem einzigen Finger geleistet, wenn sie nur bis zur Ermüdung und über diese hinaus durchgeführt wird. Es kommt also nicht auf die Größe der Arbeit, sondern auf die Ermüdung (STRICKER, F. MORITZ, E. MASING) oder auf die Willensanstrengung an. Man neigt jetzt der Ansicht zu, daß die Blutdrucksteigerung, die bei Arbeit eintritt, psychisch bedingt sei, und wird in dieser Ansicht durch die Beobachtung bestärkt, daß Suggestion von Arbeit in der Hypnose (F. KLEMPERER) und die bloße Vorstellung einer Körperbewegung (E. WEBER) den Blutdruck steigen macht. Spannung und Erwartung sowohl im allgemeinen (z. B. das „Startfieber" vor einer Sportkonkurrenz) als auch im Hinblick auf das Ergebnis der Blutdruckmessung müssen daher bei der Beurteilung der Blutdruckhöhe in Rechnung gestellt werden.

Für die Feststellung des Grundwertes des individuellen Blutdruckes ist weiter die *Ernährung und der Ernährungszustand* zu berücksichtigen. Einerseits ist abdominale Fülle, Zwerchfellhochstand Ursache einer Hypertonie. Andererseits ist bekanntlich nach alter ärztlicher Erfahrung der Gehalt der Nahrung an Eiweiß, besonders an solchem animalischer Herkunft, imstande, den Blutdruck in nachhaltiger Weise zu beeinflussen.

Das animalische Eiweiß ist reich an Tyrosin und Phenylalanin, die die Muttersubstanzen des Nebennieren- bzw. Schilddrüsenhormons sind. Sehr eingehende Untersuchungen über die Unterernährung, die anzustellen wir in den Kriegs- und Nachkriegsjahren leider reiche Gelegenheit hatten, haben ergeben, daß das Angebot an diesen Muttersubstanzen für die Funktion dieser Drüsen bestimmend ist. So sehen wir — und das ist eine für die Differentialdiagnose sehr wichtige Erkenntnis —, daß Unterernährung arteriellen Hochdruck zum Schwinden bringt. Man findet dann bei Leuten, die früher einen hohen Blutdruck hatten, eine Blutdruckerniedrigung. Der Schluß, daß ein Überangebot an Hormonbildnern eine Blutdrucksteigerung zur Folge hat, liegt nahe. Von englischen und amerikanischen Autoren wird die Beziehung des Tyrosingehaltes der Nahrung zum Blutdruck in den Darmkanal verlegt. So spricht MUTCH von einer Blutdrucksteigerung durch abnorme Tyrosinderivate, die sich im Darm bilden. BROWN findet in solchen Fällen im Harn Oxyphenylessigsäure, die sich aus p-Oxyphenyläthylamin bildet, das im Darm aus Tyrosin durch einen fakultativ anaeroben Bacillus der Coli-Typhusgruppe gebildet wird und blutdrucksteigernd wirkt. Auch ein solcher Zusammenhang erscheint durchaus möglich. Nachprüfungen stehen noch aus.

Der Einfluß der Arbeit und der Nahrung ist für die Bestimmung des Blutdruckes von ähnlicher Bedeutung wie für die Bestimmung des Grundumsatzes des Stoffwechsels. In beiden Fällen muß bei körperlicher Ruhe und vor Beginn der Verdauungstätigkeit gemessen werden.

Fassen wir zusammen: Der individuelle Grundwert des Blutdruckes ist von unveränderlichen Bedingungen (Alter, Geschlecht, Konstitution) abhängig und wird durch veränderliche (Schlaf, lokale Angiospasmen, O_2-Versorgung, Arbeit, Ernährung und nervös-psychische Einflüsse) überlagert. Die Differentialdiagnose, ob eine Blutdrucksteigerung vorliegt und wie ihre Stärke zu beurteilen ist, muß allen diesen Faktoren, die auch für die Pathogenese der Hypertonie von großer Bedeutung sind, Rechnung tragen.

Blutdruck und Blutverteilung. Wir wenden uns jetzt zu der Frage zurück, *warum trotz ständigen Wechsels der Gefäßweite der Blutdruck annähernd konstant bleibt.*

Die bei der Tätigkeit eines Organes eintretende Gefäßerweiterung, die Zunahme seines gesamten Gefäßquerschnittes, ist von sehr bedeutendem Ausmaße. Es müssen daher Zirkulationsgebiete, die sich zur Zeit in Ruhe befinden, entsprechend blutärmer werden. Ob diese Gefäßreaktion auf nervösem Wege oder hormonal, ob durch zentralen oder peripheren Angriff geschieht, ist ungewiß. Der umgekehrte Vorgang, die bei Vasokonstriktion eines großen Gebietes eintretende Gefäßerweiterung eines anderen, erfolgt nach der Ansicht von TIGERSTEDT passiv, indem die Gefäße durch das eindringende Blut gedehnt werden.

Für diesen Antagonismus der Gefäßweite gelten gewisse Regeln, die man versucht hat, in dem „*Gleichgewichtsgesetz*" zusammenzufassen. Nach DASTRE u. MORAT besteht eine gegensätzliche Beziehung zwischen Splanchnicusgebiet und Haut. WERTHEIMER findet einen Antagonismus zwischen Splanchnicusgebiet auf der einen, Haut, Gehirn und Nieren auf der anderen Seite.

Das Zusammenspiel der Vasomotoren ist es, daß auch bei weitgehenden Verschiebungen des Blutes den Gesamtquerschnitt des Gefäßsystems so konstant erhält, daß keine wesentlichen Veränderungen des Blutdruckes eintreten.

Die Harmonie in der Innervation der Gefäße ist, besonders auf der Basis konstitutioneller Umstände, Störungen mancherlei Art ausgesetzt. Es ist leicht einzusehen, daß jede solche Störung, *jede Unordnung im Spiel der Vasomotoren* (F. MORITZ) *zu Veränderungen des Blutdruckes führen muß und auch zu einer Blutdrucksteigerung führen kann.*

Wenn z. B. ein Gefäßgebiet die mit ihm entgegengesetzt reagierenden an Kapazität so weit überragt, daß seine Konstriktion zu einer Plethora des größten Teiles der anderen Gefäße führen muß, dann wird die Blutverschiebung nicht ohne Drucksteigerung erfolgen können. So scheinen die Verhältnisse beim Kaninchen zu liegen.

Die Sonderstellung, die der Splanchnicus im Tierversuch zeigt, spielt in der Lehre vom arteriellen Hochdruck des Menschen eine bedeutende Rolle. Indessen ist in der nackten Haut des Menschen — darauf weisen GOTTLIEB, O. MÜLLER u. KREHL hin — die Gefäßentwicklung eine so viel größere und andererseits bei der relativ viel geringeren Darmlänge und Bauchgröße des Menschen sein Splanchnicusgebiet so viel kleiner als beim Pflanzenfresser, daß die Bedeutung dieses Gebietes, das die Blutdruckverhältnisse beim Kaninchen beherrscht, nicht ohne weiteres auf den Menschen übertragen werden darf.

Es ist durchaus nicht erwiesen, daß beim Menschen von normaler Blutmenge eine auf das Splanchnicusgebiet beschränkte Gefäßverengerung Blutdrucksteigerung macht. Es ist vielmehr wahrscheinlich, daß zu diesem Erfolg alle oder fast alle Arterien des Körpers eine Abnahme des Lumens erfahren müssen.

Da im Kreislaufsystem der stärkste Druckabfall in den Arteriolen erfolgt, so kommt in der Genese des Hochdruckes dem funktionellen und anatomischen Verhalten der Arteriolen die höchste Bedeutung zu.

KYLIN hat den Versuch gemacht, den arteriellen Hochdruck in Arterienhypertonie und Capillarhypertonie zu teilen. Bei dieser nimmt KYLIN einen „Capillarschaden" an, von dem reflektorisch eine Arteriolenkontraktion ausgelöst wird. Diese an sich nicht genügend begründete und vielseitig (DURIG, ROMBERG, VOLHARD) abgelehnte Auffassung soll hier nur kurz erwähnt werden.

Betrachten wir jetzt die Art der Arteriolenveränderung, die einer Blut- Welcher Art *drucksteigerung zugrunde liegt.* Eine nach dem Gesetz des Gleichgewichtes ist die Arteder Blutverteilung notwendige Gefäßerweiterung wird dann ausbleiben· änderung? und dieses Ausbleiben wird eine Drucksteigerung bedingen, wenn die Arteriolen des betreffenden Gebietes in ihrer Erweiterung behindert sind. Dafür kommen drei Gruppen von Umständen in Betracht, nämlich Vermehrung der periarteriellen Widerstände (durch Fett oder Ödem), anatomische Veränderung der Arterienwand, die zu einer Elastizitätsverminderung führt, und Erhöhung der tonischen Gefäßspannung.

Ganz zweifellos kommt von diesen Bedingungen der letzten die weit überragende Bedeutung zu. Daß die Vermehrung des Widerstandes in der Kreislaufperipherie nicht auf einer anatomischen Stenosierung der Arteriolen beruht, braucht kaum noch erwähnt zu werden. Wenn auch in vielen Fällen von langdauerndem Hochdruck anatomische Gefäßveränderungen gefunden werden, so ist doch außer Frage, daß hierin keine Bedingung der Hypertonie vorliegt. Die in Laienkreisen gewöhnliche Meinung, daß Blutdrucksteigerung ein Zeichen von „Arteriosklerose im höchsten Grade" sei, ist falsch. ROMBERG hat dargetan, daß 88% aller Arteriosklerotiker normalen Blutdruck haben. Und auch in den zahlreichen Fällen, in denen im Verlauf eines Hochdruckes eine anatomische Gefäßerkrankung entstanden ist, sehen wir an der Labilität des Blutdruckes das Vorherrschen funktioneller Momente.

In allen Fällen von Hochdruck ist die zirkuläre Muskulatur der Angriffs-Arteriolen das Erfolgsorgan. Aber nicht in allen Fällen greift der Reiz punkte des oder das Agens, unmittelbar vom Blute aus einwirkend, in der Peripherie an.

Wir müssen nach folgenden Gesichtspunkten unterscheiden:

1. *Der Angriffspunkt ist zentral* (vom Großhirn bis zum Vasomotorenzentrum in der Medulla oblongata) *oder peripher* (im Verlauf der vasomotorischen Bahnen von der Medulla oblongata über die spinalen Zentren bis zu den Nervenendigungen, in den Nerv-Muskelbindungen und in den Muskeln selbst). Diese beiden Hauptgruppen zerfallen in Unterabteilungen, entsprechend den anatomischen Elementen, aus denen sie zusammengesetzt sind.

2. *Der Angriff erfolgt durch nervöse Entstehung und auf nervösem Wege*, z. B. psychisch, d. i. zentral-zentrifugal, oder von einer peripheren Nervenreizung (Schmerz) ausgehend über die höheren Zentren reflektorisch, also mit einem zentripetalen und zentrifugalen Schenkel, *oder erfolgt humoral*, wobei ein Angriff an allen Stellen des Systems (zentral und peripher) möglich oder denkbar ist. Für den cerebralen Angriff kommt noch folgender Gesichtspunkt in Betracht: Die zentrale Veränderung kann auf einem Reizzustand beruhen, wie es wahrscheinlich bei psychischer Erregung und vielleicht bei gesteigertem Hirndruck der Fall ist, oder auf einer schlechten Reaktionsfähigkeit, die bewirkt, daß der vasomotorische Reiz, der eine Gleichgewichtsreaktion der Blutverteilung herbeiführen und dadurch einer Veränderung des Blutdruckes vorbeugen soll, nicht seinen Weg durch die Zentren findet. Ein solches Verhalten wird vermutlich bei anatomischen Läsionen der Gegend der vasomotorischen Zentren vorliegen.

KAHLER, der in einer neueren Monographie in einer dem Sinne nach ganz ähnlichen Weise auf die Notwendigkeit so zu unterscheiden hingewiesen hat, gibt für die verschiedenen Formen des Hochdruckes folgende Einteilung:

A. *Funktioneller Hochdruck* (durch Kontraktion der Gefäßmuskulatur):

    I. *Zentrale Vasomotorenreizung* oder Tonussteigerung:

        1. Primär:

          a) *psychisch*,

          b) *mechanisch* (durch Hirndrucksteigerung),

          c) *läsionell* (durch organische Gehirnschädigungen in der Nähe der Gefäßzentren),

          d) *toxisch* (durch chemische, pressorisch wirkende Stoffe bedingt).

        2. Sekundär: *Reflektorisch* (von den Gefäßen oder von bestimmten Organen aus). (Hierher gehört auch die reflektorische Drucksteigerung bei Schädigung der Depressorendigungen.)

    II. *Periphere Vasomotorenreizung* oder Tonussteigerung:

        1. Primär: *Toxisch*.

        2. Sekundär: *Reflektorisch* (durch periphere Reflexe von sämtlichen Gefäßen ausgehend).

B. *Anatomischer Hochdruck* (durch allgemeine oder sehr ausgedehnte organische Verengerung der Arteriolen).

Stoffliche Basis der Hypertonie. Über die *Natur der auslösenden Agentien* wissen wir noch sehr wenig. Auch die psychische Erregung, die bei kurzer Dauer einen Hypertonieanfall, bei längerer Einwirkung, wie wir es unter den politischen und wirtschaftlichen Verhältnissen unseres Vaterlandes sehen, in einer so großen Zahl von Fällen die Hochdruckkrankheit hervorruft, daß diese als Zeitkrankheit angesehen werden muß, wird ja letzten Endes eine stoffliche Ursache haben. Das Nächstliegende ist, eine Verstärkung der tonisierenden Substanz anzunehmen, die den normalen Gefäßtonus bedingt. Die Erfahrung, daß hier die Konstitution von Einfluß ist und

daß es die innersekretorischen Drüsen sind, die zu einem guten Teil
die Eigenart der Konstitution ausmachen, führen zu einer Prüfung der
Bedeutung der Inkrete für Tonus und Hypertonus.

Es ist wohl an der Zeit, die Vorstellung aufzugeben, daß die
Funktion eines Nerven darin bestehe, „eine Erregung ·weiterzuleiten".
Nach der Entdeckung von O. Loewi, daß die Vaguserregung ein stofflicher Vorgang ist, und nach dem, was im folgenden über Sympathicus-
erregung und Hormon der chromaffinen Substanz ausgeführt wird, ist
es wohl erlaubt, im weitesten Umfang an die stoffliche Grundlage der
Nervenfunktion zu denken, nicht in energetischem Sinne, sondern in
der Richtung der „Wirkstoffe", die die Nervenzelle selbst produziert
(wie das Acetylcholin) oder aus ihr (zum Teil räumlich eng verbundenen)
Hormondrüsen aufnimmt.

Die Entdeckung der blutdrucksteigernden Wirkung der *chromaffinen* Bedeutung
Substanz der Nebenniere schien hier Licht und Aufklärung zu bringen. des chrom-
Die einfache Annahme, daß eine normale Sekretion der Nebenniere in Systems.
das Blut den normalen Tonus, eine gesteigerte Sekretion, eine Hyper-
adrenalinämie, den vermehrten Tonus verursache, schien sich um so
leichter zu ergeben, als der Nervus splanchnicus, dem eine so große
Bedeutung für den Blutdruck zukommt, der Sekretionsnerv der Nebennieren ist. Die Hoffnung, auf diese Weise zu einem Verständnis des
Blutdruckproblems zu kommen, wurde völlig aufgegeben, weil es nicht
gelang, im Blute, zumal im arteriellen, Adrenalin überhaupt aufzufinden.

Zwar ist es im Experiment möglich, durch intravenöse Dauerinfusion
eine Blutdruckerhöhung von entsprechender Dauer herbeizuführen.
Aber es ist nicht möglich zu verstehen, wie durch einen Adrenalingehalt
des Blutes eine lokale oder regionäre Vasokonstriktion, und bei demselben Adrenalingehalt gleichzeitig in einem anderen Gefäßgebiet eine
vasodilatatorische Ausgleichsreaktion zustande kommen sollte, ohne daß
man eine verschiedene Erregbarkeit der Sympathicusendigungen in
den entgegengesetzt reagierenden Gefäßgebieten als den entscheidenden
Punkt in die Rechnung einführt. Darin aber liegt eine Negation der
Annahme, daß das Adrenalin den Tonus des Sympathicus bedinge.
Und aus diesen Gedankengängen folgt, daß, auch wenn man eine
Adrenalinämie nachweisen könnte, eine einfache humorale Einwirkung
das Verständnis des Gefäßtonus nicht vertiefen würde.

Meiner Meinung nach ist das Fehlen von Adrenalin im arteriellen
Blute kein Grund, die große Bedeutung des chromaffinen Systems für
den Gefäßtonus abzulehnen. Gegen eine solche Folgerung spricht auch
die arterielle Hypotonie bei der Addisonschen Krankheit. Ich habe
auf Grund anatomischer, entwicklungsgeschichtlicher, experimenteller
und klinischer Befunde auf die große Wahrscheinlichkeit hingewiesen,
daß das Nebennierenhormon am Orte seiner Bildung, d. i. im chromaffinen System, vom Sympathicus aufgenommen werde, nach dem für
gewisse Bakterientoxine bekannten Modus im Nerven wandere und am
Orte seiner Wirkung, d. i. in der Gefäßwand, dadurch, daß es aus dem
Nerven austritt und in das Blut übertritt, den Reiz ausübe. Diese Anschauung gibt die Möglichkeit, dem Verständnis der vom Erregungszustand des sympathischen Nervensystems abhängigen allgemeinen und

lokalen Gefäßreaktionen und auch dem Verständnis der vasomotorischen Ausgleichsreaktion in Verbindung mit der den Sympathicus beherrschenden Inkretdrüse näherzukommen.

Einen nicht zu verdrängenden Hinweis auf die Bedeutung der Nebennieren für Blutdruck und Hochdruck gaben die seltenen, aber sehr eindrucksvollen, unter dem Bild der Schrumpfniere verlaufenden Fälle von *(chromaffinen) Nebennierentumoren,* wie sie von NEUSSER zuerst beschrieben wurden. F. VOLHARD hat in zwei Fällen und CHARLES H. MAYO in einem Fall durch Operation Heilung erzielt.

Da der Erregungszustand des sympathischen Nervensystems auch von anderen Inkretdrüsen abhängt, so sind gewiß die Bedingungen, die den Blutdruck und die Blutverteilung regeln, außerordentlich verwickelt. Da vermutlich andere Hormone zentral angreifen, so ergibt sich die Möglichkeit, die oben wiedergegebene Zweiteilung in zentralen und peripheren Angriffspunkt vom Standpunkt der neurohormonalen Betrachtungsweise zu verstehen oder wenigstens zu ahnen.

Der Erregungszustand des Gefäßnervensystems kann auch durch Stoffe, die unter pathologischen Bedingungen entstehen, beeinflußt werden, und zwar unmittelbar, wenn es sich um Stoffe handelt, die, wie das Adrenalin im Experiment oder im therapeutischen Versuch, pressorisch wirken (proteinogene Amine und Abkömmlinge von solchen — CLOETTA u. WÜNSCHE), oder um Stoffe, die einen Reflex auf die Vasomotoren auslösen, wie vielleicht die Milchsäure in den Versuchen von FREY u. HAGEMANN.

Daß der „essentielle Hochdruck" auf zentralnervösem Angriff beruht, kann als sicher gelten. Wir werden darauf später (s. S. 307) zurückkommen. VOLHARD bezeichnet diese Form des Hochdruckes als „roten Hochdruck" und stellt ihm den „blassen Hochdruck" der Glomerulonephritis und der Schrumpfniere gegenüber, der auf einem peripheren Angriff pressorisch wirkender Stoffe und auf einem allgemeinen Gefäßkrampf beruhen soll. Solche Stoffe sind von VOLHARD und seiner Schule (HÜLSE, BOHN) im Blut vorkommend beschrieben worden. Gegen diese Auffassung sind manche Einwendungen zu erheben.

Zur Kritik der Lehre VOLHARDs vom „weißen Hochdruck" soll nur folgendes gesagt werden:

Ist es denn wahrscheinlich, daß aus Bakterien oder im Gewebe zufällig entstehende gefäßaktive Stoffe in so gleichmäßiger Menge gebildet und in das Blut abgegeben werden, daß ein gleichmäßiger Hochdruck dauernd aufrechterhalten werden kann? Ist der sog. weiße Hochdruck nicht konstant (fixiert), dann zeigt er gesetzmäßige Schwankungen, deren Bedingungen dieselben sind wie bei dem sicher zentral bedingten Hochdruck.

Daß Angiospasmen peripher entstehen, erscheint durchaus möglich. Liegt aber dieser Modus z. B. bei der hypertonischen Schwangerschaftsniere vor? Darüber gibt es, soweit mir bekannt, nur eine Untersuchung. Sie stammt von KLINGMÜLLER, einem Schüler VOLHARDs; sie wird von VOLHARD ausführlich zitiert (S. 606). KLINGMÜLLER fand, daß die bei Schwangeren mit Nierenerkrankung auftretenden Präcapillarspasmen rhythmisch und an beiden Armen gleichzeitig auftreten.

VOLHARD schließt selbst, daß diese rhythmischen Präcapillarspasmen zentral gesteuert sein müssen.

Von den gefäßaktiven Stoffen, denen VOLHARD auch bei dem Schwangerschaftshochdruck eine so große Bedeutung zumißt, ist in bezug auf Art und Herkunft nichts bekannt. Nach dem Verlauf derjenigen Fälle, die mit der Entbindung rasch zur Ausheilung kommen, müßte man annehmen, daß die Stoffe aus dem Chorion kommen. Wenn aber Hochdruck und Angiospasmen nach der Entbindung bestehen bleiben, so müßten sofort pressorische Stoffe des gleichen Wirkungsgrades, aber ganz anderer Herkunft an die Stelle treten. Es liegt hier dieselbe große Lücke vor, wie bei dem nephritischen Hochdruck, der im akuten Stadium von Streptokokken, später durch endogene Wirkstoffe zustande kommen soll. Es handelt sich also, wie VOLHARD selbst sagt, um „die etwas gezwungene Annahme einer zwiefachen Quelle vasoaktiver Stoffe".

Es gibt eine große Zahl krankhafter Zustände, für die man pathogenetisch einen Angiospasmus annimmt. Mit Recht spricht man sogar von einer angiospastischen Diathese. Anfälle und Krankheiten, die durch Krampf von Arterien (d. i. Angiospasmus) bedingt sind, trifft man nicht selten bei Menschen mit arteriellem Hochdruck. Dadurch wohl hat sich nicht nur in der Therapie, sondern auch in der Lehre der Pathogenetik die Unterscheidung zwischen Hochdruck und Angiospasmus unscharf gestaltet und zu Mißverständnissen und Irrtümern geführt.

Die Notwendigkeit scharfer Trennung zwischen Hypertonus der Gefäßwand und Angiospasmus ergibt sich für den Praktiker aus der Therapie. Die organischen Nitroverbindungen und die Nitrite haben eine ausgezeichnete rasche Wirkung bei lokalen Spasmen visceraler Arterien (nicht bei Spasmen der Extremitätenarterien, wie z. B. bei intermittierendem Hinken), und zwar in Dosen, die auf den arteriellen Blutdruck keinen nachweislichen Einfluß haben. In großen Dosen sind die Arzneimittel dieser Gruppe imstande, eine so allgemeine Gefäßerweiterung herbeizuführen, daß es zu einer (flüchtigen) Blutdrucksenkung kommt. Es findet aber bei der üblichen Dosierung eine elektive Wirkung auf das spastische Gefäß statt. Und aus dieser Differenz der Wirkungen schon ist zu folgern, daß Spasmus einen anderen Gefäßzustand darstellt als Tonus und Hypertonus. Das gleiche wie für die Nitrite gilt für die zweite Gruppe der gegen Angiospasmen wirkenden Heilmittel, die Purinderivate. Euphyllin, Diuretin u. a. sind unentbehrliche Mittel gegen Anfall und Bereitschaft von Angiospasmus. Sie haben aber gar keinen Einfluß auf den arteriellen Hochdruck.

Wahrscheinlich sind Tonus und Spasmus zwei wesensverschiedene Zustände der Gefäßwand bzw. ihrer Muskulatur. Sie stehen vielleicht in demselben Verhältnis zueinander wie Kontraktion und Starre des Skeletmuskels. Für eine solche Betrachtung spricht der Umstand, daß Spasmus der Arterien und Starre des quergestreiften Muskels (Wadenkrampf) mit sehr starken Schmerzen einhergehen, Tonus und Hypertonus bzw. Kontraktion aber nicht. Dieselbe Schmerzhaftigkeit findet sich bei der Gefäßkontraktion durch Baryumsalze, dieselbe Schmerzlosigkeit bei der Gefäßkontraktion durch Adrenalin.

Daß der Schmerz bei Angiospasmus durch seine Folge, die Anämie und Ischämie des Gewebes, entsteht, darf nicht mit der Sicherheit und Ausschließlichkeit angenommen werden, wie das gewöhnlich geschieht. Die Analogie zu dem Krampus und zur Myalgie, bei denen keine Ischämie besteht, weist darauf hin, daß im Muskelzustand selbst (vielleicht in einer Quellung) die Bedingung zum Schmerz liegen kann.

Zu dieser Artverschiedenheit im Muskelvorgang bei Hypertonus und Spasmus kommt der Unterschied in der räumlichen Ausdehnung. Der Angiospasmus ist niemals universell. Daß sich der Hypertonus auf einen Gefäßbezirk beschränkt, ist vielleicht möglich, aber, am Menschen wenigstens, nicht nachweisbar, da eine Blutdrucksteigerung dann nicht eintreten würde.

Es gibt sehr viele Menschen mit arteriellem Hochdruck, die keine angiospastischen Erscheinungen haben. Es gibt sehr viele Menschen mit Angiospasmen, die einen „normalen" Blutdruck haben. Aber wir wissen, daß Angiospastiker (z. B. Migränöse) sowohl Anfälle von Blutdrucksteigerung erleiden als auch (im vierten und fünften Jahrzehnt) an Hochdruck und Schrumpfniere erkranken. Ferner tritt bei Hypertonikern häufiger als bei Normotonikern Angina pectoris auf. Aus diesen beiden Tatsachen kann man folgern, daß den Vorgängen Hypertonus und Spasmus trotz aller Verschiedenheit eine innere Verbundenheit zukommt. Zum mindesten in der Form, daß der eine Vorgang eine Disposition für den anderen schafft.

Es empfiehlt sich nicht nur für die Therapie, sondern auch für die Beurteilung pathogenetischer Zusammenhänge, scharf zu unterscheiden zwischen *Hypertonus mit und ohne Angiospasmen.* Der Hypertonus an sich bedingt ganz und gar nicht eine Verengerung der Gefäße oder eine schlechtere Durchblutung der Gewebe. Ganz im Gegenteil können durch arterielle Drucksteigerung die Gefäße gedehnt, und kann die Durchblutung verbessert werden (REIN u. JANSSEN). Ein Angiospasmus muß, gleichgültig, bei welcher Blutdruckhöhe er eintritt, eine schlechte Durchblutung zur Folge haben. Das heißt, es muß infolge von schlechter Sauerstoffversorgung zu unvollkommenen Oxydationen, somit zu lokaler Säuerung und zum Auftreten von Spaltprodukten (auch solchen proteinogener Herkunft) kommen. Es wird dann unter Umständen möglich sein, solche Stoffe, die gefäßaktiv sein können, im Blute nachzuweisen.

VOLHARD unterscheidet, wie oben vermerkt, zwei Arten von arteriellem Hochdruck, den roten, bei dem im Blut aktive Stoffe nicht gefunden werden, und den blassen, bei dem er im Blut als chemische Bedingung solche Stoffe findet. Wenn, was ich glaube, der blasse Hochdruck VOLHARDs mit dem mit Angiospasmen einhergehenden Hochdruck zusammenfällt, so ist jetzt die Frage zu prüfen, ob nicht die gefäßaktiven Stoffe durch die angiospastische Anämie und Ischämie entstehen, und so zu entscheiden, ob überhaupt aus ihrer Anwesenheit im Blut auf eine eigene Form des Hochdruckes geschlossen werden darf.

 Wir wenden uns jetzt zu der Frage, *ob und auf welche Weise die Niere auf die Regulation der Blutverteilung einwirkt und auf die Höhe des Blutdruckes von Einfluß ist.*

Blutdrucksteigerung findet sich: 1. bei der akuten diffusen Glomerulonephritis; 2. bei der fortschreitenden chronischen Nephritis, auch in der Zeit völliger renaler und kardialer Kompensation; 3. bei der sekundären und genuinen Schrumpfniere; 4. bei der Harnstauungsniere, mitunter sogar bei einseitiger Hydronephrose; 5. in manchen Fällen von degenerativer Epithelerkrankung, z. B. bei Sublimatniere; 6. in manchen Fällen von polycystischer Nierendegeneration.

Dieser Summe so verschiedenartiger Erkrankungen gegenüber muß man zu der Überzeugung kommen, daß die Niere mit dem Blutdruck in einer kausalen Beziehung steht.

In vielen Fällen von Nierenentzündung, sowohl bei der frischen wie bei der chronischen, und in vielen Fällen von Schrumpfniere finden wir *Blutdrucksteigerung und Reststickstofferhöhung*. Ganz sicher besteht aber zwischen diesen beiden eindrucksvollen Symptomen kein innerer Zusammenhang. Wir finden bei der akuten Nephritis hohen Blutdruck und niedrigen RN und das umgekehrte Verhalten, und zwar bei klinisch in bezug auf Herzkraft, Ödem und Fehlen der Urämie vergleichbaren Fällen. Bei einer schweren Nephropathie infolge einer Quecksilber-Bichromatintoxikation (um nur ein Beispiel aus einer Reihe solcher Beobachtungen zu nennen) habe ich bei dauernd niederem Blutdruck von 95 bis 90 mm Quecksilber und bei guter Herzkraft folgendes Verhalten des Blutserums gesehen:

Hypertonie und Reststickstoff.

Also selbst so extreme Veränderungen (vgl. auch S. 154) der Blutzusammensetzung führen nicht zu Hypertonie. Ich halte eine solche Beobachtung für beweisender als die von BACKMANN, der mit verschiedenen, zum Teil

Tafel.

	Rest-N	Δ (Blutserum)	Cl' im Serum	Eiweiß im Serum
26. III. 1919	133,9			
28. III. 1919	220,5	— 0,646		7,74
31. III. 1919	276,8	— 0,685	0,330	
3. IV. 1919	340,4	— 0,791	0,300	
9. IV. 1919	300,1	— 0,721	0,291	7,66
14. IV. 1919	136,8	— 0,605	0,469	

differenten Stickstoffverbindungen (darunter Kreatin, Hypoxanthin, Xanthin) in einer weit konzentrierteren Lösung, als sie klinisch im Blutserum auch nur annähernd gefunden wird, am Tier eine Hypertonie hervorrief. *Diese Inkonstanz des Zusammenhanges von Blutdrucksteigerung und Retention besonders N-haltiger Endprodukte läßt einen Versuch, die bei RN-Erhöhung beobachteten Drucksteigerungen von den bei normalem RN-Gehalt vorkommenden abzutrennen, als unberechtigt erscheinen.*

Trotzdem bleibt die Möglichkeit, daß die nephritische Hypertonie vom Blute aus entsteht. Das pressorische Prinzip könnte N-haltig und ein Eiweißabbauprodukt von einer Tiefe der Spaltung (etwa ein Amin) sein, daß es einen Teil des Reststickstoffes bildet. Aber es handelte sich dann um einen Stoff von ganz außerordentlicher Aktivität, so daß er in Bruchteilen von Milligrammen, vielleicht sogar in einer viel kleineren Größenordnung, wirkt, demnach auch in einem normalen RN-Werte reichlich Platz findet. Wo solche Stoffe entstehen, ist ungewiß. Das Auftreten der Hypertonie bei der akuten, im Glomerulus beginnenden Nephritis macht die Annahme wenigstens diskutierbar, daß die schlechten Durchblutungsverhältnisse an diesem Ort einen abnormen, etwa auf dem Wege der Spaltung erfolgenden Eiweißabbau veranlassen, der ein pressorisches Prinzip ergibt.

Kato hat gefunden, daß das Blutserum chronischer Nephritiker den peripheren Sympathicus sensibilisiert. Hülse hat beobachtet, daß Nephritikerserum die Wirkung des Adrenalins auf den Blutdruck verstärkt. Nach Storm van Leeuwen kommt ein solcher Einfluß den Peptonen zu. Hülse u. Strauss fanden im Nephritikerblut Peptone in vermehrter Menge. Aber bei der Unsicherheit der Peptonbestimmung im Blute und bei der Gewißheit, daß Peptonämie an sich zu dem Verhalten des Blutdruckes keine Beziehungen hat, kann vorläufig zu diesen Analysen und den aus ihnen gezogenen Folgerungen nur eine abwartende Stellung eingenommen werden. Auf die neueren Untersuchungen aus der Klinik Volhards über pressorische Substanzen im Blut von Nierenkranken ist oben bereits hingewiesen worden.

Weiterhin kommt als Möglichkeit der Beeinflussung des Blutdruckes durch die Niere in Betracht, daß durch Störung von Teilfunktionen der Niere eine Veränderung der Kationenzusammensetzung der Blutflüssigkeit eintritt, die, wie H. I. Hamburger am Frosch gezeigt hat, für den Kontraktionszustand der Arteriolen maßgebend ist. Nach dieser Richtung weisende Tatsachen liegen bisher weder auf experimentellem noch auf klinischem Gebiete vor.

Ganz unklar ist, ob das Cholesterin des Blutes zum Hochdruck genetische Beziehungen hat. Ein solcher Zusammenhang ist sehr wenig wahrscheinlich, wenn auch bei Menschen mit arterieller Hypertonie oft Hypercholesterinämie gefunden wird (K. Westphal). Da diese Hypercholesterinämie durch cholesterinarme Kost ebensowenig beeinflußt wird wie der Hochdruck selbst (K. Westphal), so kommt dieser Frage ein praktisches Interesse nicht zu.

Von grundlegender Bedeutung ist die Beobachtung, daß im Tierexperiment nach Unterbindung beider Arteriae renales oder nach Exstirpation beider Nieren der Blutdruck nicht steigt oder langsam zu einer mäßigen Höhe, die auf Rechnung der serösen Plethora gesetzt wird. Einengung des arteriellen Gebietes in der Niere durch Teilresektionen oder durch multiple Embolisierungen haben verschiedenen Untersuchern wechselnde Resultate in bezug auf Blutdrucksteigerung ergeben.

Lewinski u. Katzenstein fanden bei teilweiser Drosselung der Nierenarterien Blutdruckanstieg und sehen darin eine Bestätigung der Theorie von Traube, daß die Herzhypertrophie (und Hypertonie) bei Nephritis den vermehrten Widerstand in der Niere ausgleichen. Es ist sehr wohl möglich, daß hierin ein Erfolg der Hypertonie liegt. Aber für das Verständnis ihres Zustandekommens bedeutet diese Theorie nicht einmal einen Versuch.

Munk u. Plesch fassen die akute Nephritis als eine allgemeine Capillaritis auf, und Munk sieht in einer Quellung der Capillarwände die Ursache des Hochdruckes bei dieser Krankheit. Auch Kahler tritt mit Rücksicht auf die der nephritischen Albuminurie als vorausgehend beobachteten extrarenalen Symptome, Ödem und Hypertonie, dieser Auffassung bei und meint, daß von der diffusen Capillarschädigung ein Reflex ausgelöst werde, der durch die untergeordneten Gefäßzentren hindurchläuft und eine allgemeine Gefäßkontraktion hervorruft.

Volhard erblickt in der Blutdrucksteigerung bei der akuten Nephritis eine Erscheinung des allgemeinen Gefäßkrampfes und in diesem die Ursache der akuten Nephritis. Volhard stellt die akute Nephritis in eine Gruppe mit der Hypertonie bei der Bleivergiftung (Bleikolik) und bei Schwangerschaftsniere, obgleich doch die Blutdrucksteigerung durch Blei ganz gewiß nicht durch Angriff in der Gefäßwand zustande kommt. Hülse, ein Schüler Volhards, nimmt als wahrscheinlich an, daß bei der akuten diffusen Glomerulonephritis höhere Eiweißabbauprodukte, die die Gefäße sensibilisieren, als Folge der Streptokokkeninfektion entstehen, während bei den chronischen, mit Hochdruck einhergehenden Nierenerkrankungen solche Produkte, etwa infolge arterieller Ischämie gebildet werden. Diese Anschauungen ähneln der bereits in der 1. Auflage dieses Buches als möglich diskutierten Auffassung, der Bedeutung toxischer Eiweißabbauprodukte für Blutdrucksteigerung (und Urämie). Bislang sind wir aber über das Stadium der Hypothese noch nicht hinausgekommen. Die Volhardsche Auffassung der nichtrenalen Natur der Blutdrucksteigerung bei der akuten Nephritis steht auf der Annahme der gefäßsensibilisierenden Wirkung der Infektion und ihrer Folgen. Offensichtlich ist diese Basis des gedanklichen Gebäudes zugleich ihr schwächster Punkt. Daß bei dem Übergang in chronische Nephritis die durch die Infektion bedingte sensibilisierende Wirkung durch ein Produkt des abnormen intermediären Eiweißabbaues abgelöst und ersetzt werden soll, wäre ein Spiel des Zufalles, das sehr unwahrscheinlich anmutet. Wie bereits bei dem Ödem (s. S. 140) auseinandergesetzt, ist sehr ernsthaft daran zu denken, daß Gefäßreaktionen durch proteinogene Amine gesteuert werden, in der Weise, daß die Gefäßreaktion unmittelbar bewirkt oder durch Sensibilisierung eingeleitet wird. Auch die Besonderheiten der Nierendurchblutung, von denen bald die Rede sein wird, könnten sowohl in der Norm wie unter pathologischen Umständen mit Hilfe solcher Stoffe erfolgen. Das Nächstliegende ist dabei, die bei den ihrer Art nach so verschiedenen pathologischen Nierenprozessen auftretende Blutdrucksteigerung auf dasselbe Agens zurückzuführen, also auch für die akute und chronische Nephritis denselben Stoff anzunehmen. Das würde die Anerkennung der primären Natur der akuten Nephritis einschließen. Volhard glaubt aber an den primären Gefäßkrampf, obwohl das Sinken des Blutdruckes nach der Nierendekapsulation auf die Bedeutung der Niere für den Hochdruck energisch hinweist. Volhard sah das Geheimnis des Erfolges dieser Operation in einer teilweisen Entnervung der Niere. Auch wenn sich diese Hilfshypothese erweisen ließe, würde der Niere eine Sonderstellung in der Genese des Blutdruckes zukommen. Volhard meint, daß infolge des günstigen Einflusses der Dekapsulation auf den Gefäßkrampf in der Niere die Diurese einsetzt und die Ausscheidung der krampffördernden Stoffe begünstigt, während eine Durchblutungsstörung der Niere

Gefäßkrampf steigert. VOLHARD nimmt also bei der akuten Nephritis eine zweifache Quelle krampffördernder Stoffe an, eine primäre extrarenale (Folge der Streptokokkeninfektion — HÜLSE u. STRAUSS) und eine sekundäre renale (Folge des abnormen endogenen Eiweißabbaues). Gegen diese Hypothese muß — abgesehen von der nach den anatomischen Verhältnissen höchst fraglichen Entnervung — eingewandt werden, daß bei der akuten Nephritis der hohe Blutdruck durchaus nicht immer mit dem Eintreten guter Diurese abfällt. Alle diese scharfsinnigen Bemühungen VOLHARDs sind meiner Meinung nach nicht imstande, die extrarenale Natur des Hochdruckes der akuten Nephritis wahrscheinlich zu machen oder gar zu erweisen.

Blutdrucksteigernde Stoffe (ich nenne als Beispiel das Adrenalin) können eine konstante Blutdrucksteigerung verursachen, wenn sie in bestimmter Dosis gleichmäßig dem Blut zuströmen. Es ist sehr unwahrscheinlich, daß bei dem „konstanten" Hochdruck eines Schwernierenkranken die pressorischen Substanzen so gleichmäßig gebildet und dem Blut zugeführt werden, wie es zum Verständnis der oft durch lange Zeiten zu beobachtenden Gleichmäßigkeit der Blutdruckwerte gefordert werden müßte.

Die Hauptausscheidungsorgane, die Nieren und die Lungen, nehmen in bezug auf die Durchblutung eine besondere Stellung ein. Diese Organe brauchen das Blut nicht nur zur eigenen Ernährung, beanspruchen also nicht nur einen Teil des Gesamtblutes, sondern sie müssen die ganze Blutmenge durch sich hindurchgehen lassen, da sie die Aufgabe haben, das Blut von Verbrauchtem zu reinigen. Für die besondere Durchströmung der Lunge sorgt ein besonderer Kreislauf. Wie aber steht es mit der Niere ?

Die Niere wird, wie die anderen Organe, aus dem allgemeinen großen Kreislauf gespeist. Ein mit harnfähigen Stoffen reich beladenes Blut hat die Fähigkeit, die Nierengefäße zu erweitern. Wenn ein solches Blut die Gefäße aller Organe und Gewebe gleichmäßig erweiterte, würde eine bevorzugte Durchblutung der Niere nicht stattfinden. Ja, man sieht ein, daß eine optimale Stellung der Nierendurchströmung dann stattfinden würde, wenn zwischen den Gefäßen der Niere und allen anderen Gefäßen ein funktioneller Antagonismus bestände, derart, daß eine Erweiterung der Nierengefäße mit einer Verengerung aller anderen einherginge. Da das Gefäßgebiet des Splanchnicus ein Überlaufbecken des Kreislaufes darstellt, so muß bereits ein derartiger Antagonismus zwischen Nierengefäßen und Splanchnicusgebiet für die Durchblutung der Niere sehr wirksam sein. Eine solche entgegengesetzte Wirkung hat das Coffein, das eine Verengerung der Splanchnicus- und eine Erweiterung der Nierengefäße hervorruft. Wenn auch die umgekehrte Beeinflussung bestände — worüber noch nichts bekannt ist —, wenn eine Erweiterung der Nierengefäße (z. B. durch harnfähige Substanzen) die Verengerung anderer großer arterieller Gebiete auslöste, so wäre eine *automatische physiologische Beziehung zwischen Blutdruck und Nierendurchblutung* gegeben.

Dieser Gedanke ist die Grundlage, auf der das einheitliche Verständnis aller Blutdrucksteigerungen, wie sie bei den genannten so verschiedenartigen Nierenerkrankungen auftreten, möglich wäre. Wenn eine Behinderung der aktiven Gefäßerweiterung in der Niere den Reflex nach den anderen Gefäßgebieten verstärkte, so würde sich die Hypertonie bei der akuten und chronischen Nephritis und bei den Schrumpfnieren aus dem krankhaften (angiospastischen oder angiopathischen) Zustand der Gefäße selbst erklären.

Offenbar wird dieser Zusammenhang von Hochdruck und Nierengefäßveränderung bei der Periarteriitis nodosa (Arteriitis nodosa), bei der eine Blutdrucksteigerung nur dann beobachtet ist, wenn die Nierengefäße betroffen sind. Bei diesem Prozeß ist die Verengung der Lumina angiopathischer Natur, und die Beschaffenheit der Arterien und des periarteriellen Gewebes muß der Gefäßerweiterung einen kaum überwindbaren Widerstand entgegensetzen. (In den Fällen von Periarteriitis nodosa, die ich selbst beobachtet habe, fehlte die Blutdrucksteigerung, wenn renale Symptome und diffuse renale Veränderungen fehlten. Bei dieser Krankheit wäre aber vielleicht auch arterieller Hochdruck, bedingt durch hochgradige Verengung des Querschnittes des arteriellen Gesamtkreislaufs möglich.)

Bei der Harnstauungsniere, und vielleicht bei der Stauungsniere überhaupt, wäre es die Steigerung des Organdruckes, der die Erweiterung der Nierengefäße hemmt. Ähnlich stände es bei der Sublimatniere, bei der ebenfalls eine starke Schwellung des Organs und damit ein erhöhter Organdruck vorliegt. Auch bei der polycystischen Nierendegeneration kann man sich eine Behinderung des Kreislaufes und der Gefäßreaktionen in der Niere vorstellen. Einen Zusammenhang zwischen Nierenorgandruck und allgemeinen Blutdruck hat auch das Experiment ergeben. ALWENS hat gefunden, daß der Blutdruck in geringem Grade steigt, wenn man die Niere im Onkometer komprimiert. TETZNER hat allerdings in einem chronischen Kompressionsversuch am 18. Tag einen normalen Blutdruck gemessen.

Diese Auffassung schließt nicht aus, daß die zum Zwecke vermehrter Nierendurchblutung erfolgende Kontraktion anderer weiter Gefäßgebiete durch endogene, in der Niere entstehende Produkte, also durch eine innere Sekretion der Niere, bewirkt wird. Da aber KÖLLIKER und SMIRNOW in der Niere, und zwar auch im Bindegewebe der Adventitia und in der Media aller Nierengefäße, sensible Endorgane gefunden haben, so ist außer der humoralen Steuerung auch eine nervös-reflektorische in Betracht zu ziehen.

Für einen solchen Mechanismus und für sein Hinausreichen über das Nierenparenchym auf die ableitenden Harnwege spricht die Erfahrung, daß Stauung des Harns in Blase, Ureter und Nierenbecken Hochdruck verursacht. Daß eine Ausscheidungsinsuffizienz an dieser Wirkung nicht beteiligt ist, zeigt FULL, der Blutdrucksteigerung beobachtet hat, die unabhängig von Schmerzempfindungen mit Füllung und Entleerung der Blase in wenigen Minuten kommt und wieder verschwindet.

Auch bei einseitiger Hydronephrose findet sich gelegentlich Hochdruck. Mein Mitarbeiter A. RENNER hat entsprechend dieser klinischen Beobachtung am narkotisierten Tier, also ohne Schmerzvermittlung, durch Füllung eines Nierenbeckens vom Ureter aus Blutdrucksteigerung hervorgerufen.

Die Frage des arteriellen Hochdruckes ist also noch nicht gelöst. Die Meinungen gehen weit auseinander. Ich glaube, daß man den Beziehungen des Blutdruckes zur Nierendurchblutung, wie sie hier dargestellt wurden, und der Unterscheidung zwischen Hypertonus und Angiospasmus (s. S. 171) größere Aufmerksamkeit widmen muß.

Während man früher vielfach jede Hypertonie für die Folge einer renalen Erkrankung hielt, wissen wir jetzt mit aller Bestimmtheit, daß ein sehr großer, ja der größte Teil der Blutdrucksteigerungen mit der Niere nichts zu tun hat, sondern auf einer primär veränderten Einstellung des druckregulierenden Apparates beruht. Als solcher ist das gesamte vasomotorische Nervensystem, von den höchsten Zentren bis zu den letzten Nervenendigungen in den Capillaren, alle dieses Nervensystem beeinflussenden endokrinen Drüsen und das Erfolgsorgan, die glatte Muskulatur der Arteriolen und die ROUGET-Zellen der Capillaren, anzusehen. Darauf werden wir im besonderen Teil, bei der Darstellung der essentiellen Hypertonie, zurückkommen.

Die Herzhypertrophie ist eine Folge der Hypertonie. Sie betrifft daher zuerst und vorzugsweise den linken Ventrikel. Später kommt es auch zu einer Mitbeteiligung des rechten Ventrikels, die man als Kompensationserscheinung für das Insuffizientwerden des linken Ventrikels auffaßt (PÄSSLER).

Die stärkste Hypertrophie finden wir bei chronischem essentiellen Hochdruck. Bei der akuten Nephritis ist bereits nach 4—6wöchigem Bestehen eine Massenzunahme des Herzens bemerkbar.

Die Herzhypertrophie führt nicht zu einer nennenswerten Herzvergrößerung. Wo eine solche nachweisbar ist, handelt es sich um eine Erweiterung der Herzhöhlen. FR. MÜLLER hält; auch die verstärkt fühlbare Pulsation, sei es über dem rechten Ventrikel oder über der linken Herzgrenze, weniger für ein Zeichen der Hypertrophie als für eine Folge der Entleerung des betreffenden Herzabschnittes gegen erhöhte Hindernisse. Die Diagnose der Herzhypertrophie ist daher ohne Röntgenuntersuchung nicht immer leicht. Im Röntgenbild zeigt sich die Massenzunahme des linken Ventrikels an einer stärkeren Rundung, deren Scheitelpunkt (am meisten nach links gelegener Punkt) nicht wie beim normalen Herzen in die Zwerchfellinie fällt, sondern über dieser liegt. Vom Kugelherzen unterscheidet sich das hypertrophische Herz durch sein breites Aortenband und durch die Festigkeit seiner Wand, die keine Änderung der Herzform mit der Atmung gestattet.

Ist die Hypertonie ein Gegenstand ärztlicher Behandlung? Zweifel, ob der Versuch, den Blutdruck herabzusetzen, zweckmäßig und erlaubt ist, ergeben sich aus der Auffassung, daß die Blutdrucksteigerung eine kompensatorische Folge sei. Aber diese Frage ist keineswegs entschieden. Zudem wissen wir, daß solche Folgen über das Nützliche und Erträgliche hinausschießen können. Außerdem ist es nicht zweifelhaft, daß eine sich häufig wiederholende oder lange dauernde Hypertension die Gefäße stark mitnimmt und zur Beteiligung des Herzens führt. Wir werden also versuchen, den arteriellen Hypertonus zu verhüten und abzuschwächen und werden insbesondere dann von allen Mitteln und Methoden Gebrauch machen wenn lokale andauernde oder anfallsweise auftretende Vasokonstriktionen (Angiospasmen) zu Beschwerden Veranlassung geben oder gar einen bedrohlichen Zustand herbeiführen. Über Therapie s. S. 318.

3. Die Urämie.

Unter Urämie verstehen wir, gemäß dem alten ärztlichen Sprachgebrauch, alle die Vergiftungssymptome, die im Laufe von Nierenkrankheiten aller Art auftreten. Die ursprüngliche Bedeutung des Wortes „Harnansammlung im Blute = Harnvergiftung" enthält ein kausales Moment. Wer die Geschichte der Urämieforschung kennt, wird dafür stimmen, daß auf diesem Gebiete, einem Tummelplatz von Theorien, Hypothesen und Spekulationen, in dem auch bis heute das Entscheidende noch unbekannt ist, die Namengebung und Begriffsbildung nur auf der Basis des Wissens, aber nicht auf dem unsicheren Grunde einer gerade herrschenden Lehrmeinung vorgenommen wird. Die Ärzte haben wohl von jeher bei dem Gebrauch des Wortes „Urämie" nicht so die wörtliche Bedeutung, sondern eine übertragene, eben Folge- oder Vergiftungserscheinungen am Nervensystem, empfunden.

Begriffsbestimmung.

Die Basis der Tatsachen wird von der Kenntnis der Symptome und ihrer Verknüpfung mit den anderen vielfältigen Erscheinungen, die Nierenkranke bieten, geliefert. Da die Urämie keine greifbaren anatomischen Veränderungen am Nervensystem macht, nicht einmal in den Fällen, in denen es sich um eine Herderkrankung handelt, da also eine sogenannte funktionelle Erkrankung vorliegt, und das Nervensystem sich in bezug auf Reaktionsart und -breite außerordentlich verschieden verhält, so kann es nicht wundernehmen, daß die Zahl der möglichen Symptome sehr groß ist. Diese Symptome gruppieren sich in einer Anzahl von Fällen unter verschiedenen pathogenetischen Bedingungen zu Krankheitsbildern, die wenn auch Übergänge und gemeinsame Züge vorkommen, so verschieden voneinander sind, daß wir zur Beherrschung der Übersicht und zur leichteren Verständigung eine Einteilung der Urämieformen auf der Grundlage der Symptomatologie vornehmen müssen.

a) Symptomatologie der Urämieformen.

Zur Bezeichnung der verschiedenen Bilder sind viele Ausdrücke im Gebrauch. Man hat von *nervöser, cerebraler, psychotischer* (maniakalischer), von *gastrointestinaler, visceraler,* von *eklamptischer, epileptischer,* von *asthenischer, paralytischer, komatöser,* von *dyspnoischer* (asthmatischer) und von *latenter Urämie* gesprochen, je nach der vorwiegenden Beteiligung der verschiedenen Organe und Funktionen. Man hat dann nach der Art des Auftretens *akute und chronische Urämie* unterschieden.

Eine Zusammenfassung zu Symptomengruppen und damit eine Vereinheitlichung und Vereinfachung der Übersicht hat REISS vorgenommen. Er unterscheidet 1. *asthenische Urämie (das Nierensiechtum)*; 2. die *Krampfurämie*; 3. die *psychotische Urämie*; 4. *Mischformen.* Obgleich die Mischformen sehr häufig sind, ist doch eine Betrachtung

Einteilung der Urämie.

der „reinen Bilder" von vielseitigem Interesse. Die asthenische Urämie
ist, wie auch die Bezeichnung „Nierensiechtum" zeigt, eine chronische
mit meist allmählichem Beginn. Die Krampfurämie ist die Vergiftungs-
form der akuten Nephritis; sie tritt meist plötzlich auf, hat einen kurzen
bzw. intermittierenden Verlauf und wird daher auch als akute Urämie
bezeichnet. Die psychotische Urämie tritt bei chronischen Gefäßleiden
(essentiellem Hochdruck), die nicht nur wegen der historischen Entwicklung dieses Wissensgebietes, sondern wegen ihrer nahen Beziehungen
zur genuinen Schrumpfniere mit den Nierenkrankheiten besprochen
werden müssen, auf; ihr Anfall ist häufig kurz; aber die Neigung zu
Anfällen erstreckt sich über eine lange Zeit. Eine Bezeichnung nach
dem Zeitbegriff führt daher bei dieser Form zu Mißverständnissen und
unterbleibt besser.

VOLHARD hat eine Einteilung gegeben, die symptomatologisch mit
der von REISS im wesentlichen übereinstimmt, aber sich mit einer Auswertung der Symptome nicht bescheidet, sondern ausdrücklich einen
pathogenetischen Sinn beansprucht. Er teilt ein in 1. *akute oder
eklamptische Form der (falschen) Urämie*; 2. *echte chronische Urämie*;
3. *chronische Pseudourämie*. Da ich VOLHARD in bezug auf diese begriffliche Gliederung der Urämieformen nicht beistimme, so werde ich statt
dessen als Synonyma in den einzelnen Gruppen gebrauchen: 1. *Krampfurämie, eklamptische Urämie, akute Urämie*; 2. *chronische Urämie,
asthenische Urämie, Nierensiechtum*; 3. *Urämie bei Sklerose* (der Arterien
und der Nieren).

Die Krampfurämie kommt am häufigsten im Beginn einer akuten
Nephritis und bei der Schwangerschaftsnephropathie vor, seltener bei
Schrumpfnieren und recht selten bei der nichtnephritischen Anurie.
Der Vergiftungszustand wird oft durch einen *hartnäckigen Kopfschmerz*,
der mitunter in den Nacken ausstrahlt und zu einer *Nackensteifigkeit*
führt, eingeleitet. Gleichzeitig treten *Übelkeit und Erbrechen* auf. Wenn,
wie nicht selten, hohes Fieber, Pulsverlangsamung und eine leichte
Benommenheit besteht, so könnte man wohl versucht sein, an eine
Meningitis zu denken, wenn nicht die fast niemals fehlende Gedunsenheit
des Gesichtes und die Härte des Pulses schon vor der Harnuntersuchung
auf den rechten Weg führten. Nach diesen in ihrer Stärke stark schwankenden Erscheinungen erfolgt meist ganz plötzlich, mitunter aber auch
von einer größeren allgemeinen Unruhe eingeleitet, ein *typischer epileptischer Anfall*. Der Anfall beginnt nicht selten mit blitzartigen
Zuckungen im Facialisgebiet, die sich auf die Extremitäten einer Seite
oder auch beider ausbreiten. Das Bewußtsein schwindet; ein heftiger
Starrkrampf setzt ein, der zu einem leichten Opisthotonus und zu einem
Stillstand der Atmung führt. Unter der Wirkung der fortschreitenden
Erstickung färbt sich das blasse gedunsene Gesicht rot und bläulich;
die Venen am Halse treten prall hervor. Die Aufwärtsrollung der Bulbi
und die durch die halbgeöffneten Lidspalten sichtbaren weißglänzenden
Skleren vervollständigen das Bild des Schreckens. Nach bangen Sekunden
erfolgen kleine rasche Zuckungen der Gesichtsmuskulatur, einige unregelmäßige, seufzende Atemzüge mindern die Cyanose, die Muskelunruhe wächst und geht in ein wildes Spiel ungeordneter Bewegungen,

Zuckungen und Krämpfe über. Nach etwa 2 Minuten erfolgt eine vollständige Erschlaffung. In tiefer *Bewußtlosigkeit*, mit schnarchender Atmung und mit Schaum vor dem Munde geht der Anfall in einen kurzen Schlaf über, aus dem der Kranke bald leicht zu erwecken ist. Anfangs noch müde reagierend und abwehrend, später aber mit klarem Sensorium, doch ohne jede Erinnerung an die schreckliche Szene klagt er vornehmlich über Kopfschmerzen. Während des ganzen Anfalles erweist sich der *Puls als stark gespannt* und beschleunigt. Die Reaktion der Pupillen ist träge oder auch erloschen. Die Bulbi sind hart. Der Augenhintergrund zeigt bisweilen das Bild der Stauungspapille. Die Sehnenreflexe sind meist gesteigert, das Babinskiphänomen sehr häufig vorhanden.

In diesem Anfall liegt das Charakteristische und das Gefährliche dieser Form der Urämie; das Gefährliche besonders dann, wenn die Anfälle gehäuft auftreten, also ein *Status eklampticus* einsetzt. Man hat in 24 Stunden 100 bis 200 Anfälle beobachtet, zwischen denen der Kranke gar nicht zum Bewußtsein erwacht. Status eklampticus.

VON FRANKL-HOCHWART hat auf das Vorkommen von Tetanie bei Nephritis und Urämie hingewiesen. LICHTWITZ und LARSSON haben das Vorkommen spasmophiler Symptome bei Schwernierenkranken beschrieben. Seitdem wir gelernt haben, auf diese Symptome (mechanische und elektrische Übererregbarkeit, leicht prüfbar an den Nervi faciales, ulnares und peritonei) zu achten, haben wir eine ziemlich große Zahl solcher Beobachtungen gemacht. Die Analyse unserer Fälle, über die zum Teil F. MAINZER berichtet hat, ergab als größte Veränderung eine Zunahme des Blutphosphats (der höchste Wert, den wir sahen, betrug 12,8 mg-%). Eine Hypocalcämie ist nicht in allen Fällen vorhanden. Die spasmophilen Erscheinungen sind auch unabhängig von dem Verhalten des Säure-Basengleichgewichts, sie treten sowohl bei Acidose als unter normalen Verhältnissen auf.

Das Erwachen nach einem eklamptischen Anfall ist aber nicht immer, auch nicht, wenn der Anfall der einzige ist und bleibt, ein heiteres. An den Anfall können sich *psychische Störungen* anschließen, die BONHÖFFER so schildert: Psychische Störungen.

„Man findet Dämmerzustände, die in der Art ihres Auftretens, in der Stärke der motorischen Erregung, in der Beteiligung phantastischer, hypochondrischer Symptome und religiöser Größenideen die innere Verwandtschaft mit dem epileptischen Dämmerzustand zeigen.

„Sie schließen sich mit Vorliebe unmittelbar an eklamptische Anfälle an. Ein terminaler Schlaf beendet oft die Erkrankung. Die Rückerinnerung ist meist summarisch oder fehlt ganz. Bemerkenswert häufig, und wohl häufiger als bei dem einfachen epileptischen Anfall, sind retrograde Amnesien im Anschluß an die Dämmerzustände. Bekannt ist das vor allem bei den nach dem Partus aufgetretenen Eklampsien, bei denen sich die Amnesie auf die Geburt, gelegentlich sogar viel weiter zurück erstreckt.“

Nicht selten sind schwere manische Zustände. Zum Glück dauert die Psychose nur kurze Zeit. Entsetzlich ist auch das Erwachen aus dem Anfall, wenn ihm *völlige Blindheit* folgt, entsetzlicher allerdings Urämische Amaurose.

für die Umgebung, als für den Kranken selbst, der in einer — für diese Situation glücklichen — Befangenheit des Geistes nicht zur vollen Erkenntnis seines traurigen Zustandes zu kommen scheint. Die urämische Amaurose ist cerebral bedingt und nur eine besonders beunruhigende Teillokalisation eines Zustandes, der in milderem Grade das ganze Hirn betrifft. Nur so ist die geringe Anteilnahme des Kranken an seiner Erblindung zu verstehen. Ganz anders der akute Nephritiker, der durch Retinitis und Papillitis plötzlich sein Augenlicht verliert. Ich sah einen solchen Kranken, der im Beginn einer akuten Nephritis auf diese Weise erblindete, aber sogleich und dauernd die Schwere seines Schicksals empfand. Die Prognose einer Erblindung bei nicht akuter Nephritis ist nur nach dem Augenspiegelbefund zu stellen. Die urämische Amaurose pflegt sich in wenigen Tagen spurlos zurückzubilden. Psychose und Amaurose können auch ohne eklamptische Anfälle als urämisch-eklamptische Äquivalente auftreten. Als solche oder als Rückstände von Krampfanfällen findet man *Mono- oder Hemiplegien, Aphasie,* selten auch Tastlähmung. Hemiplegien entsprechen meist halbseitigen Krämpfen, die wie die Jacksonepilepsie verlaufen. Bei leichteren Insulten aller Art ist das Bewußtsein nicht notwendig aufgehoben.

Von größter Bedeutung für das ärztliche Handeln ist die Beachtung der präurämischen Symptome. Eine weitere Steigerung des an sich schon Präurämische Symptome. *erhöhten Blutdruckes (Extrasteigerung, kritische Steigerung). Kopfschmerzen, Augenflimmern, Schwindel, Übelkeit, Erbrechen* (also Symptome, die denen des Migräneanfalls ähnlich oder gleich sind), erhöhte Reizbarkeit, die häufige, aber nicht immer zu beobachtende, jedoch *stets zu prüfende Steigerung der Sehnenreflexe,* die gesteigerte neuromuskuläre Erregbarkeit, das Auftreten des *Babinskiphänomens* sind die Kennzeichen des prä- oder suburämischen Zustandes, die Vorboten der Krampfurämie.

Beziehung zu Nierenfunktion, Reststickstoff, Hydrops. *Diese Urämie ist von Funktionszustand und Arbeitsleistung der Nieren ganz unabhängig.* Sie tritt wohl häufiger im Zustand der Oligurie und nephritischen Anurie auf, wird aber auch bei ausreichenden Harnmengen und sogar im Zustand der Entleerung der Ödeme beobachtet. Der Reststickstoff des Blutes und der Cerebrospinalflüssigkeit ist meist niedrig (normal). Dagegen erweist sich der Lumbaldruck in vielen (nicht allen) Fällen als erhöht. *Zur Größe des Hydrops besteht durchaus keine parallele Beziehung.* Ein leichtes Ödem (Gedunsenheit des Gesichts) findet sich zwar meist, doch bleibt die Mehrzahl der schweren hydropischen akuten Nephritiker von der Krampfurämie verschont. *Bevorzugt ist das kindliche und jugendliche Alter.* Es erscheint mir beachtenswert, daß auch Kinder und Jugendliche mit sekundärer Schrumpfniere neben deutlichen Symptomen der chronischen Urämie weit häufiger Eklampsie haben als erwachsene Kranke derselben Art.

Es kann im urämisch-eklamptischen Anfall der Tod erfolgen. Der häufigste Ausgang jedoch ist die Heilung bzw. der Gesundheitszustand, der durch die Entwicklung der Nephritis gegeben ist.

Symptōmatologie. **Die chronische Urämie** (asthenische Urämie, Nierensiechtum). Bei chronisch entzündlichen Nierenkranken und bei Arteriolosclerosis renum im *Zustand der Niereninsuffizienz* (also bei sekundärer und genuiner

Schrumpfniere) entwickelt sich allmählich ein Siechtum, das FRERICHS in folgender Weise beschreibt:

„Die chronische Form der Urämie beschleicht ihr Opfer allmählich unvermerkt und tötet sie fast jedesmal. Man beobachtet oft schon früh bei *Morbus Brightii* im Ausdruck des Gesichts und im Benehmen der Kranken eine gewisse geistige Trägheit und Schläfrigkeit. Die Kranken klagen über dumpfen Kopfschmerz oder ein wüstes Gefühl im Kopfe. Ihre Augen werden matt und ausdruckslos, die Züge ihrer Physiognomie hängend; sie leben teilnahmslos für sich hin, sind vergeßlich und gleichgültig, in ihren Bewegungen langsam und träge. Diese Zufälle vermindern sich wieder, wenn die Harnabsonderung reichlicher wird, sie verschwinden auch wohl für eine Zeitlang gänzlich. In anderen Fällen nehmen sie mehr und mehr an Intensität zu, die Schläfrigkeit wird allmählich zur Betäubung. Die Kranken können anfangs noch durch lautes Anrufen und Rütteln geweckt werden und geben dann vernünftige Antworten, später wird dies unmöglich, sie versinken in immer tiefere Lethargie, die Respiration wird nun stertorös und geht endlich in Todesröcheln über. Meistens liegen die Betäubten ruhig, ohne zu sprechen, seltener delirieren sie, im letzteren Falle murmeln sie leise vor sich hin einige Worte und Sätze, welche sie unzählige Male wiederholen und die den ganzen ihnen gebliebenen Ideenreichtum zu umfassen scheinen. Dem Eintritt des Todes gehen oft Konvulsionen voraus: Zittern der Hände, Zuckungen der Gesichtsmuskeln und endlich über das ganze willkürliche Muskelsystem verbreitete klonische Krämpfe.

„Diese langsam, auf insidiöse Weise fortschreitende Störung des Nervenlebens, welche wir als chronische Form der Urämie bezeichneten, ist die gewöhnlichste bei *Morbus Brightii*. Sie kann sich wochenlang hinziehen, sie kann zeitweise aussetzen und wiederkehren, ehe der Tod die Szene schließt. Sie ist, weil sie in einer wegen fortschreitender organischer Veränderung stetig abnehmenden Harnexcretion ihren Grund hat, die gefährlichste von allen, eine meist zuverlässige Botin des letalen Ausgangs der Nierenkrankheit."

Das vorherrschende Symptom ist die *geistige und körperliche Schwäche*, ein Gefühl schwerster Müdigkeit, das (N. ORTNER) den anderen Beschwerden und auch allen anderen Symptomen um Wochen und Monate vorausgehen kann. Dazu kommen quälende dyspeptische Erscheinungen. Sehr früh tritt eine *Abnahme des Appetits* ein, die sich bis zu völligem Widerwillen gegen Speisen aller Art steigert. Das Riechen, Sehen, ja selbst die Vorstellung von Speisen und Essen führt zu *Übelkeit*, Ekelgefühl und zu Erbrechen. Das *Erbrechen* kann unstillbar werden. In Zeiten, die frei von Vomitus sind, wird der Kranke von einem sehr lästigen *Singultus* gequält. Trockenheit im Munde, übler Geschmack, dickpelziges Gefühl auf der Zunge und Gefühl von Sand im Mund steigern die Unlustgefühle. Die Zwangspolyurie und der starke Flüssigkeitsverlust durch das Erbrechen bedingen einen *quälenden Durst*, den zu stillen die Brechneigung hindert. Es stellt sich ein starker *Foetor ex ore* ein, der nicht selten einen ammoniakalischen Charakter annimmt. Eine schmerzhafte *Stomatitis*, die leicht zu oberflächlichen Nekrosen führt, hat eine weitere Erschwerung der Nahrungsaufnahme zur Folge.

Mundhöhle und Zunge sind auch hier ein Index für den Zustand des Magendarmkanals. *Katarrhalische Gastroenteritis, Geschwüre im Magen und Darm,* besonders im Colon, das eine dysenterieähnliche Beschaffenheit erlangen kann, sind die anatomischen Veränderungen, die den schweren funktionellen Störungen entsprechen.

Psychische und nervöse Störungen. Der immer mehr anämisch werdende und an Fett und Muskelmasse (aber wegen des steigenden Ödems nicht immer an Gewicht) abnehmende Kranke leidet schwer unter *Schlaflosigkeit.* Zwar wird er häufig schlummernd angetroffen. Seine Schlafneigung·ist so groß, daß er auch beim Essen, mit dem Löffel in der Hand, und auch in Gegenwart des Arztes einnickt. Aber kaum seinem unerfreulichen Dasein entrissen, fährt er bei dem leisesten Geräusch, häufig auch ohne erkennbare Ursache, mit einem Ruck in die Höhe und ist sofort ganz munter, im Vollgefühl seiner Leiden und ganz unerquickt durch einen Schlaf, der nur der unkundigen Umgebung als solcher erscheinen kann, in Wirklichkeit wohl nicht viel mehr ist als ein Rausch von Dösigkeit. Von qualvoller Müdigkeit erfüllt, unfähig zu schlafen, von Durst geplagt, aber unfähig zu trinken, sieht er Tage und Nächte vorübergehen. Und doch ist es mit diesem Leiden nicht genug. *Neuralgische Schmerzen,* ausgesprochene Muskelunruhe, die zu raschen Zuckungen einzelner Muskeln, zu ruckartigen Bewegungen einzelner Glieder führt, *schmerzhafte Wadenkrämpfe, Kopfschmerzen, Schwindel* tun das Übrige. Das schwerste Leiden aber verursacht der *urämische Pruritus.* Der Unglückliche, der auch noch von dieser Plage befallen wird, sehnt sich nach seinem vorhergegangenen Zustande fast wie nach einem verlorengegangenen Paradies. Über diese Symptome der *Asthenie, Dyspepsie, Neuralgie* senkt sich schließlich wie eine mildernde Hülle die *Abnahme des Sensoriums,* die bis zum *Koma* fortschreiten kann. Voraus geht ihm oft schon tagelang als Zeichen der zunehmenden Vergiftung und des nahen Endes die KUSSMAULsche *große*

Veränderungen der Atmung. *Atmung.* Die Respiration wird laut, auf Entfernung hörbar, tief und schnell. *Es besteht ein auffallender und eigentümlicher Gegensatz zwischen der Kraftlosigkeit aller Bewegungen und der mächtigen Arbeit der Atemmuskulatur.* Oft noch, bevor das Bewußtsein schwindet, stellt sich als Zeichen der Abnahme der Erregbarkeit des Atemzentrums, dem bald andere Teile folgen werden, CHEYNE-STOKES*sches Atmen* ein. Die Körpertemperatur, die während der ganzen Leidenszeit schon niedrig war, sinkt auf tiefunternormale Werte. Die Hypertonie läßt nach. Nicht selten erfolgen in diesem Zustand noch einige eklamptische Anfälle, bis in einem solchen, häufiger aber ganz still und plötzlich, der Tod die grausige Szene beschließt.

Beziehungen zu Nierenfunktion, Reststickstoff. *Bei der chronischen Urämie finden wir stets die schwere komplexe Störung der Nierenfunktion, die wir als Niereninsuffizienz kennengelernt haben.* Im vollen Bilde der Krankheit sehen wir auch stets *erhöhte Werte des RN* und der Blutharnsäure und wissen bereits, daß mit der Dauer der Vergiftung und als Index ihres Fortschreitens der RN-Gehalt des Blutes ansteigt. Im Beginn der Vergiftung ist aber der RN im Blute bisweilen noch nicht erhöht. Und auch noch bei deutlichen Symptomen können die Werte nur erst wenig über der Norm liegen. Der bei diesen Kranken bestehende Hydrops ist meist mäßigen Grades, zum Teil auch durch die begleitende Herzschwäche bedingt. Die Gerinnungszeit des Blutes ist verlängert. Nicht selten treffen wir heftiges *Nasenbluten.* Bisweilen entwickelt sich sub finem ortae eine trockene Pleuritis und Perikarditis.

Die Urämie bei Sklerose der Arterien und Nieren. Wir treffen dieses Krankheitsbild bei Arteriosklerose, und zwar bei ihrer vorzugsweisen Lokalisation im Gehirn und in den Nieren. Es handelt sich meist um Menschen, die selten ganz ohne Beschwerden sind infolge der falschen, durch die unzureichenden und sogar widrigen Reaktionen ihrer Blutgefäße bedingten Blutverteilung, etwa wie bei hochgradiger Vasomotorie und wie bei Migräne. *Erhöhte Reizbarkeit und Vergeßlichkeit* (Fehlen von Worten und Namen) gehen zeitlich voran. *Hartnäckiger Kopfschmerz,* oft auch mit *Schwindel* und *Augenflimmern* einhergehend, ist lange Zeit das vorhergehende Symptom, wird aber von denjenigen Kranken nicht beachtet, bei denen die Hypertonie und die Nephrosklerose, wie gar nicht selten, auf dem Boden einer Migräne entstanden sind. Erst wenn diese Zustände gehäuft eintreten, zudem in einem Lebensalter, in dem nach der Voraussage der Ärzte die Migräne sich bessern sollte, oder wenn Zeit und Ort der Schmerzen in auffallender Weise wechseln, z. B. ein nächtlicher Schmerz im ganzen Kopf einsetzt, während die Kranken an eine zu anderer Tageszeit eintretende Hemikranie gewöhnt sind, wird klar, daß hier ein Novum vorliegt.

Die Untersuchung stellt dann vor allem eine *Hypertonie* fest, und die Beobachtung lehrt, daß der *Blutdruck im Schmerzanfall* mitunter eine *kritische Steigerung* erfährt, wie wir es bei der Eklampsie gesehen haben, und wie sie mitunter im gewöhnlichen Migräneanfall, auch bei Jugendlichen, zu bemerken ist.

Diese leichtesten Formen der „Urämie bei Arteriosklerose" werden nur selten von dyspeptischen Beschwerden (die aus der gleichzeitigen Sklerose im Splanchnicusgebiet folgenden gehören nicht hierher) begleitet.

Alle die genannten Beschwerden, die ja mit den sehr geringfügigen, funktionell gar nicht in die Erscheinung tretenden Nierenveränderungen nichts zu tun haben, könnten niemals dazu geführt haben, hier von einer Urämie zu sprechen, wenn nicht bei Kranken dieser Art Erscheinungen aufträten, die der eklamptischen Urämie völlig gleichen. *Eklamptische Anfälle wie äquivalente Herderscheinungen* kommen, wenn auch selten, vor. Mehr noch wie bei der Krampfurämie, daher von Reiss zur Namengebung verwandt, treffen wir aber bei dieser Form *psychotische Zustände* verschiedener Art, leichte Verstimmung, Verwirrtheit, Wahnvorstellungen Erregungszustände, Tobsucht. Die psychischen Anfälle treten plötzlich auf und gehen meist auch rasch vorüber; sie verlaufen oft mit *Störungen der Atmung,* Cheyne-Stokesschem *Atmen,* das aber bei diesen an Kurzluftigkeit leidenden Kranken auch als selbständige Erscheinung, als *urämische Atemstörung,* vorkommt.

Folgende *Tafel* (S. 187) soll die Übersicht über die Symptome der Urämieformen erleichtern.

Zur Differentialdiagnose der Urämie. Es gibt eine ziemlich große Zahl andersartig bedingter krankhafter Zustände, in denen das Vorliegen einer Urämie kritisch erwogen werden muß. Es ist hier im allgemeinen leicht, Fehler zu vermeiden. Es gibt aber einen — der Allgemeinheit der Ärzte noch nicht genügend bekannten — Symptomenkomplex, der sehr leicht zu der falschen Diagnose „akute Nephritis und Urämie" führt. Das ist der Zustand einer sehr eigenartigen Selbstvergiftung, wie er nach einer Periode heftigen Erbrechens auftreten kann. Eine größere Zahl solcher Fälle ist in unserer Klinik genau analysiert und von P. MEYER beschrieben worden.

Das Krankheitsbild entwickelt sich in folgender Weise: Im Verlauf der Periode des aus ganz verschiedenen Ursachen erfolgenden Erbrechens kommt es zu hochgradiger körperlicher und geistiger Müdigkeit, zu Verwirrungszuständen, eklamptischen Krämpfen, Amaurose, und zu Koma mit letalem Ausgang. Es kann Oligurie und sogar Anurie bestehen. Der Harn enthält immer sehr viel Eiweiß, sehr viele hyaline und granulierte Zylinder, Nierenepithelien und wenige Erythrocyten. Gegen die Diagnose einer akuten Nephritis spricht das Fehlen jeder ödematösen Schwellung. Im Gegenteil liegen alle Zeichen starker Austrocknung der Gewebe vor. Die Haut ist trocken und welk, die Nase spitz, die Augen eingesunken, die Mundschleimhaut trocken, rissig und flammend gerötet. Gegen eine Nephritis spricht auch der Blutdruck, der meist gegen die Norm erniedrigt ist. Die neuromuskuläre Übererregbarkeit, der kahnförmig eingezogene Leib und die sehr oft deutlich vorhandene Nackensteifigkeit lenken die Erwägungen in die Richtung der Meningitis. Der Versuch durch Blutuntersuchung die Lage zu klären, bringt für den Unkundigen neue Schwierigkeiten. Der Xanthoprotein- und Indicangehalt des Serums ist vermehrt, der Rest-N sehr stark gesteigert, dagegen der Gehalt an Chlorid über alle Erwartung und Erfahrung niedrig (der tiefste Wert betrug bei uns 160 mg-% im Vollblut). Die Chloridkonzentration und Ausscheidung durch die Nieren sinkt auf ganz geringe Werte ab.

Es findet sich also sowohl im klinischen als im chemischen Verhalten eine ziemlich große Zahl von Momenten, die auf Nephritis und Urämie hinweisen. Differentialdiagnostisch von praktischer Bedeutung ist die Lymphopenie. Die Zahl der Lymphocyten kann auf weniger als 200 im Kubikmillimeter absinken.

Dieser charakteristische Symptomenkomplex ist die Folge der durch Erbrechen eingetretenen und durch Unmöglichkeit der peroralen Zufuhr aufrecht erhaltenen Kochsalz- und Wasserverarmung des Körpers. Es kommt zu einem stürmischen Gewebeabbau (Eiweißzerfall und Retention der Abbauprodukte), zu Organschädigungen (Leber-Urobilinogenurie, Ikterus, lymphatisches System — Lymphopenie), oft auch zu Ketogenese, zu Störungen des Säurebasengleichgewichts.

Die richtige Erkennung dieses gefährlichen Zustandes, den man nicht sehr passend „Scheinurämie" genannt hat, und besonders seine Abgrenzung von Nephritis und Urämie entscheidet über Leben und Tod. Es kommt darauf an, den Erkrankten viel Kochsalz und Wasser (intravenös, subcutan und rectal) zuzuführen und durch Insulin- + Zucker-)Verabreichung die Haftung des Wassers in den Geweben zu unterstützen.

Tafel.

Übersicht über die Symptomatologie der Urämieformen.

Symptome		Eklamptische Urämie	Chronische Urämie	Urämie bei Sklerose
I. Am Nervensystem	Kopfschmerz . .	++	++	++
	Schwindel . . .	+	+	++
	Augenflimmern .	+	+	++
	Erbrechen . . .	++	+++	+
	Asthenie . . .	0	+++	(+)
	Schlaf		Schlaflosigkeit +++	Schlaflosigkeit ++
	Psychose . . .	++	+	+++
	Koma	++	terminal	++
	Krämpfe . . .	+++	+ (besonders terminal)	++
	Lähmungen . .	+	+	++
	Reflexe	häufig gesteigert Babinski +++	Steigerung ++	
	Muskelerregbarkeit	+	++	+
	Wadenkrämpfe .	0	+	+
	Neuralgien . .	0	++	++
	Hautjucken . .	0	++	+
	Amaurose . . .	+	+	+
	Farbenblindheit	+		
	Hemianopsie . .	+		
	Ohrensausen . .	+		
	Taubheit . . .	+		
II. Am Magendarmkanal	Appetitlosigkeit	++	+++	(+)
	Übelkeit . . .	++	+++	(+)
	Singultus . . .	0	++	0
	Erbrechen . . .	++	+++ (oft unstillbar)	
	Stomatitis . . .	0	++	0
	Magendarmkatarrh . . .	0	++	0
	Magendarmgeschwüre . .	0	++	0
	Durchfälle . . .	+	++	. 0
III. Atmung	Atemstillstand .	im Krampfanfall	0	im Anfall
	Kussmaulsche Atmung . . .	0	++	0
	Cheyne-Stokes .	im Koma	++	++
IV. Temperatur		oft Fieber	niedrig; prämortale Senkung	normale T.
V. Blutdruck		hoch; kritische Steigerung	hoch; prämortale Senkung	hoch; kritische Steigerung
VI. Verhalten der Niere und aus der Nierenerkrankung folgende Zustände	Funktionszustand . . .	nicht notwendig geschädigt	Niereninsuffizienz	nicht notwendig geschädigt
	Ödem	ohne Beziehungen zur Urämie	ohne Beziehungen zur Urämie	ohne Beziehungen zur Urämie
	Retinitis alb. . Papillitis . . .	+	++	(+) 0
	Reststickstoff .	meist normal	Steigerung während des Verlaufs	meist normal
VII. Beginn		meist plötzlich	allmählich	oft plötzlich
VIII. Lebensalter		vorzugsweise Jugendliche	in allen Lebensaltern	bei älteren Personen (Arteriosklerotikern)
IX. Ausgang		oft Heilung	Tod	oft langer Verlauf mit Remissionen

Zeichenerklärung: +++ Kardinalsymptom; ++ häufig; + selten; (+) selten und nicht hochgradig; 0 fehlt.

b) Die Pathogenese der Urämie.

Urämie-
symptome
und Hirn-
durchblu-
tung. Es kann hier nicht unsere Aufgabe sein, auch nur andeutungsweise das wiederzugeben, was über die Entstehung der Urämie gemeint, gedacht, experimentell erwiesen oder fabuliert worden ist. Wir wollen von dem Greifbaren ausgehen. *Die Symptomatologie der Urämie bei Sklerose lehrt, daß das Krankheitsbild der eklamptischen Urämie vorkommt bei nicht wesentlich erkrankten Nieren, ohne Hydrops, aber bei funktionell oder anatomisch erkrankten Gefäßen. Die Übereinstimmung auch gewisser Komplexe von Urämiesymptomen mit dem Migräneanfall zeigt, daß eine Störung der Gefäßfunktion ausreicht zur Erzeugung von Krankheitserscheinungen dieser Art.* Die Hypertoniker, die zu cerebralen Erscheinungen neigen, wie sie in der Beschreibung dieser Urämieform zusammengefaßt wurden, leiden häufig gleichzeitig auch an anderen *Durchblutungsschwierigkeiten*, die sich als *Angina pectoris*, als *intermittierendes Hinken*, als sog. *toter Finger*, in den leichtesten Fällen auch nur als *kalte Füße* oder lästiges *Frostgefühl* im Rücken oder auf der ganzen Oberfläche und auch als *Parästhesien* anderer Art äußern. *Es besteht also bei diesen Kranken eine Neigung zu Gefäßkrämpfen, die sich auf dem Boden der Gefäßhochspannung als lokale Gefäßkrisen ausbilden.* Daß die anfallsweise auftretenden und dauernden Symptome der „sklerotischen Urämie" durch einen *spastischen Zustand der Hirnarterien* ausgelöst werden, ist eine Ansicht, die sich besonders auch im Hinblick auf die Verbindung mit der Hypertonie, mit der Migräne und der Epilepsie, für die die gleiche Basis gilt, als die naheliegendste und wahrscheinlichste, ja fast als gesicherte Wahrheit aufdrängt. Diese angiospastische Theorie wird für die eklamptische Urämie von Rosenstein, Osthoff, Forlanini, Riva Rocci, Pal, Vaquez, für die Urämie bei Sklerose wohl von allen, auch von Volhard, anerkannt.

Da das Symptomenbild der sklerotischen Urämie in naher Verwandtschaft zu dem der eklamptischen steht, so ist damit auch zugegeben, daß die Symptome der eklamptischen Urämie durch Anämie oder relative Ischämie des Hirns oder einzelner seiner Teile entstehen können.

Entladungs-
krank-
heiten. Mit diesen und dem asthmatischen Anfall gehört der eklamptisch-urämische Krampf zu einer Gruppe von Erscheinungen, die man als *Entladungskrankheiten* bezeichnen kann. Damit soll nicht nur das Gewaltsame des Zustandes ausgedrückt, sondern auch gemeint sein, *daß die Dauer des Anfalls nicht der Dauer der Anwesenheit der primären Ursache entspricht.* Wenn z. B. — ein tatsächliches Ereignis — ein Kranker mit Schrumpfniere nach einem heftigen eklamptischen Anfall noch 3 Tage im Zustande der Anurie lebt, so darf man wohl annehmen, daß das giftige Prinzip sich noch im Körper befindet, ja sich vielleicht vermehrt hat. Wenn aber trotzdem in diesen 3 Tagen bis zum Tode kein weiterer Anfall kommt, so muß man schließen, daß das Entstehen eines Anfalls nicht allein von der Anwesenheit eines Giftes abhängt.

Betrachten wir diese Erscheinung im weiteren Rahmen der Entladungskrankheiten, so ist vor allem die Periodizität bemerkenswert. Epileptiker, und noch ausgesprochener Migränöse, erleiden ihre Anfälle in bestimmten Zwischenräumen und sind nicht selten nach dem Anfall für einige Zeit in besonders guter Verfassung, als ob der Anfall wie ein reinigendes Gewitter gewirkt hätte. Über die Dynamik der Stoffe, die diese Entladungserscheinungen machen, fehlt noch jede Theorie. Vielleicht bringt uns das weitere Studium der Überempfindlichkeitsreaktionen auf diesem Gebiete weiter. Die Erscheinung der Periodizität erlaubt die Vorstellung, daß der durch das Gift ausgelöste Anfall selbst wie eine antiallergische Reaktion entgiftend wirkt, daß in der Folgezeit ein Anfall ausbleibt, solange die Reaktionsfolge vorhält. Bei der Annahme eines solchen Mechanismus ist aber nicht zu übersehen, daß die Fähigkeit zu einer solchen Reaktion keine unbedingte ist, und daß sich ihr Versagen im Status eclampticus, epilepticus usw. äußert.

TRAUBE hat vor etwa 50 Jahren die Theorie aufgestellt, daß die Nephritis zu Hirnödem, das Hirnödem zu Kompression der Capillaren und Anämie und damit zu Urämie führe. Eine anatomische Bestätigung fand diese Meinung nicht (COHNHEIM). VOLHARD betont, daß die eklamptische Urämie kein einziges Symptom enthält, das nicht durch Hirndruck hervorgerufen oder erklärt werden kann. Besonders wohl auch unter dem Eindruck der zuerst von QUINCKE beobachteten Tatsache, daß der *Lumbaldruck bei Urämie oft gesteigert ist,* und der wichtigen Erfahrung, daß bisweilen die Lumbalpunktion die eklamptische Urämie sehr günstig beeinflußt, hat VOLHARD die alte TRAUBEsche Theorie mit der Beschränkung wieder aufgenommen, daß die eklamptische Urämie durch Hirnödem (Hirnschwellung) bedingt sei. Wie alle Lehren dieses geist- und temperamentvollen Forschers, hat auch diese rasch Anerkennung gefunden. Ich stimme ihr aus folgenden Gründen nicht zu: Wir finden auf dem Sektionstisch ödematöse Hirne, ohne daß im Leben Erscheinungen wie bei Urämie bestanden haben. Daß Hirnödem oder Hirnschwellung zu Sopor, Koma, auch zu Krämpfen führt, ist natürlich zuzugeben. Will man aber ein urämisches Äquivalent, eine Amaurose, eine Aphasie, eine Hemiplegie mit einem lokalen Hirnödem erklären? Ich habe einen Jungen behandelt, der eine sekundäre Schrumpfniere hatte und mit heftiger eklamptischer Urämie und in tiefem Koma in die Klinik kam. Obgleich fast völlige Anurie weiterbestand, ging der Anfall vorüber. Und in dem anurischen Zustand lebte der Junge noch einige Tage ohne alle Symptome eklamptischer Urämie.

Ich glaube nicht, daß man das anfallsweise Auftreten der Insulte durch ein Hirnödem erklären kann, das doch wohl während der Oligurie oder der Anurie wie in diesem Falle einen Dauerzustand darstellt. Oder soll die Meinung gelten, daß das Hirnödem 20—100mal in 24 Stunden kommt und wieder verschwindet, und daß jedes Neueintreten einen eklamptischen Anfall auslöst? Oder wie soll man sich sonst vorstellen, daß ein stationäres Hirnödem zu periodischen Anfällen führt? VOLHARD erklärt die zuerst von BARTELS gemachte Beobachtung, daß der eklamptische Anfall auch während der Mobilisation und Entwässerung der Ödeme oder während eines Schwitzbades erfolgen kann, damit das aus den Lagern im Unterhautzellgewebe abströmende Wasser an anderen Orten, so auch im Gehirn, Ödem macht. Eine Wanderung beweglich werdender Ödeme kann man bisweilen beobachten. Aber wie kann man auf dieser mechanischen Grundlage die Tatsache erklären, daß bei Vorhandensein der Bedingungen zur Urämie ein eklamptischer Anfall auch durch eine Gemütsbewegung ausgelöst werden kann? Und wie stimmt zu der Ödemtheorie *die sichere Tatsache, daß die epithelialen Nephropathien ein sehr starkes Ödem, aber nie Urämie veranlassen,* wenigstens nicht, bevor sie zu einer mit Blutdrucksteigerung einhergehenden „nephrotischen" Schrumpfniere geführt haben? *Nicht das Ödem ist das extrarenale Symptom, das mit der Urämie zusammen eintritt, sondern die Gefäßreaktion, der Angiospasmus.* (Über die Beziehungen Hypertonus-Angiospasmus s. S. 171.) Wenn das Ödem des Gehirns nach der Theorie von TRAUBE dadurch Urämie macht, daß es zunächst zu Anämie führt, wenn also die Anämie die unmittelbare Veranlassung zur Urämie ist, so gibt es bei diesen mit Hypertonie verlaufenden Nierenleiden sicher keine näherliegende Ursache zur Hirnanämie als den *paroxysmalen Angiospasmus,* der auch das Verständnis der Periodizität der eklamtischen Insulte ohne jede Schwierigkeit erschließt. Wie aber bringen wir diese Auffassung in Übereinstimmung mit der sicheren Beobachtung gesteigerten Hirndruckes in vielen Fällen eklamptischer Urämie und mit dem heilenden Einfluß der Lumbalpunktion? Wenn wir an das Experiment von KLEMENSIEWICZ denken, der ein hochgradiges Ödem durch Ischämie erzeugte, und uns daran erinnern, daß durch Erschwerung des arteriellen Kreislaufs auch in der Niere ein Ödem entsteht, so werden wir die Zusammenhänge erkennen. *Eine Ischämie im Gehirn macht eklamptische Urämie und auch Hirnödem.* Wie das Nierenödem durch seine komprimierende Wirkung der Niere selbst gefährlich werden kann, so kann auch das Hirnödem die Zirkulationsschwierigkeiten unterhalten und vermehren. Eine Entlastung durch Lumbalpunktion wird also in diesem Falle von günstigem Einfluß sein. Aber selbst wenn man eine die Urämie unterstützende Wirkung des aus dem primären Angiospasmus folgenden Ödems nicht annimmt, auch bei einer Urämie ohne Hirnödem kann man die Wirkung einer Lumbalpunktion verstehen. *Eine Druckänderung im Lumbalraum muß notwendig eine Gefäßreaktion zur Folge haben.* An die Stelle der ausfließenden Lumbalflüssigkeit tritt ja nicht Luft oder ein Vakuum. *Es gibt keine andere Folge als zunächst einen vermehrten Zutritt von Blut in die Schädelkapsel, also eine Reaktion, die eine Erweiterung der Blutbahn bedeutet.* Sehr günstige Wirkungen werden auch durch ergiebige Aderlässe beobachtet. Wir sahen jüngst eine Kranke in einem schweren komatös-urämischen Anfall sklerotischer Herkunft, die noch während des Aderlasses aufwachte. *Ich glaube nicht, daß ein Hirnödem oder eine Hirnschwellung in wenigen Minuten zurückgeht.* Aber sicherlich kann ein Gefäßspasmus sich innerhalb eines Sekundenbruchteils lösen. Ich meine also, *daß die Mechanik der eklamptischen und der sklerotischen Urämie darin besteht, daß eine Gefäßkontraktion zur Anämie, in einer Anzahl von Fällen auch zum Ödem führt.* Ob das Ödem die Wirkung der Anämie unterstützt, ist mit Sicherheit nicht zu entscheiden.

Es bleibt die Frage, wodurch es zu dem cerebralen Angiospasmus kommt, ob es sich um die Wirkung eines endogen entstandenen Giftes handelt, ob dieses (hypothetische Gift) neben seinem Angriffspunkt an den Arteriolen auch die Nervenzellen zu beeinflussen imstande ist.

Das Suchen nach einer *wirksamen sollte man auch bei ber eklamp-* Urämie,
tischen oder sklerotischen Urämie nicht unterlassen. Denn eine stoffliche Urämiegift
Grundlage muß doch jede Gefäßreaktion haben. Man begnügt sich und Rest-
bei diesen Urämieformen mit einer „mechanischen" Theorie und denkt stickstoff.
vielfach an den Träger der wirksamen Kraft überhaupt nicht mehr,
weil diese Urämie häufig ohne Erhöhung des Reststickstoffs im Blute
und in der Lumbalflüssigkeit einhergeht. Als ob damit über die Abwesenheit eines Giftes endgültig entschieden wäre!

Für eine stoffliche Grundlage der eklamptischen Urämie spricht die Urämie und
alte Erfahrung, daß die Eklampsie nicht selten bei der Mobilisation der Ödem-
Ödeme eintritt. Zwar wird diese Erscheinung auch zur Begründung der mobilisie-
Hirnödemtheorie herangezogen. Aber die Auffassung, daß im Ödem des rung.
Unterhautzellgewebes Giftstoffe aufgespeichert sind, ist wohl besser
begründet durch die sichere Tatsache, daß der Schwund kardialer oder
anderer nicht nephritischer Ödeme in bezug auf das Cerebrum keine
entsprechenden Folgen hat, und durch die Beobachtung, daß sich in
der Ödemflüssigkeit auch Stoffe von entzündungserregender Wirkung Urämische
finden, auf welche die nephritische Perikarditis, Myokarditis und die Entzün-
aseptische, eitrige, urämische Meningitis zurückzuführen ist. Ich habe dung.
ganz sichere Beweise dafür, daß normaler Reststickstoff und normale
Ausscheidungsverhältnisse durch die Nieren durchaus keine Gewähr
dafür bieten, daß keine Stickstoff im Körper zurückgeblieben ist. Ich
habe bei eklamptischer Urämie trotz niedrig normalen RN im Blute bei
der Entwässerung ganz erhebliche Ausschwemmungen retinierten Stickstoffs wiederholt beobachtet. Für mich und für jeden, der nach dieser
Richtung Untersuchungen angestellt hat, *ist es ohne jeden Zweifel, daß
der RN im Blute kein Maßstab der N-Retention ist.* Ich habe eine große
Anzahl Versuche über die Verteilung retinierten Stickstoffs im Körper
angestellt. Veröffentlichungen über diesen Gegenstand sind inzwischen
aus anderen Kliniken erfolgt. Obgleich wir noch nicht die Verteilungs-
gesetze des Harnstoffs und der anderen Fraktionen des RN kennen,
ist *so viel sicher, daß retinierter Harnstoff absolut und relativ zu einem
viel größeren Teile in den Geweben als im Blute verbleibt.* Auch MONAKOW
hat die Vermutung geäußert, daß es für *die Giftwirkung viel weniger
auf den RN im Blute als auf die in den giftempfindlichen Zellen ver-
ankerten Teile ankomme.* Erwägt man weiter, daß es auch bei akuter
Nephritis erhebliche RN-Werte im Blute gibt, so wird es unverständlich,
wie man dem RN in der Pathogenese der chronischen Urämie eine
zentrale Stelle einräumen kann (VOLHARD), wie man auf Grund dieser
einseitigen Betrachtung der Blutretention des Reststickstoffs nur diese
Urämieform als solche, als echte, anerkennt und zu der eklamptischen
nicht nur in einen symptomatologischen, sondern in einen strengen
pathogenetischen Gegensatz stellt (VOLHARD). FRIEDRICH MÜLLER äußert
sich zu dieser wichtigen Frage folgendermaßen:

„Nachdem neuerdings durch STRAUSS, LINDEMANN u. a. die Erhöhung des Reststickstoffes, also des Harnstoffgehaltes im Blut, als ein
sehr charakteristisches Symptom vieler Urämien nachgewiesen worden
war, wurde erkannt, daß gerade diejenigen Fälle, welche mit sehr be-
deutender Reststickstofferhöhung, also mit einer Zurückhaltung von

Harnstoff im Blute einhergehen, sehr häufig, wenn auch nicht immer,
ohne Krämpfe verlaufen, und daß andererseits gerade bei den ausgesprochenen Krampfurämien der Reststickstoff häufig vollkommen
normal ist. Die alte Einheitlichkeit des Urämiebegriffs konnte also
nicht aufrechterhalten werden. Da es aber widersinnig gewesen wäre,
den Namen Urämie gerade für diejenige Form *nicht* zu gebrauchen, wo
doch die Urea, der Harnstoff, im Blute in großer Menge nachgewiesen
werden kann, so wurde im Gegensatz zum alten Sprachgebrauch und
zu Ascoli das meist ohne Krämpfe verlaufende Nierensiechtum als
eigentliche Urämie bezeichnet und die mit Krämpfen und ohne Reststickstoff einhergehenden Formen als Pseudourämie. Ich möchte mich
diesem von Volhard u. Strauss ausgehenden Vorschlag nicht anschließen, denn es hat ein Mißliches, den springenden Punkt einer Begriffsbestimmung in ein Symptom zu verlegen, das der praktische Arzt
am Krankenbett. nicht festzustellen vermag, sondern das nur mit den
Hilfsmitteln einer modern eingerichteten Klinik nachgewiesen werden
kann. Überdies gehen die einzelnen Formen der Urämie derartig ineinander über, und sie kombinieren sich so häufig, daß es dem Arzt
schwer ist, einen scharfen Unterschied zwischen Urämie und Pseudourämie aufzustellen. Ich möchte deswegen vorschlagen, den alten ärztlichen Begriff der Urämie in vollem Umfange beizubehalten, wohl aber
mit Reiss und anderen neueren Autoren die kachektische Form (das
Nierensiechtum), die Krampfform und die gemischte Form zu unterscheiden."

Einige neuere Arbeiten enthalten Hinweise auf die stoffliche Grundlage der Urämie. Daß der Harnstoff, den man immer wieder beschuldigte,
eine vollkommen harmlose Substanz ist, wird wohl nicht mehr bezweifelt.
Nicht nur die mangelhafte Übereinstimmung zwischen urämischen
Erscheinungen und Harnstoffgehalt des Blutes und Harnstoffretention
überhaupt wirkt überzeugend, sondern auch die Ungiftigkeit großer,
zum Zweck der Diurese gegebener Harnstoffmengen. Leiter hat festgestellt, daß Harnstoff bei Tieren tödlich wirkt, wenn er im Versuch
rasch in Mengen von 1,1 bis 1,3% des Körpergewichts injiziert wird,
wobei der Gehalt des Blutes einer Konzentration von 700—1800 mg-%
erreicht. Im Gegensatz zu Leiter, der aus diesen Versuchen schließt,
daß bei der chronischen Urämie der Harnstoff nicht so bedeutungslos
ist, wie meist angenommen wird, meine ich, daß diese Versuche die
Ungiftigkeit des Harnstoffes in den Dosen, die für die menschliche
Pathologie in Betracht kommen, beweisen. Da eine große Wahrscheinlichkeit dafür besteht, daß das Urämiegift N-haltig ist, so muß es in der
Fraktion gesucht werden, die nach Abzug des Harnstoff-N übrigbleibt.
Dieser Nichtharnstoff-N wird als Residual-N bezeichnet. Und besonders
französische Autoren neigen der Meinung zu, daß der Residual-N des
Blutes eine Parallele zu der Schwere der urämischen Erscheinungen
erkennen läßt. Die Subjektivität eines solchen Schlusses ist offenbar.
Es fragt sich, ob überhaupt das giftige Prinzip im Blute kreist und ob
seine Wirkung nicht vielmehr von seiner Bindung in den Geweben,
von seiner Verteilung auf wirksame Orte (Cerebrum, Arteriolen) und
auf neutrale Gewebe (Unterhautzellgewebe) abhängt.

FOSTER allerdings teilt mit, daß es ihm gelungen sei, aus dem Blute von Kranken ·mit Krampfurämie eine toxische, bei Tieren Krämpfe hervorrufende Base in krystallinischer Form zu isolieren. Dieser Befund bedeutet, wenn er sich bestätigt, einen großen und wichtigen Fortschritt in der Erkenntnis.

Höchstwahrscheinlich handelt es sich bei der Urämie um ein proteinogenes (biogenes) Amin, da eine andere Quelle für so starke Gifte dem Organismus kaum zur Verfügung steht. Dann aber bleibt bei der voraussichtlich sehr geringen Menge, in der ein solcher Körper gebildet wird, und bei seinem niedrigen N-Gehalt keine Aussicht im RN oder Residual-N einen zutreffenden Maßstab zu finden. Dagegen besteht die Möglichkeit des Nachweises auf biologischem Wege. Nach den Untersuchungen von BARGER u. DALE kommt den höheren Gliedern der Alkylamine und den Phenylalkylaminen eine sympathico-mimetische Wirkung zu, von der zwei wesentliche Ausdrucksformen, Blutdrucksteigerung und Pupillenerweiterung, im urämischen Anfall regelmäßig zu beobachten sind. KATO u. MASAO haben gefunden, daß das Serum von chronischen Nephritikern die Erregbarkeit des peripheren Sympathicus steigere. Ihre Angabe, daß die sehr labile Substanz zu den Eiweißarten gehöre, bedeutet keinen Widerspruch zu der Annahme ihrer Aminnatur, da die große Adsorptionsfähigkeit gewisser Amine an Körper mit hochentwickelter Oberfläche bekannt und für die Deutung ihrer Wirkungen voraussichtlich sehr wichtig ist (DOERR, GUGGEN-HEIM).

Wie ist die Bildung giftiger Basen aus Eiweiß möglich? Wenn wir uns aus der Lehre von der Anaphylaxie vergegenwärtigen, aus wie kleinen Mengen Protein eine tödliche Giftdosis entsteht, so kommen wir zu der Erkenntnis, daß der physiologische Eiweißabbau mit einer erstaunlichen Sicherheit gegen falsche Wege geschützt sein muß. Die rasch eintretende Desaminierung bildet die Sicherung. Die physiologische Aminbildung (Adrenalinbildung u. a.) ist eine besondere Leistung, die einer genauen quantitativen und räumlichen Regelung unterliegt. Eine Störung des Eiweiß- oder Aminosäurenabbaus in dem Sinne, daß eine Desaminierung nicht erfolgt, wird, da dieser Vorgang ein oxydativer ist, zunächst bei Sauerstoffmangel möglich. Der Angriff von Protein erfolgt in diesem Falle voraussichtlich dann, wenn anderes Energiematerial fehlt, und besteht, wie immer bei Abwesenheit von O_2, in einer Spaltung. Wird durch ein Ferment, das NEUBERG gefunden und Decarboxylase genannt hat, von einer Aminosäure CO_2 abgespalten, so entsteht ein Amin.

Bei der akuten diffusen Nephritis kommt als Ort solcher Stoffwechselvorgänge in erster Linie die Niere selbst in Betracht, die in diesem Falle unter schlechter Blutversorgung arbeitet und bei der bekannten Größe ihres Stoffumsatzes vermutlich bald ihre eigenen Nährstoffbestände verbraucht haben dürfte. So kann man vielleicht zu einer Vorstellung gelangen, wie bei der akuten Nephritis auch ohne Störung des gesamten Eiweißstoffwechsels Stoffe von sympathico-mimetischer Wirkung, die durch Vermittlung eines cerebralen Gefäßkrampfes Eklampsie verursachen, entstehen.

Bei den mit Ausscheidungsstörungen einhergehenden Nierenleiden kommen noch andere Möglichkeiten in Betracht. Es kann sich bei der hier vorliegenden Schädigung vieler Teilfunktionen der Niere auch um eine Retention giftiger Basen handeln, wie sie von KUTSCHER u. GULEWITSCH im Harn nachgewiesen sind. Weiterhin ist vielleicht die Retention von Harnstoff von Bedeutung, wenn auch nicht in der Weise einer unmittelbaren Giftwirkung. Hören wir, was im Jahre 1867 der Flame ROMMELAERE über diesen Punkt äußerte:

„Die Unterdrückung der Harnabsonderung, wenn die Natur nicht einen supplementären Ausscheidungsweg vorgesehen hat, hemmt die Verarbeitung der albuminoiden Substanzen im ganzen Organismus. Der Harnstoff ist die letzte Umwandlung dieser Substanzen; wenn er sich im Blute anhäuft, so verändert er die Eigenschaften dieses Saftes und infolgedessen die Lebensvorgänge in den verschiedenen Teilen des Körpers. Der ganze Vorgang der Umwandlung der albuminoiden Substanzen ist gehemmt; es handelt sich nicht mehr allein um die Retention von Harnstoff, sondern um Retention der stickstoffhaltigen Substanzen in den verschiedensten Graden der Oxydation, welche sie im Organismus erfahren.“

In der Tat läßt sich die Richtigkeit dieser Anschauungen, die lange vor der Aufklärung der Dynamik chemischer oder fermentativer Reaktionen ausgesprochen wurden, durch Beobachtung und Experiment erweisen. Die letzten Stadien des Eiweißstoffwechsels verlaufen nicht bis zum Ende, sondern führen zu einem Gleichgewicht, das sich aus der Ammoniak- und Aminosäurenausscheidung messen und durch Harnstoffzufuhr rückwärts verschieben läßt. Es ist sehr wohl denkbar, daß unter dem Einfluß einer Harnstoffstauung ein Nebenweg im Aminosäurenabbau eingeschlagen wird.

Schon seit fast 100 Jahren ist bekannt, daß das Blut bei chronischer Urämie abscheulich stinkende Stoffe enthält. OBERMEYER u. POPPER haben Indican und E. BECHER Phenolabkömmlinge und aromatische Oxysäuren in vermehrter Menge gefunden. Diese Körper sind Produkte der aromatischen Aminosäuren; sie entstehen im Darm, werden resorbiert und bei der schweren Beeinträchtigung der Nierenausscheidungsarbeit, die in diesen Fällen vorliegt, retiniert. Die aromatischen Oxysäuren sind es, die die von BECHER in die Diagnostik eingeführte und auch prognostisch brauchbare *Xanthoproteinreaktion* geben. E. BECHER und F. VOLHARD sind geneigt, diesen Darmfäulnisprodukten einen nicht geringen Anteil an der urämischen Vergiftung zuzubilligen. Die Frage, ob diese Stoffe ausschließlich im Darm, ob toxische Amine ausschließlich intermediär gebildet werden, läßt VOLHARD offen.

Das Gemeinsame dieser Anschauungen liegt darin, daß bei der Urämie proteinogene Stoffe eine Rolle spielen. Ungewiß bleibt, ob den N-haltigen Produkten (vom Charakter der Amine) *und* den N-freien (aromatischen Oxysäuren) Bedeutung zukommt. Nicht beistimmen kann ich VOLHARD und BECHER in der Meinung, daß die aromatischen Oxysäuren in ihrer Eigenschaft als *Säuren* von Bedeutung sind. Dazu ist die Stärke dieser Säuren zu klein und ihre Menge zu gering. Der

von BECHER und VOLHARD gewählten Bezeichnung der Urämie als einer
„aromatischen Acidose" ist keine Verbreitung zu wünschen.

Über die Acidose der Schwernierenkranken, das Verhalten des
Mineralstoffwechsels ist oben (s. S. 100) ausführlich berichtet worden.
Diese Veränderungen spielen für das Entstehen der Urämien eine große
Rolle. Die abnorme ionale Zusammensetzung des Blutwassers steht
sicher in Zusammenhang mit der neuromuskulären Übererregbarkeit
und wahrscheinlich auch mit der Eklampsie.

Die schwerkranke Niere kann infolge des Verlustes der Fähigkeit
einen Harn wechselnder Acidität zu bilden und infolge der Schädigung
der Bildung des neutralisierenden Ammoniaks die Isohydrie nicht mehr
aufrecht erhalten. Hierdurch und durch die endogene Bildung einer
großen Menge saurer Valenzen (H. STRAUB) kommt es zu einer Acidose.
Die Alkalireserve sinkt gegen das Ende des Lebens immer weiter ab
und kann die Werte, die bei dem diabetischen *Koma gefunden werden,
erreichen*.

Infolge der Acidose kommt es zu schwerer Dyspnoe, einer vertieften
und meist beschleunigten Atmung (große Atmung KUSSMAULS). Durch
diese starke Überventilation versucht das Atemzentrum die Kohlensäure,
deren alveolare Spannung unter dieser Atemmechanik auf 10 mm und
tiefer sinken kann, zu entfernen und so die Acidose zu kompensieren.
Das gelingt nur für beschränkte Zeit. Das Atemzentrum versagt nämlich
bei Urämie schneller als bei dem Coma diabeticum. Dann kommt es
zu einer dekompensierten Acidose. Diese *echte urämische Dyspnoe*
(H. STRAUB) ist scharf zu trennen von der Dyspnoe, die bei Hochdruck-
kranken infolge Störung der Blutzirkulation im Gebiete der Atem-
zentren bei normaler Alkalireserve auftritt und wie jede Überventilation
zu Blutalkalose und neuromuskulärer Übererregbarkeit führen kann.
Diese Form der Dyspnoe wird auch als *cerebrales Asthma der Hypertoniker* bezeichnet.

Die Entstehung der Urämie hat also gut bekannte physikalisch-
chemische und weniger gut bekannte chemische Bedingungen.

Hypocalcämie, Ansteigen des Blutphosphats und Blutacidose stellen
sich sowohl bei der akuten Urämie wie bei Nierensiechtum ein. Im
vorgeschrittenen Nierensiechtum liegen die Blutchloridwerte sehr niedrig.

Bei dem Versuch, die verschiedenen klinischen Formen der Urämie
zu trennen, sind die Mischformen sehr zu beachten. Bei dem Nierensiechtum sind Krampfanfälle durchaus nicht selten. Bei der eklamptischen Urämie und bei der angiogenen Pseudourämie wird Vermischung
mit Symptomen von Nierensiechtum nicht beobachtet. Das ist aber
nicht verwunderlich, weil das Bild der Harnvergiftung, wie man an
anurischen Kranken sieht, ein latentes Vorstadium von mehreren Tagen
hat, die akute Urämie aber fast immer sehr schnell abläuft. Der Unterschied in den klinischen Erscheinungen könnte darauf beruhen, daß
bei der akuten Urämie die Giftwirkung plötzlich einsetzt, während bei
der chronischen Urämie ein langsames Einschleichen und vielleicht eine
Gewöhnung stattfindet. Ganz ähnliche Verhältnisse treffen wir bei dem
Coma diabeticum. Eine plötzliche schroffe Entzuckerung kann ein
Koma auslösen bei einem Grad der Ketogenese und Acidose, der von

anderen Diabetikern jahrelang ertragen wird. Wenn auch hier in der
Symptomatologie kein durchgreifender Unterschied besteht, so wissen
wir doch von anderen Giften, daß akute und chronische Vergiftungen
ganz verschiedene Krankheitsbilder ergeben können. Ich sehe *weder
eine Notwendigkeit noch die Berechtigung, die akute und die chronische
Urämie auf verschiedene pathogenetische Bedingungen zurückzuführen.*
Solange wir über die Chemie und die Angriffsweise des Giftes oder der
Gifte nichts wissen, sind alle Erscheinungen in der einheitlichen Auffassung unterzubringen, daß *ein auf die Arterien und auf die Ganglienzellen wirkendes Gift bei akutem Einfallen andere Krankheitserscheinungen
macht als bei langsamem Einschleichen.*

Die Behandlung der Urämie. Die Therapie der akuten Nephritis
hat u. a. die Aufgabe, die eklamptische Urämie zu verhüten. Kopfschmerzen, Überkeit, Erbrechen, Wachsen der Ödeme, Steigerung des
Blutdruckes, Nachlassen der Herzkraft, Lebhaftigkeit der Sehnenreflexe,
neuromuskuläre Übererregbarkeit und Auftreten des BABINSKI-Phä-
nomens sind die Symptome, die zu den Maßnahmen nötigen, die bei
der Behandlung der akuten Nephritis besprochen werden sollen. Der
eklamptische Anfall wird mit *Aderlaß* und *Lumbalpunktion* behandelt.
Aber diese Methoden sind auch schon im suburämischen Zustand (Kopfschmerzen, Übelkeit, Augenflimmern, Schwindel, Erbrechen) der akuten
Nephritis anzuwenden, da so der Krampfanfall verhütet werden kann.
Der Aderlaß wird an der gestauten Cubitalvene mit einer dicken Kanüle
oder mit einer Lanzette gemacht. Freilegen der Vene ist nur selten
notwendig. Man schneidet dann natürlich nicht, wie ich es gesehen
habe, quer zur Vene, sondern macht einen kleinen Längsschnitt wie
zur Unterbindung eines Gefäßes. In 90% der Fälle gelingt es, mit
einer Kanüle, zumal wenn sie mit sterilem Paraffinöl befeuchtet ist,
beliebig große Blutmengen zu entleeren. Wir gehen beim Erwachsenen
über 400—600 ccm nicht hinaus, sondern wiederholen den Eingriff
lieber, wenn nötig, am selben Tage. Der Aderlaß, bereits von BRIGHT
bei der Urämie empfohlen, ist ja ziemlich lange Zeit obsolet gewesen,
dann besonders von HEUBNER wieder empfohlen worden und ist jetzt
eine unentbehrliche Methode. Er wirkt nicht durch „Giftentziehung
und -verdünnung", sondern wahrscheinlich durch eine Entlastung des
Gefäßsystems und eine Änderung der Blutverteilung (reflektorische
Hyperämie). Sein Erfolg ist um so besser, je schneller das Blut fließt.
Es ist vielfach empfohlen worden, als Ersatz des entnommenen Blutes
physiologische Kochsalzlösung, Ringerlösung oder 5%ige Traubenzuckerlösung intravenös zu infundieren. Man kann damit, wenn man Glück
hat, die Diurese in Gang bringen; man kann aber auch, wenn der Kranke
Pech hat, neue Anfälle auslösen. Wir gebrauchen diese Infusionen bei
Urämie nicht.

Von außerordentlicher Wirkung bei der eklamptischen Urämie ist
nicht selten die *Lumbalpunktion* (LEUBE, BÄUMLER, VOLHARD, W. FREY
u. a.). Über die Theorie dieser Wirkung haben wir bereits oben gesprochen. Die Technik der Lumbalpunktion ist so einfach, daß ihre
Ausführung von jedem Arzt verlangt werden muß. Ich spreche hier
nicht ex cathedra, sondern ich mußte selbst als Landarzt meine erste

Lumbalpunktion, ohne je eine gesehen zu haben und ohne jede Hilfe, in einer Dorfhütte machen. Es ist wichtig, bei der Urämie die Flüssigkeit ganz langsam, tropfenweise zu entleeren, und zwar bis zur Erreichung des normalen Lumbaldruckes. Die Punktion muß mitunter, auch am selben Tage, wiederholt werden.

Technik der Lumbalpunktion. Zur Punktion dient eine etwa 9 cm lange, mit gut eingepaßtem Mandrin versehene Nadel, deren Spitze schräg abgeschliffen ist. Auf diese Nadel paßt ein Conus, an den vermittels eines Gummischlauches ein mindestens 30 cm langes, am oberen Ende hakenförmig umgebogenes Glasrohr von etwa 3 mm lichter Weite angeschlossen ist. Besser ist ein Instrumentarium, an dem seitlich ein durch einen Zweiwegehahn zugängliches Manometer angeschlossen ist. Technik de Lumbal- punktion.

Der Patient liegt in Seitenlage am Rande des Bettes mit stark gekrümmter Wirbelsäule und an den Leib gezogenen Beinen. Eine an der Bauchseite des Kranken stehende Hilfsperson hält mit einer Hand die oben liegende Schulter, mit der anderen die Knie des Patienten. Man sticht gewöhnlich zwischen dem 3. und 4. Lendenwirbel (oder auch einen Wirbel höher oder tiefer) in oder dicht neben der Mittellinie mit ein wenig kopfwärts gerichteter Nadel ein. In der Tiefe von 5—7 cm (bei Kindern oberflächlicher) kommt man in den Lumbalkanal. Man fühlt den Widerstand des Ligamentum interspinale. Der Kranke spürt häufig einen in die Beine ausstrahlenden Schmerz, wenn die Nadelspitze den Conus terminalis berührt. Glaubt man im Lumbalkanal zu sein, so zieht man den Mandrin heraus und setzt, wenn Liquor heraustropft, sofort den Conus mit dem Manometer an. Der Liquor steigt entsprechend seinem Drucke im Glasrohr in die Höhe. Wenn sich der Patient beruhigt hat, mißt man mit einem Bandmaß die Höhe der Flüssigkeitssäule von der Einstichstelle bis zum oberen Meniscus. Der Normaldruck liegt bei 120—200 cm Wasser. Ist der Druck normal, so darf man (zu diagnostischen Zwecken) nicht mehr als 5—10 ccm nur tropfenweise ablassen. Man gewinnt die Lumbalflüssigkeit, indem man ein Reagensglas an das oben umgebogene Glasrohr hält, das Manometer langsam so weit senkt, daß der Liquor abtropft, nach Abfluß je eines Kubikzentimeter etwa das Manometer wieder hebt, den Druck von neuem mißt und so fortfährt, bis bei Drucksteigerungen ein Druck von 150—200 erreicht ist. War der Druck besonders hoch (500, 600 cm und mehr), so tut man gut, bereits bei einem Druck von 300 aufzuhören. Sinkt der Druck plötzlich auf unternormale Werte, so muß die Punktion sofort abgebrochen werden. Die Nadel wird schnell herausgezogen, die Stichstelle mit Tupfer und Heftpflasterstreifen verschlossen. Genaue Asepsis. Auch das Manometer muß ausgekocht sein.

Nach der Punktion soll der Kranke für 24 Stunden mit flach gelagertem Oberkörper liegen.

Die Punktion gelingt nicht immer auf Anhieb; auch sehr Geübte müssen mitunter mehrere Male einstechen. Bei unruhigen Kranken Äther- oder Chloräthylrausch.

Wie bei Eclampsia gravidarum hat man auch bei akuter Urämie, wenn sie im Zustand der Oligurie oder Anurie auftritt, die Nierendekapsulation vorgenommen. Darüber gilt das bei Anurie Gesagte.

Ich habe darüber keine eigene Erfahrung, da ich bisher ohne diesen Eingriff ausgekommen bin.

Arznei-
behandlung Zur Herabminderung der Reizbarkeit geben wir 2—3 g Chloral-hydrat (in 10%iger Lösung in Mucilago Salep) als Klysma oder 0,1 bis 0,3 g Luminalnatrium in 20%iger Lösung intramuskulär. Da diese Mittel antiseptisch wirken, sind sie besonders angezeigt. Man muß dabei die Luminaldermatitis beachten und die Medikation bei Auftreten von Exanthemen sofort unterbrechen. Auch Adalin (0,5—1,0 g per os) ist sehr brauchbar.

Fernhaltung aller Reize, absolute Ruhe, Halbdunkel, ständige Wache sind notwendig.

Die Behandlung der Urämie bei Sklerose ist in vielen wesentlichen Punkten die der Hochdruckkrankheit. Sowohl für die Dauerzustände als für die Insulte kommt auch hier der Aderlaß (in periodischen Wiederholungen), für schwerere cerebrale Anfälle eine vorsichtige Lumbalpunktion in Betracht. Für die leichteren Störungen ist die Daueranwendung solcher hydropathischer Methoden zu empfehlen, die „das Blut ableiten", also heiße Fuß- und Handbäder (mit Senfmehlzusatz), Wechselfußbäder, Senfteige oder -pflaster, Frottierungen der Haut. Ferner Sorge für reichlichen und leichten Stuhlgang. Arzneilich alle Mittel, die antispastisch wirken. Wir verwenden gern folgende Mischung: Diuretin 0,5, Antipyrin 0,25 dreimal täglich. Ferner Luminal in kleinen Dosen zweimal täglich 0,05 per os; Nitroglycerin 2—5 Tropfen der 1%igen alkoholischen Lösung, Nitrolingualperlen oder Erythroltetranitrat 0,005 in Pillen oder in den M.B.K.-Kompretten dreimal täglich.

Symptoma-
tische Be-
handlung. Die chronische Urämie, das Nierensiechtum, ist einer erfolgreichen Behandlung nicht zugänglich. Man kann durch eine eiweißarme Kohlehydrat-Fettkost das Verhängnis im besten Fall kurze Zeit aufhalten. Aber sobald die dyspeptischen Symptome eingesetzt haben, ist das Schicksal der Kranken entschieden. Die symptomatische und psychische Behandlung stellt an den Arzt die allergrößten Anforderungen. Zu der symptomatischen Behandlung gehört bisweilen bei heftigen Kopfschmerzen eine Lumbalpunktion. Bei hartnäckigem Erbrechen kann, wenn der Allgemeinzustand es erlaubt, ein Versuch mit Magenspülungen (Wasser, Kamillentee, Karlsbader Mühlbrunnen) gemacht werden. Die Behandlung der Magensymptome mit Atropin (dreimal täglich $\frac{1}{2}$ mg), mit Anästhesin (dreimal täglich 0,3—0,5 g) ist zu versuchen, aber meist ohne ausreichenden Erfolg. Gute Mundpflege. Unter Umständen zur Linderung des quälenden Durstes Flüssigkeitszufuhr (Kamillentee, Salbeitee, auch mit 5% Traubenzucker) durch den Darm (Tropfeinläufe). Zu demselben Zwecke gibt man Eispillen, gefrorenen Pfefferminztee. Morphin (mit Atropinzusatz) oder andere Narkotica in ausreichenden Dosen.

4. Die Anämie.

Das anämische Aussehen Nierenkranker ist bekannt und charakteristisch. Nur zum Teil wird es durch eine sekundäre Anämie bedingt. Mitunter handelt es sich um eine Verdünnung der Aufschwemmung der Farbstoffträger im Blute durch Hydrämie. Bei der Nephropathia epithelialis ist die blasse Farbe nach STRAUSS die Folge der seifenwasserähnlichen Beschaffenheit des Blutplasmas. Im Zustande des Hydrops verdeckt das Ödem der Haut die rote Farbe. Sehr oft handelt es sich auch um eine Pseudoanämie, die durch einen chronischen Spasmus der Hautgefäße hervorgerufen wird.

Aber ganz sicher gibt es bei chronischer Glomerulonephritis und bei Schrumpfniere auch eine wirkliche Anämie. Ob ihre Grundlage, die Schwäche des blutbildenden Systems, der Nierenerkrankung folgt oder parallel geht, ist unbekannt.

Da ein höherer Grad von Anämie die Nierenfunktionen merkbar ungünstig beeinflußt (eigene Untersuchungen, ESAU u. PORGES) und, wie bekannt, zu Ödemen führt, so ist gelegentlich auch mit einer Rückwirkung der Anämie auf die renalen und extrarenalen Vorgänge, also mit einem Circulus vitosus, zu rechnen.

5. Die Veränderungen des Auges.

Bei jedem Nierenkranken soll eine Augenspiegeluntersuchung vorgenommen werden. Augenerkrankungen bei und durch Nierenleiden können ohne Sehstörungen bestehen. Die Zahl der chronisch Nierenkranken, die zuerst Abnahme des Sehvermögens bemerken und bei denen die Feststellung des Grundleidens durch den Augenarzt oder gelegentlich einer Augenuntersuchung geschieht, ist nicht sehr groß.

Dem Augenspiegelbefund kommt eine sehr große diagnostische und prognostische Bedeutung zu. Es ist daher wichtig zu wissen, daß fast bei allen Menschen mit essentiellem Hochdruck Veränderungen der Retina zu finden sind. Und zwar handelt es sich um Anomalien der Arterien. Man sieht deutliche Kaliberunterschiede und verengte Strecken, die anfänglich funktionell-spastisch bedingt sein mögen, später aber in organische Verengerung und völlige Obliteration des Lumens übergehen können. Die Verengerungen erkennt man an einem hellen Reflexstreifen auf der Mitte der Wandung (Silberdrahtarterien), den sekundären Verschluß daran, daß das rote Gefäß in eine grell weiße Linie übergeht. (F. SCHIECK). Es kommt zu kleinen Hämorrhagien, die spurlos verschwinden oder unter Hinterlassung eines kleinen weißlichen Herdes abheilen. Es können auch größere Blutungen und Venenthrombosen auftreten, unter deren Einfluß sich Stauungserscheinungen (Ödem des Netzhautgewebes, Unschärfe der Papillengrenzen, zarte streifige Trübung im hinteren Netzhautabschnitt) ausbilden. Alle diese Veränderungen, die die „Retinitis hypertonica" kennzeichnen, sind rückbildungsfähig.

Die Netzhautveränderung, die man früher *Retinitis albuminurica* Neuroretinitis
nephritica. nannte, jetzt *Retinitis nephritica*, nach VOLHARD *Retinitis angiospastica* nennt, kommt bei genuiner und sekundärer Schrumpfniere, bei der akuten diffusen Glomerulonephritis und bei der Schwangerschaftsniere vor. Die Häufigkeit von Netzhauterkrankungen wird von den verschiedenen Autoren sehr verschieden angegeben. Die Zahlen schwanken zwischen 6 und 32%. Mit einer stark zusammenfassenden Statistik ist nicht viel anzufangen. Es muß nach diesen vier Krankheiten und nach der Art der Netzhautveränderung gesondert werden. So finden bei akuter Nephritis (im Reservelazarett beobachtet) HANSSEN u. KNACK in 9,2% retinale Veränderungen, HORNICKER (im Kriegslazarett) mehr als 50%. Diese Autoren zählen alle Hintergrundsveränderungen, Ödem, Hämorrhagien, Hyperämie der Papille, Trübung der Papille und echte Retinitis. Die Annahme, daß sich der Unterschied in diesen Statistiken um mehr als 500% aus dem Beobachtungsort und dem Alter der Erkrankung ergibt, mag für die leichten Fundusveränderungen zutreffen. Aber die Retinitis ist auch bei der akuten Nephritis ein sehr dauerhafter Prozeß. Und dieser große Unterschied in den Zahlen spricht wohl dafür, daß dieser dauerhafte Prozeß an Häufigkeit hinter den leichten und flüchtigen Veränderungen weit zurücktritt. WESSELY findet im Mannheimer Lazarett bei akuter Glomerulonephritis in 3% ausgesprochene Retinitis und in 5% einen zarten, die Papille und die Nachbarschaft überdeckenden Schleier und eine leichte weiße Einschneidung der Gefäße, vermutlich Folgen einer Neuritis optica und eines Papillenödems. Ich glaube nach eigenen Erfahrungen, daß bei der akuten Nephritis die Retinitis etwa in der von WESSELY festgestellten Häufigkeit vorkommt. HANSSEN u. KNACK haben sie in 4,6% beobachtet. Selten ist sie auch bei der Schwangerschaftsniere, nach SILEX unter 3000 Schwangeren 1mal. Die größte Zahl treffen wir bei den Schrumpfnieren.

Die Sehstörungen treten mitunter sehr frühzeitig auf, bevor der Kranke noch durch andere Erscheinungen sein Nierenleiden kennen und fühlen gelernt hat. Der Kranke klagt dann über Verschleierungen und eine meist allmähliche Abnahme des Sehvermögens, in der Regel ohne Gesichtsfeldeinschränkung und ohne Abnahme des Farbensinnes. Wenn, was nicht selten ist, suburämische Symptome (Kopfschmerzen, Schwindel, Übelkeit, Erbrechen) eintreten, machen sich auch Flimmererscheinungen bemerkbar. In seltenen Fällen kommt es zu vollständiger Erblindung. Tritt einseitig eine plötzliche starke Abnahme des Sehvermögens oder gar Erblindung ein, so handelt es sich gewöhnlich um ein komplizierendes Ereignis, Netzhautablösung, Embolie der Zentralarterie, Blutungen.

„Was das Augenhintergrundsbild anlangt", sagt F. SCHIECK, „so haben wir mehrere Kennzeichen schon bei der Retinitis infolge Blutdrucksteigerung besprochen, und man kann im allgemeinen sagen, daß sich die Veränderungen im Gefolge einer Nephritis nur durch den Grad ihrer Entwicklung und vor allem durch das Hinzutreten von ausgesprochenen Ödemen unterscheiden".

Der Augenhintergrundsbefund soll in der ausgezeichneten Darstellung von BLASKOVICS wiedergegeben werden.

Symptomatologie der Retinitis albuminurica.

„Man unterscheidet im Verlauf der Retinitis nephritica drei Stadien. „I. Das *erste Stadium* ist charakterisiert durch eine *diffuse Papilloretinitis* mit Blutungen (serofibrinöse Entzündung). Der Sehnervenkopf ist gerötet, seine Grenzen verschwommen, die Venen mäßig geschlängelt, die Arterien verengt. Diese Verengung wird selten vermißt und kann auch vor dem Auftreten der Retinitis vorhanden sein (GOWERS). Zuweilen sind die Arterien an beiden Seiten von weißen Streifen begrenzt. Die Netzhaut zeigt eine diffuse graue Trübung, welche um die Papille am meisten ausgeprägt erscheint und gegen die Peripherie hin allmählich abnimmt. Manchmal ist auch eine feine radiäre Streifung der Netzhaut zu bemerken, insbesondere längs der größeren Gefäßstämme. Zerstreut um die Papille zeigen sich zahlreiche radiär gelagerte Blutungen. Selten finden sich Glaskörpertrübungen infolge von Blutergüssen.

„In einzelnen Fällen steigert sich die Schwellung der Retina um die Papille derart, daß das Bild einer *Papillitis* entsteht. Diese soll sich nach LEBER von der Stauungspapille dadurch unterscheiden, daß in der Mitte des Sehnervenkopfes eine trichterförmige Einziehung, entstanden durch Andrängen der begrenzenden Netzhautteile gegen die Mitte des Sehnervenkopfes, zu finden ist.

„Es soll schon hier erwähnt sein, daß dieses erste Stadium der Retinitis nephritica oft vermißt wird, oder es erscheinen mit ihr zugleich die Symptome des zweiten Stadiums.

„II. Das *zweite Stadium* charakterisiert sich durch das Auftreten von *weißen Flecken rings um den Sehnervenkopf* (Fettinfiltration und varicöse Verdickung der Nervenfasern). Diese Flecke von $^1/_4$ bis $^1/_2$ Papillengröße oder darüber, von ovaler Form, vermehren sich nach und nach, bis sie die Zahl der Blutungen überwiegen. Die weißen Herde konfluieren schließlich, so daß eine weiße Zone um die Papille entsteht, deren Rand deutlich das Zusammenfließen einzelner Flecke erkennen läßt. Auch sind in ihrer Umgebung hier und da alleinstehende Flecke vorhanden. Diese Zone um den Sehnervenkopf beträgt 3—4 Papillenbreiten, selten darüber. Bemerkenswert ist, daß die Gegend der Macula lutea von diesen gröberen Veränderungen zumeist befreit bleibt.

„Außer diesen größeren weißen Flecken findet man *zahlreiche feine, weiße oder lichtstrohgelbe Punkte,* öfters von länglicher Form. Diese finden sich zumeist gruppenförmig gelagert, zerstreut in der Netzhaut. Solche weiße Punkte sind besonders häufig in der Maculagegend zu finden, woselbst sie sich oft zu Streifen zusammensetzen. Diese Streifen reihen sich radiär zur Fovea centralis an, und es entsteht dadurch die bekannte *Sternfigur der Macula.*

„Außer den Netzhautveränderungen findet man zuweilen auch *Aderhautentzündungsherde mit Anhäufung von Pigment.* Obzwar die Teilnahme der Aderhaut an der Entzündung histologisch immer nachgewiesen wurde, sind ophthalmoskopisch solche chorioiditische Herde doch selten.

„Manchmal fehlen außer der diffusen Trübung auch die großen weißen Flecke der Netzhaut, und diese ist mit zahlreichen weißen Pünktchen besät, dabei finden sich auch einzelne feine Blutungen im Augenhintergrund, oder es fehlen auch die Blutungen ganz.

„III. Alle diese Veränderungen sind einer vollständigen Heilung fähig. Wenn die der Retinitis zugrunde liegende Nephritis heilungsfähig ist, was zwar selten der Fall ist, kann man solche Rückbildungen der Veränderungen beobachten, besonders häufig bei der Schwangerschaftsniere. Der Rückgang der Symptome ist stets ein langsamer. Am spätesten verschwindet die Sternfigur der Macula. Gelegentlich kommen während der Heilung auch Nachschübe vor. Die Restitutio ad integrum ist aber nur in leichteren Fällen möglich. In den schwereren und besonders nach öfteren Rezidiven — wie es zuweilen bei der Schwangerschaftsniere vorkommt — bildet sich allmählich das typische Bild *der retinitischen*

Sehnervenatrophie aus, eine weiße oder schmutzigweiße Papille mit mehr oder weniger verschwommenen Grenzen und engen Gefäßen, hier und da Pigmentflecken. Dabei kann aber die Sehschärfe gut erhalten bleiben.

„Von den Komplikationen der Retinitis nephritica seien erwähnt die *Thrombose der Zentralvene oder eines Hauptastes, die Embolie sowie Thrombose der Zentralarterie der Netzhaut* — die bei Nephritis auch ohne Retinitis nephritica zu beobachten sind —, ferner *Netzhautabhebung, Blutung in den Glaskörper und sekundäres Glaukom.* Bemerkenswert ist, daß die Netzhautabhebung, die nur selten und in den schwersten Fällen von Nephritis vorkommt und daher eine schlechte Prognose für die Lebensdauer abgibt, bei der Schwangerschaftsniere zur vollen Heilung kommen kann."

Die verschiedenartigen Bilder, die die Retinitis nephritica aufweist, setzen sich aus drei Elementen zusammen: aus Vorgängen an den Gefäßen mit und ohne Blutungen, aus weißen Herden und aus Ödem der Netzhaut um die Papille und am hinteren Pol (F. SCHIECK). Die Spritzfigur ist kein unumgängliches Kennzeichen der Retinitis nephritica. Die Herde in der Netzhautmitte zeigen eine Spritz- oder Sternfigur, weil die Nervenfasern von allen Seiten in die Fovea centralis einbiegen. Die Veränderung an den Gefäßen ist anfänglich rein funktioneller Natur. Die weißen Herde bestehen aus eiweiß- und fibrinreichem Exsudat, varicösen Nervenfasern und Ablagerung von Cholesterinestern.

Ist die Sternfigur vorhanden, liegen weiße Flecken um die Pupille und überwiegen die Flecke die Blutungen, so ist die nephritische Grundlage der Retinitis sehr wahrscheinlich. Derselbe Befund kommt aber nach SCHMIDT u. WEGENER auch bei Hirnerkrankungen vor, bei Lues, bei Anämie.

Eine gewisse Sonderstellung nimmt wegen der Heilbarkeit des Grundleidens die Retinitis albuminurica bei *Schwangerschaftsniere* ein. Sie entwickelt sich wie diese meist in der zweiten Hälfte der Gravidität, kann mit jeder folgenden Gravidität rezidivieren und damit zu einer fortschreitenden Opticusatrophie führen. Die Sehschärfe nimmt allmählich ab. Völlige Amaurose tritt im eklamptischen Anfall ein oder durch Netzhautablösung oder Stauungspapille. Zwar sind hier auch diese Prozesse rückbildungsfähig. Doch endet nach SILEX u. GULBERTSON ein Viertel der Fälle von Retinitis bei Schwangerschaftsniere mit Erblindung.

Die Schwangerschaftsniere gibt nicht eine so gute Prognose, wie gewöhnlich angenommen wird. Wenn post partum Albuminurie und Hypertonie nicht rasch zurückgehen, ist die Gefahr der Chronizität ziemlich groß. Ich habe in den letzten Jahren einige Fälle gesehen, die den Verlauf einer Schrumpfniere nahmen. Ein Omen malum ist es, wenn die Retinitis erst post partum entsteht. Da die Retinitis von einer ernsten Form des Grundleidens zeugt, da durch die Dauer des Retinaprozesses und die Möglichkeit von Komplikationen der Visus bedroht wird, so ist die Retinitis eine absolute Indikation der Schwangerschaftsunterbrechung.

Die pathologische Anatomie des Prozesses besteht zunächst in einem Ödem der Netzhaut und häufig auch der Papille. Es bildet sich ein Exsudat, das ziemlich reich an Eiweiß und reich an Fibrin ist. Es besteht ferner eine starke Verfettung des Bindegewebes, Einlagerung von Fettkörnchenzellen, Wucherung und varicöse Entartung der Nervenfasern. Auf diesen pathologischen Vorgängen beruhen die mit dem Augenspiegel sichtbaren Herde. In einem Teil des Fettes, das in der Netzhaut liegt, handelt es sich nach CHAUFFARD um Cholesterinester höherer Fettsäuren. Neben diesen Veränderungen finden sich Blutungen, die gelegentlich in den Glaskörper durchbrechen.

Von besonderer Bedeutung sind die Gefäßprozesse. Da nachgewiesen ist (F. SCHIECK), daß die Gefäße bei Retinitis nephritica ganz normal sein können, so muß man die Gefäßveränderungen, die man bei vielen älteren Prozessen findet, für die pathogenetische Bewertung ausschalten und als sekundäre Veränderungen ansehen. Es wäre wichtig zu wissen, wie sich die Retinagefäße von Schrumpfnierenkranken, die keine Retinitis haben, verhalten.

Man sieht in der Netzhaut wie in anderen Teilen des Auges, besonders in der Chorioidea (HANSSEN u. KNACK), sklerotische und hyaline Veränderungen. HANSSEN u. KNACK beschreiben auch entzündliche Vorgänge, die allerdings gerade in der Netzhaut ohne stärkeres Auftreten von Entzündungszellen einhergehen. Diese Autoren finden in der Chorioidea ausgeprägte endarteriitische und perivasculitische Prozesse und Granulombildungen um die Gefäße. Diese Entzündungsprozesse werden als reparative angesehen, als Reaktionen, die durch den Reiz von körpereigenen Produkten ausgelöst sind.

Ganz sicher ist, daß die Retinitis nichts mit der Albuminurie, mit dem Verhalten der Nierenfunktionen und Ausscheidungsleistung, mit Retention harnfähiger Stoffe (insbesondere auch nicht mit dem Reststickstoff), mit Hypercholesterinämie zu tun hat. Ebenso sicher ist, daß sich bei Retinitis nephritica ein funktionell abnormer Zustand der Arterien findet. VOLHARD spricht von einem Angiospasmus, J. PAL von Hypertonus, MUNK von Quellung der Arterienwand. Die Retinitis tritt fast nur bei Kranken mit gesteigertem Blutdruck auf und ist wie oben wiedergegeben, in vielen Beziehungen der „Retinitis hypertonica" gleich, abweichend nur durch das Hinzutreten von Ödem und Exsudat. Der Hypertonus an sich kann pathogenetisch nicht verantwortlich gemacht werden. Man sieht nämlich die Retinitis trotz Fortbestehen des Hochdruckes abheilen, so wie auch die retinitischen Veränderungen bei essentieller Hypertonie verschwinden.

Die Auffassung von VOLHARD, daß es sich um die Folgen eines Angiospasmus handelt, würde gemäß der S. 172 gegebenen Auffassung bedeuten, daß es nur bei Hypertonie mit Angiospasmen in den Augenarterien zu Retinitis kommt. Da der Angiospasmus von dem Hypertonus unabhängig sein kann, und auch im Gebiet des Auges tatsächlich unabhängig vom Blutdruck auftritt, so kann man verstehen, daß bei vergleichsweiser Betrachtung der Kranken eine Beziehung der Retinitis zum Wert der Blutdrucksteigerung nicht besteht, und daß trotz deren Fortdauer die Retinitis verschwindet. Enge Retinagefäße findet man bei Hochdruckkrisen und angiospastischen Anfällen (z. B. Migräne) auch ohne Blutdrucksteigerung. V. KOLLERT meint, daß sich ischämische Veränderungen nur bei dauernder Enge der Arterien ausbilden können.

Nach KAHLER u. SALLMANN kann eine solche Retinitis auch ohne (nachweisbare) Nierenerkrankung auftreten. Und die in Anfällen erfolgende angiospastische Diathese, die auch andere Gefäßgebiete befällt, die aber im Augenhintergrund objektiv zu beobachten ist, kann später (s. S. 322) zur Entwicklung einer genuinen Schrumpfniere führen.

Bevor wir aber zugeben, daß die Theorie von VOLHARD das krankhafte Geschehen vollständig umfaßt, ist die Frage zu entscheiden, ob denn eine Unterbrechung der Zirkulation in der Netzhaut das Bild der Retinitis nephritica macht. GUIST verneint diese Frage. Weiter bleibt zu klären, warum sich bei Retinitis nephritica der Prozeß ganz ausschließlich in dem hinteren zentralen Augenteil abspielt (KUYANAGI). SCHIECK meint dazu, daß am Ort des schärfsten Sehens die lebhaftesten Stoffwechselvorgänge stattfinden, und daß dort die ischämische Schädigung am stärksten zum Ausdruck kommen muß. VOLHARD sagt: „So wie wir im Gehirn z. B. die graue Substanz stärker geschädigt finden als die weiße, genau so muß auch das Ödem und die ischämische Veränderung in der Netzhaut in demjenigen Bereich am stärksten zum Ausdruck kommen, in dem die spezifischen nervösen Elemente am dichtesten stehen." Mit diesem Satz unterstützt VOLHARD mein Bedenken gegen seine Theorie, daß der degenerative Prozeß in der Retina gerade die sehr empfindlichen spezifischen Netzhautelemente verschont, so daß die Sehkraft ungeschädigt bleiben kann oder nach Rückbildung der Retinitis wieder normal wird. Die Blutversorgung der Netzhaut erfolgt so, daß die Stäbchen und Zapfen und die äußeren Körner von der Aderhaut, das 2. und 3. Neuron, bestehend aus den Bipolaren und den Ganglienzellen samt Nervenfasern, von dem Zentralgefäßsystem, das nach dem Typus der Endarterien gebaut, also nicht imstande ist einen Kollateralkreislauf zu bilden, versorgt werden. Wenn die Theorie der angiospastischen Ischämie richtig wäre, so müßten in den zuständigen Teilen primäre Ernährungsschädigungen zu beobachten sein. Man findet aber (F. SCHIECK) varicös hypertrophierte Nervenfasern, wie sie auch bei anderen mit Ödem und Exsudation einhergehenden Netzhautleiden vorkommen. „Dabei spielen aber wohl auch degenerative Erscheinungen eine mitbestimmende Rolle" (F. SCHIECK). „Nach längerer Dauer werden in den hypertrophierten Gebilden Fetteinlagerungen kenntlich, die auf einen Abbau nervöser Substanz hindeuten." Diese vorsichtige Fassung läßt erkennen, daß eine Nekrobiose, und erst recht nicht eine akute (die doch auch einmal eintreten müßte) nicht gefunden wird.

Nach der Darstellung von SCHIECK verleihen die homogenen Einlagerungen in die tieferen Schichten (in Gestalt von glasigen Schollen, faserigen Gespinsten und leeren cystoiden Räumen) der Retinitis nephritica das eigentliche Gepräge. Es ist, als wenn sich eine fremde Masse zwischen die nervösen Bestandteile gezwängt hätte, eine Masse, die sich als Flüssigkeit hineinergießt, gerinnt und bei der Färbung einen blassen Fibrinton annimmt.

Eine Bevorzugung des hinteren Augenpols könnte wohl mit einer Differenz des Sauerstoff- und Nahrungsanspruchs dieses Retinateiles erklärt werden, nicht aber die ausschließliche Lokalisation. Diese ist für die Retinitis nephritica charakteristisch. Sie findet sich nicht bei diffuser organischer Erkrankung der Retinagefäße, so z. B. nicht in einem mit Hypertonus einhergehenden Fall von Periarteriitis nodosa, in dem ich die ganze Retina schwer erkrankt fand.

Vergleicht man die Bilder der „Retinitis hypertonica" und der Retinitis bei hypertonischen Zuckerkranken mit der Retinitis nephritica, so finden wir zwei unterscheidende Momente, die wohl miteinander in Zusammenhang stehen, erstens das Fehlen aller ödematösen und exsudativen Erscheinungen und zweitens die Beteiligung der peripheren Netzhautteile bei der Retinitis hypertonica.

Es ist daraus zu folgern, daß das Ödem die Lokalisation in der Netzhautmitte sehr stark begünstigt, und daß Ödem und Exsudation die Elemente der Erkrankung darstellen, die die Retinitis nephritica in spezifischer Weise gestalten.

Ich kann mich der Auffassung VOLHARDS, daß es sich um eine Ischämie handelt, nicht anschließen, sondern meine, daß es sich um eine Kreislaufveränderung handelt, die durch Spasmen im Gebiet der Arterien und durch abnorme Plasmadurchlässigkeit im Gebiet der Capillaren charakterisiert ist. Das ist ein Gefäßzustand, wie er durch bestimmte Konzentrationen von Histamin experimentell erzeugt werden kann.

Das ist die Auffassung, die sich aus dem histologischen Bild ergibt. Sie ist von der Auffassung VOLHARDS, der beiläufig auch von Ödem spricht, nicht so weit entfernt. Aber das Wesentliche ist doch die krankhafte Durchlässigkeit der Capillaren, die man auch hier dem nephritischen Element, der Albuminurie, in Parallele stellen kann. Der Angiospasmus allein ist nicht imstande eine Retinitis nephritica zu erzeugen. Und deren Merkmal ist daher nicht Degeneration, sondern Ausschwitzung. Und zwar Ausschwitzung eines fibrinreichen Exsudates, dessen Beseitigung durch reparative Entzündung im allgemeinen in unzulänglicher Weise geschieht, aber doch mitunter gelingt.

Möglicherweise ist an der Exsudation die Blutbeschaffenheit beteiligt, vielleicht die bei Schwernierenkranken bestehende sekundäre Anämie, wahrscheinlich das veränderte Bluteiweißbild. V. KOLLERT hat darauf aufmerksam gemacht, daß die Prognose der Retinitis nephritica nach dem Ausfall der (kritisch ausgewerteten) Blutsenkungszeit beurteilt werden kann. Wenn die Blutsenkung, die bei Schwernierenkranken beschleunigt ist, sich der Norm nähert, so darf mit einem Rückgang der Retinitis gerechnet werden.

Die *Netzhautablösung* bei Retinitis wird von den meisten Autoren als eine Folge des von der Aderhaut abgesonderten Exsudats angesehen. AXENFELD weist darauf hin, daß schon eine Verdickung und Quellung der Netzhaut zu einer Runzelung und Bildung kleiner Falten führen müsse.

Die Retinitis nephritica, die so gut wie immer beiderseitig auftritt, ist bei chronischen Nierenleiden ein prognostisch übles Zeichen. In den meisten Fällen ist die Grundkrankheit so weit vorgeschritten, daß der Exitus im Verlauf von etwa 2 Jahren zu erwarten ist. Davon gibt es aber sehr bemerkenswerte Ausnahmen, in denen das Leben noch 5—10 Jahre dauern kann.

Rogers bemerkt, daß die Kranken um so früher nach dem Auftreten der Retinitis sterben, je jünger sie sind. Das stimmt ganz mit der Erfahrung überein, daß der Verlauf der genuinen Schrumpfniere bei Menschen vor Ablauf des fünften Jahrzehnts besonders stürmisch ist.

Netzhautablösung verschlechtert noch — außer bei Gravidität — die Prognose.

Bei dieser und bei der akuten Nephritis gibt die Retinitis keinen prognostischen Hinweis.

Differentialdiagnose. Es kommt vor, daß die Retinitis mit einer so starken Schwellung des Sehnervenkopfes, also als Papillitis, verläuft, daß, besonders wenn man die Anfangsstadien nicht beobachtet hat, die Verwechslung mit einer Stauungspapille möglich ist. Die trichterförmige Einsenkung der Papille bei der Neuroretinitis ist nicht augenfällig genug, um zur Entscheidung auszureichen. Charakteristisch ist die Blässe der Papille bei der Stauung, die Röte bei der Entzündung. Erschwerend kommt aber in Betracht, daß auch eine Stauungspapille bei Nephritis infolge von Hirnödem auftreten kann. Die Differentialdiagnose ist durchaus nicht immer möglich. Besserung des Sehvermögens nach Lumbalpunktion spricht für einfache Stauung.

Thrombose der Zentralvene. Die Thrombose der Zentralvene oder eines ihrer Äste ist differentialdiagnostisch gegenüber der Retinitis nephritica zu beachten, um so mehr als sie auch bei Hypertonikern vorkommt. Die Erkrankung tritt (zunächst) einseitig auf und führt plötzlich zu einer starken Abnahme der Sehkraft. Der ganze Augenhintergrund (bei Thrombosierung eines großen Astes ein Sektor) ist mit Blutungen übersät, die Venen sind stark gefüllt. Wenn sich später Degenerationsherde und Sternfigur zeigen, kann das Bild dem der Retinitis albuminurica sehr ähnlich werden.

Therapie. V. Kollert bemerkt mit Recht, daß bei einem Zustand, der spontaner Rückbildung fähig ist, ein therapeutischer Pessimismus nicht berechtigt sei. Im Mittelpunkt der Therapie steht das meist weit vorgeschrittene Nierenleiden. Ob Diät, Flüssigkeits- und Kochsalzbeschränkung, Ruhe, Rauchabstinenz etwas Wesentliches leisten können, muß bezweifelt werden. Heine empfiehlt Milchinjektionen, die den Blutdruck senken und die Sehschärfe verbessern sollen. Kollert hat davon Erfolge nicht gesehen. A. Mayer glaubt, daß die künstliche Höhensonne Gefäßkrämpfe mildert. Auch diese Behandlung war bei Kollert erfolglos. Vielleicht sind aber die Grenzstrahlen berufen, Besseres zu leisten. Ich habe bei angiospastischen Zuständen gute Erfolge gesehen.

Weiter wäre eine pharmazeutisch-hormonale Beeinflussung zu versuchen. Die Anwendung von Purinpräparaten führt nicht zu einem merkbaren Erfolg. Vielleicht würde Papaverin (40 mg intravenös; perorale und rectale Gabe ist ganz wirkungslos) oder Acetylcholin (1—2mal täglich 100 mg subcutan oder intramuskulär), bei systematischer Anwendung (1—2mal täglich) etwas gegen den Angiospasmus leisten. Und vielleicht könnte man gleichzeitig eine Beeinflussung der Capillardurchlässigkeit durch subcutane oder intramuskuläre Injektion von Hypophysin versuchen und so die Retinitis nephritica in ihren beiden Elementen treffen.

Urämische Sehstörungen. Die urämische Amaurose ist Teilsymptom Urämische Seh-störungen.
der eklamptischen Urämie. Sie kann auch dem ersten eklamptischen
Anfall vorausgehen. Es besteht vollkommene Blindheit beider Augen.
Die Pupillen sind erweitert. Ihre Reaktion auf Licht kann fehlen.
Die Augenspiegeluntersuchung ergibt, auch wenn eine Retinitis nephritica
oder eine Stauungspapille vorliegt, keinen Befund, der die Amaurose
erklären könnte. Die Dauer der Blindheit beträgt meist nur 12 bis
24 Stunden oder wenige Tage. Das Sehvermögen stellt sich rasch
wieder bis zur früheren Stärke her. Dauernde Erblindungen sind nie
beobachtet worden.

Die Bedingungen der eklamptischen Urämie und somit auch der
urämischen Amaurose ist ein cerebraler Angiospasmus. Das Vorhandensein der Pupillenreaktion zeigt, daß diese Funktionsstörung die peripheren optischen Leitungsbahnen freilassen kann.

Die Behandlung der Amaurose ist die des Grundleidens. An erster
Stelle steht die Lumbalpunktion, die eine Senkung des normalen oder
durch Ödem gesteigerten Hirndruckes herbeiführt und eine Änderung
der Hirndurchblutung ermöglicht.

Das Lidödem. Das Ödem zuerst der unteren, dann der oberen Lidödem
Augenlider ist ein früher, nicht selten der früheste Ausdruck des nephritischen Ödems. Es tritt doppelseitig auf und ist am stärksten früh-
morgens beim Erwachen. Durch die Bewegung der Augenlider im
wachen Zustand wird es geringer. Daß es auch aus anderer Ursache
nichtentzündliche Lidödeme gibt, braucht kaum bemerkt zu werden.

Besonderer Teil.

A. Primär epitheliale Leiden.

Es ist am Anfang dieses Buches über die Versuche der Systematisierung der Nierenkrankheiten berichtet worden. Jetzt, da wir soweit sind dem „systematisierenden Bedürfnis" des ordnenden Geistes Rechnung zu tragen, ist ein Wort über die Problematik der Systematisierung, die Ursache ihrer Popularität und die Grenzen ihrer Zweckmäßigkeit zu sagen. Man kann, wie ja auch geschehen, nach verschiedenen Gesichtspunkten systematisieren. Für den Arzt ist die wertvollste Grundlage der Verlauf des krankhaften Geschehens. Dazu gehört die Vorbedingung, daß man diesen Verlauf kennt. Ist diese Vorbedingung nicht erfüllt — und ist sie es denn ? — so ist es sehr schwer, das Fundament nachzuliefern. Ein System wird von dem größten Teil der Ärzte und zunächst von den Studierenden mit großer Befriedigung aufgenommen. Es ist, was die Autoren selbst nicht nur einsehen, sondern auch warnend betonen, immer unendlich viel einfacher als die Natur. Aber gerade durch Einfachheit kommt es zur Herrschaft und gewinnen seine Grundlagen die Bedeutung endgültiger Wahrheiten. Systematik ist ein Notbehelf, nützlich für die Einführung in das Gebiet, für rohe Klassifizierung, für Einrichtung von Kartotheken. Am Krankenbett soll man sie nur mit Vorsicht gebrauchen. Es ist meist besser, die Synthese der Symptome nicht in *einem* Wort zu geben oder geben zu wollen, sondern weniger kurz, aber deutlicher die den Zustand kennzeichnenden und die Voraussage bestimmenden Merkmale nebeneinander zu benennen.

Ich glaube, daß kein Autor mit seinem eigenen System der Nierenkrankheiten zufrieden ist, wenn er es auch für besser hält als alle anderen. Ich kann nicht einmal so viel von dem Versuch behaupten, den ich in den früheren Ausgaben der Darstellung zugrunde gelegt habe. Was ich früher unter „primär epitheliale Leiden" zusammengefaßt habe, etwa entsprechend dem, was VOLHARD u. FAHR degenerative Erkrankungen nennen, läßt sich nicht mehr unter einer Flagge halten. Gerade wenn man das pathogenetische Prinzip zugrunde legt, wird außerdem eine Verwandtschaft oder Verbundenheit dieser Gruppe mit vielem von dem, was man glomerulär-entzündlich, VOLHARD angiospastisch nennt, hervorgehen. Die alte Systematik ist kein passendes Gefäß mehr. Zur Konstruktion eines neuen ist es noch nicht an der Zeit.

Wir werden, nach kurzen Bemerkungen über einige Grundbegriffe zur Abgrenzung der Krankheitsbilder, im Studium der Schwangerschaftsniere die Ganzheit des Morbus Brightii und die engen Beziehungen zwischen seinen Spielarten finden.

Der Terminus „Nephrose" ist von FR. MÜLLER im Jahre 1895 für die degenerativen Formen der BRIGHTschen Krankheit vorgeschlagen worden. VOLHARD u. FAHR gebrauchen den Ausdruck „Nephrose" für diejenigen Erkrankungen, die in *primärer* Parenchymdegeneration nicht luischer Ätiologie bestehen, klinisch durch starke Eiweißausscheidung, hochgradige Neigung zu Wassersucht, durch Fehlen von Hämaturie und Blutdrucksteigerung, anatomisch durch Fehlen entzündlicher Veränderungen an den Glomeruli gekennzeichnet sind.

Synonyme für Nephrose sind: Nephropathia epithelialis, Nephropathia tubularis, Nephritis tubularis, tubuläre Nephrose, Epithelialnephrose, Nephritis parenchymatosa, Nierenentartung.

Degenerative Veränderungen im Parenchym finden sich auch bei der Glomerulonephritis, und zwar nach LÖHLEIN in Abhängigkeit von der Störung der Glomerulusdurchblutung, nach Meinung von ASCHOFF, FAHR und sehr vieler Kliniker als selbständige, der Glomeruluserkrankung parallel gehende Erkrankung der Tubuli. Dieser Punkt, an dem die Meinungen so weit auseinander gehen, ist von grundlegender Bedeutung nicht nur für die Auffassung der Nephrosen, sondern der Nierenerkrankungen überhaupt und ihrer entzündlichen Genese.

Nach VOLHARD entsteht die diffuse Glomerulonephritis nicht durch Entzündung, sondern durch Ischämie. Mit dieser Theorie werden wir uns später (s. S. 246) zu beschäftigen haben. Ob die tubulären Prozesse, falls sie nicht die Folge der Ischämie der Glomeruli sein sollten, als entzündliche aufzufassen sind oder als degenerative, ist für den Kliniker eine untergeordnete Frage, deren Beantwortung von der Auslegung des Begriffes „Entzündung" abhängt.

Für die Selbständigkeit der Tubulusaffektion spricht vor allem, daß die Schwere und die Dauer ihrer Erkrankung der der Glomeruli nicht entspricht. Ja, es kann der tubuläre Prozeß so im Vordergrund stehen, und es können die Erscheinungen von seiten des Glomerulus (die Blutdrucksteigerung) so zurücktreten oder durch ihre Flüchtigkeit der Beobachtung entgehen, daß der Eindruck einer primären Nephrose entsteht.

Daß es eine sekundäre Nephrose (so nennt VOLHARD die nach akuter Glomerulonephritis zurückbleibenden, meist chronisch verlaufenden, oft unheilbaren Tubularprozesse) überhaupt gibt, ist nicht ganz leicht zu verstehen, wenn man folgende Tatsachen und Überlegungen zusammenstellt.

Die Nierenepithelien haben eine sehr große Regenerierungsfähigkeit. Nach LÖHLEIN geben *mäßige* Grade von Erkrankung der Glomeruli zu degenerativen Prozessen Anlaß. Warum aber verläuft die Glomeruluserkrankung dieses Grades ohne Blutdrucksteigerung? Warum führt sie zu so starker Albuminurie, ohne (für lange Zeit) die Nierenfunktionen irgendwie zu beeinträchtigen? Warum tritt die Regeneration nicht in Kraft, die bei der Sublimatniere trotz vielleicht schwererer Zirkulationsstörung (Stase in den Glomeruluscapillaren; die Anurie der Quecksilbernephrose wird von RICKER als Folge von Stase aufgefaßt) und sogar während der Anurie einsetzt?

Diese wunden Stellen der Theorie von VOLHARD brauchen uns nicht dazu zu führen, den Begriff der Nephrose, wie es R. FLOYD tut, und wie es einer in Frankreich verbreiteten Auffassung entspricht, aufzugeben und zu dem summarischen Begriff der BRIGHTschen Nierenerkrankung zurückzukehren.

Jedenfalls werden wir den nephrotischen Symptomenkomplex festhalten, nicht nur weil ihm (allerdings ziemlich· selten) die Bedeutung einer gut charakterisierten Krankheit (Lipoidnephrose) zukommt, sondern hauptsächlich deswegen, weil sich diese eigenartige Ballung von Blut-, Harn- und Gewebsveränderungen als wesentlicher Bestandteil vieler Nierenkrankheiten findet.

Die Erkrankung der Epithelien erscheint in den Formen der *albuminösen, fettigen, lipoiden, nekrotischen, hyalinen und amyloiden Degeneration*. Wie bereits früher vermerkt wurde, kann derselbe Erreger sowohl eine Glomerulitis als eine tubuläre Schädigung verursachen. So führen Pneumonie, Influenza, Angina, Streptokokkenerkrankungen sehr häufig zu leichter epithelialer Nephropathie (febrile Albuminurie), aber auch zu einer Glomerulo- oder Pannephritis. Bei anderen ätiologischen Faktoren ist das Krankheitsbild abhängig von der Dosis und Dauer der Einwirkung. So entsteht bei der Lues im floriden Sekundärstadium, wie bei einer akuten Vergiftung, eine epitheliale Nephropathie, bei chronischer Einwirkung kleinerer Giftmengen eine vasculäre Schrumpfniere, mit dem Angriffspunkt am Vas afferens und am Glomerulus. Ganz ebenso liegen die Verhältnisse bei der akuten und chronischen Bleiintoxikation. Es gibt andere Gifte, die eine so große Affinität zu einem der hauptsächlichen Angriffspunkte in der Niere haben, daß bei ihrer Einwirkung ein reines Krankheitsbild entsteht. So führt z. B. die Diphtherie zu einer akuten Epithelerkrankung, aber. nicht zu einer Glomerulitis. Ganz ähnlich, wenn auch meist viel schwerer, wirkt das Choleragift in der Niere.

Einer kurzen Besprechung bedarf noch die Frage der *Reversibilität einer Epithelerkrankung*. Die Rückbildung der Veränderungen der einzelnen Zelle bei einer Quecksilbervergiftung hängt sicher vom Grad der Schädigung ab. Die nekrotische Zelle bei einer Quecksilbervergiftung kann zu neuem Leben nicht erwachen. Aber die trübe Schwellung, die fettige und lipoide, und vielleicht auch die amyloide Degeneration sind Zustände, bei denen eine Genesung der Zelle teils (trübe Schwellung, fettige Degeneration) häufig, teils (lipoide Degeneration) möglich ist. Die Rückbildungsfähigkeit der Nephropathie ist aber nicht gleichbedeutend mit der Reversibilität der Zellerkrankung, sondern größer als diese, weil von einigen gesund gebliebenen oder weniger schwer erkrankten Zellen eine Regeneration ausgehen kann, die zu einer Neuauskleidung der leeren Kanälchen mit Zellen führt. Untersuchungen bei der experimentellen nekrotisierenden Nephropathie, wie sie durch Chrom, Sublimat u. a. leicht erzeugt werden kann, ebenso Untersuchungen an Choleranieren haben das sehr frühzeitige Einsetzen von Regenerationsvorgängen dieser Art gezeigt (THOREL, HEINCKE, KELSCH).

In diesen günstigen Bedingungen der Wiederherstellung und Erneuerung des Epithels liegt die außerordentlich wichtige Tatsache begründet, daß *reine epitheliale Erkrankungen,* wie wir sie bald näher kennenlernen werden, eine *ausgezeichnete Heilungstendenz* haben und trotz sehr langen Bestehens quoad restitutionem eine gute Prognose geben. Wirkt das schädigende Agens fort, wie z. B. bei der amyloiden Erkrankung, so ist eine Heilung nicht möglich. Aber bei kurzdauernder heftiger Gifteinwirkung, wie bei Chrom- und Quecksilbervergiftung, oder bei der Möglichkeit, die Giftquelle auszuschalten, wie bei der luischen Nephropathie, sehen wir vollständige Heilung, wenn auch oft erst nach langer Zeit. Ist gleichzeitig der Glomerulus erkrankt, wie bei der Pannephritis, so sind die Zirkulationsbedingungen für die Tubuli so verschlechtert, daß die Regeneration aufgehalten oder eingeschränkt wird. Bei den reinen Nephropathien ist die Prognose quoad vitam gegenüber den vasculären und primär glomerulären Erkrankungen eine weit bessere, weil die zum Exitus führenden Folgen, die Hypertonie und Herzerkrankung, sowie die Urämie, nicht auftreten. Wir haben aber eingangs bereits die wichtige Tatsache vermerkt, daß die epithelialen Erkrankungen zwar am Epithel beginnen, bei längerem Verlauf aber auf den Glomerulus übergreifen. Das geschieht in allen Fällen, in besonders starkem Maße aber bei der amyloiden Degeneration. Es kommt daher gerade bei dieser nicht so selten zu einer Amyloidschrumpfniere. Mikroskopische Veränderungen des Strukturbildes bedingt auch die tubuläre Erkrankung. Steckenbleiben von Zylindern und Degeneration von Kanälchen hat Narbenbildung und teilweise Verödung des Parenchyms, nicht aber makroskopische Schrumpfniere zur Folge (FAHR). Erst wenn die Glomerulusverödung aufgetreten ist, nimmt äußere Gestalt und mikroskopische Struktur den Charakter der Schrumpfniere an.

a) Die Schwangerschaftsniere.

Die Schwangerschaftsniere beginnt kaum je vor dem 4. Monat; sie tritt bei Zwillingsschwangerschaften 5mal so oft ein als bei Einkindgraviditäten. SEITZ hatte bei 149 Zwillingen 10mal, ZWEIFEL bei 4 Drillingen 3mal Eklampsie. Bekannt ist ihre Häufigkeit bei Blasenmole (in $^1/_3$ der Fälle). Man kommt so zu der Annahme, daß die Chorionepithelien einen aktiven Stoff produzieren, der in das Blut der Mutter übergeht, und zwar um so stärker, je größer wie bei Mehrlingsschwangerschaften die Berührungsfläche des Chorionepithels mit dem mütterlichen Blut ist. *Wenn es sich um einen physiologischerweise gebildeten Wirkstoff handelte, dann müßten die Veränderungen, die man bei Frauen mit „Schwangerschaftsniere" findet, in geringerem oder geringstem Grade während jeder Gravidität zu beobachten sein.*

Die für Schwangerschaftsniere charakteristischen Veränderungen sind so vielgestaltig, daß alle Bemühungen der Einreihung in ein System vergeblich gewesen sind. Am häufigsten tritt sie unter dem Bilde der chronischen Nephritis auf, mit Albuminurie, Ödem, Blutdrucksteigerung, auch Retinitis. Eine kleine Zahl zeigt Ödem, Albuminurie, aber keine Blutdrucksteigerung. Eine dritte Gruppe Blutdrucksteigerung und Albuminurie, aber kein Ödem. Es kann sogar auch die Albuminurie fehlen und der Hochdruck als einziges Symptom bestehen (Hochdruckkrankheit der Schwangerschaft — SEITZ).

Wir sehen also, daß die *in den Systematisierungsversuchen der Nierenkrankheiten so scharf getrennten Typen, die Glomerulonephritis, die Nephrose und der arterielle Hochdruck (ohne klinisch feststellbare Nierensymptome oder mit Andeutung solcher) auf derselben Grundlage, nämlich durch die Schwangerschaft, entstehen.*

Der Hochdruck der Gravidität geht mit Angiospasmen einher. VOLHARD rechnet ihn daher zu dem sog. „weißen Hochdruck", der — nach der Meinung dieser Schule — humoral durch gefäßaktive Stoffe entsteht (s. S. 170). Die von HINSELMANN entdeckten Angiospasmen bei hypertonischer Schwangerschaftsniere hat auch KLINGMÜLLER, ein Schüler VOLHARDS, capillarmikroskopisch untersucht. Diese Präcapillar-spasmen treten rhythmisch, gleichzeitig an beiden Armen auf, werden also zweifellos zentralnervös gesteuert.

Die auf Veränderungen des Tonus und auf Krampf beruhenden Gefäßanomalien bei Schwangerschaftsniere (und in der Nierenpathologie überhaupt) müssen einheitlich auf den zentralnervösen Angriff eines wirksamen Körpers oder auf eine zentralnervöse Veränderung zurückgeführt werden.

Der *nephrotische Symptomenkomplex,* der seltener für sich allein, häufiger verbunden mit hypertonisch-angiospastischen Erscheinungen das Krankheitsbild der Schwangerschaftsniere ausmacht, setzt sich aus folgenden Komponenten zusammen: Albuminurie, Ödem, Hypalbumin-ämie, Verkleinerung oder Umkehrung des Albumin-Globulinquotienten, Hypercholesterinämie. Die reinen nephrotischen Fälle sind, wie auch F. MUNCK hervorhebt, der Lipoidneprose (s. S. 226) wesensverwandt. Sie können mit der Stunde der Geburt heilen; sie beruhen sicher (primär) nicht auf einer Veränderung der Nieren.

Albuminurie (auch eine solche stärksten Grades) kann bei morphisch und funktionell vollständig intakter Niere erfolgen. In diesem Zusammenhang muß noch einmal an die beim Menschen zu beobachtende und beim Tier experimentell hervorrufbare Albuminurie cerebraler Genese erinnert werden (S. 40). Die Verminderung des Plasmaeiweiß-gehalts, die bei Nierenkranken eintritt, wird auf den „Eiweißverlust" durch den Harn bezogen. Das kann nicht richtig sein. Bei Lipoid-nephrosen, bei denen wir schon seit 20 Jahren eiweißreiche Nahrung geben, ist es nicht möglich, den Plasmaeiweißgehalt zu erhöhen, obwohl die Albuminurie nicht deutlich oder nicht annähernd mit der Eiweiß-zufuhr steigt oder fällt. Daß es sich bei der Hypalbuminämie der Nieren-kranken um etwas ganz anderes handelt, geht aus der Beobachtung eines jungen Menschen hervor, der plötzlich mit starken Ödemen, ohne Albuminurie, ohne Blutdrucksteigerung erkrankte, aber schon in diesem Stadium Hypalbuminämie, Linksverschiebung des Bluteiweißbildes und Hypercholesterinämie aufwies. Erst einige Tage später trat Albuminurie und Lipoidurie hinzu und machte das Bild der „Nephrose" vollständig.

Gehalt und Aufteilung des Plasmaeiweißes unterliegen einer Regulation. Und Abweichungen vom normalen Verhalten müssen vom Gesichtspunkt der Störung vegetativer Regulationen betrachtet werden.

Bei jeder Regulation und Regulationsstörung richtet sich der Blick zuerst auf die Gegend des Zwischenhirns und der Hypophyse, die eine funktionelle Einheit bilden.

Von dieser Gegend aus können Zustände ausgelöst werden, die mit dem nephrotischen Symptomenkomplex eng verwandt sind. Das sind die Fälle von *universellem Ödem* bei gesundem Herzen und gesunden Nieren, wie sie WAGNER zuerst beschrieben und P. JUNGMANN zuerst analysiert

hat. Es handelt sich hierbei um eine Hypalbuminämie, Veränderung
des Albumin-Globulinquotienten, um eine Störung der Osmoregulation
(Verminderung des Blutchlorgehaltes) und häufig um Achylia gastrica,
deren zentralnervöse Bedingtheit auch aus einer Reihe anderer Beobachtungen hervorgeht. Ein solcher Fall „unklaren Ödems" kann von
einer Lipoidnephrose, wenn (was für die Dauer von Tagen vorkommt)
der Harn kein Eiweiß enthält, nicht unterschieden werden.

Dieselbe Störung der Osmoregulation, kenntlich an der Labilität
des Blutchlorgehalts, finden wir bei schwer Nierenkranken der verschiedensten Art. Daß die Nierensekretion (Polyurie, Oligurie) vom
Zentralnervensystem abhängt, ist bekannt.

Es lassen sich also die Kardinalsymptome der BRIGHTschen Nierenkrankheit auf zentralnervösen Angriff zurückführen. Diese Auffassung
deckt sich nicht mit den. Versuchen, die Unzulänglichkeit der Betrachtung des renalen Geschehens durch die Einbeziehung der „extrarenalen Faktoren" zu ergänzen. Die Auffassung der Lipoidnephrose als
einer Erkrankung aller Organe und Gewebe, die Aufmachung der akuten
Nephritis als einer allgemeinen Capillaraffektion bedeutet nicht das
Beschreiten eines Weges, der vorwärts zur Erkenntnis führt. Hier
handelt es sich darum, den Ort des Angriffs zu bestimmen. Es ist mir
jetzt klar geworden, daß die Kardinalsymptome der Nierenkrankheiten,
auf denen sich die systematische Abgrenzung der einzelnen Nierenkrankheiten aufbaut, von einem kleinen, aber äußerst verletzbaren
Bezirk aus gesteuert werden. Nach welchen Gesetzen sich die Reaktionen
an den Erfolgsorganen differenzieren oder summieren, auf welche Weise
es zu den morphischen Veränderungen kommt, muß jetzt neu untersucht werden.

Für einen Zusammenhang von Nierenkrankheiten mit Mesencephalon
und Hypophyse zeugt eine kleine Zahl von Beobachtungen, die in der
Literatur niedergelegt sind. So sah FR. MÜLLER eine chronische Nephrose,
bei der die Autopsie eine Erkrankung des Hypophysenvorderlappens
aufdeckte. v. MONAKOW beobachtete Auftreten von Nephrose im Verlauf einer SIMMONDSschen Krankheit. BERBLINGER hat festgestellt, daß
bei Nierenkranken mit Blutdrucksteigerung in ziemlicher Regelmäßigkeit
eine auffallende Vermehrung der basophilen Zellen des Vorderlappens
besteht. Wir haben zwei Fälle, in denen eine Schwangerschaftsniere
mit deutlichen Zeichen der Hypophysenvorderlappenerkrankung einherging.

1. 36jährige Frau, erkrankte im Beginn der Gravidität mit Blässe und hochgradiger allgemeiner Schwäche. Es trat eine Schwangerschaftsnephrose auf. Es
kam zu Frühgeburt einer toten Frucht. Danach Fortbestehen der Albuminurie,
der Blässe, der Appetitlosigkeit und des schlechten Allgemeinzustandes. Befund:
158 cm, 49 kg. Sehr glatte Haut, verminderte Lanugobehaarung, Haarausfall.
Beträchtliche Anämie, sehr beschleunigte Blutsenkung. Unternormaler Blutdruck.
Achylia gastrica, Blutzucker 57, normaler Grundumsatz, keine spezifisch-dynamische
Wirkung. Albuminurie, Nykturie. Chemisches Verhalten des Blutes o. B.

Durch Salzsäure und Eisen keine Besserung. Nach 6wöchentlichem Gebrauch
eines Hypophysenvorderlappenpräparates (Preloban) war vollständige Heilung
eingetreten.

2. 32jährige Frau. Von Jugend an migränös. In der 3. Schwangerschaft schwere
Nierenerkrankung. Spontane Frühgeburt im 7. Monat.

152 cm, 64 kg. Sehr gealtertes Aussehen. Augenbrauen sehr dünn, besonders in den lateralen Hälften. Dauernder Hochdruck bis 200/125. Retinitis nephritica. Im Harn sehr viel Albumin, Zylinder, Lipoide. Kein Ödem. Oligurie. Spezifisches Gewicht sehr hoch, bis 1035. NaCl, N, Harnsäure erscheinen im Harn in normalen, sogar hohen Konzentrationen, werden daher trotz der Oligurie vollständig ausgeschieden. Stickstoff, Harnsäure usw. im Blut in etwa normalen Werten.
Grundumsatz normal. SDW. sehr klein.
Blut-D 84. Im Zuckerbelastungsversuch lange hypoglykämische Phase.
Sehr hohe extrarenale Wasserabgabe.
Sehr bemerkenswert waren die Verhältnisse der Diurese. Der Wasserversuch bringt gar keine Mehrausscheidung. Aber nach Atropinisierung und noch mehr unter dem Einfluß von Hypophysin überschießende Wasserausscheidung. Das Hypophysin wirkt also hier nicht antidiuretisch, sondern, wie öfter bei Erkrankungen der hypophysär-mesencephalen Region, als Diureticum.

Es wurde eine Behandlung mit dem Hypophysenvorderlappen-präparat eingeleitet und eine sehr bemerkenswerte Änderung erzielt. Die Patientin gewann ein etwa ihrem Alter entsprechendes Aussehen wieder, wurde frisch und war subjektiv gesund. Hochdruck und Albuminurie blieben bestehen. Die Retinitis heilte, wie es bei Schwangerschaftsniere nicht selten geschieht, bis auf geringe Reste ab.

Die verschiedenen Formen der Schwangerschaftsnierenerkrankung sind nichts anderes als eine pathologische Steigerung zur Schwangerschaft gehörender Vorgänge.

Diese Feststellung (s. S. 211) ist von unmittelbarer praktischer Bedeutung. Es liegt nahe anzunehmen, daß durch die Wirkung der Schwangerschaft vorzugsweise diejenigen Symptome geweckt werden, die konstitutionsgemäß labil, d. h. in ihrer Regulation labil sind. *Die Schwangerschaft ist imstande, die latente Labilität einer vegetativen Regulation in reversibler oder irreversibler Weise in Krankheit umzuwandeln.* Das lehrt der Einfluß der Schwangerschaft auf Diabetes und Fettsucht, ihre Entstehung oder Verstärkung.

Für die differenten Formen der Schwangerschaftsniere liegen die Verhältnisse der konstitutionellen Disposition ungeklärt in bezug auf die reine Nephrose. Diese Fälle sind ziemlich selten, und ich kann nichts darüber aussagen, ob eine und welche konstitutionelle Bedingung die Basis bildet. Aber eine große Zahl von Beobachtungen hat gelehrt, daß die so häufige und stark vererbbare *angiospastische Diathese Auftreten und Schwere der hypertonisch-angiospastischen Form der Schwangerschaftsniere stark beeinflußt.* Wenn man auf Symptome dieser Diathese achtet, die Anamnese sachkundig erhebt, wobei man oft auf Allergien stößt, so wird man wichtige Anhaltspunkte für die Beantwortung nicht nur der immer wiederkehrenden Frage des Seins oder Nichtseins der Frucht, sondern, was sehr viel wichtiger ist, für die Prognose der Nierenerkrankung gewinnen. Denn die Schwangerschaftsniere, die sich bei dieser Konstitution bildet, hat eine schlechtere Prognose. Sie führt sehr oft zu Schrumpfniere, Siechtum und Tod. Als Fall besonderer Verlaufsart sei folgender erwähnt:

36jährige Frau. In der Familie Migräne und Epilepsie. Selbst seit Jugend schwer migränös. Die Anfälle gingen mitunter mit bis zu 12 Stunden dauernder Anurie einher. Wird nach einem Abort wieder gravid. Schwere Nierenerkrankung. Hochdruck, Retinitis, Erblindung. Kind wird ausgetragen. Keine Eklampsie. Sehvermögen stellt sich wieder her, Retinitis heilt ab. Es bleibt Dauerhochdruck (bis 230/140), geringe Albuminurie, gehäufte Anfälle schwerer Migräne und anderer

angiospastischer Schmerzen und Symptome und etwas erhöhter Grundumsatz.
Nach dreijährigem Bestehen der chronischen Nephritis wurde eine eingehende
Funktionsprüfung der Niere vorgenommen. Sie ergab vollkommen normale Ver-
hältnisse.

Die durch die Schwangerschaft geweckte Erkrankung hat sich also
in diesem Falle fast ausschließlich im Gefäßsystem, aber fast gar nicht
in dem der Niere und nicht in der Niere selbst ausgewirkt. Ein Fortschreiten der renalen Veränderungen war in noch weiterer dreijähriger
Beobachtung nicht merkbar. Auch in dieser Hinsicht ist der Fall, der
am meisten einem arteriellen Hochdruck mit Angiospasmen gleicht,
bemerkenswert. Denn er ist durchaus nicht die Regel.

Schwangerschaft führt physiologischerweise zu hypophysär-mesencephalen Veränderungen (Umbau des Vorderlappens, Wachstumsvorgänge,
„Akromegalie der Schwangerschaft" u. a.). Das Zwischenhirn, die oberste
Instanz aller vegetativen Vorgänge, reagiert auf exogene Einwirkungen
in der empfindlichsten Weise. Hier sei nur an das Fieber erinnert und
an die durch Bakterienstoffe und durch Produkte körpereigener Herkunft erfolgende Veränderung des Blutplasmas, die sich in der Blutkörperchensenkungsgeschwindigkeit kundgibt. Die „Nierenentzündung"
entsteht nicht durch Angriff von Bakterien in der Niere, sondern sie
stellt eine Reaktion dar, die auf dem Wege Infektionsherd-Toxin-
produktion erfolgt. Die Auffassung, daß die Toxine in der Niere selbst
angreifen, gibt nicht die Möglichkeit, die Sekundärnephrose, den „nephrotischen Einschlag" und den Parallelismus mit der Schwangerschaftsniere
zu verstehen. Wenn wir jetzt auf die Gegend achten, in welcher jede
Infektion eine ursprüngliche Reaktion hervorruft, so wird diese Einschaltung einer Zwischenstation vielleicht zu einer befriedigenden Einsicht führen. Gewiß werden die Verhältnisse nur selten so drastisch
zutage liegen wie in folgendem Fall, den wir kürzlich beobachteten:
22jährige Patientin, sekundäre Schrumpfniere, vor 7 Jahren nach
Scharlach entstanden. Urämisch eingeliefert. Tod. Die Patientin,
166 cm lang, 41 kg schwer, hatte schütteres Haupthaar, mongoloide
Gesichtsbildung, fehlende Sekundärbehaarung. Die Autopsie (Prof.
ANDERS) ergab außer den zu erwartenden Herz- und Nierenveränderungen:
proliferierende Struma, Hypertrophie eines Epithelkörperchens, große
ödematöse Ovarien mit Follikeln, aber ohne Corpus luteum, infantilen
Uterus und eine große Cyste im Bereich des Mittellappens der Hypophyse,
Verdickung des Hypophysenstiels, der von der Cyste stark bedrängt
und eingeengt war. Im Vorderlappen außerordentliche Vermehrung der
basophilen Zellen.

Warum es in der Schwangerschaft zu Nierenkrankheiten aller möglichen Arten kommt, wird erkennbar. Die Schwangerschaft bringt
gesetzmäßiger- und physiologischerweise im Körper der Mutter Veränderungen hervor, die qualitativ den Symptomen der verschiedenen
Formen der Schwangerschaftsniere entsprechen.

Das Bluteiweißbild der Schwangeren entspricht grundsätzlich dem
der Nephrose. Daher auch das Verhalten der Blutsenkungszeit. In
der späteren Zeit der Gravidität ist der kolloidosmotische Druck erniedrigt
(P. MEYER u. F. GRÜNEBERG). Bei Schwangerschaft und Nephrose
besteht Cholesterinvermehrung im Blut. Etwa 25% der Graviden haben

Albuminurie. Noch häufiger ist die Neigung zu Ödem. Das Knöchel-
und Unterschenkelödem mag zum größten Teil oder ganz mechanisch
bedingt sein. Aber die Gedunsenheit des Gesichts weist auf eine Veränderung des Flüssigkeitsaustausches deutlich hin. Und eine große
Zahl von Untersuchungen bestätigt, daß zu Schwangerschaft Ödemneigung (kenntlich an dem Verhalten der Wasser- und Kochsalzausscheidung) gehört. Zu diesen Symptomen nephrotischer Richtung
kommt die Blutdrucksteigerung. In der 2. Hälfte der Gravidität liegt
der Blutdruck an der oberen Grenze der Norm und darüber oder reagiert
zum mindesten leichter mit Steigerung (ZANGEMEISTER). Mit Recht
sagt daher SEITZ, daß die normalen Schwangerschaftsveränderungen
die Grundlage oder der Anfang der Toxikose sind.

Nach diesen über die Grenzen der Pathogenese der Schwangerschaftsniere hinausgehenden Erwägungen folgt jetzt die *spezielle Pathologie* der Schwangerschaftsniere.

Die individuelle Bereitschaft zeigt sich darin, daß die Erkrankung
in jeder folgenden Schwangerschaft wiederkehren kann. Die höchsten
in der Literatur zu findenden Zahlen für Wiederholung sind 12 und 13.

Die Symptome, die hier nicht mehr im einzelnen aufgezählt zu
werden brauchen, unterscheiden sich nach der Krankheitsform, die zur
Ausbildung kommt. Das häufigste Krankheitszeichen ist das *Ödem*.
Es beginnt fast stets an den unteren Extremitäten und den äußeren
Genitalien.

Zur Überwachung einer jeden Schwangerschaft gehört nicht nur
fortlaufende Harnanalyse und Blutdruckmessung, sondern auch die
Beachtung der subjektiven und objektiven angiospastischen Symptome.
Es ist notwendig, die Anamnese nach der Richtung der Neigung zu
Angiospasmen sehr genau aufzunehmen und auf die Familie, besonders
ihre weiblichen Mitglieder, auszudehnen.

Die angiospastische Diathese äußert sich subjektiv in Ermüdbarkeit,
Kältemißempfindungen (kalte Hände, kalte Füße, kalte Nasenspitze,
Kälteschauer, von den Patienten Schüttelfröste genannt), Ängstlichkeit,
Schreckhaftigkeit, Schlaflosigkeit, wüsten Träumen, Muskelversteifungen
(im Nacken, im Kreuz und Rücken [Lumbago]), in der Glutäalgegend
(Ischias), in den Intercostalmuskeln und im Zwerchfell (Beklemmung,
Unmöglichkeit des Durchatmens), Kopfschmerzen, Migräne. Objektiv
ist feststellbar: wechselndes Aussehen, Scheinanämie, Oligurie, aller-
gische Symptome (Urticaria, QUINCKES Ödem, Niesanfälle [häufig],
Asthma). Die Beobachtung während der Gravidität soll sich auch auf
den Augenhintergrund erstrecken, wo die Angiospasmen an der Enge
der Arterien leicht kenntlich sind, und wo die Unregelmäßigkeiten im
Laufe der Venen (Knotungen) auf abnorme Vorgänge an den Gefäßen
hinweisen.

Diese Kontrolle ist deswegen so wichtig, weil Eklampsie auch bei
„normalem" oder nicht auffallend erhöhtem Blutdruck vorkommt. Der
Angiospasmus ist eben nicht zwangsmäßig an den Hypertonus geknüpft.

Der Analyse der Nierenfunktionen kommt gegenüber dieser Kontrolle nur eine ganz untergeordnete Bedeutung zu. Die Ausscheidungen

sind im Falle der Ödemneigung während des Ödemwachstums un-
genügend. Ernstere Störungen der Nierenleistung liegen aber gewöhnlich
nicht vor. Die retinierten Stoffe lassen sich daher durch diätetische
und medikamentöse Maßnahmen entfernen.

Die Gefahr für die Mutter liegt nicht in den nephrotischen Sym-
ptomen, sondern in der hypertonisch-angiospastischen Tendenz. Die
Gefahr droht in der Eklampsie und in dem Übergang zur chronischen
Nephritis und zur sekundären Schrumpfniere.

Auf die Eklampsie soll hier nicht näher eingegangen werden. Sie
ist mit der eklamptischen Urämie (s. S. 180) identisch. In der Therapie
steht an erster Stelle die beschleunigte Entbindung. Über alle anderen
Maßnahmen ist früher (S. 196 f.) berichtet worden.

Noch immer hört man aus den Reihen der Geburtshelfer die Meinung,
daß die Schwangerschaftsniere, von der Eklampsie abgesehen, eine
harmlose Affektion sei, die nach der Entbindung ausheile.

Das ist nicht richtig. Viele Geburtshelfer halten an dem Dogma
fest, daß die Schwangerschaftsniere eine Nephrose und alles andere,
was sie während und nach der Schwangerschaft sehen, keine Schwangerschaftsniere, sondern eine in der Schwangerschaft zufällig erworbene
oder mit Schwangerschaftsniere kombinierte echte Nephritis sei. Es
ist außerordentlich schwer, und wenn man nicht den Anfang der Nephritis
und ihren Anschluß an eine Angina oder dgl. beobachtet hat, ganz
unmöglich eine Nierenentzündung in der Schwangerschaft von einer
Schwangerschaftsniere zu unterscheiden. Eine Ausnahme bildet nur
der Fall, daß eine akute Nierenentzündung in der Schwangerschaft
auftritt und während der Schwangerschaft ausheilt. In der geburts-
hilflichen Literatur findet man aber unverständlicherweise die Folgerung,
daß eine Nierenerkrankung, die nach dem Wochenbett fortbesteht, eine
echte (d. h. mit der Schwangerschaft nicht in Zusammenhang stehende)
Nephritis sei. Eine solche Nierenentzündung ist sicher in der Schwangerschaft nicht häufiger als sonst. Es handelt sich hier um die wichtige
Frage der rechtzeitigen Unterbrechung der Schwangerschaft und um die
Übernahme der Verantwortung für die Entstehung einer Schrumpfniere.

Das Chronischwerden einer Nierenerkrankung hängt in erster Linie
von der Dauer der schädlichen Einwirkung ab, die durch Schwangerschaft gegeben sein kann. Diese Möglichkeit genügt und muß auch dem,
der an die Nephritis in der Gravidität glaubt, genügen, um bei einer
fortschreitenden hypertonisch-angiospastischen Nierenerkrankung die
Unterbrechung der Schwangerschaft ins Werk zu setzen und damit
den oder *einen* krankmachenden Faktor auszuschalten.

Die Gefahr des Übergangs in Schrumpfniere ist bei dieser Form
der Schwangerschaftsniere sehr viel größer, als die meisten Geburtshelfer
wahr haben wollen. Man sollte endlich mit der rechtzeitigen Schwangerschaftsunterbrechung dieser Tatsache Rechnung tragen, zumal ja die
Frucht einer solchen Schwangerschaft an sich gefährdet ist.

Die Unterbrechung der Schwangerschaft ist geboten bei Eklampsie
und den Vorboten der Eklampsie, bei Retinitis, bei fortschreitender
angiospastischer Hypertonie (kenntlich an *Konstanz* des Blutdruckes,
Ansteigen der Druckkurve, subjektiven und objektiven angiospastischen

Symptomen). Dagegen gibt die Stärke der Eiweißausscheidung und des Ödems keine Indikation für Unterbrechung. Auch einer exogenen Nephritis in der Schwangerschaft kann man zusehen, solange die angiospastischen Symptome es gestatten. Wöchnerinnen nach oder mit Schwangerschaftsniere dürfen stillen. Verhinderung späterer Konzeption ist nicht gerechtfertigt, so verständlich die schweren Sorgen sind, mit denen man nach einer Schwangerschaftsniere und Eklampsie einer neuen Gravidität entgegensieht.

Nicht in Betracht kommt ferner Verhütung der Konzeption und Unterbrechung der Schwangerschaft bei chronisch entzündlichen Nierenerkrankungen nichtprogredienter Natur, die als wesentliches Symptom Eiweiß und ein Harnsediment haben, bei denen aber alle Erscheinungen von seiten der Kreislauforgane fehlen und keine Ödembereitschaft besteht. Bei den anderen chronischen Erkrankungen, sowohl denen auf entzündlicher Basis, als auch den vasculären, hängt das Urteil, ob Schwangerschaft erlaubt ist, von dem Grade der Herzaffektion, der Beschaffenheit der Nierenfunktionen und der Ödembereitschaft ab. Im allgemeinen wird man bei der Neigung dieser Krankheiten zum Fortschreiten in solchen Fällen eine Gravidität für unerwünscht halten.

b) Die akute epitheliale Nephropathie und Epithelnekrose nach Vergiftungen.

Mit der Erkenntnis, daß alle Formen der BRIGHTschen Nierenkrankheit aus einer einzigen krankmachenden Bedingung, nämlich der Schwangerschaft, entstehen können, haben wir einen einschränkenden Vorbehalt gewonnen, den wir bei der Feststellung fast aller derjenigen Zustände, die man Nephrose nennt, im Auge behalten wollen.

Eine Ausnahme bildet die akute zu *Degenerationen und Nekrose führende Epithelerkrankung nach Einwirkung von Giften.*

Hier handelt es sich einwandfrei um eine unmittelbare Einwirkung auf die Niere selbst.

Die durch Gifte im Epithelbereich der Niere hervorgerufenen Veränderungen sind außerordentlich ungleich in bezug auf den Grad des krankhaften Geschehens. Das Tierexperiment lehrt, daß von verschiedenen Giften auch verschiedene Teile des Kanälchensystems vorzugsweise betroffen werden. Das pathologisch-anatomische Bild kann leichte und schwere Degenerationen aufweisen und zeigt uns ja nicht selten, bei der Sublimatvergiftung, eine vollständige Epithelnekrose. Es erscheint aber nicht angebracht, vor dem Forum von Praktikern die anatomische Veränderung zum Ausgangspunkt der Besprechungen zu machen, da das ätiologische Moment hier von absoluter Klarheit und größter Eindringlichkeit ist.

Nierengifte. Die hauptsächlichen Gifte sind in der Reihe der Häufigkeit: Quecksilbersalze, Phenole (Lysol), Oxalsäure, Chromsalze, Arsenik, Terpentin u. ä. (nach Injektionen), Opiate u. a. m. Bei Anwendung stark reizender Stoffe auf großen Hautflächen entstehen Nierenschädigungen, wohl oft und vorwiegend epithelialer Art, die aber doch mitunter das ganze Nierenparenchym zu befallen scheinen.

Die Krankheitszustände sind natürlicherweise je nach den lokalen und allgemeinen Gifteinwirkungen sehr verschiedenartige und können nicht Gegenstand unserer Besprechung sein. Nicht selten aber steht das Verhalten der Niere im Brennpunkt der Spannung und Sorge, mit der der Ablauf der Krankheit verfolgt wird, besonders dann, wenn Anurie eingetreten ist.

Ist Harn vorhanden, so finden wir Eiweiß in Mengen von 1—20°/₀₀. Auch hier ist die Albuminurie kein Maß der Nierenschädigung. Das Sediment enthält viele hyaline, granulierte und epitheliale Zylinder, Nierenepithelien (größtenteils im Zustand fettiger Degeneration) in mäßiger Menge, verfettete Leukocyten und auch vereinzelte Erythrocyten. Trotz der Oligurie, auch bei Fehlen von extrarenaler Wasserabgabe durch Erbrechen und Diarrhöe, besteht, abweichend von anderen epithelialen Erkrankungen, kein Ödem. Es gibt in der Literatur nur eine ganz kleine Zahl von Fällen von Sublimatniere mit Ödem. Der Blutdruck ist, außer bei länger dauernder Anurie, nicht gesteigert, häufig sogar abnorm niedrig. Urämische Erscheinungen kommen äußerst selten vor. In der Literatur finden sich nur ganz spärliche Angaben über eklamptische Urämie bei Sublimatniere. Die Anurie und Oligurie muß bei dem Fehlen von Ödem und Ödembereitschaft als rein renale aufgefaßt werden. Es besteht keine Einigkeit über das Zustandekommen der Anurie. Man führt sie zurück auf Ausscheidungsdefekt durch Giftschädigung der Kapselepithelien, auf Stase (RICKER), auf „Aufhebung der selektiven Impermeabilität der Tubuli und dadurch erfolgende Aufsaugung des Glomerulusfiltrats" (RICHARDS). Die charakteristische und bei den oligurischen Fällen fast nie ausbleibende Funktionsveränderung ist die Schädigung der Kochsalzkonzentrierung. Die Kochsalzwerte im Harn sind ganz außerordentlich niedrig (0,1 % und kleiner), dementsprechend auch die NaCl-Ausscheidung. Die Stickstoff(Harnstoff-)konzentration ist von normalen und sogar hochnormalen Werten. Wegen der geringen Harnmenge kann aber nicht einmal eine dem normalen Hungerumsatz entsprechende Stickstoffmenge völlig ausgeschieden werden. Es kommt zu sehr erheblichen N-Retentionen und zu hohen Reststickstoffwerten (s. Beispiel S. 173) um so mehr, als Vergiftungen, wie wir in einer Reihe von Fällen gesehen haben, zu einem pathologischen Eiweißzerfall führen. Charakteristisch für die Wiederherstellung solcher Nieren ist, daß sich auch die Wasserfunktion und die Fähigkeit, N zu konzentrieren, etwa gleichzeitig und weit eher als das Kochsalzkonzentrierungsvermögen bessern. Es beginnt daher die Ausschwemmung des retinierten N eher als die des retinierten NaCl.

Umstehende Tafel (III, 336) zeigt die Sekretionsverhältnisse einer schweren Vergiftung mit Quecksilbersalz und Chromat.

Am Tage der Vergiftung ist die Wasserausscheidung noch gut, die Kochsalzkonzentration noch erhalten. Das ist vielleicht der Ausdruck einer diuretischen Wirkung, wie sie von Quecksilberverbindungen bekannt ist. Am folgenden Tage setzt eine Oligurie ein, die mit einer starken Konzentrationsschwäche für NaCl einhergeht, die die Schädigung der Wasserausscheidung beträchtlich überdauert.

Nach sehr reichen Erfahrungen kann ich aussagen, daß die Vergiftungen mit Lysol und Kleesalz, die so häufig in selbstmörderischer Absicht gemacht werden, für die Nieren sehr harmlos·sind. Auch in den Fällen, in denen Phenol im Harn in großen Mengen erscheint, habe ich niemals ein estärkere oder eine dauernde Schädigung gesehen. Diese Beobachtung steht in einem — scheinbaren — Gegensatz zu der bekannten Carbolniere aus der Zeit des „Carbolsprays". Aber die Carbolniere ist eine Schrumpfniere, die sich nach längerdauernder Zuführung des Giftes entwickelt. Die Verhältnisse liegen also ebenso wie bei Blei und Quecksilber, nur mit dem Unterschiede, daß die einmalig genommenen Mengen Phenol (akute Vergiftung) für die Niere ziemlich unschädlich sind.

III, 336.   Tafel.

Tag	Harnmenge ccm	Spez. Gew.	% Cl'	g Cl'
23. III. 1919	970	1015	0,64	6,54
24. III.	50	—	0,07	0,04
25. III.	120	—	0,27	0,32
26. III.	80	1010	0,26	0,21
27. III.	140	1011	0,28	0,40
28. III.	190	1012	0,28	0,54
29. III.	159	1011	0,26	0,41
31. III.	200	1010	0,26	0,53
1. IV.	615	1011	0,26	1,57
2. IV.	560	1010	0,24	1,25
3. IV.	1040	1011	0,23	2,44
4. IV.	1570	1010	0,21	3,23
5. IV.	1830	1011	0,14	2,60
6. IV.	2000	1011	0,09	1,85
7. IV.	1590	1010	0,08	1,24
8. IV.	2040	1011	0,06	1,16
9. IV.	2190	1008	0,04	0,93
10. IV.	2360	1010	0,04	0,84
11. IV.	2375	1010	0,03	0,67
16. IV.	2140	1010	0,20	4,25
17. IV.	1910	1010	0,28	5,29
18. IV.	2580	1009	0,34	8,79
19. IV.	2800	1010	0,54	15,11

Wenig bekannt ist, daß auch die Opiate eine schwere Nephropathie verursachen können. Ich habe einen solchen Fall (I, 184) beobachtet, der nach etwa 1 g Pantopon eine schwere Oligurie mit viel Eiweiß, hyalinen und granulierten Zylindern und vielen Nierenepithelien, auch spärlichen roten Blutkörperchen im Sediment, eine schwere Schädigung des Kochsalzkonzentrierungsvermögens und erhebliche, durch toxischen Eiweißzerfall gesteigerte Stickstoffretention aufwies, aber trotz der Schwere der allgemeinen und renalen Krankheitserscheinungen völlig ausheilte. Auch hier stellte sich die Wasserausscheidung und Stickstoffkonzentration und -ausscheidung viel früher wieder her als die Kochsalzfunktion.

Schädigung der Glomerulusepithelien.
Wir haben früher gesehen, daß die Glomeruli die Wasserausscheidung, die Tubuli die Konzentrierungen zur Hauptaufgabe haben, und daß bei glomerulärer Erkrankung die Tubuli die Wassersekretion teilweise übernehmen. Da bei diesen Nephropathien, bei denen extrarenale Störungen des Wasserhaushaltes nicht bestehen, eine Oligurie vorhanden

ist, so muß auch eine glomeruläre Störung vorliegen. Diese betrifft den *Zellbelag der Glomeruli*. Es ist deshalb nicht richtig, diese Erkrankungen als tubuläre zu bezeichnen; nur der Ausdruck epithelial ist zutreffend. Wir erkennen an diesen Fällen auf das klarste die wichtige Funktion der so unscheinbaren Zellen, die die BOWMANsche Kapsel auskleiden. Trotz wohlerhaltener Gefäßschlingen im Glomerulus steht die Wassersekretion still, wenn diese Zellen erkrankt sind. Man sieht, wie unrichtig es ist, den Glomerulus einfach den Gefäßen zuzurechnen und die Ursachen für Änderungen der Wasserabscheidung in einem verschiedenen Reizzustand dieser Gefäße zu suchen oder zu erblicken.

Interessant ist die der Anurie und Oligurie vorausgehende Polyurie, die wohl der therapeutisch-diuretischen Wirkung verschiedener Quecksilberverbindungen entspricht.

Die Prognose der Quecksilbervergiftung scheint um so ungünstiger Prognose. zu sein, je früher die Anurie einsetzt. Bei Wiedereinsetzen der Diurese gibt im Stadium der Oligurie der Grad der Konzentrierungsschwäche für Cl' einen Hinweis auf den Stand der Epithelschädigung. Vielleicht ist auch die Fähigkeit der Ammoniakbildung (Ammoniakgehalt des Harns und Gesamtstickstoff-Ammoniakquotient) ein prognostisch brauchbares Kriterium.

Ein Auszug aus folgender Krankengeschichte (J. M. 4978/1931) wird das erläutern:

35 jähriger Mann, nimmt 2 g Hydrargyrum oxycyanatum. Schwere Krankheit (Leibschmerzen, blutige Durchfälle, Stomatitis). Oligurie. Vom 3. Tage an anurisch. Einlieferung am 7. Tage.

Am 1. Tage 35 ccm Harn. Viel Alb., Cl': 0,31%, 0,14 g. N: 0,39%, 0,14 g. Blut: RN 201, Harnsäure 17,2, Cl' 280, Ca 10,6, Blutdruck 165/85. Am 4. Tage 1060 ccm Harn, S.G. 1010. Cl': 0,18%, 1,9 g; N: 0,59%, 6,5 g; Harnsäure: 0,04%, 0,44 g; NH₃—N: 0,38 g. N/NH₃—N = 6.

Die Konzentrierungsschwäche für Cl' blieb noch etwa 14 Tage bestehen. Die Notwendigkeit der Ausscheidung des retinierten Cl' hatte eine mehr als 5 Wochen anhaltende Polyurie zur Folge. Es wurden auch große Mengen N und Harnsäure entleert. Dabei konnte es sich nicht nur um Eiweißabbauprodukte aus der Zeit der Anurie und Oligurie handeln, sondern auch um einen Protoplasmaabbau, der unter dem Einfluß der Vergiftung noch einige Zeit fortdauerte. Diese Annahme stützt sich nicht nur auf die Größe und die Dauer dieser Ausscheidungen, sondern folgt auch aus einer beträchtlichen Anämie, die sich von dem Ende der 1. bis zur 3. Krankheitswoche entwickelte. In dieser Zeit war das Hb auf 48, die Zahl der Erythrocyten auf 2,6 gesunken. Die Differenz zum Ausgangswert (80% Hb, 3,6 Erythrocyten) gibt den Grad der Blutverminderung nicht scharf wieder, weil bei der Einlieferung eine Hydrämie bestand. Es wurde zwar die zirkulierende Blutmenge nicht bestimmt. Es bestand aber Verminderung des Plasmaeiweiß (5,69%) bei nicht verändertem Bluteiweißbild und ein *niedrig* normaler kolloidosmotischer Druck (32,0 cm H₂O). Vielleicht ist auf die Vermehrung der Blutmenge die Blutdrucksteigerung zu beziehen.

Der Blutdruck sank auf 115/60 ab, kolloidosmotischer Druck stieg auf 36,3. Der Kranke wurde vollständig geheilt entlassen.

Der Verlust der Konzentrierungsfähigkeiten läßt einen längeren Krankheitszustand der Niere erwarten, ist aber quoad prognosim vitalem ohne Bedeutung. Der Tod tritt, besonders bei Hg-Intoxikation und anderen Vergiftungsfolgen, auch dann noch ein, wenn alle Erscheinungen von seiten der Niere bereits im Zurückgehen sind.

Die Behandlung des ausgebildeten Nierenzustandes ist im wesent- Diätetische lichen eine diätetische. Die Kost muß wasser-, salz- und eiweißarm sein. Therapie.

Also Mehl, Zucker, Butter, Eigelb, Früchte sind die Rohstoffe. Die Flüssigkeitszufuhr richtet sich nicht nur nach der Harnmenge, sondern auch nach den Flüssigkeitsverlusten aus Magen und Darm. Man tut gut, auch diese Mengen zu schätzen oder zu messen, um, wenn nötig, durch intravenöse Traubenzuckerinfusionen (5%) einer Flüssigkeitsverarmung und durch intravenöse Zuführung hochprozentiger Kochsalzlösung dem Salzmangel vorzubeugen oder gegenzuwirken.

Die Salzzuführung soll hier wie auch sonst nicht schematisch, sondern auf Grund quantitativen Denkens geschehen. Kann man Blutchloridanalysen vornehmen, dann ist es möglich, die im Blut fehlende Menge in *einer* Injektion zu geben. Bei einer Blut-Cl′-Verminderung von 350 auf 280 mg-% fehlen rund 6 g NaCl (= 60 ccm einer 10% Lösung).

Ein Versuch, die Anurie durch eine Alkaliinfusion zu durchbrechen (s. S. 108, 109) ist gerechtfertigt.

H. STRAUB hat bei einer Sublimatvergiftung durch paravertebrale Anästhesie (D XII bis L II) einen sehr guten Erfolg erzielt. Wir hatten damit in einem Fall von Sublimatvergiftung kein Glück.

J. N., 3935/1930. Aufnahme wenige Stunden nach Vergiftung mit 5 Pastillen Sublimat. Es besteht bereits Anurie. Kollaps, Blutdruck 90/65. Magenspülung (im Magen Hg), Blutkohle. Heftigstes Erbrechen. Paravertebrale Anästhesie von D XII bis L II beiderseits. Am 1. Tage: RN 56, Cl′ 310, kolloidosmotischer Druck 53,3. Hb 85%, Erythrocyten 5,2, Leukocyten 22400. In den ersten 24 Stunden 2060 ccm *erbrochen*.

Am 2. Tage: Blutdruck 60/50. RN 81, Cl′ 280, Ca 8,9, P 10,5, Alkalireserve 34. Am 3. Tage Koma; Exitus.

Behand-lung der Vergiftung.

Die Hauptaufgabe der Therapie, auch in bezug auf die Niere, besteht darin, die Resorption des Giftes zu verringern. Große Magenspülungen unter Zusatz von *Blutkohle* (Carbo animalis oder vegetabilis Merck, 2—3 Eßlöffel je Liter); danach häufige kleine Mengen gut verrührter wäßriger Aufschwemmungen solcher Kohle. (Mit dieser von LICHTWITZ und von WIECHOWSKY u. ADLER begründeten und empfohlenen Therapie haben wir bei sehr zahlreichen Vergiftungsfällen die allerbesten Erfolge erzielt.)

Bezüglich der Behandlung der Anurie siehe auch S. 107 f.

c) Die febrile Albuminurie.

(akute Nephrose, Fiebernephrose, albuminöse Nephrose).

Vorkommen. Pathologische Anatomie.

Sie kommt bei allen Infektionskrankheiten vor, steht aber nicht in Abhängigkeit zu der Höhe der Körpertemperatur.

Es handelt sich um die Wirkung von Bakteriotoxinen. Und es liegt nahe anzunehmen, daß der Angriff am Nierenepithel selbst erfolgt. Die Veränderungen der Niere beschränken sich gewöhnlich auf die „trübe Schwellung", können aber darüber hinaus auch den Zustand körniger oder hyalin-tropfiger Degeneration erreichen. Einige Male ist sogar bei Diphtherie Nekrose der Epithelien bzw. doppelseitige Rindennekrose (STOCKENIUS) gefunden worden, infolge ausgedehnter Thrombosen im Gebiet der Arteriae interlobulares. Diese schwere Veränderung konnte auch im Experiment (Kaninchen) durch Diphtherietoxen herbeigeführt werden (PATRASSI). Auch bei der Cholera asiatica finden sich schwere degenerative, bis zur Nekrose gehende Veränderungen in den Nieren. Mehr noch als bei schwerer Diphtherie kommt hier neben der unmittelbaren Gifteinwirkung das Daniederliegen der Sauerstoffversorgung ursächlich in Betracht, da bei der asiatischen Cholera der Kreislaufverfall durch die Exsiccose rasch bis zu den höchsten Graden ansteigt.

Die Nierenerkrankung bei und nach Diphtherie nimmt mitunter den Charakter einer zweiten Krankheit an. Sie kann erst nach Ablauf des akuten Stadiums, etwa gleichzeitig mit postdiphtherischen Lähmungen, auftreten und längere Zeit bestehen bleiben.

In der überwiegenden Mehrzahl der Fälle aber handelt es sich um leichte Veränderungen.

Die Niere ist etwas vergrößert und sitzt prall in der leicht gespannten Kapsel.

Auf dem Durchschnitt zeigt sich die Rinde getrübt, leicht verbreitert, etwas heller als das Mark. Histologisch sind die Epithelzellen gequollen, und zwar zunächst die der Tubuli contorti I. Ordnung, in vorgeschrittenen Fällen alle, auch der Zellbelag des Glomerulus. Die Zell- und Kernstruktur ist in den leichteren Fällen erhalten; alle Blutgefäße gut gefüllt.

Subjektive Krankheitserscheinungen macht dieser Zustand der Niere gewöhnlich nicht. Die Harnuntersuchung gibt Albuminurie, meist nur geringen Grades, mitunter aber auch in beträchtlicher Höhe (bis $10^0/_{00}$), hyaline und besonders, da der Harn sauer, hochgestellt und zum Niederschlag von Sedimentum lateritium geneigt ist, mit solchem bestäubte, aber auch echte granulierte Zylinder, außerdem Nierenepithelien und Leukocyten in geringer Menge. Eine makroskopische Blutbeimengung fehlt. Einige rote Blutkörperchen im Gesichtsfeld sind nicht selten vorhanden. Da weder der Kranke noch seine Umgebung, von seltenen Ereignissen (s. unten) abgesehen, von den Vorgängen in der Niere etwas merkt, und da eine solche febrile Albuminurie mit der akuten Grunderkrankung, ohne Spuren zu hinterlassen, abklingt, so liegt die einzige Gefahr dieses Zustandes darin, daß der Arzt eine „Nierenentzündung" annimmt und seine Auffassung der Erkrankung damit falsch einstellt. Und das geschieht oft genug! Die febrile Albuminurie ist ein Intoxikationssymptom bei Infektionskrankheiten, dem eine selbständige Bedeutung nicht zukommt.

Bei Fiebernden und besonders bei der Pneumonie findet sich nicht selten eine sehr schlechte Kochsalzausscheidung und eine sehr geringe Kochsalzkonzentration. Bei der Pneumonie ist, wie bereits JAKOB HENLE wußte und neuerdings MONAKOW bestätigt hat, sehr häufig der Kochsalzgehalt des Blutes abnorm niedrig. MONAKOW hält die Fähigkeit der Niere, NaCl zu konzentrieren und auszuscheiden, bei der Pneumonie für durchaus normal und meint, daß das NaCl wegen besonderer noch unbekannter Veränderungen der Zellen und Gewebe gar nicht zur Niere komme, daß also eine reine extrarenale Veränderung vorliege. Ich glaube, obwohl ich solche Veränderungen durchaus anerkenne, daß man renale Prozesse nicht ganz ausschließen kann. Wir haben bei der Besprechung des Ödems gesehen, daß durch die gleiche Ursache in der Niere und in den Geweben abnorme Reaktionen auftreten, die die Ausscheidung im gleichen Sinne negativ beeinflussen. Die charakteristische

Funktionsstörung der Epithelerkrankungen ist die Schwäche der Kochsalzkonzentrierung. Ich habe beobachtet, daß ein Fieber im Augenblick seines Entstehens diese Funktion vernichtet.

I, 132. Es handelt sich um einen 22jährigen Infanteristen mit frischer abklingender Kriegsnephritis, der einen Harnbefund von $^3/_4$ bis $1^0/_{00}$ Alb., hyaline und granulierte Zylinder in geringer Menge und eine schwache Blutreaktion (Guajak), aber keine Blutdrucksteigerung und keine Ödeme mehr hatte und während der Funktionsprüfung an einer hochfieberhaften Angina erkrankte. Das Fieber trat zwischen 5 und 6 Uhr nachmittags auf. Wie die Kurve zeigt, ging die Kochsalzkonzentration von sehr hohen Werten sogleich herunter auf hypotonische Werte, die dann längere Zeit bestehen blieben. Nach zweimal 24 Stunden erfolgte, kenntlich an der Hämaturie, ein Rezidiv der akuten Nephritis.

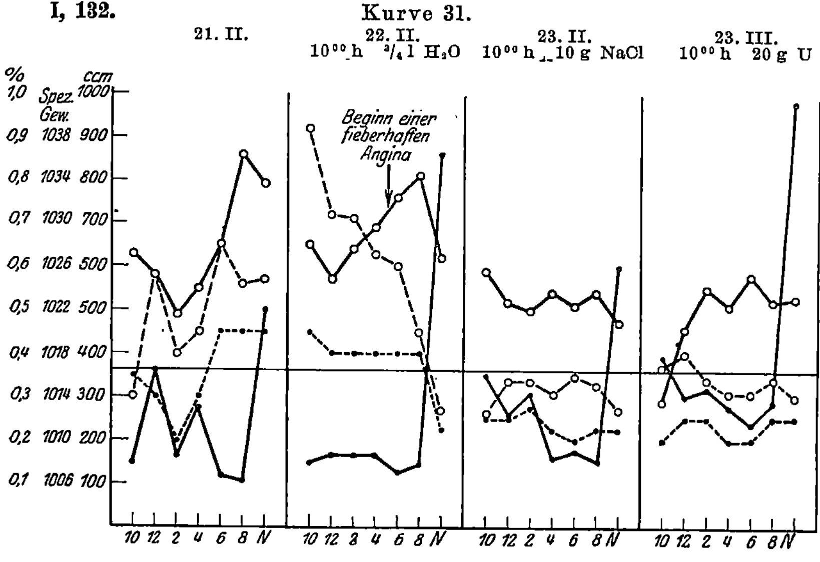

Bilanztafel.

Tag	Harn-menge	Spez. Gew.	g Cl'	g N	Spez. Gew. auf 1 l umgerechnet	Gefundener Mehrbetrag		Aus der Zunahme des spez. Gew. berechneter Mehrbetrag	
						Cl'	N	Cl'	N
21. II.	1670	1016	8,6	11,0	1027				
22. II.	1795	1015	8,5	11,6	1027	0	0	0	0
23. II.	1995	1011,5	6,0	10,3	1023	—2,5	+2,8	—3,3	
23. III.	2790	1011	9,2	13,8	1031	+0,8			+6,6

Erklärung der Kurve 31.

Am *Normaltage* (21. II.) normales Sekretionsbild.

Am *Wassertage* (22. II.) wird die Wasserzulage zunächst retiniert. Daher kein Abfall des spezifischen Gewichts, hohe Lage der Cl'- und N-Kurve. Die Wasserreaktion erfolgt erst nachts.

Am Nachmittag setzt eine Angina mit Fieber ein. Die Cl'-Kurve bekommt sogleich eine stark sinkende Tendenz und bleibt in der Folgezeit, wie am *Kochsalz-* und *Harnstofftage* ersichtlich ist, auf hypo- bzw. isotonischer Höhe (unter dem horizontalen Strich und dicht um denselben).

Bei der febrilen Albuminurie stellt sich die Funktion in kurzer Zeit Anurie.
wieder vollständig her, so auch im folgenden Falle, in dem es — vielleicht
durch eine starke Schwellung der Epithelien — zu einer Anurie kam.

III, 237. Bei einer Grippepneumonie, die mit Oligurie, sehr starker Eiweißausscheidung und einem Sediment von Nierenepithelien und einer großen Masse
granulierter Zylinder einherging, kam es am 11. Krankheitstage, an dem die
Höchsttemperatur 38° betrug, zu einer Anurie von 24stündiger Dauer, die von
selbst wieder aufhörte. Nach einer sechstägigen Periode von allmählich abnehmen-
der Oligurie und deutlicher Schädigung des Konzentrierungsvermögens für Kochsalz war normales Verhalten vorhanden, auch die Albuminurie und das Sediment
verschwunden.

Wir haben zwei Fälle von längerdauernder Anurie bzw. hochgradigster
Oligurie beobachtet, den einen bei einem Paratyphus (s. S. 154), den
anderen bei einer Pneumonie (Pneumobacillus FRIEDLÄNDER), die nach
dreiwöchentlichem Bestande noch nicht gelöst war und zum Tode führte.
In diesem Falle war es auf keine Weise möglich, die Diurese in Gang zu
bringen. Die größte zu erreichende Harnmenge betrug 200 ccm pro die.
Die Autopsie ergab eine schwere Nephropathie mit leichter Amyloidose
der Nieren und schwere Amyloidose der Milz. Da die Frau vorher gesund
und in mittlerem Ernährungszustande war, so kommt eine akute Amyloidose in Frage, und zwar mit um so größerer Wahrscheinlichkeit, als
von FRANK ein fast gleicher, durch denselben Infektionserreger bedingter
Fall beschrieben ist.

Von diesen seltenen Ereignissen länger dauernder Anurie abgesehen,
bedarf die akute epitheliale Nephropathie keiner besonderen Behandlung,
Die Diät wird durch die Grundkrankheit bestimmt.

d) Lipoidnephropathie.
(Lipoidnephrose, chronische Nephrose, „Diabetes albuminuricus".)

Die chronische Lipoidnephrose ist eine seltene Krankheit. Die Auffassung, daß ihr Wesen in einer Degeneration der Nierenepithelien
bestehe, gehört der Vergangenheit an. Ihr Ursprung ist in einem größeren
Teil der Fälle dunkel. Das ist die *genuine Nephrose* VOLHARDS. In
einem kleineren Teil schließt sich die Krankheit an eine Glomerulonephritis an. Das nennt VOLHARD die *sekundäre Nephrose*. Im Stadium
der ausgebildeten Nephrose kann eine Entscheidung, ob es sich um
genuine oder sekundäre Nephrose handelt, unmöglich sein. Schwere
chronische Nephritiden und sekundäre Schrumpfnieren können den
„nephrotischen Symptomenkomplex" in voller Ausbildung enthalten.
Blutdrucksteigerung ist unter diesen Verhältnissen ein sicheres Kriterium
dafür, daß die Glomeruli beteiligt sind. Aber Fehlen von Blutdrucksteigerung beweist nichts gegen die Erkrankung der Glomeruli. So sahen
wir einen 20jährigen Jungen, dessen Krankheit leicht als Sekundärnephrose hätte angesprochen werden können. Er hatte nur in den
ersten Tagen seines Krankenhausaufenthalts einen Blutdruck von 135/60,
war dann monatelang bei guter Herzkraft sicher dauernd normotonisch.
Die Sektion ergab maximal geschrumpfte Nieren. Auch das Fehlen
von Hämaturie beweist nicht ein Freisein der Glomeruli.

Die chronische Lipoidnephrose ist trotz ihrer Seltenheit eine ganz
besonders wichtige und der analytischen Besprechung bedürfende

Erkrankung, weil sie den „nephrotischen Symptomenkomplex" in reinster Form darstellt. Wenn es uns gelingt, sein Wesen zu ergründen, so wird sich damit das Wesen des „nephrotischen Einschlags" der Glomerulonephritis aller Grade enthüllen. Die Besprechung der Schwangerschaftsniere hat bereits den Weg gezeigt, der zu der Auffassung führt, nach der schließlich die Vorgänge in der Niere als Reaktion, als Krankheitsfolge, nicht mehr als Zentrum und Ausgangspunkt des krankhaften Geschehens erscheinen.

Die chronische Lipoidnephrose befällt häufiger Kinder als Erwachsene. Auch familiäres Vorkommen ist beobachtet worden. Der Beginn ist meistens schleichend. Doch kommt es vor (sekundäre Nephrose), daß eine vorausgehende akute Glomerulonephritis beobachtet wird oder nachträglich anamnestisch feststellbar ist. So war in einem Fall eigener Beobachtung eine Nierenblutung dem Zustand einer klassischen höchstgradigen Lipoidnephrose vorausgegangen.

Das Bild der Lipoidnephrose und auch die „vermeintlich genuine" Lipoidnephrose (VOLHARD) tritt auch im Verlauf chronischer Infektionen mit Staphylokokken und besonders mit Pneumokokken auf. Die Bedeutung der Infektion wird in denjenigen Fällen deutlich, in denen nach Beseitigung des Eiterherdes (Abscesse, Nebenhöhleneiterung) die Albuminurie sofort verschwindet.

Die subjektiven Symptome bestehen in Mattigkeit, geistiger Ermüdbarkeit, Kopfschmerzen, Appetitlosigkeit, Schienbein- und Rückenschmerzen. Es stellt sich rasch eine hochgradige Blässe ein, die zusammen mit dem Ödem der Haut ein wachsartiges Aussehen gibt. Die Harnausscheidung sinkt. Das Ödem wächst schnell und erreicht bald die höchsten Grade. Kardiovasculäre Erscheinungen fehlen. Urämie gibt es nicht.

Der Harn ist von schmutzigbrauner Farbe, hohem spezifischem Gewicht. Er enthält viel Eiweiß, bis 4—5%, bis 50 g täglich, meist hyaline und granulierte Zylinder, auch verfettete Zylinder und verfettete Nierenepithelien. Die von MUNK beschriebene Doppeltbrechung der Fettsubstanz ist sehr häufig nachweisbar (Lipoide). Die Nierenfunktionen können normal sein. In einer Zahl von Fällen findet man eine schwere Beeinträchtigung der Cl'-Konzentrierung.

Bemerkenswert ist die von A. MAGNUS-LEVY festgestellte und von uns in einer größeren Zahl von Lipoid- und Amyloidnephrosen und in einem Fall von Hg-Nephrose ausnahmslos bestätigte Tatsache, daß die nephrotische Niere Ammoniak nicht nur in demselben Grade wie die gesunde Niere bildet, sondern daß der prozentische Anteil des NH_3-Stickstoffs am Gesamtstickstoff in Beziehung zu p_H des Harns auffallend hoch sein kann.

Charakteristisch ist die Beschaffenheit des Blutes. Der Eiweißgehalt des Blutes ist, wie bereits R. BRIGHT bekannt war, stark vermindert (auf 3,5—4% und weniger gegen 6—8% der Norm), die Zusammensetzung der Plasmaeiweißkörper im stärksten Grade verändert, das „Bluteiweißbild" nach der grob-dispersen Seite verschoben (KOLLERT). Der Fibrinogengehalt ist bis zum 9fachen, der Globulingehalt im Verhältnis zum Albumin vermehrt. Während in der Norm das Verhältnis Albumin:

Globulin 4: 2 oder 5: 3 beträgt, und das Globulin bis zu 37% des Gesamt-
serumeiweißes ausmacht, ist hier das Verhältnis Albumin: Globulin etwa
0,5 : 3,4, und 89% des Gesamteiweißes können durch Globulin gebildet
werden (EPSTEIN). Es handelt sich um eine absolute Abnahme der
kreisenden Eiweißmenge, an der besonders stark das Albumin beteiligt
ist. Das Fibrinogen ist nicht vermindert, in manchen Fällen sogar
absolut, immer prozentual vermehrt.

Eine große Zahl von Autoren hat den kolloidosmotischen Druck
untersucht mit dem völlig übereinstimmenden Ergebnis, daß bei der
Nephrose hochgradig verminderte Werte gefunden werden. Die kleinsten
Werte, die festgestellt wurden, sind 8,5 cm (P. MEYER) und 6,0 cm
Wasser (E. KYLIN). Vermindert ist aber auch der kolloidosmotische
Druck pro Prozent Plasmaeiweiß, weil die osmotische Fähigkeit des
Fibrinogens gleich Null und des Globulins kleiner ist als des Albumins.

Entsprechend dieser Plasmaveränderung besteht bei der Nephrose
gesteigerte Blutkörperchensenkungsgeschwindigkeit. Sehr interessant für
die Theorie des Ödems und für die Versuche das Ödem aus dem kolloidosmotischen Druck des Blutes zu verstehen, ist die sichere Feststellung
von P. MEYER u. I. FRIEDHEIM und E. KYLIN, daß bei Nephrosen der
kolloidosmotische Druck während der Ödemausschwemmung nicht steigt,
und daß auch im ödemfreien Zustand Nephrosen einen außerordentlich
niedrigen kolloidosmotischen Druck des Blutes haben.

In einem unserer Fälle blieb der kolloidosmotische Druck auch in einer
längeren Periode eiweißfreien Harns niedrig (P. MEYER). Nephrotische
Höhlenergüsse bilden sich zurück, ohne daß im kolloidosmotischen
Druck von Transsudat und Blut eine Änderung eintritt (P. MEYER u.
I. FRIEDHEIM).

Ein weiterer Bestandteil des nephrotischen Symptomenkomplexes
ist der hohe Cholesteringehalt des Blutes, der 0,3—1,3% gegen durchschnittlich 0,2% in der Norm beträgt. Die milchige Beschaffenheit des
Serums wurde bereits früher erwähnt. Ähnlich verhalten sich die Trans-
sudate und die Ödemflüssigkeit. Sie zeigen ein seifenwasserähnliches
Aussehen und sind von äußerster Eiweißarmut.

Das lipoide Blutserum ist sowohl in bezug auf seine Stabilität beständig (es rahmt nicht auf), als auch in bezug auf autolytische und
bakterielle Zersetzung. Es geht auch bei monatelangem Aufbewahren
und ohne jeden Zusatz nicht in Fäulnis über und scheint für Mikroben
keinen Nährboden abzugeben. Dasselbe Verhalten findet I. MÜLLER
bei dem Ascites dieser Nephrotiker.

Hinter dem Ödem verbirgt sich oft schwerste Kachexie. Ob sie
zum Wesen der Krankheit gehört, oder ob sie durch falsche Ernährung
(„Nierendiät") herbeigeführt ist, kann nicht mit Sicherheit entschieden
werden. Nach den Beobachtungen von E. SCHIFF scheint es sich um
eine Ernährungsfolge zu handeln.

Nach A. A. EPSTEIN ist der Grundumsatz in 60% der Fälle mäßig
vermindert, und zwar auf 10—22% unter den statistischen Mittelwert,
in 40% normal oder hochnormal. Nur einmal fand EPSTEIN eine Erniedrigung von 39% (40% ist der niedrigste Wert, wie man ihn bei
Myxödem und SIMMONDSscher Krankheit findet), und zwar auf der

Höhe des Ödems. Epstein hat auch die sehr beachtliche und mit meinen Erfahrungen ganz übereinstimmende Beobachtung gemacht, daß Menschen mit Lipoidnephrose eine ganz unerhörte, sonst nirgends vorkommende Toleranz für Schilddrüsenpräparate haben. Man kann einem erwachsenen Kranken dieser Art wochenlang 2—3 g Thyreoidin Merck geben, ohne daß irgendwelche subjektiven oder objektiven Erscheinungen auftreten. Epstein kommt zu der Folgerung, daß es sich bei der Lipoidnephrose um einen „relativen Hypothyreoidismus" handelt, daß (wenn ich ihn recht verstehe) der Körper mehr Schilddrüsenhormon braucht, als seine (dem Augenschein nach nicht erkrankte) Schilddrüse produziert. Epstein hat auch einen Fall von Lipoidnephrose beobachtet, der in Myxödem überging, und erwähnt 3 Fälle, in denen die Nephrose nach starken Röntgenbestrahlungen des Nackens eintrat.

Zu dieser wichtigen Frage, die von der Symptomatologie zur Pathogenese führt, ist zunächst zu sagen, daß eine Grundumsatzerniedrigung wohl nicht zum Wesen der Lipoidnephrose gehört. Mißt man den Umsatz bei einem hydropischen Kranken, dessen „wahres Gewicht", d. h. Körpergewicht minus Ödem, man nicht kennt, so wird der Umsatz niedriger sein als der eines nicht hydropischen Individuums (unter sonst vergleichbaren Bedingungen). Mißt man den Umsatz nach der Entwässerung, so kann sich ein abnorm niedriger Wert aus der Kachexie ergeben und erklären, also eine Folge der Krankheit sein.

Bedeutungsvoller für das Verständnis der Lipoidnephrose ist die Unempfindlichkeit gegen Schilddrüsenhormon. Man kann vielleicht in Analogie zu der Insulinresistenz mancher Diabetiker von einer Thyroxinresistenz sprechen und daran denken, daß das zugeführte Hormon auf die in ihrem kolloidalen Aufbau veränderten Gewebe nicht einwirkt. Es wäre sehr interessant, in einem Fall von Lipoidnephrose Untersuchungen über die Ausscheidung des Thyroxins (bzw. seines Jods) durch Niere und Leber und über seine Speicherung (im Ödem und in den Ergüssen) zu machen.

Epstein nimmt an, daß bei Lipoidnephrose hoher Gehalt des Blutes an Cholesterin mit niedrigem Grundumsatz einhergeht. Dieses Verhalten ist sicher nicht von allgemeiner Gültigkeit. Man kann aber, wie ich an einem Fall von Xanthomatose gesehen habe, durch Schilddrüsenzufuhr den Cholesteringehalt des Blutes und besonders stark den Anteil an Cholesterinestern vermindern.

Der Verlauf der Lipoidnephrose ist chronisch, aber durch ödem- und albuminuriefreie Zeiten unterbrochen. In der Minderzahl der Fälle kommt es zu Heilung. In einem anderen Teil erfolgt Übergang in nephrotische Schrumpfniere, die oft gleichzeitig amyloidotisch verändert ist. Die Mortalität ist hoch. An dieser hat einen wesentlichen Anteil der *Tiefstand der Immunität,* der für diese Krankheit kennzeichnend und wahrscheinlich pathogenetisch von grundlegender Bedeutung ist. Der Immunitätsverlust ist nicht eine Folge der hydropischen Veränderung. Denn auch in ödemfreiem Zustand ist die Empfindlichkeit gegen Infektionserreger, besonders gegen Pneumokokken, unverändert hoch. Von den erkrankten Kindern stirbt ein ziemlich hoher Prozentsatz an Pneumokokkenperitonitis. Dieser Widerstandslosigkeit gegen

Infektionen soll man bei der Unterbringung der Kranken sorgfältig
Rechnung tragen. Warum es gerade so oft zu einer Peritonitis kommt,
ist unbekannt. E. SCHIFF beobachtet (wie auch SCHWARZ und COHN)
bei Kindern Anfälle von Leibschmerz, Fieber und Leukocytose ohne
klinisch nachweisbare entzündliche Lokalsymptome. Diese Anfälle
gehen vorüber und können rezidivieren. SCHIFF beschreibt auch plötzlich, unter Temperaturanstieg, zunehmender Albuminurie und Verschlechterung des Allgemeinbefindens auftretende schmerzhafte, ziemlich
scharf begrenzte ödematöse, pralle Schwellung ohne Rötung an den
Oberschenkeln, mitunter verbunden mit Schmerzhaftigkeit und leichter
Schwellung der Inguinaldrüsen.

Eine eigenartige Hautveränderung sehen wir bei einem 61 jährigen Mann
(J. M. 9226/1928), bei dem wir zur Bewältigung des unbeeinflußbaren Hydrops
eine Hautdrainage an den Oberschenkeln angelegt hatten. Nachdem sich in
12 Stunden 8 Liter entleert hatten, stellten sich Schüttelfrost, Fieber, heftiges
Erbrechen und Durchfall ein. Meteorismus. 10000 Leukocyten. Kollaps. Am
nächsten Morgen war in der rechten Flanke, nach vorn fast bis zum Nabel, nach
unten bis zur Symphyse reichend, eine scharf abgesetzte, düsterrote Färbung der
Haut sichtbar. Die Rötung verschwand auf Druck. Kein Schmerz. Mit dem
Capillarmikroskop sah man eine große Zahl stark erweiterter und mit Blut gefüllter
Capillaren. Wir haben diese Erscheinung, die in 24 Stunden wieder verschwand,
als eine lokale Shockwirkung aufgefaßt. Wahrscheinlich ist es durch den rohen
Eingriff in den Flüssigkeitsbestand des Körpers bei der bestehenden Ödemneigung
zu einer Verminderung der Blutmenge und Eindickung des Blutes gekommen.
Dafür sprach eine sich anschließende fast vollständige Anurie von 48stündiger
Dauer (in 48 Stunden 60 ccm Harn).

Sehr bemerkenswert ist die Einwirkung von Infektionen. Die
Albuminurie nimmt zu, das Ödem wird stärker oder tritt wieder auf.
So gefährlich Infektionen jeder Art für das lipoidnephrotische Kind sind,
so kann doch andererseits die *Lipoidnephrose durch Überstehen einer
Infektionskrankheit besser werden und sogar ausheilen.*

Wir sind noch weit entfernt, die Zusammenhänge klar erkennen
zu können. Erlaubt ist aber wohl die allgemeine Andeutung, daß eine
Änderung der Immunitätslage, wie sie durch eine Infektionskrankheit
herbeigeführt werden kann, einen merklichen Einfluß auf die Krankheit hat.

Die Immunität hat Beziehungen zu den Lipoiden. Wenn wir bei
Nierenkranken die Lipoide im Blut bestimmen, so gibt uns die gefundene
Zahl wohl einen diagnostisch verwertbaren Hinweis, ist aber in bio-
logischer Beziehung (zunächst) bedeutungslos. Biologisch und in Hinsicht auf die Immunität handelt es sich ja nicht um die Summe der
freien und gebundenen Sterine, sondern um chemische Individuen von
besonderer Wirkungsart, die nur einen sehr kleinen Bruchteil des Gesamt-
extraktes ausmachen. Aus der großen und ständig anwachsenden Literatur über die Nahrungshormone (Vitamine) A und D, die in dem Extrakt
enthalten sind, geht besonders die Bedeutung des A-Mangels und seiner
Vorstufe, des *Carotins* (P. KARRER) für Infektionen hervor. MELLANBY
bezeichnet das A als das antiinfektiöse Vitamin. Die Literatur enthält
ein großes Material aus Pädiatrie und experimenteller Pathologie, das
in diesem Sinne spricht. Besonders eindrucksvoll ist die Beobachtung
von H. v. EULER, daß unter seinen 700 Ratten nur diejenigen einer

Stallinfektion mit Bact. haemosepticum erlagen, die in der Wachstumperiode ohne Carotin oder Vitamin A ernährt worden waren. Nach den Erfahrungen von J. WERKMAN u. H. v. EULER zeigt sich die Schutzwirkung des Carotins gerade bei Pneumokokken deutlich. Nach GLANZMANN schwindet bei A-Mangel das Körperfett und fördert A-reiche Ernährung, den Fettansatz. Der A-Stoff wirkt günstig auf den Appetit. Von der größten Bedeutung sind aber seine Einwirkungen auf die Epithelien und auf das Nervensystem. Am längsten bekannt ist die Xerophthalmie, die bei A-Mangel eintritt. Es handelt sich dabei um ein Versiegen der gesamten sekretorischen Apparate der Augen und vielleicht auch um selbständige degenerative Prozesse in der Cornea. In ähnlicher Weise werden durch A-Mangel die Glandula submaxillaris und die Parotis stillgelegt. Es kommt zu Degeneration der Epithelien der Bronchialschleimhaut und ihrer Drüsen und zu Degeneration des digestiven Epithels. Diesen Veränderungen folgt eine Verhornung. Bei männlichen Tieren degenerieren infolge A-Mangels die Keimdrüsen. Bei Schweinen und Rindern werden schwere Nervendegenerationen (Thalamus opticus, Nervus opticus, ischiadicus, femoralis) beobachtet. Zu der schon älteren Beobachtung, daß bei A-Mangel Steinbildung auftritt, teilt E. C. VAN LEERSUM mit, daß es sich um eine Degeneration des Epithels der Tubuli contorti handelt. Die degenerierten Zellen verkalken, werden abgestoßen und führen zu Kalkphosphatsteinen. Bei einem von 11 A-frei ernährten Affen trat ein ausgedehntes Ödem auf. Das Verhalten des Plasmaproteins und des Blutcholesterins bei A-freier Ernährung scheint noch nicht untersucht zu sein.

Diese gewaltigen Einwirkungen von A, die bei seinem Mangel zutage treten, sind uns ihrem Wesen nach noch unverständlich. Die Tatsache, daß Carotin ein Oxydoreduktionskatalysator ist, sagt noch zu wenig. Die Schwierigkeit wächst (zunächst) noch dadurch, daß die Vitamine untereinander, mit körpereigenen Hormonen und mit anderen Stoffen teils in positivem teils in negativem Sinne zusammenwirken, so bei dem Infektionsschutz A und C in derselben Richtung, bezüglich der Gewichtsabnahme Carotin und Thyroxin gegeneinander. Der Einfluß der Hormone kann von dem der Vitamine nicht gesondert betrachtet werden (daher die Bezeichnung: Nahrungshormone — LICHTWITZ 1912). Die Wirkung der Hormone ist von der des Nervensystems nicht trennbar. Die Vielheit der Erscheinungen, die uns in der Pathologie begegnen, zwingt zu der Vorstellung, daß zu einer Hormon- und Vitaminwirkung gehört: 1. die Hormonproduktion und geregelte Abgabe bzw. die Vitamineinfuhr und Resorption, 2. die Verankerung der Wirkstoffe an die Erfolgsorgane und die Reaktionsfähigkeit der Erfolgsorgane. Dieser zweite Komplex kann gestört sein unter dem Einfluß der vegetativen Innervation. Also auch auf einem solchen Defekt, nicht nur auf einem Hormonmangel, kann eine Krankheit oder krankhafte Erscheinung beruhen.

Diese allgemeinen Betrachtungen sollen nur Andeutungen sein, vielleicht die Blick- und Arbeitsrichtung angeben. In allgemein-pathogenetischer Hinsicht zeigen die Erfahrungen mit A, daß Epitheldegenerationen auch auf andere Weise zustandekommen als durch Gifte und durch mangelhafte Blutversorgung, die doch wohl nicht so zu Degeneration als zu Atrophie führt.

Der anatomische Befund (FAHR, MUNK) bei Lipoidnephrose ist folgender: Die Nieren sind groß, weich, Oberfläche von weißgelblicher Farbe. Kapsel leicht abziehbar. Zeichnung auf dem Querschnitt deutlich. Die Rinde ist von gelblichweißer Farbe. Mikroskopisch findet sich vorwiegend fettige und stellenweise auch albuminoide Degeneration, am meisten in den Tubuli contorti I., weniger in denen II. Ordnung, während die HENLEsche Schleife nicht immer mitbetroffen ist. Die Zellen sind mit großen und kleinen Fetttropfen und doppeltbrechenden Lipoiden angefüllt. Die Glomeruli sind frei. Auch im interstitiellen Gewebe findet sich Lipoid. Die Kanälchen enthalten Zylinder und lipoide Epithelzellen. Vereinzelte Regenerationserscheinungen finden sich in den Tubulis.

DAVEY konnte eine solche Lipoidverfettung durch intravenöse Infusion von Cholesterinestern erzielen. O. GROSS sah, daß Nierenkranke (reine tubuläre Nephropathie oder Mischform) nach Zuführung von Cholesterin per os bedeutend mehr doppeltbrechende Substanz im Harnsediment zeigten als gewöhnlich.

Das Vorkommen lipoider Einschlüsse in den gewundenen Harnkanälchen läßt sich nach PETER bei allen Wirbeltieren in der Norm nachweisen. Nach MULON kommt bei nierengesunden Katzen hochgradige Cholesterinesterverfettung der gewundenen Harnkanälchen vor, die nicht nachweisbar pathologisch ist. Beim Menschen ist Cholesterinsteatose der Nierenepithelien eine gewöhnliche senile Veränderung. Sie findet sich auch bei anderen Nierenkrankheiten. In einem erheblichen Prozentsatz renaler Prozesse kommt es zu einer Ausscheidung von Cholesterin im Harn. Die Ansicht von M. B. SCHMIDT, daß die Lipoidverfettung der Epithelien den Durchtritt des Cholesterins durch die Nieren ermöglicht, wird durch den Befund von TIETZ gestützt, daß die doppeltbrechende Substanz des Harns nicht frei, sondern zum weitaus größten Teil intracellulär gefunden wird.

Die Lipoidverfettung der Niere ist sicher nicht der primäre Vorgang und sehr wahrscheinlich nicht einmal ein wesentlicher Bestandteil der Krankheit. Daß eine dauernde Überladung mit organfremden Stoffen und langfristige Ausscheidung solcher Stoffe für die Niere ungesund ist, ihre Erscheinung verändert und zu Albuminurie führt, ist von anderen Vorgängen (Albuminurie bei Diabetes mellitus, bei BENCE-JONES-Urie) bekannt und mag auch für die Lipoide gelten.

Es ist müßig, hier Vermutungen über die Herkunft der Lipoide bei der Lipoidnephrose und bei den Lipoidämien und Lipoidablagerungen anderer Genese zu äußern. Wir wissen darüber nichts. Für den Gang der Forschung wird es wichtig sein festzuhalten, daß Hypoproteinämie und Hypercholesterinämie vergesellschaftet sind. Eine engere Beziehung scheint zwischen Hypoproteinämie und Ödem zu bestehen. L. LEITER und N. H. BARKER u. E. J. KIRK haben bei Hunden durch Entziehung von Plasmaeiweiß (Plasmapherese) Ödem erzeugt und BARKER auch Nierenveränderungen, die der menschlichen Nephrose ähnlich sind. Es wäre aber verfrüht, von einer experimentellen Bildung einer Nephrose zu sprechen. Die Hypoproteinämie der Nierenkranken erfolgt nicht durch Eiweißverlust. Ich erinnere hier an den auf S. 212 erwähnten

Fall eines jungen Menschen, der plötzlich mit starkem Ödem ohne Albuminurie und ohne Blutdrucksteigerung erkrankte, schon in diesem Stadium Hypalbuminämie, Linksverschiebung des Bluteiweißbildes und Hypercholesterinämie, aber erst nach einigen Tagen Albuminurie und Lipoidurie aufwies.

Auch die neuen Untersuchungen über die Beziehungen des Heparins zu den Plasmaeiweißkörpern (A. FISCHER) und zur Blutkörperchensenkungsgeschwindigkeit (K. ZIRM, G. SCHERK u. H. VOSS) weisen darauf hin, daß der Leber in dem sehr komplizierten Krankheitsgeschehen ein Platz gebührt. In demselben Sinn spricht das Fehlen der trypanociden Substanz im Blut bei Lipoidnephrose (B. LEICHTENTRITT).

Der Albumin-Globulinquotient verändert sich unter einer größeren Zahl von Bedingungen, zu denen sicher auch Infektion und Abwehrreaktion gehören. Hier wird die Möglichkeit einer verbindenden Idee spürbar zu der Schutzlosigkeit gegenüber Infektionen bei Lipoidnephrose.

Vielleicht ergibt sich auch eine Beziehung des nephrotischen Symptomenkomplexes zu den morphischen Veränderungen der Niere bei akuter diffuser Nephritis, Veränderungen, die jetzt (s. S. 248) als allergische betrachtet werden müssen. Da die allergische Reaktion ebenso unter dem Bilde der Entzündung wie der Degeneration auftreten kann, so ist es möglich, den nephrotischen Symptomenkomplex, die primäre nephrotische Epithelveränderung und den „nephrotischen Einschlag" mit dem „entzündlichen" Glomerulusprozeß auf eine Ebene zu bringen.

Fieber, Leukocytose, Änderung des Bluteiweißbildes und der Blutkörperchensenkungsgeschwindigkeit sind Reaktionen, die durch Angriff bakterieller Toxine und körpereigener Stoffe im Zwischenhirn ausgelöst werden und unter dem Gesichtspunkt vegetativer Regulationen betrachtet werden müssen.

Der tiefere Einblick in diese Verhältnisse wird sich erst nach einem eingehenderen Studium der neuroendokrinen Abhängigkeit der Immunität und Allergie ergeben.

Die neuroendokrine Grundlage der Lipoidnephrose geht aus der Kenntnis der Schwangerschaftsnephrose und aus den zwar seltenen, aber paradigmatisch wichtigen Nephrosen bei endokrinen Krankheiten, bei SIMMONDSscher Krankheit (s. S. 213), bei Morbus Basedowii (FR. MÜLLER, GRAUPNER), endokriner Arthritis hervor.

In diesem Zusammenhang müssen auch die Nierenerkrankungen vorwiegend nephrotischer Art erwähnt werden, die nach Verbrennungen ebenso wie nach Trauma auftreten und auf der Wirkung aktiver Stoffe, die sich aus zerstörtem Körpereiweiß bilden, beruhen. Es ist sehr wohl denkbar, daß diese Stoffe peripher, an den Gefäßen der Niere oder einem Teil des Nephrons, angreifen. Zwei Fälle dieser Art, die A. A. OSMAN mitteilt, sprechen aber gegen diesen einfachen Modus, indem hier die Nierenkrankheit nicht bald nach der Verbrennung, also nicht zu einer Zeit, in der die höchste Konzentration des „Shockgiftes" angenommen werden muß, eintrat, sondern erst nach Abschluß der Krankenhausbehandlung bzw. in der Genesung. Beide Fälle nahmen einen chronischen Verlauf. Der eine hatte noch nach 11 Jahren stärkste Lipämie und bot wohl das Bild einer Lipoidnephrose. Noch ist der Weg nicht zu erkennen, auf dem es hier zu diesem Dauerzustand gekommen ist.

Durch klinisch-kasuistische Arbeit ist es möglich und notwendig, das Verhalten der vegetativen Regulationen auch bei Lipoidnephrose zu verfolgen. Der Gesamtumsatz, die spezifisch-dynamische Wirkung, der in vielen Fällen auffallend niedrige Blutdruck, die Verhältnisse der Magensekretion, der Blutelektrolyte, des Hämoglobins und der Erythrocyten in statischer und dynamischer Beziehung und besonders auch die leicht feststellbare Regulation des Blutzuckers müssen in diesem Zusammenhang betrachtet werden.

Der Nüchternblutzucker ist nicht selten herabgesetzt. Wir fanden, wenn auch nicht in allen Fällen, wie auch E. Schiff und H. Seckel auffallend niedrige Werte, aber nicht Zahlen (22—58 mg-%) wie Knauer. Die Blutzuckerkurve nach 30 g Traubenzucker, durch 5 Stunden verfolgt, zeigt eine verschieden hohe, oft verlängerte Hyperglykämie und eine sehr lange und tiefe hypoglykämische Phase, einen Kurventypus, wie wir ihn sehr oft bei mesencephalen Prozessen treffen.

Auch für das scheinbar eindeutigste Symptom, die Albuminurie, rückt die Bedeutung der Niere immer mehr in den Hintergrund. Nicht in allen Fällen, aber doch bisweilen, findet man einen bedeutenden Wechsel in der Stärke der Eiweißausscheidung. Der Meinung von Epstein und Kollert, daß sie der Veränderung des Bluteiweißbildes parallel gehe, wage ich nicht zuzustimmen. Nach der Annahme von Epstein ist das Eiweiß so verändert, daß es vom Körper nicht mehr nutzbar gemacht werden kann und als Fremdkörper durch die Nieren ausgeschieden wird. Epstein zieht die Parallele zum Diabetes mellitus und empfiehlt statt des Wortes „Nephrose" die Bezeichnung „Diabetes albuminuricus". Ich habe in einem Falle die Beobachtung gemacht, daß die Albuminurie durch Hunger verschwindet, aber nach jeder Art von Nahrung, unabhängig von ihrem Eiweiß- oder Lipoidgehalt, wieder auftritt. Hieraus ließe sich (womit nicht gesagt sein soll, daß ich der Auffassung von Epstein beipflichte) die Gegenüberstellung zum Diabetes fortsetzen, in der Weise, daß jede Erregung der Leber, wie sie sicher durch Nahrungsaufnahme hervorgerufen wird, Eiweiß zur Ausscheidung bringt. Bei uns in Deutschland ist auf die Beziehungen der Leber zu Nierenerkrankungen noch wenig geachtet worden. Sichergestellt ist die Gleichzeitigkeit der Prozesse, so bei der Weilschen Krankheit und bei der Lues degenerativa maligna. Ein innerer Zusammenhang von Leberaffektion mit Albuminurie wird wahrscheinlich aus der Betrachtung der Schwangerschaftsniere und der Eclampsia gravidarum. Daß die oft sehr erhebliche Albuminurie hier durch eine renale Veränderung bedingt ist, kann in den Fällen nicht angenommen werden, in denen die Eiweißausscheidung von den höchsten Werten vor der Geburt ganz schnell auf Null post partum absinkt. So schnell heilt eine Nierenveränderung nicht. Die Ähnlichkeit dieses Vorganges mit dem Verhalten der Albuminurie bei Lipoidnephropathie wird dadurch noch deutlicher, daß in beiden Zuständen das Bluteiweißbild in derselben Weise verändert ist.

Das Wesen der Lipoidnephrose ist insoweit geklärt, daß mit Bestimmtheit zu ersehen ist, daß es sich nicht um die Erkrankung eines einzelnen Organs (der Niere) handelt. Wir wissen auch mehr, um uns mit so allgemeinen Ausdrücken wie „Allgemeinerkrankung", „Stoffwechselerkrankung", „Abnormität des Protein- und Lipoidstoffwechsels" begnügen zu müssen. Wir erkennen, undeutlich zwar, in ihrer Zugehörigkeit zur Schwangerschaftsnephrose und in dem nephrotischen Einschlag der diffusen Nephritis, Zusammenhänge zum Morbus Brightii und empfangen durch diese Zusammenhänge einen Schimmer von einer übergeordneten Bedingung, die sich in vielfältiger Weise im Organismus auswirkt.

In der *Behandlung* der Lipoidnephrose steht die Bekämpfung des Ödems und der Ödembereitschaft an erster Stelle. Also Beschränkung der Kochsalz- und Flüssigkeitszufuhr wie bei hydropischer Nephritis. Über den Betrag der erlaubten Flüssigkeit entscheidet die Beobachtung des Körpergewichts und der Harnmenge. Man soll die Flüssigkeitszufuhr nicht schematisch beschränken, sondern berücksichtigen, ob das Ödem steigt, gleichbleibt oder fällt. Im Stadium der Ödemgewichtskonstanz darf die Flüssigkeitszufuhr die Harnmenge um 25—30% übersteigen.

Von diesem Zustand des Ödems ist die Wirkung der Diuretica abhängig. Während des Ödemwachstums versagen sowohl diese wie die schweißtreibenden Mittel und Maßnahmen. Es ist dann notwendig, den Organismus so vorzubereiten, daß der Einstrom der Flüssigkeit von den Geweben in das Blut möglich wird. Dazu dient in erster Linie die Zuführung acidotisch wirkender Salze. Man verwendet Ammoniumchlorid in Mengen von 5—10 g täglich, in Kapseln (nach der Mahlzeit) oder in 10—20%iger Lösung in Pfefferminz- oder Petersilientee. Auf den schlechten Geschmack muß man den Kranken vorbereiten. Leichter ist die Einnahme von Gelamon, eines NH_4Cl-Präparates in Tablettenform und von Ammoniumnitrat (Vorsicht bei Obstipation; Auftreten von Methämoglobinämie!). Sodann wird man einen Versuch mit einem Schilddrüsenpräparat machen. In einer Anzahl von Fällen sind gute Erfolge erzielt worden. Aber auch wenn man bis zu denjenigen großen Dosen (2—4 g Thyreoid. Merck) steigt, die bei dieser Krankheit (s. S. 228) vertragen werden, und die Behandlung wochen- und monatelang durchführt, so tritt doch nur in der Minderzahl ein befriedigendes Ergebnis ein. Zu häufig erweist sich diese Organtherapie als wirkungslos.

Wie zu erwarten, sind die besten Resultate so zu erzielen, wenn die Maßnahmen, die an den wichtigen Angriffspunkten der diuretischen Beeinflussung anfassen, gleichzeitig ergriffen werden. Nach einer Vorbereitung mit Ammonchlorid und Thyreoidin werden diuretische Mittel gegeben, und zwar in erster Linie Harnstoff (60—100 g per os) und Liquor Kalii acetici (bis 6mal täglich 5 ccm — A. MAGNUS-LEVY), oder beide zusammen in einer Mixtur, wie S. 156 angegeben. Die Einbringung genügend großer Mengen von Harnstoff kann wegen des quälenden Durstes, der dabei *auftritt*, große Schwierigkeiten machen. Salyrgan und Novasurol können im günstigen Stadium oder nach Vorbereitung guten Erfolg haben. Die Diuretica der Puringruppe haben schwächere Wirkung und werden weniger gut vertragen. Ableitung des Hydrops durch Hautdrainage ist, wie auch das auf S. 229 angegebene Beispiel zeigt, gefährlich.

Von Parathyreoidhormon und Lebertherapie, die empfohlen worden sind, haben wir keine überzeugende Beeinflussung gesehen.

Die diätetische Behandlung bei Lipoidnephrose ist der bei Nephritis in bezug auf NaCl- und Wassergehalt der Nahrung ähnlich oder gleich,

grundverschieden aber in bezug auf den Eiweißgehalt. Bei Lipoidnephrose muß eine eiweißreiche Kost gereicht werden.

E. Schiff empfiehlt als Einleitung für einige Tage Ernährung mit
frischem Obst und rohen Vegetabilien (Mohrrüben, Gurken, Tomaten
usw.). Bei dieser Kost tritt (bei Kindern) Diurese, Entwässerung und
Abnahme der Ödembereitschaft ein. Es handelt sich hier um eine
calorienarme, vitaminreiche, alkalisierende Kost (Alkalibehandlung bei
Nephrose hat Osman empfohlen). Schiff ergänzt die Diät dann durch
5 Gelbeier, später durch Fleisch, salzfrei gekochtes Gemüse, Kartoffeln,
2—3 salzfreie Brötchen und salzfreie Butter. Ein Versuch mit Rohkost-
tagen ist bis zur Dauer einer Woche ratsam. Die Bedenken, die gegen
Gelbeier und lipoidreiche Nahrung geäußert worden sind, teile ich nicht.
Bei der Wahl des Proteins ist die Bevorzugung von purinfreiem Eiweiß
(also Quark, milder Rahmkäse) bei Kindern verständlich, bei Erwachsenen nicht unbedingt notwendig. Die Zuführung von Vitamin A ist
ratsam; sie kann durch Vogan, ein standardisiertes Vitamin-A-Präparat,
verstärkt werden.

Zu den allgemeinen hygienischen Maßnahmen (Hautpflege, Bäder,
Sonne, Wärme, Liegekur) gehört die Fernhaltung von Infektionen und
Infektionsträgern.

e) Amyloidniere und nephrotische Schrumpfniere.

Die Besprechung der Amyloidniere schließt sich der Besprechung
der Lipoidnephrose an, weil zwischen diesen beiden Beziehungen bestehen. Die Nephrose bei Amyloid tritt in einem Teil der Fälle als Lipoidnephrose auf. Und nicht selten findet sich Amyloid mit Lipoid zusammen. Die „amyloide Degeneration" befällt in der Niere nicht nur
die Epithelien, sondern auch die Gefäße und die Glomeruluscapillaren.
Diese beiden Gewebselemente sind in der Mehrzahl der Fälle gleichzeitig
betroffen. Dann spricht man, je nach dem Grad der Erkrankung, von
Amyloidniere oder *Amyloidschrumpfniere*. Die amyloide Degeneration
führt von allen Nephrosen am häufigsten zu der *nephrotischen Schrumpfniere*. Deren Darstellung soll daher der Besprechung der Amyloidniere
folgen.

Für das Verständnis der Amyloiderkrankungen der Niere ist von
Bedeutung, daß es Amyloid der Niere ohne jedes klinische Symptom,
auch ohne Albuminurie, gibt.

Amyloidbildung und -ablagerung gehört zu dem Kapitel der Störungen
im Eiweißhaushalt. Ich sehe hier von dem Eingehen auf die chemischen
und morphischen Verhältnisse ab, will aber — in bewußter Naivität —
versuchen, den Sinn des Vorgangs auf eine ganz einfache Formel zu
bringen. Amyloid ist gefälltes oder geronnenes Eiweiß. Die Fällung
erfolgt (wie auch sonst) an Grenzflächen. Das ist besonders deutlich
auch bei der Amyloidose atypischer Lokalisation (L. Pick, G. Gerstel)
sichtbar. Fällung von Proteinen im lebenden Organismus erfolgt entweder durch Aktivierung einer Grenzfläche (z. B. Endothelverlust —
Fibrinogenfällung) oder durch Auftreten besonders leicht fällbarer
Proteine oder durch ein Zusammentreffen dieser beiden Umstände. Bei

dem Amyloid handelt es sich sicher, wie aus den besonderen Eigenschaften des Fällungsproduktes und aus der von A. MAGNUS-LEVY gefundenen genetischen Beziehung zwischen Amyloid und BENCE-JONES-schem Protein hervorgeht, um einen unphysiologischen Körper. Proteinfällungen, und so auch Amyloidfällungen, sind löslich. Auch das Amyloid der Niere kann unter günstigen Bedingungen wieder verschwinden. Für die Lösung kommen freie Enzyme, in erster Linie aber cellulär-enzymatische Kräfte in Betracht, also Abwehrreaktionen, reparative Entzündung, allergische Reaktion. Die Amyloidablagerung bleibt bestehen, wenn der Organismus durch langen antibakteriellen Abwehrkampf in seiner Reaktionsfähigkeit geschwächt ist. In diesem Punkt besteht eine Beziehung zu der Wehrlosigkeit gegen Infektionen bei Lipoidnephrose. Zudem sehen wir, wie beim Amyloid eine langdauernde Einwirkung bakterieller Stoffe, im Experiment auch eine Einwirkung von Proteinen wie Casein, zur Entstehung besonderer Eiweißkörper führt, deren physikalisch-chemisches Verhalten in der Richtung der „Linksverschiebung" der Plasmaproteine liegt, und zwar auch hier nicht ausgehend von renalen Veränderungen oder Albuminurie.

Bei Tuberkulose, Lues und chronischen Eiterungen, aber auch bei schwerer chronischer Arthritis kommt es bekanntlich zur Amyloidose, besonders bei bestehender Kachexie. Das Amyloid kann aber auch dem allgemeinen Verfall vorausgehen. So sah ich schwere amyloide Nephropathie bei zwei Kranken mit Lymphogranulomatose, die sich noch in gutem Ernährungszustand befanden. Man darf sich dabei nicht von der Körperfülle täuschen lassen, die auf dem Ödem beruht. Ätiologisch kommen auch maligne Tumoren und Malaria in Betracht. In seltenen Fällen sieht man Amyloidniere und amyloide Degeneration anderer Organe ohne eine bakteriell bedingte Krankheit, z. B. bei Myxödem und bei multiplem Myelom (BENCE-JONES-Albuminurie [A. MAGNUS LEVY]), oder sogar ohne jede schwere Grundkrankheit. Wir hatten einen solchen Fall. Es handelte sich um ein 48jähriges, kleines und schwächliches Fräulein, bei dem auch die Autopsie keine Ursache für die schwere, besonders in den Nieren lokalisierte amyloide Degeneration ergab.

Es sind aber nicht nur chronische Krankheitsprozesse, die zur Amyloidentwicklung führen. In — ziemlich seltenen — Fällen erfolgt sie auch bei akuten Krankheiten. So sahen wir eine Frau (s. S. 225), die bei einem ganz leidlichen Allgemeinzustand an einer Pneumonie, hervorgerufen durch Pneumobacillus FRIEDLÄNDER, erkrankte. Es trat keine Lösung ein. Nach dreiwöchentlichem Krankenlager trat eine Anämie bzw. Oligurie auf, die als akute epitheliale Nephropathie gedeutet wurde und auf keine Weise zu beheben war. Die Sektion ergab eine Pneumonie, eine schwere Amyloidose der Milz, eine frische epitheliale Nephropathie mit mäßiger Amyloidentwicklung in den Nieren.

Symptomatologie. Meist handelt es sich um schwerkranke Menschen, die durch ihr Grundleiden hart mitgenommen und oft auch durch Amyloidose des Darms (Durchfälle) in den Zustand schwerer Kachexie gekommen sind. Das Symptom, das gewöhnlich zuerst auf die amyloide Erkrankung der Nieren hinweist, ist die *Albuminurie*. Über ihre Stärke besteht durchaus nicht eine Gesetzmäßigkeit. Die Harnmenge ist vermindert, das spezifische Gewicht in den Frühstadien entsprechend hoch, später aber, wenn sich funktionelle Veränderungen eingestellt haben, unverhältnismäßig niedrig.

Bisweilen findet sich auch als erstes oder frühes Symptom der Verlust des Konzentrierungsvermögens für Kochsalz. Die Albuminurie kann gleichzeitig einsetzen, folgt aber bisweilen erst nach. Bei diesen ganz frischen Fällen kann die Wasserausscheidung auf diuretische Reize noch normal sein, so daß Retentionen ausgeglichen werden können. Als Beispiel diene folgender Fall:

I, 156. J. ♂ mit Tbc. pulm. progressa. Einige Tage vor der Funktionsprüfung plötzlich einsetzende starke Albuminurie.

I, 156.   Kurve 32.

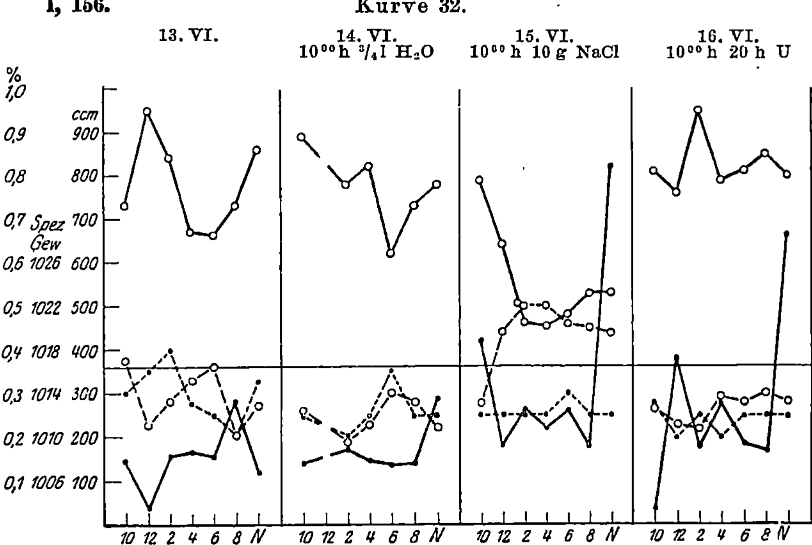

Bilanztafel.

Tag	Harn-menge	Spez. Gew.	g Cl'	g N	Spez.Gew. auf 1 l um-gerechnet	Gefundener Mehrbetrag		Aus der Zu-nahme d. spez. Gew. berechn. Mehrbetrag	
						Cl'	N	Cl'	N
13. VI. 1916	1060	1012	3,2	8,0	1012,5				
14. VI.	1015	1012	2,4	7,8	1012,4	0	0	0	0
15. VI.	2340	1012	9,9	13,2	1025	6,7	5,2	12,6	
16. VI.	1895	1011	5,1	15,4	1021	1,9	7,4		7,5[1]

Erklärung der Kurve 32.

Die spezifischen Gewichte liegen niedrig, zwischen 1010 und 1018. *Normaltag* (13. VI.): Mittlere Harnmengen. Die Konzentration von Cl' ist hypotonisch (unter Horizontallinie). Die Konzentration von N ist von mittlerer Höhe.

---

[1] Nach Abzug des Betrages für die Mehrausscheidung von Cl'.

Wassertag (14. VI.): Keine Wasserzacke. Keine Verdünnungsreaktion. Die Linien von Cl′ und N wie am Vortage.

Kochsalztag (15. VI.): Das NaCl wirkt diuretisch. Mäßige Steigerung der Cl′ Konzentration. Die N-Konzentration sinkt entsprechend der stärkeren Diurese.

Harnstofftag (16. VI.): Der Harnstoff wirkt mäßig diuretisch. Die Konzentration von N steigt. Die Konzentration von Cl′ ist hypotonisch.

Das Sediment des Harns enthält Zylinder meist hyaliner Beschaffenheit, aber auch granulierte und Wachszylinder, auch Leukocyten, ist aber frei von Blut. Wenige rote Blutkörperchen können hier wie auch sonst auftreten. Der Befund doppeltbrechender Substanz ist nicht regelmäßig. Die durch Kachexie gesteigerte Ödembereitschaft führt zu Ödem, das hohe Grade erreichen kann und dann auch die serösen Höhlen beteiligt.

Blutdrucksteigerung und Herzhypertrophie fehlen. Zu plötzlicher Verschlimmerung (Oligurie, Anurie) kommt es mitunter durch Thrombose der Nierenvenen. Das Verhalten der Nierenfunktionen und die Blutanalyse geben Aufschluß über den Übergang zur Schrumpfniere. Im Frühstadium ist die Ammoniakbildung nicht nur erhalten, sondern kann wie bei anderen Nephrosen im Verhältnis zu p_H hoch sein.

Reststickstoff, Harnsäure, Xanthoprotein usw., Alkalireserve im Blut sind nicht erhöht. Jede Erhöhung der Blutharnsäure, auch eine geringe, wie z. B. auf 4,5 mg-%, muß als Zeichen des Übergangs in nephrotische Schrumpfniere gedeutet werden.

Das Plasmaeiweiß zeigt die typisch nephrotische Zusammensetzung. Es folgen in tabellarischer Übersicht einige Zahlen, die auch das Verhalten des kolloidosmotischen Druckes und der Blutkörperchensenkungsgeschwindigkeit kennzeichnen:

Tabelle.

	Ges. E.	Alb.	Glob.	Fibr.	KOD.	BSZ.
A. 2032 Amyloidnephrose nach Osteomyelitis	4,33	1,08	2,33	0,92		15
A. 2749 Lungen- und Darmtuberkulose	5,87	2,5	2,34	0,98	24,0	18
A. 2527 Streptotrichose	5,71	1,21	3,80	0,70	14,9	
B. 8865 Tbc. p.	2,05	1,04	0,08	0,93		
B. 9384 Lues cerebri	5,61	2,51	2,67	0,43		
B. 8446 Chronische Osteomyelitis .	5,79	2,89	2,46	0,44		30

Diagnose. Die amyloide Veränderung der Organe kann aus den klinischen Symptomen meist mit genügender Sicherheit erkannt werden. In zweifelhaften Fällen hilft die *Kongorotmethode* (BENNHOLD) weiter.

Kongorot (15 ccm einer $^3/_4$%igen Lösung intravenös) verschwindet bei Normalen in 1 Stunde zu 20% aus dem Blut. Da die amyloide Substanz Kongorot bindet, so ist der Abfall bei Amyloidose bedeutend stärker. Farbstoffschwund über 60% in 1 Stunde bei Fehlen von Kongorot im Harn kann als beweisend für

Amyloidose gelten. Bei Nephrose geht Kongorot in den Harn über, und verschwindet zu 40—60% in 1 Stunde. Man kann diesen Übergang zur Diagnose einer Nephrose verwenden. Die klinisch ganz gleichgültige Differentialdiagnose zwischen Amyloid- und Lipoidnephrose ist danach aber durch Kongorot nicht möglich.

In prognostischer Beziehung, in bezug auf die Lebensdauer, ist für die allermeisten Fälle die Amyloidniere nicht von ursächlicher, sondern von symptomatischer Bedeutung. Die Kranken sterben nicht an Amyloidniere. Diese zeigt aber an, daß die Zerstörung durch die Grundkrankheit so weit vorgeschritten ist, daß man im Verlaufe von einigen Monaten spätestens den Exitus erwarten muß. Hat die Grundkrankheit einen weniger bösartigen Charakter quoad vitum, so kann eine Amyloidniere auch mehrere Jahre bestehen (so bei Lues). Ist die Grundkrankheit noch heilbar (Lues), so kann auch die Amyloidniere — wenigstens klinisch — heilen.

Eine wirksame Therapie kommt nur in Betracht, wenn es sich um Lues handelt. Einen Versuch mit einer vorsichtigen Joddarreichung (unter Beobachtung der Ausscheidung durch den Harn) wird auch in Fällen anderer Ätiologie gern gemacht. Sonst sind neben der Behandlung des Grundleidens alle die Maßnahmen zu treffen die einer Kachexie vorbeugen oder entgegenwirken können.

Die nephrotische Schrumpfniere.

Durch die Beteiligung der Gefäße und der Glomerulusschlingen kommt es zu der nephrotischen Schrumpfniere (nicht zwar im anatomischen Sinne), d. h. zur Niereninsuffizienz.

Da die Erkrankung der Glomeruli bei der Amyloidose aber keine so diffuse ist und sich nicht so plötzlich ausbildet wie bei der diffusen Nephritis, so werden die glomerulären Folgen nicht scharf, sondern mit allmählicher Zunahme im Krankheitsbild auftreten. Zu bemerken ist, daß der schlechte Allgemeinzustand der Kranken, der die Folge des Grundleidens ist, das Entstehen einer höheren Hypertonie und einer Herzhypertrophie verhindert. Zu dem Nierensiechtum kommt es fast nie, weil der Tod schon vorher infolge der primären Krankheit eintritt.

Auch ohne Blutdrucksteigerung und Herzhypertrophie ist die Lage aus der Analyse des Blutes und Harns erkennbar. Das spezifische Gewicht des Harns und das Konzentrierungsvermögen für NaCl sinkt, die Fähigkeit zur Ammoniakbildung nimmt ab. Auch die Reaktionsfähigkeit für Diuretica geht zurück. Die Retentionen im Blut werden, beginnend mit der Harnsäure, immer deutlicher. Schließlich entwickelt sich Acidose. Zur Veranschaulichung diene folgender Fall, der im Beginn und ante finem analysiert wurde.

J. M. 8456, H. H. 52 J., erkrankt November 1927 nach einer Appendektomie mit starken Ödemen, Ascites und Albuminurie. Keine Hämaturie. Blutdruck anfangs 135/80, später normotonisch. Spezifisches Gewicht 1008—1020. Sehr viel Albumin, hyaline und granulierte Zylinder, Epitheldetritus, reichlich Lipoide. Diurese der Zufuhr entsprechend. Wasserversuch schlecht. NaCl-Konzentration unter Blutwert. Rest-N 38, Harnsäure 49, Cl' 340, Plasmaeiweiß 5,1, Gesamtcholesterin 430, freies Cholesterin 280 (bestimmt nach WINDAUS). Grundumsatz 1456 Calorien (Tabellenwert 1492). Spezifisch-dynamische Wirkung hoch.

Patient wurde ödemfrei mit normalem Plasmaeiweiß entlassen. Wiederaufnahme März 1930.

Müdigkeit, Kopfschmerzen, Trockenheit im Mund, Nasenbluten, geringes Ödem des Gesichts. Große Atmung. Blutdruck 160/85. Harnmenge nicht auffallend vermindert. Spezifisches Gewicht 1011—1012. Keine Lipoide im Sediment. NaCl-Wert unter Blutwert. Ammoniakbildung stark herabgesetzt (1,6% des Gesamt-N). Rest N 230, Harnsäure 8,8, Cl' 400, Ca 6,3, P 16,9, Alkalireserve 18 Vol.-%.

Hb. 35%, Erythrocyten 2,4 Millionen.

Fundus o. B.

Zunehmender Sopor. Exitus.

Die Sektion ergab Amyloid von Leber, Milz, Nieren, Darm. Autoptische Ursache des Amyloids nicht erkennbar. Amyloid-Lipoidschrumpfniere.

f) Nephropathia epithelialis im Sekundärstadium der Lues.

Vorkommen. Sie kommt nicht ganz selten bei behandelten und unbehandelten Luikern vor. Bei kürzlich vorausgegangener Quecksilbertherapie erheben sich oft die allergrößten Schwierigkeiten, zu entscheiden, ob die *Lues oder Quecksilber?* Nierenerkrankung eine Folge der Lues oder eine Folge des Quecksilbers ist. Auch nach einer Salvarsanbehandlung kann man zweifelhaft über die Ursache der Erkrankung sein. Wir haben dreimal erlebt, daß Luiker an einer schweren epithelialen Nephropathie, kurz danach an einer schweren degenerativen Lebererkrankung (die der akuten gelben Leberatrophie mindestens sehr nahe stand) und einer akut auftretenden Erkrankung der Hinterstränge des Rückenmarks zusammenbrachen und starben. Hier war lange Zeit keine spezifische Behandlung vorausgegangen. Interessant ist, daß bei dem einen unter einer Behandlung mit Neosalvarsan die Nierentätigkeit sehr gut in Gang kam, während die Leberdegeneration unaufhaltsam fortschritt.

Lues degenerativa maligna acuta. Leber, Niere und Rückenmarksstränge sind die Orte, an denen das degenerative Prinzip der luischen Infektion am häufigsten und mit Vorliebe in die Erscheinung tritt. Prozesse dieser Art, in denen eine plötzlich eintretende und unaufhaltsam zum Tode fortschreitende Degeneration sogar in mehreren Organen auftritt, haben wir *Lues degenerativa maligna* bezeichnet.

Die Schwierigkeiten der ätiologischen Diagnose werden mitunter erst durch die Wirkung der spezifischen Therapie behoben.

Symptomatologie. Die Patienten haben ein blasses und gedunsenes Gesicht. Meist stellt sich in kurzer Zeit ein sehr starker Hydrops ein. Differentialdiagnostisch ist die Ödembildung bei vorbehandelten Fällen wichtig; sie spricht gegen das Quecksilber als ätiologisches Moment. Die Kranken klagen meist über mäßige Kopfschmerzen und über die Beschwerden, die das Anasarka macht. Der fast nie fehlende Höhlenhydrops bedingt Kurzatmigkeit. Blutdruck und Augenhintergrund sind normal. Urämische Erscheinungen fehlen.

Der Harn ist von geringer Menge, tiefbraun-schmutziger Farbe; trübe, oft mit Sedimentum lateritium und von sehr hohem spezifischen Gewicht, 1030 bis 1040. Es besteht eine erschreckend hohe Albuminurie (bis 4%); das Sediment enthält hyaline, granulierte und verfettetgranulierte Zylinder und verfettete Epithelien.

Makroskopische Blutbeimengung fehlt. Es besteht meist, aber nicht immer, eine außerordentliche Schwäche des Kochsalzkonzentrierungsvermögens. Die N-Funktion und die N-Ausscheidung sind ausreichend. Keine Erhöhung des Reststickstoffs. Häufig pseudochylöse Beschaffenheit von Blutserum und Transsudaten. Die Wassermannsche Reaktion im Blute meist stark positiv.

Der Verlauf der schwereren Fälle (es kommen auch Fälle mit geringerer Albuminurie und nur geringem Ödem vor) ist oft von sehr langer Dauer. Aber auch leichtere Fälle können plötzlich in einen schwer ödematösen Zustand übergehen. Ich kenne einen Kranken (III, 329), der eine erhebliche Albuminurie von 10—20⁰/₀₀ hatte. Dis Albuminurie wurde 4 Wochen nach einer Quecksilberkur und nach der ersten Salvarsanspritze festgestellt. Nach einer weiteren Injektion von 0,3 g Salvarsannatrium stieg der Eiweißgehalt auf 30⁰/₀₀. Es trat Pulsbeschleunigung und leichte Temperatursteigerung auf, und es bildete sich ein mächtiges Ödem aus. Es wurde eine sehr vorsichtige Neosalvarsanbehandlung (beginnend mit 0,025 g) vorgenommen und ein sehr guter Erfolg erzielt. Es blieb eine geringe Albuminurie und Ödemneigung bestehen. Bei der vorsichtigen Lebensweise kam es aber nur selten zu geringem Ödem. Die Entwicklung einer nephrotischen Schrumpfniere ging sehr langsam vor sich. Kurze Zeit vor des Patienten Tode, der nach 12jährigem Bestehen der Nephrose an Coronarthrombose erfolgte, bot die Nephrose folgende Symptome: Albuminurie, mäßiges Ödem. Blutdruck 145/90. Konzentrierungsfähigkeit für NaCl herabgesetzt, aber noch positiv. Gute Reaktion auf Salyrgan. Rest-N 36, Blutharnsäure 9,7, Plasmaeiweiß 5,84, Albumin 3,01, Globulin 2,42, Fibrinogen 0,41, kolloidosmotischer Druck 40,5, BSZ. 55. Der Verlauf der luischen Nephropathie ist meist der einer langsamen Besserung. In vielen Fällen muß man zufrieden sein, einen ödemfreien Zustand zu erreichen und muß eine bleibende Albuminurie, auch beträchtlichen Grades (5 bis 10⁰/₀₀), in Kauf nehmen. Ein solcher Patient ist beschwerdefrei und wird sich, je nach seinem Temperament, gesund oder schwerkrank vorkommen. Wir wissen, daß in einem Falle dieser Ätiologie auch bei wohlgelungener spezifischer Behandlung die Krankheitsursache fortdauert, und daß selbst bei Freiheit von Ödemen und Ödemneigung eine so beträchtliche Albuminurie nicht einfach als „Defektheilung" beiseite getan werden darf. Es ist uns auch bekannt, daß in diesen Nieren ein destruktiver Umbau erfolgt, der zur nephrotischen Schrumpfniere führen wird. Aber diese Veränderungen erfolgen sehr langsam. Es können Jahre und Jahre vergehen, in denen dem Kranken von seiten der Niere keine Beschwerden und Gefahren erwachsen, in denen die gefürchteten und unmittelbar zum Tode führenden Nierenfolgen (Kreislaufveränderung, Urämie) ausgeschlossen sind. Unsere Aufgabe wird daher sein, den Sanguiniker bei seiner Auffassung im wesentlichen zu belassen und den Hypochonder zu einer solchen Stellungnahme zu bekehren.

Es gibt sehr glücklich verlaufende Erkrankungsfälle von luischer Nephrose, in denen eine spezifische Behandlung zu einer raschen und glatten Heilung führt. Es gibt andererseits solche, in denen die Erkrankung unter schneller Entwicklung von Amyloiddegeneration in kurzer Zeit tödlich verläuft. Von prognostischer Bedeutung sind andere luische Veränderungen. Besteht z. B. gleichzeitig ein Hepar lobatum, wie ich das in einigen Fällen beobachtete, so muß man damit rechnen, daß es sich nicht um eine reine epitheliale Nephropathie handelt, sondern daß daneben eine Schrumpfniere vorliegt, deren Hauptsymptom, die Blutdrucksteigerung, wegen des schlechten Allgemeinzustandes latent sein kann. Unter solchen Verhältnissen haben wir auch wiederholt Amyloid der Nieren gesehen.

Prognose. Bei frischen Nephropathien im frühen Sekundärstadium, aber nach vorausgegangener spezifischer Behandlung, scheint sich ein prognostischer Hinweis aus der Feststellung zu ergeben, ob und inwieweit die Fähigkeit, NaCl zu konzentrieren, geschädigt ist. So hatte der bereits erwähnte Patient (III, 329), trotz sehr starker Albuminurie (bis $30^0/_{00}$) und trotz ganz ungewöhnlich starker und sehr hartnäckiger Ödeme, gute NaCl-Konzentrationen und einen günstigen Krankheitsverlauf; und ebenso verhielten sich andere Kranke. Dagegen hatte ein Kranker (III, 101) mit einer Albuminurie bis zu $16^0/_{00}$, aber nur mäßigen Ödemen, folgendes Verhalten seiner Ausscheidungen:

III, 101.　　　　　　　　　　　　　Tafel.

Tag	Harnmenge ccm	Spez. Gew.	% Cl'	g Cl'	% N	g N	
27. VIII. 1917	310	1030	0,21	0,66	1,85	5,74	
28. VIII.	300	1030	0,22	0,66	1,84	5,52	
29. VIII.	580	1025	0,21	1,23	2,10	12,19	20,0 g Urea
30. VIII.	620	1024	0,15	0,96	2,21	13,71	desgl.
31. VIII.	570	1028	0,17	0,97	2,07	11,82	desgl.

Der Kranke reagierte nicht auf Diuretica. Die Krankheit endete letal. Diese Tabelle ist typisch für schwere epitheliale Nephropathien.

In einem anderen Falle (III, 439) wechselten Zeiten sehr schlechter und sehr guter Kochsalzkonzentrierung. Eine Verschlechterung dieser Funktion trat unter gleichzeitigem Steigen der Ödeme kurz nach Beginn einer vorsichtigen Neosalvarsankur ein. Die Therapie wurde daher nach 1,35 g Neosalvarsan abgebrochen. Erst 5 Wochen später erreichte die Kochsalzkonzentration wieder Werte oberhalb der Blutdichte. In den nächsten Monaten blieb die Krankheit konstant. Es mußten viele Bauchpunktionen mit Hautdrainagen vorgenommen werden. Schließlich wurde noch einmal eine Neosalvarsanbehandlung versucht, die dieses Mal gut anschlug, so daß der Patient wesentlich gebessert entlassen werden konnte.

Unbehandelte frische Fälle im Sekundärstadium scheinen prognostisch günstiger zu sein.

Behandlung. Da es sich hier um erwachsene Kranke handelt, und da bei Besprechung der Lipoidnephrose mehr die Diätetik im Kindesalter berücksichtigt wurde, so wird auf die Diätetik, die sinngemäß auch für Nephrosen anderer Ätiologie gilt, noch einmal etwas ausführlicher eingegangen.

Diätetische Behandlung. Ödematöse Kranke und solche, deren Krankheit frisch oder noch nicht analysiert ist, gehören ins Bett. Sie erhalten zunächst eine kochsalz-

und wasserarme Kost. Die zu gestattende Flüssigkeitsmenge soll nicht
größer sein als die Harnmenge. Da der Wassergehalt der Speisen
nicht mitgerechnet wird, so empfiehlt es sich, sehr wasserreiche Speisen
(Suppen) zu vermeiden. In bezug auf die Art der Flüssigkeit ist dem
Kranken fast freie Wahl erlaubt. Wasser, leichtes Mineralwasser
(Wernarzer Wasser, Biliner, Georg-Viktorquelle aus Wildungen), Milch,
Tee, Kaffee, Limonade, ein Gläschen Wein, ja gelegentlich auch ein
kleines Glas Bier stehen zu seiner Verfügung. Die Freiheit der Auswahl muß für die Beschränkung der Menge einen Ersatz bieten. Die
Kost darf und soll genügenden Gehalt an Eiweiß haben. Fleisch ist
diesen Kranken durchaus erlaubt, ebenso Eier und salzarmer Käse
(Gervais, Rahmkäse). Für Abwechselung und Schmackhaftigkeit der
salzarmen Kost sorgen Rohkostplatten, Salate, die mit Essig und Öl,
auch mit Petersilie, Schnittlauch, Dill und Zwiebeln angemacht werden
können. Diese Vegetabilien sind wegen der in ihnen enthaltenen ätherischen Öle früher als diuretische Stoffe gegeben worden. Einige Beschränkung der scharfen Stoffe erscheint mir auch aus erzieherischen
Gründen angebracht. Wir wollen diesen Kranken eine schmackhafte
und kräftige Nahrung geben, die aber nur ebenso viele Reizstoffe enthält,
wie notwendig ist, um über die Salzarmut zu trösten. Bei Liebhabern
süßer Speisen, z. B. in Hamburg und Schleswig-Holstein, wo man süße
Grützen, süße Breie und Suppen schätzt, tut es der Zucker. Bei Liebhabern einer herberen Kost mache man von Parmesankäse, Citronensaft,
Tomatensaft und mit Maß auch von Würzkräutern Gebrauch. Wenn
bei langer Dauer der Appetit infolge der Salzarmut der Nahrung leidet,
kann man kleine Salzzulagen (2—3 g pro die) gestatten, die der Kranke
selbst den salzfrei gekochten Speisen, ganz nach seiner Geschmacks-
richtung, zuteilen kann. Bei ödemfreien Kranken entscheidet das Verhalten des Körpergewichts über die Grenzen der Salzdarreichung, wenn
man nicht in der Lage ist, eine Analyse zu machen. Von Zeit zu Zeit
vorgenommene Wasserversuche geben Aufschluß über die Höhe der zu
erlaubenden Flüssigkeitszufuhr. Eine Trinkkur ist im Stadium der
Ödembeharrung schädlich, später überflüssig. Über die Anwendung
diuretischer Mittel s. S. 152 f.

Die Hautdrainage ist nicht immer zu vermeiden, obwohl man sich, *Behandlung des Ödems.*
wie bei der Lipoid- und Amyloidnephrose, in diesen Fällen besonders
ungern dazu entschließt. Warme Bäder, spirituöse Abreibungen, leichte
Schwitzbäder, Sandbäder nach Köstritzer Muster (im Freien), Freiluft-
einwirkungen je nach Klima, Jahreszeit und Individualität des Kranken.
Aufsuchen eines warmen Klimas ist zu empfehlen, kommt aber im
ödematösen Stadium nur ganz ausnahmsweise, bei besonders günstigen
Bedingungen der Reise, Wohnung und Pflege, in Betracht.

Die *spezifische Behandlung der Nephropathia luica* muß unbedingt, *Spezifische Behandlung.*
aber nur in der vorsichtigsten Dosierung versucht werden. Wir ver-
wenden in erster Linie Neosalvarsan, beginnend mit Nr. I oder einem
Bruchteil dieser kleinsten Dosis, in 4—5tägigen Zwischenräumen, steigend
bis zur Dosis Nr. IV. Zur Fortsetzung der Behandlung ist Wismuth
dem Quecksilber vorzuziehen. Jodkali ist entbehrlich. Der in folgender
Tabelle wiedergegebene Fall ist nicht nach dieser Anweisung behandelt

worden, aber doch lehrreich, weil er unter spezifischer Behandlung heilte und weil er eine diuretische Wirkung von Injektionen von Kalomel und Hydrargyrum salicylicum zeigte.

III, 303.   Tafel.

Tag	Harn-menge	Spez. Gew.	Alb. in ccm	Körper-gew.	Jodkali	Therapie Quecksilber	Neosalvarsan
8. III. 1920	400	1019	7	68,5	1,0		
9. III.	850	1028	7		3,0	0,05 Kalomel	
10. III.	2050	1013	7		1,5		
11. III.	1350	1014	5		1,5		
12. III.	1950	1010	2,5		1,5	0,05 Hg. salicyl.	
13. III	1950	1012	2,3		1,5		
14. III.	1595	1014	1,5		1,5		
15. III.	1180	1019	1,5		1,5	0,05 Hg. salicyl.	
16. III.	1550	1015	2		1,5		
17. III.	3180	1006	1,5		1,5		
18. III.	4300	1006	1,5		1,5		0,5
19. III.	5900	1006	0,5		1,5		
20. III.	6800	1006	0,5		1,5		
21. III.	5350	1007	Kuppe		1,5		0,3
22. III.	5250	1008	„		1,5		
23. III.	3700	1009	0,5	58,0	1,5		
24. III.	3650	1007	Trübung		1,5		0,45
25. III.	2200	1012	„		1,5		
26. III.	3630	1014	„	57,0	1,5		

B. Primär glomeruläre Leiden.

Die größte Zahl aller Nierenkrankheiten gehört hierher. Da in bezug auf die Breite der Angriffsfläche ein tiefgehender Unterschied besteht, je nachdem die Gesamtheit der Glomeruli oder nur ein Teil betroffen ist, die Krankheit also eine diffuse oder herdförmige ist, und da in bezug auf den Verlauf die Möglichkeiten der Heilung, der Defektheilung, der Chronizität, und zwar der stationären bzw. der mit sehr verschiedener Geschwindigkeit fortschreitenden, bestehen, so ist die Zahl der sich ergebenden klinischen Bilder außerordentlich groß. Als wohl abgrenzbare Typen finden wir bei den *Herdnephritiden* ein *akutes und ein chronisches Stadium und eine akut rezidivierende Verlaufsart,* bei den *diffusen* das *akute,* das *chronische nichtprodregiente,* das *chronische progrediente* und endlich *das bis zum Endstadium vorgeschrittene,* die *sekundäre Schrumpfniere.* Ihrer Bedeutung gemäß beginnen wir mit den diffusen Erkrankungen.

a) Die akute Glomerulonephritis.

Die akute Glomerulonephritis ist eine plötzlich beginnende doppelseitige Erkrankung. Die Niere ist gewöhnich vergrößert und geschwollen, von etwas weicherer Konsistenz. Die Kapselspannung erscheint bei der postmortalen Autopsie meist nicht mehr so deutlich; bei der operativen Freilegung wird aber häufig Ödem und Hyperämie, auch hohen Grades, gefunden. Auf dem Querschnitt zeigt sich die Substanz, besonders die Rinde, gequollen. Je stärker die epitheliale Veränderung

(Mischnephritis), um so mehr bietet sie ein homogenes, verwaschenes, wie gekochtes Aussehen. Die Oberfläche ist glatt, zeigt kleinste rote oder dunkle Fleckchen in wechselnder, manchmal sehr großer Menge, die durch Blutungen bedingt sind. Der Grundfarbenton hängt von Blutfülle, Ödem und Blutungen ab und wechselt zwischen Grau und Rotbraun. Die Blutungen sind auf dem Querschnitt weniger deutlich als auf der Oberfläche. Bei schräg auffallendem Licht sieht man die vergrößerten Glomeruli als graue, glasige Pünktchen über die Fläche vorragen.

Der histologische Befund (LANGHANS, LÖHLEIN) ist folgender:

Sämtliche Glomeruli sind erheblich vergrößert; die Glomerulusschlingen sind stark verlängert und gebläht, so daß sie den Kapselraum ganz ausfüllen, und blutleer oder fast blutleer. In manchen Fällen findet man auch das Vas afferens erweitert und blutleer (REICHEL, VOLHARD). Sehr frühzeitig kommt es in diesen veränderten Capillarschlingen zu einer Alteration und Wucherung der Endothelien, durch welche in Verbindung mit einer Einwanderung von Leukocyten die für diese Affektion charakteristische Zellvermehrung (Kernvermehrung) der Glomeruli verursacht wird. Die Endothelien quellen und zerfallen schließlich. Die Affektion erstreckt sich auch auf die Vasa afferentia (KLEIN, KLEBS, FISCHL, AUFRECHT u. a.).

NAUWERCK gibt folgende Schilderung:

„Ganz ähnlichen Bildern von Schwellung des Protoplasmas und der Kerne, von Kernwucherung und Zerfall, von Loslösung von der Capillarwand begegnet man sehr häufig in den durchweg sehr weiten Vasa afferentia und ihren ersten Verzweigungen, in kleinen Arterien und namentlich in den dilatierten, intertubulären Capillaren des Labyrinthes, wo die buckelförmig sich vorwölbenden Zellen mit den mächtigen Kernen nicht selten das Lumen mehr oder weniger ausfüllen. Die Blutmassen in den Gefäßen schließen öfters mehrkernige, zum Teil plättchenförmige, zum Teil mehr schollige Gebilde ein, welche kaum anders denn als desquamierte Endothelien aufzufassen sein dürften."

Nach VOLHARD ist in frischen Fällen der größere Teil der Vasa afferentia erweitert und blutleer.

In diesem Stadium der vasculären, insbesondere intracapillaren Prozesse sind die Haargefäße, die die Tubuli versorgen, meist gut gefüllt, mitunter sogar gestaut. Geringfügige Veränderungen an den Epithelien, und zwar im Glomerulus wie im Tubulus und hier besonders im Endabschnitt der Hauptstücke, werden auch in frühen Stadien fast nie vermißt. Es handelt sich zunächst um die leichteren Grade der Degenefation, um trübe Schwellung und Verfettung. In späteren Stadien rindet man stärkere atrophische Veränderungen nur in denjenigen Hauptstücken, deren Glomeruli undurchgängig geblieben sind.

Der Kern- und Streitpunkt in diesem Befund ist die Blutleere der Glomeruluscapillaren, die F. VOLHARD im Frühstadium der Krankheit auch bei lebenswarm entnommenem Material regelmäßig findet. Dem widersprechen aber die gewichtigen Stimmen von TH. FAHR, HERXHEIMER, RICKER. RICKER sieht in keinem Stadium der akuten hämorrhagischen Nephritis diese Blutleere, HERXHEIMER sogar im Beginn Blutüberfüllung der Capillaren. VOLHARD hat sich mit diesen Einwendungen sehr ausführlich auseinandergesetzt.

Diese Frage ist von der größten Bedeutung für die Auffassung des Wesens der akuten Glomerulonephritis. FAHR vertritt im Verein mit den meisten Pathologen die Meinung, daß es sich um eine echte Entzündung der Glomeruluscapillaren, um eine Glomerulitis, handle, bei der die drei morphischen Elemente der Entzündung vorliegen. Es handelt sich um eine Alteration der Capillarendothelien, der eine Proliferation folgt, und um Exsudation, die vorwiegend in das Innere der Schlinge erfolgt. Nach RICKER, der, wie auch VOLHARD, eine solche „Endocapillaritis" ablehnt, beginnt die Glomerulusnephritis mit einer zur Hämaturie führenden, der Stase nahestehenden Hyperämie der Glomeruli.

Man hat früher angenommen, daß Wandveränderungen (Verdickungen) oder Thrombosierungen der Capillaren die Blutleere bedingen, oder daß Wucherungen des Kapselepithels die Knäuel zusammendrücken. Solche Veränderungen finden sich in späteren Stadien. Zu der Blutleere, mit der der Prozeß beginnt, haben sie sicher keine Beziehung. Die blutleeren Schlingen sind, wie LANGHANS gezeigt hat, mit einer zähflüssigen Masse gefüllt. Diese zähflüssige Masse, die FAHR auf eine entzündliche Exsudation in die Schlingen zurückführt, stammt vielleicht von einer Verflüssigung der Endothelien her. LANGHANS glaubte, daß diese zähflüssige Masse dem Blutstrom einen fast unüberwindlichen Widerstand entgegensetzt. Bei Injektionsversuchen sah LANGHANS, daß auch eine dünnflüssige Masse nur bei höchstem Drucke in einem schmalen zentralen Rinnsal und nur in den Anfangsteil des Gefäßknäuels eindringt. Neuere Injektionsversuche von HÜLSE haben aber gezeigt, daß bei frischen Fällen unmittelbar nach dem Tod von einem Ast der Nierenarterie aus alle zugehörigen Glomeruli bei einem Druck, der den im Leben gemessenen nicht übersteigt, mit Tusche oder einer Blutkörperchenaufschwemmung gefüllt werden können. VOLHARD schließt daraus, daß „für die überwiegende Mehrzahl der Knäuel die Drosselung des Blutstromes weiter oberhalb, noch vor den Vasa afferentia, in den arteriellen Bahnen liegen muß".

VOLHARD ist der Meinung, daß das Primum movens in einer spastischen Kontraktion im Bereich der Arterien und Arteriolen gegeben sei, die zu einer Ischämie führe. Die Veränderungen der Vasa afferentia und der Glomeruluscapillaren seien die Folge dieser Ischämie. Nach VOLHARD ist der Arteriolospasmus nicht auf die Niere beschränkt, sondern erstreckt sich auf den ganzen Organismus. Er kommt in der Blutdrucksteigerung, der Hautblässe und auch der Retinitis zum Ausdruck.

Diese Auffassung bedeutet nicht mehr und nicht weniger als eine völlige Ausschaltung des Entzündungsbegriffes aus der Pathologie der akuten Nephritis. Die Kliniker haben zum Teil VOLHARD zugestimmt. Die pathologischen Anatomen verhalten sich aber in der Mehrzahl ganz ablehnend.

Schon in der älteren Literatur findet sich der Hinweis, daß die akute Nephritis eine Allgemeinerkrankung sei. COHNHEIM u. LICHTHEIM, F. A. MAHOMED und später MÜNZER haben die Frage erörtert, daß die Nephritis nur Teil einer allgemeinen Capillarschädigung sei. F. Munk hat die Vorstellung gebildet, daß bei der akuten Nephritis alle Kolloide des Körpers, sowohl die Säfte als das Zellplasma, eine physikalische Änderung erfahren. Einen allgemeinen Capillarschaden, für den auch Gross, Kylin, Kahler u. a. gesprochen haben, erkennt Volhard (auch nur neben dem von ihm angenommenen [humoral bedingten, s. S. 170] Arteriolenspasmus) nicht an. Indessen ist die Plötzlichkeit, mit der bei akuter Nephritis das Ödem auftritt, auch die Zahl sicherer Beobachtungen, in denen Ödem den anderen Erscheinungen vorausgeht, nicht zu vernachlässigen. Der Eiweißreichtum der Ödemflüssigkeit zeigt, daß die Capillaren eine gegen die Norm veränderte Durchlässigkeit haben.

Wenn auch die histologische Untersuchung keine und die Capillaroskopie keine eindeutigen und allseitig anerkannten Capillarveränderungen erkennen läßt, so ist doch nicht zu verkennen, daß die Capillaren frühzeitig krankhaft funktionieren.

Eine solche Capillarschädigung wäre mit Volhards Theorie wohl vereinbar, da es Stoffe (wie Histamin) und Nerveneinflüsse gibt, die die Arteriolen verengern und gleichzeitig gesteigerte Capillardurchlässigkeit verursachen.

Die Annahme einer allgemeinen Capillarschädigung begegnet deswegen manchen Bedenken, weil die Glomerulusschlingen so schwere und oft bleibende Veränderungen aufweisen, während sonst im Körper, vielleicht mit Ausnahme der bei akuter Nephritis bisweilen (selten) beteiligten Retina, anatomische Merkmale gänzlich fehlen.

Ich meine aber, daß dieses unterschiedliche Verhalten ganz gut verständlich ist. Die Glomeruluscapillaren sind im Gegensatz zu allen anderen Capillaren in eine Kapsel eingeschlossen, die sich bei akuter Nephritis stärker füllt, und deren Inhalt dann sicher unter erhöhtem Druck steht. Das tut unter diesen Verhältnissen auch die Niere als Ganzes. Die Glomeruluscapillaren sind in ihrer Ernährung vollständig und ausschließlich vom Vas afferens abhängig; sie sind im Gegensatz zu allen anderen Capillaren *Endcapillaren*. Sie können also, wenn — aus welchen Gründen immer — der Blutzufluß versiegt oder unzureichend wird, auf keine Weise Nährflüssigkeit erhalten. Nicht durch Blutgefäße und auch nicht aus der Umgebung, weil sie kein „Hinterland" haben. Die Glomeruluscapillarwände grenzen ja (beinahe) bereits an die Außenwelt. Wenn diese Anschauung auch im anatomischen Sinn vielleicht zu kühn erscheint, so doch nicht im funktionellen. Es ist offensichtlich, daß die Glomeruluscapillaren nicht die Möglichkeit haben, aus ihrer Umgebung Stoffe zu resorbieren. Wahrscheinlich haben sie, da es ihrer Aufgabe widerspricht, auch nicht die Fähigkeit. Also auch auf dem Wege der Resorption können sie Nährlösung nicht erhalten. Es ist also wirklich nicht verwunderlich, daß sie unter den Verhältnissen, die wir bei der akuten Nephritis in der Niere finden, die aber anderswo im Körper nicht möglich sind, schweren und bleibenden Schaden nehmen.

Aber Arteriolospasmus und Capillarschaden machen sicher nicht die ganze Wahrheit vom Wesen der akuten Nephritis aus.

Am meisten Aussicht das Problem zu lösen, hat ein Gedankengang, der auf Pirquet, Schick und W. T. Longcope zurückgeht. Die Tatsache, daß die Scharlachnephritis erst in der Rekonvaleszenz und die diffuse Nephritis nach Angina erst nach den akuten Halssymptomen beginnt, führt zu der Vorstellung, daß die Nephritis eine Überempfindlichkeitsreaktion im Verlauf eines Immunisierungsvorgangs sei. Die Überempfindlichkeitserscheinungen sind nicht auf die Niere beschränkt. Sie äußern sich an Arteriolen und Capillaren, aber auch im Verhalten der Säfte und ihrer geformten Elemente. Zu dieser Auffassung der akuten Nephritis stimmt die Blutplättchenverminderung, die DOENECKE bei diffuser Nephritis feststellte. Die allergische Reaktion kann durch Spasmus wie durch Stase zu schweren Störungen der Durchblutung, sie kann ebenso zu entzündlichen Reaktionen wie zu Degenerationen führen. In diese Auffassung fügt sich die allgemeine Capillarbeteiligung, das Ödem, die fallweise von der seltenen reinen Glomerulitis bis zur sekundären Nephrose gehende Beimschung degenerativer Veränderungen vollständig und zwanglos, nicht so leicht aber die Blutdrucksteigerung ein. Nach den auf S. 172 f. entwickelten Vorstellungen über die Beziehung der Niere zum Blutdruck (vgl. auch die Ausführungen über Hypertonus und Angiospasmus S. 171) muß aber ein angiospastischer oder angiopathischer Zustand in der Niere eine Steigerung des arteriellen Druckes zur Folge haben.

Ein Zeichen der Gefäßschädigung bei der akuten Glomerulitis ist die nur selten fehlende, diagnostisch so wichtige Hämaturie. Ob sie per diapedesin oder per rhexin erfolgt, ist noch umstritten. Sie stellt sich bisweilen nicht gleich im Beginn des Prozesses ein, sondern erst später, wenn das Blut wieder Zutritt zu den Glomeruli gewonnen hat.

Der Prozeß der akuten Nephritis ist, wie auch immer die Theorie sich gestalten oder ausgestalten mag, eine Reaktion, zu der meistens eine bakterielle Invasion den Anstoß gibt. Aber nicht eine Invasion in die Niere selbst liegt vor. Niere und Harn bei der reinen, d. h. nicht mit bakteriell-embolischen Prozessen vermischten Nephritis sind steril, ganz ebenso wie das bei Polyarthritis rheumatica allergisch reagierende Gelenk bakterienfrei ist. Daher gibt es weder bei akuter Nephritis noch bei Gelenkrheumatismus einen Übergang in eitrige Entzündung. Der Infektionsherd liegt bei diesen beiden Krankheiten häufig in den Tonsillen und im lymphatischen Rachenring. Daß durch die Ausschaltung einer solchen Infektionsquelle nicht nur die akute Nephritis zum Stillstand kommen und heilen kann, sondern daß auch Nephrosen auf diese Weise restlos verschwinden (s. S. 226), lehrt in der überzeugendsten Weise, daß Nephritis und (sekundäre) Nephrose nichts anderes als verschiedene Reaktionsformen darstellen, verschieden insofern, als die allergische Reaktion das eine Mal entzündliche (und degenerative), das andere Mal nur degenerative Prozesse auslöst.

Ich möchte aber nicht daran zweifeln, daß das Krankheitsbild der akuten Nephritis auch ohne Bakterien, Toxine und ohne die von diesen ausgehenden Allergene auftreten kann. Wie in der Schwangerschaft (s. S. 211f.) könnten auch endogene Sensibilisierungsprozesse oder Wirkstoffe auftreten, die durch einen im renalen Sekretionssystem (d. h. vom vegetativen „Zentrum" bis zum Nephron) erfolgenden Angriff das Krankheitsbild in die Erscheinung treten lassen. Solche Vorgänge wurden bereits bei den Nephrosen nach Verbrennungen kurz berührt, sie liegen auch bei der traumatischen Nephritis vor und sehr wahrscheinlich·auch bei der *Nephritis nach Erkältungen und Abkühlungen.*

Ätiologie. Die häufigste Vorbedingung einer akuten diffusen Nieren-entzündung ist eine bakterielle Infektion. Ganz überwiegend sind es Streptokokken, nächst ihnen, aber in weit schwächerem Prozentsatz Pneumokokken, die eine Nephritis vorbereiten. Es kommt bei diesen Infektionen nicht so sehr auf die Ausdehnung des infektiösen Prozesses oder die Schwere der klinischen Erscheinungen an, also *nicht so sehr auf eine Infektionskrankheit,* als auf den *Infektionsherd.* In einem sehr großen Teil der Fälle liegt dieser in den *Tonsillen und im lymphatischen Rachenring.* Nach VOLHARD stammt von den Fällen bekannter Ätiologie etwa $^1/_4$ von einer Tonsillitis, fast $^3/_4$ von Erkrankungen von Nase, Rachen, Ohren, von erkältungs- und influenzaartigen Krankheiten, also von Zuständen, bei denen die Mandeln bzw. der lymphatische Rachenring die Eintrittspforte für den Erreger bilden. Von Bedeutung ist ferner die Haut, deren Infektion (Pyodermie, Scabies, Wunden) zu einer Nephritis Veranlassung geben kann. Seltener tritt diese bei Infektionen des Verdauungskanals und bei Pneumonie ein.·

Von wohl charakterisierten Krankheiten steht in bezug auf die Häufigkeit der Erkrankungen in erster Linie der *Scharlach,* bei welchem meist am Ende der 3. Woche der akute diffuse entzündliche Prozeß in den Nieren einsetzt. Der Prozentsatz der Nephritiden schwankt stark mit dem Genius epidemicus von 5—70%. Die hohen Zahlen sind seltene Ausnahmen. In den letzten Jahrzehnten gab es meist Epidemien mit 7, 10, höchstens 20% in Deutschland. Aus dem Umstand, daß die im Beginn des Scharlach, wie bei anderen Infektionskrankheiten, auftretende Albuminurie viel häufiger ist, geht hervor, daß es sich bei diesen beiden Nierenerscheinungen um zwei ganz verschiedene Dinge handelt. *Die febrile Albuminurie hat zu der Nephritis keine Beziehung und gestattet keine Vorhersage dieser. Die Scharlachnephritis ist sicher nicht die Folge unzweckmäßiger Ernährung oder einer Erkältung.* Man hielt früher und hält wohl auch jetzt noch die den ·Scharlach begleitenden Streptokokken für die Ursache. Die neuere, sehr ansprechende Auffassung von SCHICK, POSPISCHIL u. WEISS geht dahin, daß die Nieren-entzündung ein Teil des in der 3. oder 4. Woche einsetzenden, mit neuem Fieber, neuer Rachenerkrankung, Drüsenschwellung, mit neuem Exanthem, auch mit Ikterus und Gelenkerscheinungen einhergehenden Scharlachrezidivs ist.

Bei Masern, Influenza, Varicellen, Mumps, Typhus, Erysipel ist die Glomerulonephritis ziemlich selten, etwas häufiger bei Malaria, Febris recurrens und besonders·bei Streptokokkensepsis (Endocarditis ulcerosa, Endocarditis lenta), hier allerdings fast stets mit embolischer Herd-nephritis kombiniert.

Einer besonderen Besprechung bedarf noch die *Erkältung* als ätio-logischer Faktor. Jeder erfahrene Arzt wird sich einer derartigen eigenen Beobachtung erinnern. Die experimentelle Forschung hat gezeigt, daß Kälteeinwirkung eine Albuminurie und eine Kontraktion der Nieren-gefäße verursachen kann. Die Tierversuche geben ja vielleicht kein

Ätiologie.

Infektions-krankheiten und Infekte.

Erkältung.

richtiges Bild, da sich die Tierhaut von der menschlichen in Bau und Funktionen stark unterscheidet. Es kann sehr wohl sein, daß diese Reaktion in der menschlichen Niere viel ergiebiger ausfällt. Es wird als fast selbstverständlich angenommen, daß die Erkältung einem bakteriellen Einfluß den Boden bereitet. Dazu sei auf die Bemerkung S. 248 verwiesen.

Bakterien im Harn kommen, sofern sie nicht aus den abführenden Harnwegen stammen, aus Bakterienansiedlungen in der Niere und sind nicht charakteristisch für die diffuse Glomerulonephritis, sondern für Herde lokaler Entzündung. Die Streptokokkenfunde bei Erkältungsnephritis, die eine diffuse Glomerulonephritis ist, sagen also aus, daß sich daneben eine Herdnephritis entwickelt hat.

Die Rolle der Erkältung (Abkühlung, Durchnässung) für die Glomerulonephritis hat das aktuellste Interesse in der Zeit der *Kriegsnephritis* gefunden, die die Heere aller Länder gleichmäßig heimsuchte. Die Ätiologie der Kriegsnephritis hat sich nicht auf eine einfache Formel bringen lassen. Ihr gehäuftes Auftreten mit *Fieber, Milzschwellung, Bronchitis und toxischen Allgemeinsymptomen* haben zu der Auffassung einer Infektionskrankheit und sogar zu der Mutmaßung eines spezifischen Erregers geführt. Andere stellten den Einfluß der Kälte in den Vordergrund, wenigstens im Sinne einer Vorbereitung. Natürlich wurde, wie für vieles, die Ernährung verantwortlich gemacht. Als unterstützendes Moment sah man die starken körperlichen Anstrengungen an, denen die Truppen unterworfen waren. Wenn man heute zurückblickt, so ist es klar, daß Abkühlung, Ernährung und körperliche Überanstrengung an ätiologischer Bedeutung für die Kriegsnephritis stark verloren haben. Die Verteilung der Nephritisfälle auf die verschiedenen Monate des Jahres beweist nichts. Man kann sich im Biwak in einer Augustnacht genau so gut erkälten, wie im November. Aber im Verlaufe des Weltkrieges sind die schlechten Jahreszeiten nicht wärmer und trockener geworden als im Jahre 1915 und 1916, die körperlichen Leistungen haben sicher nicht, die Güte der Ernährung aber zweifellos abgenommen. Und doch ist jene Hochflut von Nephritiden, die wir von Mitte 1915 bis Ende 1916 hatten, nie wieder eingetreten. Zu einer Massenerkrankung gehört demnach doch wohl, wenn auch im einzelnen Falle Abkühlung, Überanstrengung und Ermüdung infolge ihrer Zirkulationsfolgen ein disponierendes Moment abgeben, eine bestimmte Infektion oder ein bestimmter Genius epidemicus, den wir ja auch für die Scharlachnephritis gefunden haben.

In demselben Sinne spricht auch die Beobachtung, daß die akute Nephritis in den letzten Jahren eine ziemlich seltene Krankheit geworden ist. Im Jahre 1919 hatten wir in Altona noch eine ziemlich hohe Erkrankungsziffer, die seitdem auch nicht annähernd erreicht worden ist.

Über die ätiologischen Faktoren, die unter Friedensverhältnissen, bei Fehlen ausgedehnteren Vorkommens von Scharlach, eine akute Nephritis bedingen, gibt folgende Tafel, die meinem Beobachtungskreis in den Jahren 1919—1924 entnommen ist, zahlenmäßigen Aufschluß. Von 97 Fällen waren verursacht durch:

Angina 28	Puerperium 2
Pyodermie 19	Wundinfeksion 1
Katarrh der oberen Luftwege 4	Darmkatarrh 1
Influenza 5	Erkältung 2
Scharlach 3	Tuberculosis pulm. 1
Pneumonie 4	Unbekannt 26

Eine zweite Reihe von 70 Erkrankungen aus den Jahren 1925—1932 gibt folgendes Bild:

Angina 25	Ohr 1
Haut 8	Erkältung 2
Scharlach 26	Unbekannt 8

Bei der großen Zahl der Erkrankungen, deren Eingangspforte nicht mehr festgestellt werden konnte, handelte es sich wahrscheinlich größtenteils um unbemerkt gebliebene Anginen.

Symptomatologie. Die Krankheit beginnt meist mit schlechtem Allgemeinbefinden, Müdigkeit, Appetitmangel, Schmerzen im Rücken, besonders in den Nierengegenden, nach Blase und Schenkel ausstrahlend, schmerzhaftem Harndrang. Die im ganzen Harnsystem auftretenden Schmerzen waren besonders bei der Kriegsnephritis sehr häufig. Sie sind aber dieser keineswegs eigentümlich, sondern waren bereits den früheren Ärztegenerationen wohlbekannt. Der Nierenschmerz im akuten Stadium ist wohl die Folge des Nierenödems und der Kapselspannung. Er kann sich bis zur Kolik steigern und dann auch mit Erbrechen (Kolikerbrechen) einhergehen. Kopfschmerzen, Übelkeit und Erbrechen im Beginn der akuten Nephritis sind aber im allgemeinen als Warnungssymptome der Urämie aufzufassen.

Nicht selten besteht Fieber, gewöhnlich nicht erheblichen Grades, oder subfebrile Temperatur. Ich meine nicht, daß als Ursache ausschließlich die Infektion oder die Infektionsquelle angesprochen werden darf, sondern daß man auch an endogene proteinogene Stoffe denken muß. Auch die fast nie fehlende Milzschwellung, die oft von einer Lebervergrößerung begleitet wird, ist nicht mit Sicherheit als Infektionsmilz aufzufassen. Hier kommt eine allergische Reaktion in Betracht, die den venösen Abfluß aus den Blutdepotorganen stoppt. Vielleicht ist auch der Meteorismus, der sich oft, und der Durchfall, der sich mitunter einstellt, so zu verstehen.

Bald macht sich dem Kranken und der Umgebung das Ödem bemerkbar. Der Kranke fühlt das Gesichtsödem zuerst morgens beim Erwachen an der durch die Lidschwellung bedingten Schwierigkeit beim Öffnen der Augen. Befindet sich der Kranke noch nicht zu Bett, so nehmen im Laufe des Tages die Unterschenkelödeme und die Druckbeschwerden in den Füßen zu. Die Verminderung der Harnmenge und die dunkle Harnfarbe entgeht aufmerksamen Kranken in dieser Zeit kaum.

Die Wasserretention beansprucht, besonders bei geringer Ödembereitschaft, das Herz, so daß es zu Kurzatmigkeit kommt. Die Überbürdung des kleinen Kreislaufs führt zu Bronchitis und mitunter zu Lungenödem.

Über die nervösen Erscheinungen und über die Veränderungen des Augenhintergrundes ist oben (s. S. 180 bzw. 199 f.) ausführlich gesprochen worden.

Die Hauptsymptome der akuten Nephritis sind Blutdrucksteigerung, Ödem und die Veränderungen des Harns.

Die *Blutdrucksteigerung* kann sehr flüchtiger Natur sein und in etwa 20% der Fälle der Beobachtung entgehen oder auch wirklich fehlen. In manchen Fällen, besonders bei kleinen Kindern, ist bei normalem Maximaldruck doch ein Steigen des Minimaldruckes (den wir früher nicht genügend berücksichtigt haben) feststellbar.

Ist eine Blutdrucksteigerung nicht feststellbar, so wird nicht selten die Lage zu günstig beurteilt und eine Herdnephritis oder eine Nephrose angenommen. Man halte daran fest, daß bei *Vorliegen der entsprechenden Symptome Blutdrucksteigerung Bestehen von akuter Nephritis beweist, Fehlen von Blutdrucksteigerung diese Krankheit aber nicht ausschließt.* Mitunter kann man das Nichteintreten des Druckanstiegs verstehen, so wenn ein schlechter Allgemeinzustand oder eine Vasomotorenschwäche vorliegt.

So sah ich eine akute hämorrhagische Nephritis bei einer frischen Pneumonie mit einem Blutdruck von 122 mm Quecksilber beginnen und in der Rekonvaleszenz den Wert von 175 erreichen. Die Hypertonie geht nur selten auf Werte gegen 200, dagegen häufig auf eine Höhe von 160—180. Wir bekommen die Kranken meist mit dem höchsten Druck in Behandlung, den sie überhaupt während der Beobachtung erreichen. Nur selten steigt der Druck noch langsam an. Der Blutdruck ist morgens meist niedriger als abends. Der Abfall erfolgt in der Regel allmählich. Dem Stadium des arteriellen Hochdruckes folgt sehr häufig ein Sinken des Druckes auf subnormale oder niedrignormale Werte. Sogar bei älteren Leuten, die schon vor der Nephritis hypertonisch waren, kann man in der Zeit des Abklingens der Nierenentzündung eine Blutdrucksenkung, in diesen Fällen annähernd auf Werte von 120—130, beobachten. In der Folge erreichen die Normaltonischen den Druck, der ihrem Alter und ihrer Konstitution zukommt, während die Patienten mit Hochdruck zu ihrer früheren erhöhten Gefäßspannung zurückkehren. Auf Grund zahlreicher eingehender Beobachtungen scheint es berechtigt zu sein, den arteriellen Hochdruck bei der akuten Nephritis erst dann für beendet zu halten, wenn Werte, die für das Individuum subnormal sind, gemessen werden. Moog u. Schürer haben gefunden, daß bei abklingender Krankheit der Minimaldruck häufig länger erhöht bleibt als der Maximaldruck. Auch im Stadium der Rekonvaleszenz kommen noch Drucksteigerungen vor, und nicht nur abhängig von Bewegungen, Aufstehen usw. Man soll diesen Verhältnissen die genaueste Aufmerksamkeit schenken. Das Verhalten des Blutdruckes ist für die Frage der Ausheilung grundlegend, viel wichtiger als das Verhalten der Eiweißausscheidung. Das Chronischwerden einer Nierenentzündung nicht nur, sondern auch der progrediente Charakter des nicht ausheilenden Leidens zeigt sich eindeutig durch die bleibende oder wiedereinsetzende Hypertonie an. In der überwiegenden Mehrzahl dieser Fälle bleibt auch die Albuminurie. Aber die Albuminurie allein, ohne Hypertonie, sagt nichts Sicheres über die Neigung zum Fortschreiten der Erkrankung aus. Der Venendruck ist häufig erhöht.

Bei Scharlachkranken soll die Drucksteigerung den anderen Symptomen der Nephritis vorausgehen. Ich kann diese Beobachtung für Kinder (zur Beurteilung der Verhältnisse bei Erwachsenen fehlt mir die Erfahrung) nicht bestätigen. Wir haben in einer langen Scharlachzeit, in der sich 21mal eine Nephritis entwickelte, bei genauer Beobachtung niemals eine vorausgehende Drucksteigerung gefunden.

Aber auch wenn wirklich die Blutdrucksteigerung dem Ödem und der Albuminurie vorausgeht, so ist man nicht berechtigt von einer pränephritischen Blutdrucksteigerung zu sprechen und daraus eine Stütze für die arteriolospastische Theorie VOLHARDS abzuleiten. Das Ödem kann ganz fehlen, und die Eiweißausscheidung, wie bald ausführlicher dargestellt wird, erst später erscheinen. Die glomeruläre Reaktion kann ohne die klinischen Kardinalsymptome der akuten Nephritis beginnen. Das hat die histologische Untersuchung der Nieren von Scharlachrekonvaleszenten, die vor dem klinischen Beginn der Nephritis starben, erwiesen.

Das **Ödem** fehlt bei der akuten diffusen Nephritis nur selten, schwankt in seinem Grade von leichter Gedunsenheit bis zu enormen Füllungen der Unterhautzellgewebe und der serösen Höhlen, die häufig mehr wie 10, aber auch bis 20% des Körpergewichts betragen. Auch in bezug auf die Dauer des Ödems bestehen große Verschiedenheiten, die zwischen wenigen Tagen und mehreren Monaten (selbst bei heilungsfähigen und ausheilenden Fällen!) liegen. Dauer der Hypertonie und. Dauer des Ödems stehen in keinem festen Zusammenhang zueinander. Die Albuminurie überdauert das Ödem fast stets. *Doch ist eine Ödemneigung auch bei eiweißfreien Rekonvaleszenten nicht selten noch nachweisbar.* Das wachsende Ödem macht sich dem Kranken durch quälenden Durst bemerkbar. Das Blutwasser entleert sich in die Gewebe und bedarf ständiger Neuzufuhr. Daher kommt es, wie bei der Kriegsnephritis, in wenigen Tagen zu sehr starken Anschwellungen und zu Gewichtszunahme von $^1/_5$ bis $^1/_4$ des Körpergewichts. Ein höherer Grad des Ödems ist die Folge fehlender oder unzweckmäßiger Behandlung. Je früher die später zu besprechende einzig sach- und sinngemäße Therapie einsetzt, um so kleiner bleiben die Schwellungen. So habe ich einen sehr schweren und nicht zur Ausheilung gekommenen Fall von akuter hämorrhagischer Nephritis bei Pneumonie (III, 278) beobachtet, in dem sich nur ein ganz geringes Knöchelödem entwickelte, das zudem vielleicht die Folge der schweren Kreislaufschwäche war. Von großer praktischer Bedeutung ist es, daß das *Ödem der Albuminurie bisweilen vorangeht.* Das kann man mit aller Sicherheit bei Scharlachkranken beobachten, bei denen in der Rekonvaleszenz der Harn täglich untersucht wird. Verminderung der Harnmenge, Gewichtszunahme, Gesichtsschwellung sind die ersten Zeichen der Nephritis, die Vorboten der Albuminurie. Auch bei der Kriegsnephritis haben wir Patienten mit mächtigem Hydrops und Hypertonie gehabt, bei denen die Albuminurie erst später nachkam.

Der Harn. Die *Albuminurie* ist von sehr unterschiedlicher Größe, entsprechend dem Grade der tubulären Erkrankung, am stärksten also bei der Pan- oder Mischnephritis. Der Glomerulus selbst ist keine ergiebige Eiweißquelle, und zwar um so weniger, je mehr der Blutstrom

in ihm versiegt. Die Hauptausscheidungsstätte des Albumens bildet,
wie aus der Betrachtung der epithelialen Nephropathie hervorgeht, der
Tubulus. Wir finden Eiweißmengen, die zwischen Spuren und 20—40$^0/_{00}$
schwanken. Die extremen oberen und unteren Werte sind selten. Meist
beträgt der Eiweißgehalt im Beginn der Krankheit 6—12$^0/_{00}$.

Hämaturie.   Die *Hämaturie*. Der Harn ist im Beginn der Krankheit nicht selten
blutfrei, wird aber im weiteren Verlauf fast stets hämorrhagisch. Er
ist dann von braungrüner oder schwarzgrünlicher Farbe, häufig fleisch-
wasserähnlich. Es handelt sich niemals um eine Blutung gefährlichen
Grades. Da das Blut dem Harn bereits in der Niere in feinster Verteilung
beigemischt wird, so ist der Harn einer Blasenentleerung, auch wenn
man sie in verschiedenen Teilen auffängt, durchaus gleichmäßig beschaffen
und frei von allen Blutgerinnseln. Die Blutkörperchen sind häufig
verändert; ein Teil des Blutfarbstoffes wird durch eine in der Niere oder
später eintretende Hämolyse frei und erscheint dann in Form von
Zylindern oder Körnern.

Der Blutfarbstoff kann in Methämoglobin umgewandelt sein, so daß
er mikroskopisch und mit der HELLERschen Probe, nicht aber mit der
GUAJAC-Methode nachweisbar ist. Die Blutung erfolgt aus den Glomerulis, setzt also deren mindestens teilweise Durchgängigkeit voraus.
Wenn sie, wie nicht selten, im Anfang vermißt wird, so stellt ihr Eintritt
ein Freiwerden des Blutumlaufs in den Glomerulusschlingen dar
(SÖRENSEN).

In ganz schweren Fällen diffuser Glomerulusnephritis, wenn die
Glomeruli undurchgängig sind und bleiben, kann der Harn fast blutfrei
sein. Das geschieht auch bei derjenigen Form der akuten Nephritis,
bei der vorzugsweise im Raum der BOWMANschen Kapsel krankhafte
Prozesse sitzen. Es handelt sich hier um echte entzündliche, mit Fibrin-
ablagerung und Leukocyteneinwanderung beginnende Erscheinungen,
denen sehr bald eine mächtige Wucherung des Kapselepithels folgt.
Der durch diese abnorme Füllung zu einem halbmondförmigen Raum
ausgedehnte ehemalige Kapselspalt umschließt den Capillarknäuel und
drückt ihn zusammen. Dadurch wird eine Blutung aus den Gefäßschlingen verhindert. In der gleichen Richtung wirkt die Erkrankung
der Schlingen selbst. Die Schlingen sind blutleer, untereinander verklebt und zum Teil hyalinisiert. Wir haben in einem solchen Fall auch
schwere Nekrose der Schlingen beobachtet. Diese sehr eigentümliche
Form der akuten Nephritis, die man aus der Hartnäckigkeit der Albuminurie, des Ödems und der Hypertonie und dem Fehlen der Hämaturie
mit einiger Sicherheit diagnostizieren kann, gibt, wie aus der irreversiblen
Erkrankung der Glomeruli verständlich ist, eine schlechte Prognose.
Sie stellt eine akute Nephritis dar, die von vornherein zur Chronizität
verurteilt ist. Man bezeichnet sie als *kapsuläre* oder *extracapilläre* (VOL-
HARD u. FAHR) akute Nephritis. Manche Autoren nennen sie *subakute
Nephritis*".

Eine geringe (mikroskopisch nachweisbare) Blutbeimengung kommt
auch bei verschlossenem Glomerulus durch die hochgradige venöse Stauung
im Bereich der Tubuluscapillaren zustande. Die makroskopische Hämaturie klingt meist rasch ab. Der Harn, dessen Menge sich gleichzeitig

vermehrt, nimmt eine schmutzig-grüngelbe, dann schmutzigbraune Farbe
an. In diesem Zustand läßt sich der Blutfarbstoff noch chemisch
nachweisen. Die Periode der mikroskopischen Hämaturie ist sehr lang,
erstreckt sich weit in die Rekonvaleszenz hinein und überdauert meist
die Albuminurie.

Sediment. Der saure und trübe Harn enthält rote Blutkörperchen
und Blutkörperchenschatten und regelmäßig Leukocyten, und zwar in viel
größerer Menge, als der Blutbeimengung entspricht. Fast stets finden
sich hyaline, bestäubte und meist auch granulierte und verfettete Zylinder,
die die Erkrankung der Tubuli anzeigen. Von derselben Bedeutung
sind die die granulierten Zylindern begleitenden Nierenepithelien.

Nierenarbeit und Nierenfunktionen. Es kommt, wie nicht anders
zu erwarten, bei der diffusen Nephritis eine Beeinträchtigung aller
Funktionen vor. Im Beginn und bei der vorwiegenden Glomerulitis
muß eine Schädigung der glomerulären *Wasserausscheidung* im Vordergrund stehen.

Die sekretorische Leistung der Glomeruli ist sicher auf das Äußerste
herabgemindert. Trotzdem kann ein Harn von hohem spezifischen
Gewicht, von guter N- und leidlicher Cl′-Konzentration gebildet werden,
d. h. eine Konzentrierungsleistung erfolgen, unter Verhältnissen, unter
denen die nach der Rückresorptionstheorie erforderliche Menge von
Glomerulussekret nicht gebildet sein kann. Solche Beobachtungen stellen
ein Argument für die Sekretionstheorie der Niere dar. Wenn auch bei
der gleichzeitigen Ödembereitschaft der renale Anteil des Unvermögens
der Wassersekretion nicht zu bestimmen ist, so liegt, wie die Beschaffenheit der Glomeruli zeigt, ein renaler Anteil doch immer vor. Nur
in den Fällen von Oligurie, in denen Ödembereitschaft und Ödem
fehlen, ist die rein renale Natur der Wasserretention offenbar. Davon wird weiter unten noch die Rede sein. Das spezifische Gewicht
des Harns kann im Beginn der Nephritis hoch sein, 1025—1030. Je
niedriger das spezifische Gewicht, besonders bei kleiner Harnmenge,
ist, um so schwerer die tubuläre Schädigung. Aber auch hinter
einem hohen spezifischen Gewicht kann sich das *Unvermögen,* NaCl
zu konzentrieren, verbergen. Diese Funktionsstörung tritt als Folge
der Tubulusschädigung bei einer großen Reihe von Fällen ein. Wichtig
ist, daß die *beiden tubulären Symptome, Albuminurie und Konzentrierungsverlust für* NaCl, *in ihrer Stärke und Dauer einander nicht entsprechen.*
Auch bei sehr hoher Albuminurie kann die Konzentrierungsschwäche
fehlen. Die Albuminurie klingt ziemlich schnell auf geringe und geringste
Grade ab, während diese Funktionsstörung meist recht lange Zeit bestehen
bleibt. Die Kochsalzausscheidung bei solchem Verhalten der Niere und im
Stadium des Ödemwachstums bleibt weit hinter der Zufuhr zurück.
Die Entsalzung des Körpers erfolgt mit der Entwässerung. Die Konzentration des Stickstoffes ist in schweren Fällen bei Beteiligung der
Tubuli oft gestört, so daß nur Konzentrationen von 0,5—0,6% N gebildet
werden. Unter diesen Umständen kommt es zur Stickstoffretention.
Die Stickstoffunktion stellt sich ziemlich bald, jedenfalls viel früher
als die Kochsalzfunktion, wieder her.

I, 85.　　　　　　　　　Kurve 33.

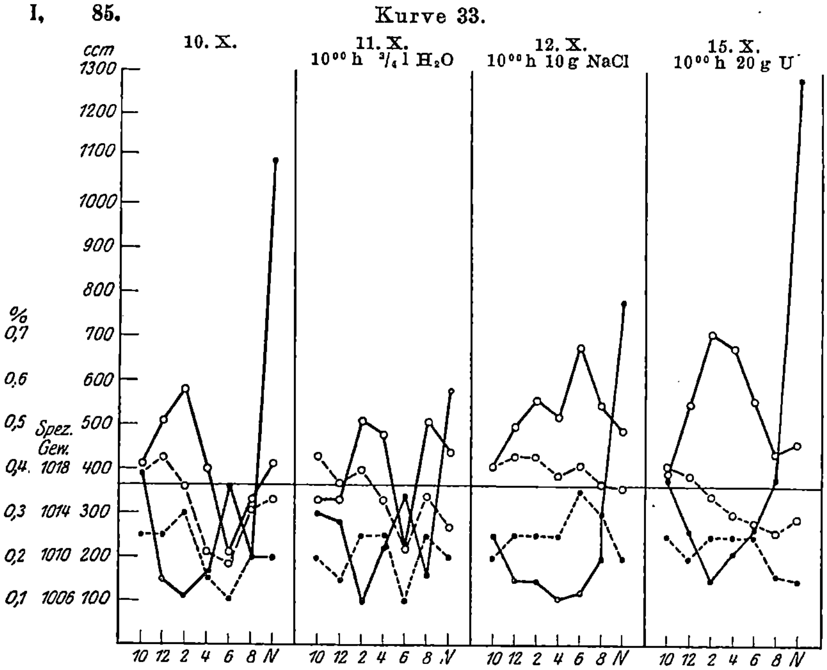

Bilanztafel.

Tag	Harn-menge	Spez. Gew.	g Cl′	g N	Auf 1 l um-gerechnet Spez. Gew.	Gefundener Mehrbetrag		Aus der Zunahme d. spez. Gewichts berechneter Mehrbetrag	
						Cl′	N	Cl′	N
10. X.	2475	1009	7,9	9,6	1022,3				
11. X.	1980	1010	6,2	7,6	1019,8				
12. X.	1760	1011	6,7	8,9	1019,3	—		—	
15. X.	2955	1010	9,3	14,6	1029,5	+1,4	+5,0		+12,0

Erklärung der Kurve 33.

Es besteht Polyurie mit Nykturie, Konzentrationsschwäche für NaCl (Isotonie).

Wassertag (11. X.): Die Reaktion ist wegen der Ödemneigung negativ. Wasser, NaCl und N werden infolgedessen retiniert.

Kochsalztag (12. X.): Die Konzentration liegt nur eben über dem Serumwert. Wegen der Ödemneigung wird NaCl und Wasser retiniert.

Harnstofftag (15. X.): Der Harnstoff wirkt diuretisch. Die N-Konzentration steigt nur auf geringe Höhe (bis 0,7%). Der N wird daher nur zu ²/₃ ausgeschieden.

In einigen Fällen haben wir die Fähigkeit, Harnsäure zu konzentrieren, untersucht und gefunden, daß ein völliger Verlust dieser Funktion gewöhnlich nicht besteht, so daß die Dichte dieses Stoffes im Harn die im Blute noch überragt, daß aber der Konzentrationssprung deutlich vermindert ist. Eine solche relative Konzentrierungsschwäche für Harnsäure fanden wir bei hoher Gesamtstickstoffdichte und bei erhaltener wie bei verlorener Konzentrierungsfähigkeit für Cl′. Die Unabhängigkeit der Teilfunktionen voneinander ist also auch in dem Ausscheidungsmodus der Harnsäure deutlich.

Folgende Tafel gibt ein Bild von den Ausscheidungsverhältnissen einer schweren akuten Mischnephritis. Die epitheliale Erkrankung ist kenntlich an der hohen Albuminurie und an der schweren Konzentrierungsschädigung für NaCl, die sehr lange Zeit anhält und nach einem Stadium der Kochsalzhypotonie in ein Stadium der Kochsalzisotonie übergeht.

Bei der Entwässerung der Ödeme tritt vorübergehend Nykturie auf. Auch vor der Erreichung größerer Harnmengen ist das Überwiegen der Nachtmenge eine Hoffnung auf bald einsetzende Entwässerung.

Nebenstehender Fall (I, 85) zeigt das funktionelle Verhalten nach Schwund der Ödeme, wie es auch nach längerer Zeit (in diesem Falle 6 Wochen nach Beginn der Erkrankung) nicht selten gefunden wird.

I, 81. Tafel.

Tag	Harn-menge ccm	Spez. Gew.	% Cl′	g Cl	% N	g N	Alb. °/oo	Körpergewicht kg
1. IX. 1915	250	1024	0,05	0,12	1,56	3,90	15	
2. IX.	195	1022	0,05	0,10	1,43	2,79		84,0
3. IX.	600	1014	0,06	0,34	0,92	5,50	10	
4. IX.	780	1012	0,02	0,14	0,82	6,37	·9	87,5
5. IX.	1340	1016	0,02	0,33	0,81	10,87	5	
6. IX.	1600	1012	0,03	0,51	0,87	13,83	4	86,0
7. IX.	1460	1012	0,06	0,93	0,75	11,00	4	
8. IX.	1300	1012	0,09	1,20	0,71	9,22	7	84,0
9. IX.	1460	1015	0,17	2,54	0,88	12,91	8	
10. IX.	1150	1017	0,28	3,26	1,08	12,42	12	83,5
11. IX.	900	1020	0,26	2,37	1,12	10,08	12	
12. IX.	760	1024	0,14	1,03	1,31	10,00	24	85,5
13. IX.	1680	1018	0,25	4,17	1,09	18,31	14	
14. IX.	1670	1015	0,21	3,56	0,75	12,49	12	82,5
15. IX.	1285	1018	0,23	2,92	0,87	11,25	11	
16. IX.	1790	1015	0,27	4,84	0,82	14,70	12	81,5
17. IX.	1700	1016	0,33	5,61	0,68	11,52	9	
18. IX.	1410	1015	0,36	5,10	0,77	10,97	9	80,25
19. IX.	780	1020	0,35	·2,70	0,79	6,15	11	
20. IX.	1740	1016	0,31	5,43	0,67	11,72	8	80,0
21. IX.	1360	1018	0,35	4,76	0,69	9,40	12	
22. IX.	1920	1014	0,32	6,11	0,60	11,50	9,5	79,0
23. IX.	2000	1014	0,38	7,60	0,55	11,10	7	
24. IX.	2160	1014	0,29	6,29	0,46	9,99	7	78,5
25. IX.	2940	1012	·0,36	10,62	0,37	10,88		
26. IX.	3300	1012	0,38	12,65	0,38	12,50	6	75,5
27. IX.	3400	1010	0,34	11,57	0,32	11,02		
28. IX.	3200	1010	0,34	10,89	0,31	10,24	3,5	72,75
29. IX.	2360	1012	0,41	9,62	0,33	7,74		
30. IX.	3440	1013	0,42	14,28	0,27	9,15		
1. X.	3740	1012	0,38	14,12	0,25	9,27		71,0
2. X.	2860	1012	0,47	13,40	0,28	7,86		
3. X.	2320	1017	0,41	9,45	0,30	6,98	3	
4. X.	2040	1017	·0,45	9,11	0,39	7,95		69,25

 Das Blut. Die Veränderung des Blutes kann alle seine normalen Bestandteile betreffen.

Die blasse Farbe der Haut und der Schleimhäute, die sich oft bei akuter Nephritis findet, deutet auf Anämie hin. Hier, wo Veränderungen des Blutvolumens, der Zahl der roten Blutkörperchen und der Plasmamenge vorliegen können, auch in der Weise, daß die Blutkörperchenmenge kleiner, die Plasmamenge absolut größer wird, zeigt sich das Verwirrende der Nomenklatur, die sich lediglich auf das prozentuale Verhältnis bezieht.

Ob eine Verminderung der Erythrocytenzahl in der Volumeneinheit durch Zunahme des Plasmas, d. h. durch stärkere Verdünnung, ob sie durch Blutkörperchenverlust oder durch beide Umstände erfolgte, läßt sich in völlig eindeutiger Weise nur durch gleichzeitige Messung der zirkulierenden Blutmenge erkennen.

Eine Vermehrung der Blutmenge ist von uns (s. S. 91) und anderen bei akuter Nephritis einwandfrei beobachtet worden. Sie stellt, zumal das Gefäßsystem sich in einem Zustand vermehrter Spannung (Hypertonie) befindet, für das Herz eine sehr große Mehrbelastung und die wichtigste Ursache des Versagens des Kreislaufs bei der akuten Nephritis dar.

Die Ödembereitschaft ist bei der nephritischen Oligurie ein wirkliches Sicherheitsventil, ohne das es zu höchst gefährlichen Zuständen kommt. Es bildet sich in um so kürzerer Zeit, je mehr Nahrung und Flüssigkeit der Kranke aufnimmt, eine sehr schnell zunehmende Schwäche und Dilatation des linken Ventrikels aus. Hebender Spitzenstoß, verstärkte Herzaktion, Verbreiterung der Dämpfung nach links, systolisches Geräusch (muskuläre Mitralinsuffizienz), Galopprhythmus, Sinken des Blutdruckes sind die Kennzeichen. Die Kranken sind orthopnoisch und dyspnoisch, die Atmung ist beschleunigt, die Sprache mühsam. Das Gesicht ist stark gerötet, leicht livid und von viel größerem Volumen. Hat man den Kranken früher gekannt, so fällt diese Massenzunahme des Gesichtes ebenso auf, wie es später nach Abklingen dieses Zustandes überraschend klein erscheint. Das Nachlassen der Kraft des linken Ventrikels bei dieser Überfüllung des Gefäßsystems führt nicht selten zu *Lungenödem*. Und ein guter Teil der Todesfälle im Frühstadium einer akuten diffusen Nephritis kommt hierdurch zustande. Dieses Krankheitsbild ist so charakteristisch und so wichtig, daß es eine eigene Bezeichnung — *akute diffuse, hydrämische, anhydropische Nephritis* oder kurz *Nephritis hydraemica* — rechtfertigt.

In solchen Fällen kann man die größere Menge kreisenden Blutes am Krankenbett mit genügender Sicherheit erkennen. Bei einer vollständigen Blutanalyse, zu der eine Bestimmung der Blutmenge und ihrer Teile, des Plasmas und des Erythrocytenvolumens, gehört, zeigt es sich, in diesen und in anderen Fällen, ob ein Blutkörperchenverlust oder eine Blutkörperchenverdünnung vorliegt.

Aus dem Eiweißgehalt des Plasmas, den man mit der Methode der Refraktometrie nicht so gut bestimmen kann als mit N-Analyse, darf auf eine absolute Hydrämie, nicht geschlossen werden. Hypoproteinämie des Plasmas kommt bei akuter Nephritis ganz ebenso vor wie bei Nephrose. Es wäre sehr interessant festzustellen, wie sich diese Veränderung zeitlich zu den frühesten Erscheinungen der Krankheit verhält. Ich halte es für ganz sicher, daß es sich dann zeigen wird, daß die Eiweißverarmung des Plasmas nicht Folge der Eiweißausscheidung durch die Nieren ist (s. S. 212).

Auch der Albumin-Globulinquotient ist sehr oft in derselben Richtung wie bei Nephrose verändert.

Die Blutkörperchensenkungsgeschwindigkeit ist erhöht, nicht nur wegen des Vorliegens eines Infektes. Die Angabe von KOLLERT, daß auf schnelle Heilung um so weniger zu rechnen sei, je schneller die Senkung, verdient Beachtung.

Über den kolloidosmotischen Druck stimmen die Meinungen der Autoren nicht überein. Nach den sehr genauen Messungen meines Mitarbeiters P. MEYER ist bei Ödem erniedrigter kolloidosmotischer Druck häufiger als normaler, während bei akuter Nephritis ohne Ödem niedrignormale, hochnormale und auch leicht erhöhte Drucke gefunden werden.

Der Chloridgehalt des Blutes zeigt kein einheitliches Verhalten. Es kommen starke Erhöhungen, normale Werte, aber auch erhebliche Verminderungen vor.

Die auf das Säurebasengleichgewicht gerichtete Blutanalyse ergibt in leichteren Fällen keine Abweichungen von der Norm, in anderen aber Verminderung des Bicarbonatgehalts (Alkalireserve) Calciumverminderung und Phosphaterhöhung. Die Fähigkeit der Niere zur Ammoniakbildung muß noch weiter untersucht werden. In den wenigen Fällen, die zu analysieren wir bisher Gelegenheit hatten, fanden wir annähernd normale Verhältnisse.

Die Retention N-haltiger Produkte im Körper findet in dem Bestand des Blutes an solchen Stoffen nicht ihren vollen Ausdruck. Auch bei erheblicher Retention kann der Gehalt des Blutes an N und Harnstoff normal oder fast normal sein. Werte von Rest-N über 100 mg-% werden bei akuter Nephritis nicht häufig angetroffen. Regelmäßiger ist die Erhöhung der Harnsäure im Blut (v. MONAKOW). Und diese Erhöhung bleibt, wie KRAUSS gefunden hat und wir bestätigen können, oft bis lange in die Rekonvaleszenz bestehen. Und zwar auch bei solchen Kranken, deren Nieren Harnsäure in guter Konzentration und in normaler Menge auszuscheiden vermögen. Die Verhältnisse dieser Blutharnsäurevermehrung sind noch nicht genügend klar.

Reststickstoff und Harnsäure im Blut verlaufen voneinander ganz unabhängig. Ich lasse eine Tabelle, geordnet nach der Höhe des R-N folgen,

Rest-N	Harnsäure	Rest-N	Harnsäure	Rest-N	Harnsäure	Rest-N	Harnsäure
24	4,3	31	5,3	43	7,4	57	7,4
24	6,5	32	5,5	43	8,4	62	13,3
26	4,4	33	8,3	44	6,2	69	7,9
26	7,0	34	5,2	45	3,8	70	13,3
27	6,8	35	7,5	48	11,6	79	7,8
28	6,4	36	4,3	49	8,5	109	12,9
28	6,2	38	13,7	53	9,2	115	6,2
28	4,9	40	12,0	54	6,6	119	10,6
29	5,6	41	6,0	54	6,2	141	14,1
29	7,5	41	6,7	57	6,4	183	13,7
29	4,5	42	4,6				

an der außer dieser Unabhängigkeit ersichtlich wird, daß die Bestimmung der Blutharnsäure einen feineren Gradmesser darstellt.

Auch die Retention des Kreatinins im Blut erfolgt ohne Beziehung zu den anderen zurückbehaltenen Stoffen. Wie E. BECHER gefunden hat, wird bei akuter Nephritis Indicanvermehrung und Xanthoproteinreaktion nur selten und niemals in stärkerem Grade angetroffen. Tritt Anurie ein, so ändern sich natürlich diese Verhältnisse zunehmend mit der Dauer der Nierensperre.

Verminderung der Blutplättchen wurde bereits erwähnt. Fast stets findet sich eine mäßige Leukocytose.

Formen der akuten diffusen Nephritis. Aus dieser Fülle von Symptomen setzt sich eine große Zahl sehr verschieden aussehender, klinisch und prognostisch sehr ungleichwertiger Krankheitsbilder zusammen, die man in folgende Gruppen gliedern kann:

1. *Nephritis simplex s. levis,*
2. *Nephritis hydropica,*
3. *Nephritis hydraemica,*
4. *Nephritis uraemica.*

Diagnose und Differentialdiagnose. Die ersten Anfänge der Krankheit werden meist nur dann beobachtet, wenn man, wie im Scharlach, darauf wartet. Die Diagnose ist leicht bei Blutdrucksteigerung, Ödem und Hämaturie.

Fehlt das Ödem, ist auch keine klinisch in den Vordergrund tretende Hydrämie vorhanden, so kann die Diagnose bei allen denjenigen Kranken schwierig sein, bei denen eine Hypertonie schon vorher bestand oder bei denen sich nach ihrem Alter, ihrer Konstitution oder dem Zustand ihrer Blutgefäße eine Hypertonie erwarten läßt. Entscheidend ist dann der (oft auch nicht leicht zu beurteilende) Herzbefund, indem eine Hypertrophie für ein längeres Bestehen der Hypertonie spricht.

Fehlt die Hypertonie, so weist eine deutliche Hämaturie bei Bestehen von Ödem auf eine diffuse Glomerulitis hin, ohne Ödem und bei normalen Harnmengen ist das Bestehen einer Herdnephritis zu erwägen. Beim Fehlen von Hypertonie ist der Allgemeinzustand daraufhin zu prüfen, ob nicht das Grundleiden und seine Folgen oder die im Verlaufe der Nierenentzündung bereits (durch Hydrämie) eingetretene Herzschwäche eine Blutdrucksteigerung verhindern.

Fehlt die Hämaturie oder ist sie nicht makroskopisch, so muß bei bestehender Hypertonie und bei rasch entstandenem Ödem eine Glomerulitis angenommen werden, und zwar mit einer besonders schweren Störung des Blutumlaufes in den Knäuelschlingen. Diese Annahme wird durch die im weiteren Verlaufe mit der besseren Diurese (Glomerulusdiurese) eintretende Hämaturie zur Gewißheit. Fehlt die Hämaturie oder ist sie nur in geringem Grade vorhanden bei einem Kranken, der eine ältere Hypertonie und frische Ödeme hat, so kann die Differentialdiagnose zwischen akuter Nephritis bei essentieller Hypertonie und Herzinsuffizienz bei essentieller Hypertonie sehr schwierig sein.

Folgende Tafel gibt eine Übersicht über die *Differentialdiagnose.*

Aus der Tafel geht hervor, daß bei Fehlen eines Kardinalsymptoms die Diagnose nur dann schwierig ist, wenn eine Hypertonie älteren

Tafel.

Hypertonie	Ödem	Hämaturie			
+	+	+	Diffuse Glomerulonephritis		
0	+	+	Diffuse Glomerulonephritis		
+	0	+	Diffuse Glomerulo-nephritis	Bestand früher Hypertonie, so kommt in Betracht:	Niereninfarkt, Herdnephritis
+	+	0			Herzinsuffizienz Stauungsniere
+	0	0	Hypertonie (Nephrosklerose)		
0	+	0	Epitheliale Nephropathie		
0	0	+	Herdnephritis		

Datums in Betracht kommt. Bei Fehlen zweier Kardinalsymptome ist eine diffuse Glomerulonephritis unwahrscheinlich. Dieser Satz gilt aber bezüglich der Herdnephritis (Fehlen von Hypertonie und Ödem) nur mit Vorbehalt (s. S. 290f.).

Für die Beurteilung der Schwere des Prozesses und des Verlaufs Prognose. kommen in Betracht: Anurie, Hydrämie, Urämie, Grad und Dauer der Hypertonie, Ödem (weniger sein Grad als seine Dauer), die tubulären Symptome (Konzentrierungsverlust und Albuminurie) und ihre Dauer und schließlich Hämaturie. In dieser Aufzählung sind die Symptome etwa nach ihrem Wert geordnet. Der Grad der makroskopischen Hämaturie ist ohne wesentliche Bedeutung, wichtiger aber die Dauer. Die Stärke des Ödems ist gewöhnlich abhängig von unzweckmäßigem Verhalten des Kranken oder unrichtiger Behandlung (große Flüssigkeitszufuhr). Bei der akuten Nephritis, die frühzeitig und vernünftig behandelt wird, kommt es gar nicht zu so schweren Ödemen, wie wir sie besonders während des Krieges sahen und bei den chronischen Nierenleiden, besonders bei der chronischen epithelialen Nephropathie, noch sehen.

Betrachten wir zunächst den akuten, d. h. den zu völliger Gesundheit Verlaufs-oder zu einem schnellen Tode führenden Verlauf — und beides ist bei arten. und trotz der noch ganz rückbildungsfähigen Natur der anatomischen Veränderungen möglich —, so ist festzustellen, daß ein guter Teil der akuten Nephritiden rasch ausheilt. Vor allem tut das die Nephritis levis s. simplex, nicht selten auch die Nephritis uraemica und auch die Nephritis hydraemica. Die bedrohlichen Erscheinungen führen entweder den Tod herbei oder verschwinden rasch in wenigen Tagen. Als ein Symptom, das für das Weiterbestehen eines aktiven Prozesses spricht, bleibt die Hypertonie oft, wenn auch mit Schwankungen, für mehrere Wochen bestehen. Noch länger kann das Ödem und sehr viel länger die Ödem-neigung andauern. Und erst nach oft weit größeren Zeiten (Monaten und Jahren) schwindet die Albuminurie und die mikroskopische Hämaturie (Resthämaturie). Die Ursache der Resterscheinungen kann, wie VOLHARD meint, in einem herdförmigen Prozeß sekundär-entzündlichen Ursprungs liegen. Solche Veränderungen sind einer Heilung zugänglich, wie wir später sehen werden, aber nicht im Sinne einer Restitutio ad integrum,

sondern unter Narbenbildung. Sie gehören also nicht mehr zu den einer
völligen — auch anatomischen — Rückbildung fähigen Veränderungen.
Eine lang dauernde Albuminurie kann aber auch die Folge epithelialer
Veränderungen sein, die oft sehr lange Zeit brauchen, um zu einer
völligen, auch anatomischen Heilung zu kommen. Auch bei dieser
Grundlage der postnephritischen Albuminurie ist an herdförmige (tubuläre) Prozesse zu denken.

Prognose.   **Prognose der akuten Nephritis.** Über den Ausgang der akuten Glomerulonephritis während der klinischen Beobachtung gebe ich auf Grund
eigener Erfahrungen an 91 Fällen folgende Zusammenstellung. In dieser
bedeutet: geheilt = frei von allen Erscheinungen; fast geheilt = keine
Erscheinungen bis auf Mikrohämaturie (einige wenige Erythrocyten im
Gesichtsfelde); gebessert = geringe Albuminurie (Hauch bis Spur Alb.)
und Mikrohämaturie; ungeheilt = stärkere Restalbuminurie und ge-
legentliche mäßige Hypertonie; chronisch = Fortdauer von Albuminurie,
Hypertonie, in einem Fall auch von Ödem bei langer Beobachtungszeit.

Von 94 Fällen sind

Geheilt . . . 39	Gebessert . . 40	Chronisch . . . 7
Fast geheilt . 4	Ungeheilt . . 1	Gestorben . . . 3

Diese Zahlen sind aber zu klein für eine Verallgemeinerung. Aus
der Literatur geht hervor, daß mit höherer Mortalität (vielleicht 8—10%)
gerechnet werden muß. Die Zahlen für vollständige Heilung (40%)
haben eine allgemeinere Gültigkeit. VOLHARD stellt fest, daß die Prognose
in bezug auf Sterblichkeit und Übergang in chronisches Leiden um so
besser ist, je früher der Kranke in Behandlung kommt. Und das ist
gewöhnlich davon abhängig, ob die Krankheit stürmisch einsetzt oder
sich einschleicht. In diesem Falle ist das Endergebnis ganz bedeutend
schlechter.

Nach einer Schätzung von GOLDSCHEIDER gehen 10% in Schrumpfniere über. Der Angabe von HANSBORG, daß die Scharlachnephritis
prognostisch sehr günstig sei, kann ich nicht zustimmen.

Therapie.   **Die Behandlung der akuten Nephritis.** Einen sicheren Schutz gegen
Prophylaxe. die Nierenentzündung gibt es nicht. Ob man eine Erkältungsnephritis,
wie etwa einen Schnupfen, durch ein Schwitzbad (LEUBE) oder etwas
Ähnliches kurz beenden kann, vermag ich aus eigener Erfahrung nicht
zu entscheiden. Wenn man einen solchen Versuch machen will — und
das ist anzuraten —, so verordne man jedenfalls nicht als Schwitzmittel
Aspirin. Es ist sogar notwendig, den Gebrauch ausdrücklich zu verbieten, da ja dank der Heilmittelreklame, des freien Handverkaufs und
durch reichliches Verordnen seitens der Ärzte differente Mittel die alte,
biedere Hausapotheke verdrängt haben. Salicylpräparate bei Nephritis
sind different und müssen, wenn sie, wie bei gleichzeitigem Gelenkrheumatismus, unumgänglich notwendig sind, genau dosiert, in allmählich
steigender Dosis, unter genauer Beachtung von Harnmenge und Eiweißgehalt gegeben werden. Zu einem Schwitzbad sind sie nicht erforderlich.

An eine planmäßige Verhütung der Nephritis kann man bei Scharlach denken. Man wird gewiß gut tun, in der Rekonvaleszenz, vor
dem gefürchteten Scharlachrezidiv, die Kranken im Bett, warm und

bei einer milden Kost zu halten. Früher wurde als Prophylakticum
in dieser Zeit eine reine Milchkost empfohlen. POSPISCHIL u. WEISS
haben aber überzeugend dargetan, daß die Nephritis bei Scharlach durch
Diät nicht abzuwenden ist. Man vermeide in der Erwartungszeit Gewürze, Alkohol, Mißbrauch von Salz und gebe eine Kost, wie sie der
Allgemeinzustand erfordert, wobei Fleisch durchaus nicht von vornherein ausgeschlossen ist. Durch prophylaktische Darreichung von
Medikamenten — in Verkennung des Wesens der Scharlachnephritis
wurde Urotropin empfohlen — wird gar nichts erreicht.

Bei der großen ätiologischen Bedeutung, die Hautinfektionen (Pyodermie) für die Entstehung einer akuten Nephritis haben, besteht eine
wirksame Vorbeugung gegen diese Erkrankung in Reinlichkeit, Hautpflege und energischer frühzeitiger Bekämpfung von Ungeziefer und
Hautparasiten (Scabies).

Bei eintretender Krankheit ist *strenge Bettruhe,* Fernhaltung aller Allgemeine
Kältereize, gute Hautpflege (durch warme Waschungen, Abreibungen nahmen.
mit spirituösen Flüssigkeiten) notwendig. Eine medikamentöse Behandlung gibt es nicht. Man tut gut, alle Arzneien, soweit es irgend
möglich und mit den durch die Grundkrankheit oder begleitende Krankheiten gegebenen Indikationen vereinbar ist, auszuschalten. Sorge für
regelmäßige und reichliche Darmentleerung, wenn notwendig, durch
Gebrauch von Purgantien; es kommen nur milde wirkende Mittel in
Betracht (Ricinusöl, Cascara sagrada, Rheum, Bitterwasser). Warme
Umschläge oder ein lauwarmer Prießnitz in die Nierengegend zur
Bekämpfung der Schmerzen. Schwitzbäder jedenfalls nicht im akuten
Stadium. Im Mittelpunkt der Behandlung steht die *Diät,* die soweit Diät.
wie irgend möglich auf die Schonung der Nieren Rücksicht nehmen
muß. Das geschieht, indem man dem erkrankten Organ die denkbar
geringste Arbeit zumutet. Wir haben früher gesehen, daß auch die
Wasserausscheidung aktive Nierenarbeit erfordert. Von allen Stoffwechselendprodukten ist einer völligen extrarenalen Ausscheidung nur
die Kohlensäure, einer sehr weitgehenden das Wasser zugänglich. Eine
Kost, die von anderen Endprodukten nichts und von Wasser möglichst
wenig liefert, wäre die zweckmäßigste. Eine solche Kost ist jedenfalls
nicht die ausschließliche Milchdiät, die wasserreich, eiweißreich und nicht
salzarm ist, wenn sie zur Ernährung ausreichen soll. Auch mit einer
wasser- und salzarmen Kost ist es auf der Höhe der nephritischen Krankheitserscheinungen nicht getan. Die Diät muß auch eiweißarm sein.
NOORDEN hat das Prinzip der diätetischen Nierenschonungstherapie in
vollendeter Weise ausgebildet. Er rät, im akuten Stadium die Nahrung
aus folgenden Rohstoffen zu bereiten: Zucker, süßen Früchten, Frucht-
säften, feinen (weißen) Mehlen, Reis, gut gewaschener (und dadurch
salzarm gemachter) Butter *(I. Nierenschonungskost).* Alle diese Stoffe
geben als Endprodukte Kohlensäure und Wasser, da sie fast ausschließlich Kohlehydrate und Fett, Eiweiß nur in Spuren enthalten. Aus
diesen Rohstoffen, die jedenfalls nicht in einer größeren als der eben
calorisch ausreichenden Menge (35 Calorien je Kilogramm) verwandt
werden, sondern sehr oft in calorisch unterwertiger Menge gereicht
werden sollen und müssen, lassen sich — besser mit Hilfe von 2 Gelbeiern

am Tag — eine große Anzahl wohlschmeckender Speisen bereiten. Suppen gibt man nicht wegen ihres großen Wassergehaltes. Das Mehl wird als Brei und als Gebäck gereicht. Das Gebäck soll nicht mit Backpulver, sondern mit Hefe bereitet werden. Milch gibt NOORDEN erst, wenn die Diurese einsetzt. Bei leichter Nephritis kann man $\frac{1}{4}$ l Milch am Tage zur Zubereitung der Breispeisen verwenden. Das Volumen der Nahrung, das zum überwiegenden Teil durch ihren Wassergehalt bedingt wird, soll niedrig gehalten werden und, wenn irgend möglich, nicht größer sein als die tägliche Harnmenge. Da der Zustand der Oligurie meist nur wenige Tage dauert, so ist die Eiweißarmut der Nahrung ebenso belanglos wie eine calorische Insuffizienz. Ist die Diurese im Gange, so folgt, im allgemeinen nach etwa 10 Tagen, die zweite Nierenschonungskost, die aus den bereits erlaubten Rohstoffen, ferner aus Kartoffeln, Wurzeln, Spinat, Blumenkohl u. ä., Kakao, salzarmem Brot besteht *(II. Nierenschonungskost)*. Das *Flüssigkeitsvolumen* (Suppen, Getränke) pflegen wir in dieser Zeit des Abklingens der akuten Erscheinungen auf der Höhe von 1000—1200 ccm zu halten. Der Kochsalzgehalt der Nahrung ist bis auf etwa 2 g zu beschränken.

Ist die Entwässerung vorüber, der Blutdruck auf subnormale oder normale Werte gesunken, der Harn frei von Blut (makroskopisch und Guajakreaktion) und der Eiweißgehalt auf etwa $1^0/_{00}$ heruntergegangen, eine Zeit der Erkrankung, in der die Funktionsprüfung oft noch eine Schwäche der Konzentrierungsleistung für NaCl, meistens eine mangelhafte Bilanz bei Belastung mit Wasser und mit Kochsalz, hingegen normale Verhältnisse hinsichtlich des Stickstoffs ergibt, dann ist es angebracht, die Diät durch Zusätze zu erweitern und damit abwechslungsreicher und wohlschmeckender zu gestalten. Hierzu dient in erster Linie das Fleisch (III. Nierenschonungskost). Fleischnahrung bei Nierenerkrankungen wurde bekanntlich früher von vielen Ärzten und wird noch jetzt von den Laien mit Mißtrauen betrachtet. Auch war die Meinung sehr verbreitet, daß ein Unterschied zwischen weißem und rotem Fleisch bestehe, und daß das letztere für Nierenkranke besonders ungeeignet sei. Den Grund dafür sah man in dem höheren Gehalt an nierenreizenden Extraktivstoffen. Man argwöhnte auch, daß das dunkle Fleisch Giftstoffe enthalte, die bei dem Abhängeprozeß, den es durchmachen muß, entstehen. Das weiße Fleisch (Geflügel) kommt meistens unmittelbar nach der Schlachtung in den Kochtopf. Was zunächst die Extraktivstoffe anbetrifft, so besteht kein erheblicher und durchgreifender Unterschied zwischen den verschiedenen Fleischsorten. Noch vielmehr als von dem Rohmaterial gilt das von der tischfertigen Speise, da der Extraktivstoffgehalt von der Art der Zubereitung sehr abhängig ist. Ein großer Teil geht beim Schmoren und Kochen in Safttunke und Brühe, während das gebratene Stück diese Stoffe behält. Man kann also, wenn man der im übrigen (in den in Betracht kommenden Dosen) etwas hypothetischen, schädlichen Wirkung der Extraktivstoffe Rechnung tragen will, Brühe und Safttunke verbieten, den Genuß von Braten einschränken und den Kranken auf gekochtes Fleisch verweisen. In diesem Falle wird man, um eine wohlschmeckende Mahlzeit zu erreichen, Geflügel und Fische bevorzugen, z. B. Huhn oder Taube mit Reis,

Frikassee, gekochten Fisch mit brauner oder frischer Butter u. ä. geben.
Eingehende, vergleichende Untersuchungen haben aber gezeigt, daß
ein Unterschied in der Verträglichkeit roten oder weißen Fleisches nicht
besteht. In dieser Zeit der akuten Nephritis soll man aber die Größe
der Fleischzulage auf 50—100 g je Tag beschränken. Die inneren Organe
(Leber, Thymus, Niere, Gehirn) werden besser vermieden. Als Rohstoff
darf nur Fleisch (frisches Fleisch) dienen. Alle Konserven, auch Würste,
ebenso Schinken, Pökelfleisch u. ä. sind wegen ihres hohen Salzgehaltes,
zum Teil auch wegen ihres Gehaltes an Gewürzen (Pfeffer), streng verboten. Als Zulage kommen weiterhin Eier in Frage. Da ungekochtes
Eiweiß leicht in den Harn übergeht, so haben manche Autoren auch
dem Gebrauch von Eiern bei Nephritis Mißtrauen entgegengebracht.
Diese Vorsicht ist übertrieben. Gegen die Verwendung von Eigelb zur
Bereitung von Mehlspeisen u. ä. bestehen in keiner Phase der Diät-
behandlung Bedenken. In der Zeit der Zulage kann man ohne Sorge
2—4 Eier geben in beliebiger Zubereitung, aber nicht roh.

Einer besonderen Besprechung bedarf noch die *Verwendung der
Milch*. Sie wurde früher als alleiniges und hauptsächliches Nahrungsmittel in täglichen Mengen von 3—4 l gebraucht, was einer Aufnahme
von 3000—4000 ccm Wasser, 4,8—6,4 g Kochsalz und 90—120 g Eiweiß
entsprach, also eine in den drei Hauptpunkten völlig ungeeignete Kost
darstellte. Es hatte sich aus der Empfehlung der Milch als geeigneter
Diät wohl sogar bei manchen die Vorstellung oder der Glaube herausgebildet, daß die Milch ein Heilmittel gegen Nierenentzündungen sei,
das um so besser wirke, je größer die Dosen sind. Demgegenüber machen
wir von der Milch in der Periode der I. und II. Nierenschonungskost
einen recht bescheidenen Gebrauch, der in der II. Phase nicht über
$\frac{1}{2}$ l hinausgeht, von dem der größere Teil zur Bereitung der Speisen
verwandt wird. In der III. Phase der Zulagen steigern wir nicht über
1 l Milch.

Handelt es sich um stark abgemagerte Menschen (bei akuter Nephritis
nach schweren Infektionskrankheiten oder nach Wundinfektionen),
und besteht die Notwendigkeit, eine calorienreiche Kost zu geben, so
benutzen wir neben salzfrei gewaschener Butter vor allem Sahne, die
der Milch an Caloriengehalt um das Dreifache überlegen, in bezug auf
Eiweiß- und Kochsalzgehalt aber ungefähr gleich ist.

Von anderen Milcherzeugnissen kommt als Zulage Weichkäse, frischer
Rahmkäse in Mengen bis zu 100 g = 20 — 30 g Eiweiß, Sauermilch
oder Joghurt (300 — 500 g = 20 — 35 g Eiweiß) in Betracht. „Scharfe"
Käse sind zu vermeiden; ebenso Kefyr, der ziemlich viel Alkohol enthält.

Zur calorischen Ergänzung einer Nephritikerernährung dient in
jeder Phase der Ernährung der *Zucker* in Form von stark gezuckerten
Früchten, Marmeladen und auch reinem Zucker (bei Abneigung gegen
den süßen Geschmack auch Traubenzucker, Lävulose oder Malzzucker).

Bei der Verwendung von Vegetabilien (Gemüsen, Salaten) halte
man sich auf einer mittleren Linie. Alles, was frei von Reizstoffen ist,
kann in salzarmer Zubereitung, nach Abgießen des ersten Kochwassers
genommen werden. Gemüse sind, wie bei dem Diabetes, als Mittel,
Fett unterzubringen, oft sogar notwendig, werden also mit Einbrenne

(Schmelze), mit frischer oder brauner Butter oder mit holländischer Tunke angerichtet. Alle Blatt-, Stengel- und Wurzelgemüse sind erlaubt, auch, was ausdrücklich hervorgehoben werden muß, Spargel. Die oxalsäurehaltigen Vegetabilien (Spinat, Sauerampfer, Rhabarber, Tomaten) halte ich für unschädlich. Andere haben gegen sie Bedenken, zumal, wenn sie in größeren Mengen genossen werden. Als Würzstoff ist die Tomate kaum zu entbehren, wenn man eine salzarme Kost durchführen will. Von anderen Würzstoffen gebrauche man im akuten Stadium nur geringe Mengen von Dill und Petersilie, vermeide aber Rettich, Meerrettich, Sellerie, Pfeffer, Paprika, Senf, überhaupt alle Speisen und Zutaten, die bei vasomotorisch-empfindlichen Menschen leicht einen roten Kopf, also starke Gefäßreaktionen machen.

Diese verschiedenen Kostformen muß jeder an akuter Nephritis Erkrankte durchmachen. Von dem Verständnis des Arztes und der Pflegerin für Diätetik und Küche wird es abhängen, ob die lange Zeit der Nephritis für den Kranken mit schmerzlichen Entbehrungen und von der Verpflegung ausgelösten Unlustgefühlen verbunden ist oder ob — wie in fast allen Fällen erreicht werden kann — Wohlgeschmack und Mannigfaltigkeit der Speisen die gute Laune erhält und somit zum Gesundwerden beiträgt.

Hunger- und Durstkur.
Für den Beginn der Nephritis und auch für den Beginn einer energischen Behandlung aber sind alle diätetischen Kenntnisse und küchentechnischen Fähigkeiten überflüssig. Der Indikation der maximalen Schonung der Niere kann nicht besser genügt werden als durch eine vollständige Nahrungskarenz, die von NOORDEN und VOLHARD empfohlene und eingeführte *Hunger- und Durstkur*. Es wäre ein wahrer Segen, wenn dieses Verfahren Eingang in die Praxis fände und dem scheußlichen Schlendrian, der Mißhandlung mit viel Milch, viel Fachinger, Diuretin und Urotropin, den Garaus machte. Man kann, ohne zu übertreiben, sagen, daß die akute Nephritis rascher und vollständiger heilt, d. h. daß es weniger Fälle von chronischer Nephritis und Schrumpfniere geben würde, wenn diese Therapie allenthalben mit Energie durchgeführt würde.

Es ist zuzugeben, daß Hunger und noch mehr Durst unpopulär sind und den Verantwortlichen unbeliebt machen. Aber eine zielbewußte ärztliche Führung muß mit diesen Widerständen fertig werden. Ich habe gefunden, daß die Nephritiker unter dem Durst nicht in demselben Maße leiden wie ein Kranker mit blutendem Magengeschwür. Wenn man beachtet, daß die Kranken nicht andere essen und trinken sehen, und für Anfeuchtung der Mundhöhle sorgt, verläuft die Hunger- und Durstzeit meist ohne Beschwerden. Die Dauer dieses Verfahrens hängt von seinem Erfolge ab. Tritt die Diurese ein, so ist eine Milderung gestattet (kleine Mengen Flüssigkeit oder Obst, aber keinesfalls mehr als der täglichen Harnmenge entspricht). Wir haben, je nach Erfolg und Kräftezustand des Kranken, 3, 5, 7 und mehr Tage hungern und dursten lassen. Peinlichste ärztliche Überwachung ist natürlich Vorbedingung. Zu einer solchen gehört auch Prüfung auf Acetonkörperausscheidung. Wenn nötig, wird das Verfahren durch kleine Mengen frischen oder mit Zucker eingekochten Obstes gemildert. Der Übergang zur ersten Nierenschonungskost soll allmählich erfolgen.

Der Gebrauch von Flüssigkeiten. Daß wir in den Zeiten der Nieren- schonungskost die Flüssigkeitszufuhr zu beschränken haben, ist bereits energisch hervorgehoben. Eine „Trinkkur" mit irgendeinem diuretischen Tee oder mit einem Brunnen kommt in diesen Zeiten nicht in Frage. VON NOORDEN hat die Lehre aufgestellt, „daß man nicht so viel Wasser wie möglich geben soll, um, wie man sagt, die Diurese anzuregen; denn Anregung der Diurese ist gleichbedeutend mit Schädigung des erkrankten Organs. Vielmehr soll man so wenig Wasser wie möglich geben, d. h. so wenig, als man im Hinblick auf die Notwendigkeit der Nahrungszufuhr und im Hinblick auf den Durst des Kranken verantworten kann."

Es macht im Stadium der Ödembeharrung und der Entwässerung keine Schwierigkeiten, mit $1-1^1/_2$ l Flüssigkeit auszukommen. Wir bevorzugen gezuckerte Limonaden, gestatten aber auch Kaffee, Tee, Kakao und Schokolade. Will man — was ja bei akuter Nephritis kaum jemals notwendig ist — ein Diureticum der Puringruppe geben, so schalte man in diesen Tagen Genußmittel, die Coffein od. ä. enthalten, aus, da sie die Wirkung des Diureticums abschwächen. Mineralwässer sind nicht nur überflüssig, sondern zu vermeiden, sowohl wegen ihres Salzgehaltes, als auch, um der falschen Annahme, daß ihnen irgendein heilender Einfluß bei der Nephritis zukäme, entgegenzuwirken.

Die Durchspülungstherapie ist auch in späteren Stadien meistens überflüssig. Patienten, die es sich leisten können oder für die von anderer Seite gesorgt wird, gehen in eines der bekannten „Nierenbäder", weil die Laien und leider immer noch nicht wenige Ärzte meinen, daß Kuren, die für die ableitenden Harnwege gut sind, auch der Niere frommen. Wenn es sich um Kranke oder Rekonvaleszenten handelt, die eine gute Wasserausscheidung und keine Ödembereitschaft mehr haben, so ist eine solche Trinkkur überflüssig, aber unschädlich. Die Fälle, in denen in einer gewissen Zeit der Krankheit bei länger dauernder Ödemneigung Wasser (und zwar gewöhnliches) als mildes und gutwirkendes Diureticum anzuwenden ist, sind nicht eben zahlreich. Die Indikation für diese Therapie gibt der Wasserversuch, und zwar, wenn er einen Wasserüberschuß und eine vermehrte Ausscheidung fester Bestandteile zur Folge hat. In solchen Fällen geben wir — stets unter der Kontrolle der Harnmenge und der Harnzusammensetzung — $^3/_4$ l Wasser oder dünnen Tee. Und das nicht täglich, sondern 1—2mal in der Woche, und auch nicht wie auf der Kurpromenade im Umhergehen, sondern bei Bettruhe, da wir uns davon überzeugt haben, daß bei diesen Kranken meist nur in horizontaler Lage die diuretische Wirkung der Wassergabe eintritt.

Die medikamentöse Therapie. Ein Heilmittel gegen den entzündlichen Prozeß gibt es nicht. Auf Grund des Prinzips, die kranke Niere zu schonen, sind alle Medikamente, da sie fast alle, ganz oder zum größten Teil, durch die Nieren ausgeschieden werden, zu vermeiden. Das gilt auch zunächst von sämtlichen Diuretizis. Die schematische Verordnung von Diuretin, wie man sie in Nierenlazaretten häufig sah, ist falsch. Jedes Diureticum wirkt durch einen Nierenreiz. Nierenreizung ist mit Nierenschonung nicht vereinbar. Die Theobrominpräparate wirken bekanntlich auch gefäßerweiternd, und der vielfältige Gebrauch, den wir von Diuretin sonst machen, geschieht zu diesem Zwecke. Eine Erweiterung der Arterien ist in der akut entzündeten Niere erwünscht. Aber selbst wenn das Diuretin auf die *erkrankten* Nierengefäße erweiternd wirkte, was aber· durchaus nicht erwiesen ist, rate ich wegen seines Einflusses auf die schonungsbedürftigen Zellen von seiner schematischen Anwendung ab. Auch die Digitalis wirkt fördernd auf die Nierendurchströmung (im Tierversuch auch bei Uran- und Chromnephritis). Man hat daher bei akuter Nephritis auch bei guter Herzkraft Digitalis empfohlen, und zwar in kleinen Dosen (0,05 bis 0,1 g Fol. Digit. titrata pro die).

Eine solche Therapie ist jedenfalls unschädlich. Da wir eine echte Glomerulonephritis beim Tiere nicht erzeugen können, so wissen wir nichts Sicheres, wie die Digitalis auf so eigenartig veränderte Gefäße wirkt.

Über die Anwendung diuretischer Mittel und über die Behandlung des· Hydrops s. unter Ödem (S. 152 f.).

Nicht selten, besonders bei der Nephritis hydraemica, kommt es zu einem Grad der Herzschwäche, die eine Digitalisbehandlung notwendig macht. Die beste Methode ist dann die intravenöse Strophantinbehandlung nach ALBERT FRÄNKEL. Sie ist mindestens in allen den Fällen vorzuziehen, in denen man eine schnelle Wirkung braucht, also bei drohendem Lungenödem. Wir geben, falls keine andere Digitalisbehandlung vorausgegangen ist, bis 0,5 mg Strophantin (BÖHRINGER) in die Cubitalvene, unter Umständen auch die halbe Dosis 2mal täglich, und wiederholen, wenn nötig, die Injektion.

Über die Behandlung der eklamptischen Urämie s. S. 196 f.

Chirur-
gische Be-
handlung.

Die chirurgische Behandlung. Eine Indikation für chirurgisches Eingreifen ist nur bei Anurie gegeben. Darüber wurde S. 109 alles Notwendige ausgeführt. In einzelnen schweren (anurischen und eklamptischen) Fällen ist durch eine rechtzeitige Entkapselung rasche Heilung erzielt worden. Aber gegen eine Erweiterung der Indikation, wie sie von einzelnen Chirurgen des In- und Auslandes angestrebt wird, soll man sich ablehnend verhalten. Um so mehr, als sich über die Auffassung der Wirkungsweise der Operation eine völlige Umwälzung vorbereitet. Man hat gesehen, daß die gleiche Wirkung durch einen Schnitt zustande kommt, der nur die Weichteile durchtrennt. VOLHARD vertritt daher die Meinung, daß der Heilerfolg des chirurgischen Eingriffs in der unspezifischen Folge besteht, die eine aseptische Operation hat, also in das weite und dunkle Gebiet der Reiztherapie gehört. Da sich solche Wirkungen auch durch Röntgenbestrahlung, eine Unzahl neuerer Mittel und ebenso durch Maßnahmen, die (wie Schröpfköpfe und Blutegel) aus der Zeit der Humoralpathologie stammen, erreichen lassen, so ergibt sich die Hoffnung, daß chirurgische Hilfe in Zukunft noch mehr als bisher entbehrt werden kann.

b) Die chronische diffuse Glomerulonephritis.

Postne-
phritische
Albumi-
nurie.

Wenn eine vollständige Ausheilung der plötzlich entstandenen Nierenentzündung nicht eintritt, so bleiben Krankheiten von sehr verschiedener Wertigkeit und sehr verschiedener anatomischer Grundlage zurück.

Die leichteste Störung ist die sog. *postnephritische Albuminurie,* die nicht selten mit einer Mikrohämaturie der gleichen Chronizität vergesellschaftet ist und Jahre hindurch dauern kann. Sicher handelt es sich in einer Anzahl von Fällen nicht mehr um die anfängliche diffuse Krankheit, sondern um lokal-entzündliche Herderscheinungen. Die klinischen Erscheinungen bestehen einzig und allein in dem positiven Harnbefund (Nierenzeichen). Wir finden eine geringgradige Albuminurie (Hauch oder feine Flockung, höchstens einen die Kuppe des Reagensglases erfüllenden Eiweißniederschlag), die nicht immer konstant bleibt und bei Körperbewegung deutlicher wird. Nicht selten ist der mit Essigsäure fällbare Eiweißkörper nachweisbar. Der Sedimentbefund bietet vorzugsweise Zylindroide, daneben einige hyaline oder bestäubte Zylinder, einige Leukocyten und spärliche, meist ausgelaugte rote Blutkörperchen, die in Häufchen liegen, den Zylindern aufgelagert oder an den Zylindroiden aufgereiht sind. Die Nierenfunktionen sind meist in Ordnung. Stets gilt das von den Konzentrierungsfunktionen. Der nicht immer leicht zu beurteilende Wasserversuch kann vielleicht noch einige Zeit leicht verzögert und unvollständig ausfallen. Man findet diese Störung mitunter nur in aufrechter Körperhaltung, nicht im Liegen. Auch eine überschießende Reaktion, mit oder ohne Verschleppung, kommt vor. Die Kreislauforgane sind intakt. Auch alle anderen extrarenalen Symptome fehlen.

Die histologische Grundlage in den Fällen, in denen es sich nicht um eine Herderkrankung handelt (von diesen wird später die Rede sein), vermag ich nicht anzugeben, da autoptisches Material wohl sehr selten ist. Es könnte sein, daß die Veränderungen ganz geringe wären, da (s. Abschnitt über Albuminurie) der gleiche Harnbefund ja auch bei gesunden Nieren vorkommt. Sicherlich fehlt dem Prozeß jede Neigung zum Fortschreiten. Man spricht daher richtiger nicht von einer Krankheit, sondern von einer Defektheilung.

Dieser Auffassung soll die Lebensführung angepaßt sein. Man wird diese Menschen, wie jeden, der eine akute Nephritis hinter sich hat, vor Diätfehlern, vor einem Übermaß an Speise und Trank warnen, man wird ihnen Alkohol verbieten, sie ermahnen, sich vor Erkältungen und Durchnässungen zu schützen. Eine Änderung des Berufes ist fast niemals notwendig. Bei besonders ungünstigen Beschäftigungen oder Liebhabereien (Soldat, Seemann, Jäger u. ä.) wird man gut tun, den Einfluß der Berufsausübung auf den Harn zu überwachen. Dasselbe gilt von den Leibesübungen der verschiedensten Art, die leicht zu einem positiven Harnbefund führen. Dieser ist unter Berücksichtigung der Art und Größe der Leistung auf seine Stärke und auf seine Dauer zu prüfen. Eine gesunde Niere reagiert in wenigen Stunden, spätestens bis zum nächsten Morgen, ab. Man soll, besonders bei jungen Menschen oder wenn eine Berufsänderung in Frage kommt, die beträchtliche Mühe, die solche Untersuchung macht, nicht scheuen.

Es ist auch nicht zu unterlassen, besonders in einer Zeit, in der die Autorität, auch die des Arztes, wankt, das durch Zeitungsartikel, Broschüren und anderes Geschwätz „aufgeklärte" verehrliche Publikum über die Ungefährlichkeit des Zustandes gründlich zu belehren. Der diagnostische Betrieb bei einer so lang dauernden Krankheit, wie es die akute Nephritis meist ist, bringt ja auch für den Patienten mancherlei Belehrung und wird nicht selten zur Basis einer Hypochondrie, die man in diesem Falle als „Eiweißangst" bezeichnen kann. Je nach der Wesensart von Arzt und Patient sind die Leute durch energischen oder belehrenden Zuspruch umzuschalten und auf den alleinseligmachenden Pfad des Sichgesundfühlens zurückzuführen.

Chronische Nephritis. Alles, was im Anschluß an eine akute Nephritis an klinischen Erscheinungen über die Symptome der postnephritischen Albuminurie hinausgeht, muß als *chronische Nephritis* bezeichnet werden. Dieser Sammelbegriff enthält eine sehr große Zahl verschiedener klinischer Bilder, zu deren Verständnis wir zunächst die Frage angehen müssen, was anatomisch aus den Nieren wird, falls der akute entzündliche Prozeß nicht ausheilt.

Pathologische Anatomie. Wenn die entzündlichen Veränderungen über das Stadium der Rückbildungsfähigkeit hinaus fortschreiten, so behalten die Glomeruli zunächst die abnorme Größe und den abnormen Kernreichtum des akuten Zustandes bei. Dazu finden sich der Rückbildung unfähige Veränderungen in Gestalt von Verwachsungen der Glomerulusschlingen untereinander und mit der Kapselwand. In den Schlingen treten homogene, hyalinisierte und kernarme Partien auf; Gefäßstücke dieses Aussehens sind verödet. Die Blutfüllung der durchgängig gebliebenen Schlingen ist gering. Nicht alle Glomeruli sind gleich stark verändert. In manchen ist aber der Prozeß bis zur völligen Vernichtung vorgeschritten. Wir finden dann an der Stelle des Glomerulus eine hyalinisierte, äußerst kernarme Kugel, die von einem konzentrischen, faserigen, dichten Bindegewebe umgeben ist.

Auch die nur teilweise verödeten Glomeruli haben an ihrer Peripherie häufig eine Vermehrung des Bindegewebes. Die Harnkanälchen sind oft erweitert und zeigen alle Formen schwerer epithelialer Veränderungen in Gestalt von fettiger und lipoider Degeneration in Verbindung mit Regenerationserscheinungen. Die Kanälchen sind auch zum Teil atrophiert oder durch Harnzylinder verstopft. Das Zwischenbindegewebe zeigt vielfach kleinzellige Infiltrate und Wucherungsprozesse von sehr verschiedener Ausdehnung. Wenn man in dem später zu besprechenden Endstadium sieht, daß das Bindegewebe mehr Raum einnimmt als die Reste der spezifischen Nierenelemente, so versteht man, daß für diese Form der Ausdruck interstitielle Nephritis in Gebrauch war. WEIGERT hat aber vollkommen sichergestellt, daß die Bindegewebswucherung nicht, wie man früher annahm, der primäre Vorgang ist, durch welchen das Parenchym vernichtet wird, sondern die Folge des Parenchymschwundes. Das untergehende Gewebe selbst erregt Entzündung, sog. reparative Entzündung. Das auftretende junge Bindegewebe verfällt mit der Zeit der Degeneration und Schrumpfung.

Vielfach zeigen die kleinen Gefäße bereits Veränderungen ihrer Wandung, besonders eine Endothelwucherung, die entweder nach ihrer Genese als *regenerative Intimawucherung* (JORES) oder nach ihrem Ergebnis als *Endarteriitis obliterans* bezeichnet wird, keinesfalls aber mit der Arteriosklerose identisch ist.

Diese Veränderungen im Aufbau ergeben makroskopisch eine große weiße oder weißgelbliche, ziemlich weiche Niere mit glatter Oberfläche, auf der regelmäßig Blutpunkte sichtbar sind.

Die Prozesse an den kleinen Gefäßen und im Bereich der Glomerulus-schlingen bedingen eine *Behinderung der Durchblutung*, die nicht nur die Ernährung des sezernierenden Parenchyms erschwert, sondern vor allem, und darauf muß man, glaube ich, den Hauptwert legen, diese *Zellen zu angespanntester Arbeit zwingt.*

Die völlige Reinigung des Blutes beruht auf der Leistung der Durch-blutung und der Sekretion zugleich und könnte bei schlechter Durch-blutung nur durch eine Mehrleistung des sezernierenden Parenchyms erfolgen. Wir haben bereits früher (S. 118 f.) gesehen, daß bei der Nieren-insuffizienz die Niere in allen ihren Teilen gleichzeitig andauernd maxi-male Arbeit leistet. Bei der chronischen Nephritis im Stadium der Kompensation oder der teilweisen Funktionsschädigung geschieht etwas Wesensgleiches, dem Grade nach schwächer, aber dafür viel länger (Jahre und Jahrzehnte) dauernd. Eine solche dauernde Mehrarbeit muß der Wiederherstellung des bereits vom akuten Stadium her ge-schädigten Parenchyms sehr nachteilig sein und zur Folge haben, daß die Krankheitserscheinungen nicht nur fortbestehen, sondern, wie jede Abnutzung, mit der Zeit zunehmen. Die soeben berührte Frage ist von einer ganz überragenden Bedeutung, da sie die *Neigung der Nephritis zur progredienten Chronizität* betrifft, eine Erscheinung, die wir in einer solchen Gesetzmäßigkeit und Unaufhaltsamkeit bei keinem anderen Organ treffen.

Die weit verbreitete Meinung, daß das Fortschreiten der Nieren-entzündung auf einer bleibenden Infektionsquelle beruht, die entweder in Schüben oder schleichend das Feuer der Krankheit erhält, ist gewiß sehr beachtenswert. Auf die Bedeutung der Tonsillen wird später ein-gegangen werden. Aber es scheint mir, daß die Zahl der Kranken, die man durch Ausschaltung einer Infektionsquelle heilen kann, nicht groß ist. Der wesentliche Grund des Beharrens und Fortschreitens einer Nierenentzündung muß wohl in dem Zustand liegen, den der akute Prozeß hinterlassen hat. Das geht aus dem chronischen Verlauf hervor, den die hypertonische Schwangerschaftsniere nimmt, bei der doch der ätiologische Faktor von selbst ausscheidet oder ausgeschaltet wird.

VOLHARD nimmt an, daß es sich um eine neue Störung der Durch-blutung handelt, die zum Teil durch die narbige Umwandlung, Schrumpf-ung und Degeneration des subendothelialen Bindegewebes der kleinen Arterien und Glomerulusschlingen, d. h. organisch, zum Teil aber funktio-nell durch eine gesteigerte Kontraktion der Gefäße im allgemeinen, und damit auch der Nierengefäße, bedingt ist. Von der letzteren kann man wohl nur in den Fällen sprechen, die mit einer Blutdrucksteigerung in die Chronizität und in die Progredienz eintreten. Das ist aber sicher-lich nicht die Mehrzahl. Ein großer Teil dieser Kranken hat zunächst keine Hypertonie. Ich teile nicht die Ansicht von VOLHARD, daß eine „Spätischämie" der Art oder des Grades vorliegt, daß die Ernährung des Parenchyms gestört ist. Wir werden bald sehen, daß bei einer anderen Form der chronischen Nephritis, der kapsulären Nephritis, bei der die Glomerulusdurchblutung viel schwerer geschädigt ist, epitheliale Prozesse weit geringeren Grades bestehen. Wenn es sich nur um die Ernährung des Parenchyms handelte, so würde, wie in anderen Organen, die Ausbildung von Kollateralen, die auch in der Niere möglich ist, das Notwendige leisten. Es muß aber, wie bereits früher geschildert, die gesamte Blutmenge durch die Nieren getrieben werden zur Aussonderung der Endprodukte des Stoffwechsels. Die Beschaffenheit der Gefäße erschwert diesen Vorgang und bedingt eine dauernde Mehrleistung der sezernierenden Zellen. Es ist leicht verständlich, daß *ein Vorgang der funktionellen Überbeanspruchung zu einer dauernden und fortschreitenden Schädigung* führt, wenn auch eine solche Schädigung nur sehr allmählich erfolgt, wenigstens im Beginn. Sie schreitet allerdings mit der zunehmenden Ausschaltung von sezernierendem Parenchym und zunehmender Gefäßerkrankung gewissermaßen in geometrischer Reihe fort, so daß die Verschlimmerung immer rascher in die Erscheinung tritt.

Es muß aber auch damit gerechnet werden, daß die Bedingung der Chronizität gar nicht oder nicht ausschließlich in der Niere liegt. Auf einen solchen Zusammenhang weist die Tatsache hin, daß es auch chronische Nephrosen gibt und daß der „nephrotische Einschlag", dessen extrarenale Genese früher (S. 212) dargestellt wurde, im Symptomenkomplex vieler Nephritiker stark hervortritt.

Verlaufsarten. Das geschilderte anatomische Bild ist die Grundlage der Mehrzahl der chronischen Nephritiden. Je nach dem Grad der Veränderungen, nach der individuell schwankenden Leistungsfähigkeit des Nierenparenchyms (und der Nierengefäße) und vollends je nach der von den kranken Nieren zu bewältigenden Arbeit entstehen Krankheitsbilder ohne Progredienz oder wenigstens ohne, auch in ziemlich langen Zeiten, erkennbare Progredienz, oder mit deutlicher, wenn auch in bezug auf die Geschwindigkeit verschiedener Neigung zur Verschlimmerung.

Die Frage, ob eine Restalbuminurie, d. h. eine Defektheilung, oder eine chronische Nephritis vorliegt, ist manchmal schwer oder nur nach in passenden Zeiträumen wiederholter Beobachtung zu beantworten. Auch wenn alle anderen Erscheinungen fehlen, bin ich bei stärkerer Albuminurie nicht mehr so leicht geneigt, eine postnephritische Albuminurie oder eine tubuläre Schädigung anzunehmen. Ist dann noch im zweiten Krankheitsjahre eine Ödembereitschaft an den abhängigen Partien vorhanden oder besteht gar Neigung zu Gesichtsödem, so sind die Aussichten auf eine völlige Ausheilung sehr gering, der Übergang in chronische Nephritis fast gewiß. Es scheint als ob der Befund einer Hyperurikämie (bei purinfreier Kost) zu einer schärferen Beurteilung beitragen kann.

Eine Sonderstellung nehmen die Fälle ein, in denen eine geringe Daueralbuminurie mit Anfällen stärkerer, mit Hämaturie einhergehender Erscheinungen verknüpft ist. Diese Anfälle stellen, mindestens in einem großen Teil der Fälle, gewöhnlich eine von einer chronischen Tonsillitis herrührende Herdnephritis dar und geben erfahrungsgemäß eine Defektheilung und gute Prognose.

Auch die Frage, ob eine mit dem ganzen oder mit fast dem ganzen Symptomenkomplex bestehende Nephritis noch akut, d. h. heilbar, oder bereits chronisch ist, macht oft große Schwierigkeiten. Eine akute Nephritis kann auch beim Erwachsenen mit schweren und schwersten Erscheinungen (Hydrops, Hypertonie, wiederkehrenden eklamptischen Anfällen, Retinitis nephritica) ein Jahr und länger bestehen und doch noch zur Ausheilung kommen. Aber erst eine lange, sorgenvolle Zeit der Beobachtung kann darüber Aufschluß geben.

In allen den Fällen, in denen sich die chronische Nephritis unmittelbar an das akute Stadium anschließt, ist es daher zunächst gar nicht möglich, die Frage der Chronizität zu entscheiden. Das ist das Stadium, in denen man versucht hat, die Bezeichnungen subakut und subchronisch einzuführen. Aber über die Mängel der Erkenntnis kann ein Wort nur hinwegtäuschen, nicht hinweghelfen.

Einen solchen unmittelbaren Übergang vom akuten Beginn in den chronischen fortschreitenden Verlauf zeigt die *extracapilläre* oder *kapsuläre Nephritis* (s. S. 254), deren, weil sie zur chronischen Nephritis gehört, hier noch einmal gedacht werden muß.

Diese „erste Verlaufsart (VOLHARD u. FAHR) *der nicht ausgeheilten* Extracapil-*diffusen Glomerulonephritis"* ist durch eine mächtige *Proliferation des* läre Nephri-*Kapselepithels* gekennzeichnet, das zu einer dicken Zellenschicht empor- tis. wuchert, in Form eines „Halbmondes" den Glomerulusspalt ausfüllt, den Gefäßknäuel bedrängt und an die Wand drückt. Der Knäuel selbst ist im höchsten Grade blutleer, seine Schlingen zum Teil verklebt und hyalinisiert. Die Kanälchen sind teilweise durch Zylinder verstopft und erweitert. Das Epithel ist infolgedessen abgeflacht. Degenerative Prozesse sind vorhanden, treten aber gegenüber der ersten Verlaufsart an Intensität zurück; fettige Degeneration kann sogar fehlen. Das Zwischengewebe ist stark verbreitert und kernreich. Die Gefäße sind stark verändert (zellreiche Intimawucherungen [LÖHLEIN]). Das makroskopische Aussehen der Niere ist wie bei der ersten Verlaufsart. Hier liegt also der oben angedeutete Fall vor, daß trotz schwerster Drosselung der Glomerulusdurchblutung die degenerativen Erscheinungen am Epithel gering sind. Die Kanälchenerweiterung und Epithelabflachung ist zum Teil eine Folge der Kanälchenverstopfung durch Harnzylinder. Wenn aber selbst eine so leichte degenerative Veränderung wie die Verfettung fehlt, so kann von einer ischämischen Ernährungsstörung nicht gut gesprochen werden. Die epitheliale Veränderung steht bei dieser Verlaufsart im Hintergrund, weil die Beanspruchung der Niere in bezug auf Größe und auf Dauer der Leistung eine sehr geringe ist. *Diese Form der Nierenerkrankung schließt sich unmittelbar an das akute Stadium an.* Es gibt keine Latenz des Fortschreitens wie bei der zweiten Verlaufsart, sondern es bleiben Hydrops und Oligurie des Anfangsstadiums bestehen, und die Niereninsuffizienz tritt ohne jede Zwischenperiode ein. Die Niere leistet also in der Tat eine sehr geringe Arbeit, und diese Arbeit ist auch von geringer Dauer, da meist bereits nach Wochen der Tod erfolgt.

Folgende Tafel zeigt das Verhalten der Diurese und der äußerst niedrigen Kochsalzkonzentration und Kochsalzausscheidung.

III, 234.   Tafel.

Tag	Harn-menge ccm	Spez. Gew.	% Cl'	g Cl'
16. IX. 1919	300	1020	0,09	0,28
17. IX.	450	1020	0,11	0,51
18. IX.	360	1022	0,10	0,36
19. IX.	340	1022	0,10	0,34
20. IX.	280	1024	0,14	0,40
21. IX.	300	1024	0,10	0,30
22. IX.	330	1022	0,11	0,35
23. IX.	360	1022	0,09	0,34

usw.

Diese Form der nicht ausgeheilten Nephritis wird auch als *subakute Nephritis,* von Löhlein als „*stürmischer Typus der Glomerulonephritis*" bezeichnet. Beide Worte, an sich gegensätzlich, sagen über die Besonderheit dieser Form nichts aus. Zudem kann ein Verlauf dieser kurzen Dauer auch bei der anderen Form vorkommen. Volhard u. Fahr nennen diese Krankheit in sehr zutreffender Weise *extracapilläre Form* der nicht ausgeheilten Nephritis, weil sich ihre charakteristische Veränderung außerhalb der Capillaren, im Raum der Bowmanschen Kapsel, abspielt. Klinisch ist eine Sonderbezeichnung ohne große Bedeutung, weil die Diagnose nur vermutungsweise gestellt werden kann.

Das Vorliegen einer chronischen Nephritis wird klar, wenn nach einer akuten Nierenentzündung und nach einem Stadium, in dem im wesentlichen nur noch ein abnormer Harnbefund vorlag, von neuem Blutdrucksteigerung eintritt. Es liegt dann nach Volhard u. Fahr das *zweite Stadium der Glomerulonephritis* oder die *zweite Verlaufsart der chronischen Nephritis,* eine *intercapilläre chronische Nephritis* vor, für die Löhlein den Ausdruck „*mildere Form der chronischen Nephritis*" gebraucht.

Ist der Verlauf der noch nicht ausgeheilten Nephritis ein sehr langsamer — gewöhnlich sind bei solchen Kranken vom Abklingen der akuten Nephritis bis zum Eintritt schwerer Erscheinungen einige Jahre völligen Wohlbefindens zwischengeschaltet —, so bestehen bis zu diesem Eintritt sehr verschiedengradige Symptome von seiten des Epithelapparates, zu denen mit allmählicher Zunahme die Folgen kommen, die auf der Mehrung der Gefäßveränderungen beruhen. Volhard u. Fahr bezeichnen daher dieses *dritte Stadium der Glomerulonephritis* als eine chronische Nephritis mit sklerotischem Einschlag, während das zweite einen „nephrotischen" Einschlag erkennen läßt.

Histologisch wird im dritten Stadium das Feld von dem Bindegewebe beherrscht, das in weiten Strecken, von Rundzellenhaufen durchsetzt, an die Stelle der Nierenstruktur getreten ist. In dem Bindegewebe sind die Glomeruli als kleine hyalinisierte Flecke zu erkennen. Andere Glomeruli zeigen die oben beschriebenen Wucherungen, manche auch die Wucherung des Kapselepithels. Wieder andere erweisen sich als noch gut oder leidlich erhalten. Auch die Kanälchen bieten ein recht unterschiedliches Aussehen, je nach dem Schicksal, das ihren zugehörigen Glomerulus betroffen hat. Verödung des Glomerulus hat bei genügend

langer Krankheitsdauer auch eine Verödung seines Tubularsystems zur
Folge. Die zu den noch funktionstüchtigen BOWMANschen Kapseln
gehörigen Tubuli sind erweitert, mit niedrigem Epithel ausgekleidet,
das Epithel in mäßigem, meist nur geringem Grade in degenerativer
Umwandlung begriffen. Die Gefäße sind stark verändert. Sie zeigen
die Kennzeichen der Arteriosklerose und hochgradige Intimaverdickungen,
infolgedessen zahlreiche Lumenverengerungen und -verschlüsse. Die
Zerstörung der Struktur und die Bindegewebswucherung und -schrump-
fung ergibt ein stark verkleinertes Organ von höckeriger Oberfläche
und harter Konsistenz. Die Farbe ist gewöhnlich graurötlich oder
rötlichgrau, die Rinde sehr schmal.

Symptomatologie. Das *zweite Stadium der diffusen Glomerulonephritis* Sympto-matologie.
kann alle Symptome, die wir unter Nierenzeichen, Veränderung der
Nierenfunktionen und extrarenalen Symptomen kennengelernt haben,
bieten, mit Ausnahme der Niereninsuffizienz. Diese ist das Charakte-
risticum des dritten Stadiums, der sekundären Schrumpfniere. Die
Zahl der möglichen Kombinationen der Symptome im Verein mit ihrer
verschiedenen Stärke gibt eine sehr große Zahl von Krankheitsbildern.

Wir wollen zunächst die Fälle abgrenzen, in denen die Erscheinungen Postnephri-tische, epi-
von seiten des Epithelapparates am stärksten, wenn auch relativ nur theliale Ne-
schwach, ausgeprägt sind. Kenntlich an einer Albuminurie, die gewöhn- phropathie.
lich um 1°/₀₀ liegt, und an einem Harnsediment, das vorwiegend aus
hyalinen, zum kleinen Teil auch aus granulierten Zylindern und aus
Nierenepithelien besteht, ergibt die genaue Untersuchung sonst einen
negativen Befund, die Beobachtung eine sehr lange Konstanz und einen
sehr gutartigen Verlauf. Es handelt sich also um das Bild einer *leichten*
epithelialen Nephropathie (postnephritische Nephrose), die als Folge
einer akuten Nephritis 2 Jahre nach dieser keine Aussicht auf völlige
Heilung mehr bietet und zunächst als ein Dauerzustand aufgefaßt
werden muß. Die Differentialdiagnose zur postnephritischen Albuminurie
kann durchaus unentschieden bleiben, wenn nicht das Sediment den
tubulären Prozeß beweist.

Gesellt sich zu dem Harnbefund als zweites Zeichen ein, wenn auch Ödem.
intermittierendes, Ödem, so liegt eine Krankheit vor, die den Betroffenen
mit Beschwerden zum Bewußtsein kommt, im Verlauf zwar noch gutartig sein kann, aber doch zu größerer Vorsicht, auch in bezug auf die
Prognose, nötigt. In solchem Falle kann die Niere in ihren Funktionen
durchaus normal sein, wie sie es ja auch nicht selten bei der hydropischen
epithelialen Nephropathie ist. Aber die Ausscheidungsarbeit ist wegen
der Ödemneigung gestört. Solange jedoch der Kreislauf intakt, der
Blutdruck nicht gesteigert ist, fehlt das Symptom, das für die chronische
Nephritis das wichtigste Merkmal darstellt, weil es die Progredienz der
Erkrankung anzeigt. Bei allen Menschen, die einer chronischen Nephritis
verdächtig sind, müssen häufige Blutdruckmessungen vorgenommen
werden. Die *Hypertonie* ist das wichtigste Symptom, aber sie ist kein Hypertonie.
konstantes Zeichen. Der Blutdruck kann zwischen normalen Werten und
starken Erhöhungen kommen, in kurzer Frist schwanken. In einem Falle
von chronischer Albuminurie nach akuter Nephritis ist auch ein einmaliger
Befund von Hypertonie grundlegend für die Auffassung des Prozesses.

Die Blutdruckwerte sind meist nur mittleren Grades, um 170 herum, Zahlen über 200 sind selten. Häufig aber finden wir einen Blutdruck, der nur wenig über die Norm erhöht ist (z. B. 135/90, 140/90). Man gehe an den Grenzzahlen nicht leichtfertig vorüber. Lassen sich alle Bedingungen, die blutdruckerhöhend wirken, ausschalten, so bedeutet auch ein so geringer Wert, zumal wenn er wiederholt gefunden wird, einen fortschreitenden Charakter der Nierenentzündung. Parallel der Dauer und dem Grade der Hypertonie geht die Hypertrophie des Herzens, zumal des linken Ventrikels, die nicht selten mäßige Grade von Herzinsuffizienz zur Folge hat.

Urämie. Die eklamptische Urämie tritt in diesem Stadium der Glomerulonephritis nur selten auf. Zum Nierensiechtum kommt es nie, solange keine Niereninsuffizienz besteht. Auch die Retinitis albuminurica ist recht selten. Findet sich eine Augenhintergrundsveränderung, so ist immer zu erwägen, ob sie noch vom akuten Stadium herrührt.

Fast immer stellt sich bei progredienten Fällen eine Anämie ein.

Schmerzen. Im Vordergrunde des Bildes stehen mitunter *Schmerzen* in der Nierengegend, die ein- oder doppelseitig, anfallsweise oder andauernd, nach dem Vorderbauch oder, wie beim Nierensteinanfall, entlang dem Ureter nach der Blase und bis in die Oberschenkel ausstrahlen, auch kolikartigen Charakter annehmen und mit Erbrechen, Harndrang und Dysurie einhergehen können. Es sind eine Reihe von Fällen beschrieben, in denen die sonstigen nephritischen Symptome im wesentlichen in der Ausscheidung von Eiweiß und hyalinen Zylindern und in einer gelegentlichen Hämaturie bestanden, die Schmerzen also das wesentlichste Nephritis Symptom darstellten. Man hat daher auch von einer *Nephritis chronica dolorosa. dolorosa* gesprochen. Über die Entstehung dieser Schmerzen besteht keine einheitliche Auffassung. ISRAEL nimmt an, daß sie von Kongestionen und intrarenalen Drucksteigerungen herrühren. Die operative Autopsie, die bei solchen Fällen nicht selten gemacht worden ist, hat bisweilen derbe *perinephritische Verwachsungen* und sogar eine fibröse und sklerotische Beschaffenheit der Nierenkapsel, öfter aber auch keinen pathologischen Befund ergeben. Bei einer krankhaften Kapselbeschaffenheit muß auch eine geringe Zunahme des Nierenvolumens, wie sie bei funktioneller Beanspruchung eintritt, Schmerz auslösen. Wir haben einen solchen Zustand von Nephritis chronica levis dolorosa nach und wahrscheinlich infolge einer im akuten Stadium — sicherlich überflüssigerweise — gemachten Dekapsulation beobachtet. Die durch Lues verursachte Schrumpfniere geht nach Angaben von GOUGET oft mit Perinephritis und heftigen Schmerzanfällen einher.

Spastische Nierenkongestion, die sich in Schmerz und Hämaturie äußert, kann Sperre der aber auch bei Fehlen jeder perirenalen Veränderung eintreten. Ich habe Nieren- in dem Fall einer jungen Frau, die vor einigen Monaten auf einer Seite vene? operiert war (ohne pathologischen Befund und ohne Erfolg), als ich sie für die Operation der anderen Seite vorbereitet und bereits in Narkose sah, daran gedacht, ob vielleicht ein venöser Verschluß oder Spasmus (wie bei Leber und Milz) die schuldige Ursache sein könne. Die Frau wurde nicht operiert, sondern mit Sympathol behandelt, das den Verschluß der Venae hepaticae und der Vena lienalis löst. Die Patientin wurde sofort schmerzfrei, verlor die Hämaturie und verließ glücklich das Krankenhaus.

Bisweilen sind die wenig charakteristischen Symptome, Schmerz (auch solcher allerhöchsten Grades) und Hämaturie, bedingt durch die *Periarteriitis nodosa*, die auch durch die Blutdrucksteigerung, die sie bei Beteiligung der Nierengefäße zeigt, in den Kreis der Differentialdiagnose treten kann und daher hier kurz gestreift werden soll. Peri-
arteriitis
(Arteriitis)
nodosa.

Die Periarteriitis (richtiger Arteriitis) nodosa ist eine allergische Systemerkrankung, die vorzugsweise die Arterien, Venen und das perineuritische Bindegewebe betrifft.

Die Allgemeinsymptome sind geringes Fieber, Leukocytose, oft Eosinophilie, Müdigkeit, Anämie, Kachexie. Die Symptome lassen sich in drei Hauptgruppen teilen: 1. ungeheure Schmerzen in der Gegend der Nieren, dem Oberbauch und in der Muskulatur; 2. in Symptome, die der Schrumpfniere gleichen, so Albuminurie, Hämaturie, Blutdrucksteigerung, Nierenfunktionsstörungen und eine Retinitis, die sich nach einer einmaligen Beobachtung von der nephritischen dadurch unterschied, daß schwerste Veränderungen gleichmäßig den ganzen Augenhintergrund bis in die Peripherie betrafen; 3. Erscheinungen von seiten des Nervensystems, insbesondere peripheren Lähmungen (so N. facialis, ulnaris, peroneus).

Sind Symptome aus allen drei Gruppen vorhanden, dann ist die Diagnose sicher, bei Zusammentreffen von Gruppe 2 und 3 sehr wahrscheinlich, bei Zusammentreffen von 1 und 2 oder 1 und 3 zu erwägen, und durch Excision und histologische Untersuchung geeigneter Hautstückchen zu prüfen.

Die Nierenfunktionen. Die Einsicht, ob eine negative Wasserbilanz renal, extrarenal oder doppelt bedingt ist, stößt auch hier auf unlösbare Schwierigkeiten. Da das Ödem, solange kein kardialer Einschlag hinzutritt, gewöhnlich nur geringe Grade erreicht, so ist Oligurie meist nicht vorhanden. Der Wasserversuch ergibt oft eine Verzögerung der Ausscheidung, aber eine gute Bilanz. Auch Kranke mit Ödemneigung sind noch fähig, eine größere Harnmenge (bis zu 3000 ccm und mehr in 24 Stunden) zu bilden. Es bestehen also in bezug auf die Wasserbildung Möglichkeiten, die sich von denen des Nierengesunden nicht wesentlich unterscheiden. Jedenfalls zeigen die Kranken in diesem Stadium keine begrenzte Zwangspolyurie. Auch das Symptom der Nykturie fehlt zunächst. Ihr Auftreten im Laufe der Fortentwicklung der chronischen Nephritis ist ein Signum mali ominis. Tritt sie bei Kranken ein, die tagsüber außer Bett sind, so sind zum Teil wohl die extrarenal bedingten Schwierigkeiten im Wasserhaushalt schuld, die wir auch im postnephritischen Zustand kennengelernt haben; zum Teil handelt es sich aber wohl auch um die Anfänge einer Herzinsuffizienz. Die nächtliche Polyurie bei bettlägerigen Kranken, die wir auch beim Abklingen einer akuten hydropischen Nephritis finden, und wohl auch die nächtliche Polyurie der Prostatiker ist in ihrer Wesensart noch nicht geklärt. Nierenfunk-
tionen.

Die Kochsalzfunktion, d. h. die Konzentrierungsfähigkeit für Kochsalz, ist erhalten, wenn auch nicht selten geringer als in der Norm.

Es besteht die Fähigkeit, einen Harn zu bilden, dessen Kochsalzkonzentration über der des Blutserums liegt. Die Kochsalzausscheidung ist aber vielfach geschädigt. Die Kochsalzzulage wirkt hemmend auf die Wasserausscheidung, so daß trotz Anspannung der Konzentrierungsfunktion eine Retention statthat. Die Beziehung des Kochsalzes zu den Geweben und die dadurch bewirkte Ödemverstärkung tritt in diesen Fällen oft in die Erscheinung.

Die Fähigkeit, den Stickstoff zu konzentrieren, ist wie immer erhalten, wenn auch mitunter nicht in normaler Stärke. Im allgemeinen ist daher die N-Bilanz in Ordnung. Doch kommen bei Belastungsversuchen mit Harnstoff Teilretention und verschleppte Ausscheidung vor. Der Reststickstoff zeigt in diesem Stadium normale Werte oder eichte Erhöhung auf 50—70 mg-%, die sich bei wiederholten Untersuchungen als nicht konstant erweist. Ein besserer und feinerer Maßstab ist die meist vorhandene Vermehrung der Harnsäure im Blut.·

In diesem Stadium der Glomerulonephritis haben also die Nieren die Fähigkeit, sich den Anforderungen, die die auszuscheidenden Stoffe stellen, noch mit Erfolg anzupassen. Wenn trotzdem nicht immer Kompensation der Ausscheidung besteht, so kommt das auf Rechnung der Ödembereitschaft und einer Insuffizienz des Kreislaufs.

Anders bei der *extracapillären Nephritis*. Der Verdacht auf eine solche wird erweckt, wenn nach akutem Beginn der hydropische Zustand bestehen bleibt. Die Kranken machen meist den Eindruck der Hinfälligkeit. Sie haben eine blasse, wachsartige Haut. Die Ödeme sind hochgradig und trotzen allen Diureticis. Hydrops der Höhlen und Herzschwäche bedingen Kurzatmigkeit. Der Blutdruck ist gewöhnlich in mäßigem Grade gesteigert, wenn die Herzkraft nicht zu stark darniederliegt. Eklamptische Urämie kommt nicht selten vor. Die Harnmenge ist sehr gering, das spezifische Gewicht von mittlerer Höhe und darüber (bis 1030) wegen des meist beträchtlichen Stickstoffgehaltes. Im auffallenden Gegensatz zu der Höhe des spezifischen Gewichtes steht, wie bei schweren epithelialen Nephropathien, die sehr niedrige Konzentration des NaCl, die meist tiefer liegt als die des Blutserums und nicht selten auf den Wert von 0,1% Cl' und darunter sinkt. Der Reststickstoff ist meist hoch und steigt während des kurzen Verlaufes der Krankheit weiter an. Die Diagnose ist nur mit einiger Wahrscheinlichkeit zu stellen, da eine schwere akute Nephritis vom Typus der intracapillären Glomerulitis die gleichen Erscheinungen machen kann. Wie auch die feineren histologischen Veränderungen sein mögen, so zwingen die Hauptsymptome dieses Zustandes, dauerndes Ödem, Oligurie, Versagen der Kochsalzkonzentrierung und RN-Erhöhung, zu einer sehr schlechten Prognose.

Verlauf. Von dieser unheilvollen Form unterscheidet sich der Verlauf der chronischen Nephritis dadurch, daß die Dauer des Stadiums der Kompensation ziemlich lang ist. Es kann nicht nur Jahre, sondern sogar Jahrzehnte währen, bis die Prozesse in der Niere soweit vorgeschritten sind, daß die Ausscheidungsfähigkeit hinter der Notwendigkeit zurückbleibt. Bei einem Teil der Kranken tritt die auf dem Wege Hypertonie-

Herzhypertrophie entstandene Kreislaufschwäche in den Vordergrund. Sie
kommen zu uns wegen ihrer Herzbeschwerden und haben nicht einmal
immer Kenntnis von ihrer chronischen Nephritis. Sie gehen an Herzinsuffizienz oder an einem cerebralen Insult zugrunde, ohne daß es
zu einer Niereninsuffizienz gekommen ist. Die Beurteilung der Geschwindigkeit, mit der der renale Prozeß fortschreitet, ist außerordentlich
schwierig und ohne wiederholte klinische Beobachtung gar nicht möglich.
Selbstverständlich wird man Perioden mit Ödemneigung, wie sie nicht
selten vorkommen, und suburämische oder gar urämische Symptome
als ungünstige Umstände vermerken. Aber diese Symptome können
verschwinden, und es kann noch eine bis zu Monaten währende Zeit
des Wohlbefindens folgen. Drei Dinge sind es im wesentlichen, die über
das Fortschreiten der Erkrankung und über die Prognose Aufschluß
geben. Das sind: Zunahme der kardiovasculären Erscheinungen, nephritische Prozesse am Augenhintergrund und besonders das Verhalten der
Nierenfunktionen. Ein in passenden Zwischenräumen ($^1/_2$—1 Jahr) bei
Trockenkost (Nierenprobekost s. S. 80) angestellter Normaltag und
Wassertag genügt meist, um das Fortschreiten der Veränderungen zu
erkennen. Zunächst kommt es zur Abnahme der Konzentrierungsfähigkeit für NaCl; sie führt zu einer Polyurie, mit deren Hilfe die
Bilanzen noch oft jahrelang aufrechterhalten werden. Erst wenn die
Fähigkeit, große Wassermengen auszuscheiden, nachläßt, wenn die
zwangsmäßige Polyurie eine begrenzte geworden, dann ist der Zustand
erreicht, den wir als Niereninsuffizienz kennengelernt haben, der das
Kennzeichen des dritten Stadiums der Glomerulonephritis, der *sekundären Schrumpfniere*, darstellt.

Der Übergang des Leidens in dieses typische Krankheitsbild ist ein
allmählicher. Wir gebrauchen das Wort Schrumpfniere nicht, um das
wirkliche Aussehen der Niere zu kennzeichnen, das nicht nur durch
den Untergang der sekretorischen Elemente, sondern vor allem durch
die sekundäre Entwicklung, Wucherung und Schrumpfung des Bindegewebes gegeben ist. Das Schicksal des Bindegewebes ist für uns von
untergeordnetem Interesse. Wir gebrauchen das Wort Schrumpfniere
im Sinne „in Schrumpfung begriffene oder der Schrumpfung verfallene
Niere" (LÖHLEIN) und in übertragener Bedeutung, um einen Krankheitszustand zu bezeichnen, der durch die Niereninsuffizienz charakterisiert
ist. Wir finden bei diesem Krankheitszustand durchaus nicht immer
geschrumpfte Nieren; wir finden aber immer hochgradigen Verlust an
sekretorischen Elementen und hochgradige Destruktion des Restes derselben.

Symptomatologie der sekundären Schrumpfniere.

Symptomatologie der sekundären Schrumpfniere. Aus dem symptom-
losen Zustand der chronischen Nephritis oder nach den Jahren mit
Anfällen von renalem Ödem und Kreislaufschwäche, auf die immer
wieder bessere Zeiten folgten, kommt der Kranke allmählich in einen
Zustand andauernder Herzschwäche. Das fast stets, wenn auch nicht
immer hochgradig, hypertrophische Herz ist nach jahrelanger Hypertonie
an der Grenze seines Könnens angelangt. Die gleiche Ursache hat in
der langen Dauer ihres Bestehens zu immer zunehmenden sklerotischen
Veränderungen in den Arterien geführt. Die stets nachweisbare, meist

hochgradige *Arteriosklerose* der Nierengefäße hat den nephritischen Prozeß unterstützt und den Circulus vitiosus geschlossen. Es kommt zu einem *allgemeinen Verfall, zu starkem Verlust an Fett und Muskulatur und an Blut.* In manchen Fällen aber bleibt die Entwicklung der Anämie aus. Die Bedingungen, durch welche die nephritische Anämie eintritt oder nicht eintritt, sind noch nicht geklärt. Die Kranken bekommen ein fahlgelbliches Aussehen, eine trockene Haut, die im Gesicht gedunsen, an den Unterschenkeln durch mäßige Ödeme geschwollen ist. Ob das Ödem in diesem Stadium vom Herzen, von den Nieren oder von beiden zugleich herkommt, läßt sich meist nicht mit Sicherheit entscheiden. Von seiten des Herzens machen sich subjektive Erscheinungen dem Kranken mit immer steigender Heftigkeit bemerkbar. Herzklopfen, Beklemmungen, auch Anfälle von Angina pectoris, Kurzluftigkeit verbinden sich mit den Beschwerden, die von Leberschwellung und Höhlenhydrops herrühren. Der Blutdruck, der mit dem Fortschreiten des renalen Prozesses und der Arteriosklerose auf immer höhere Werte (oft über 200) gestiegen ist, sinkt auf mittlere Zahlen ab. Hierin, ebenso wie in einer auftretenden Arrhythmie und noch mehr in den Anfällen von Galopprhythmus ist ein Omen malum zu erblicken. Bevor es noch zu dem furchtbaren Zustand des Nierensiechtums kommt oder auch als eine Erlösung aus diesem, führen die vasculären Prozesse durch eine Hirnblutung zum Tode. In anderen Fällen zeigt sich die Brüchigkeit der Arterien in schweren und wiederholten Blutungen aus Nase, Magen, Darm, Nierenbecken und Uterus, in seltenen Fällen auch als Hämoptoe.

Mit dem fortschreitenden Verfall treten allmählich die Magendarmsymptome in den Vordergrund, die, mit Appetitlosigkeit beginnend, schließlich in den Komplex von Beschwerden ausarten, die wir bei der Besprechung der *chronischen Urämie* kennengelernt haben (s. S. 182).

In einer nicht geringen Zahl dieser Fälle tritt eine *Retinitis nephritica* auf. In anderen wird der Visus durch Retinablutungen verschlechtert.

Auch bei der Schrumpfniere können sehr erhebliche Nierenschmerzen bestehen.

Sub finem vitae wird bisweilen eine Perikarditis beobachtet, die mit ziemlich dickem Exsudat einhergeht, aber im Gegensatz zu den bei epithelialer Nephropathie auftretenden Entzündungen seröser Häute (Peritoneum) nicht auf Infektion beruht.

In den Vordergrund des Krankheitsbildes tritt schließlich der toxische Zustand, die *chronische Urämie*, das Nierensiechtum.

Der Harn ist, solange keine stärkere kardiale Insuffizienz besteht, von hellgelber Farbe, von niedrigem spezifischem Gewicht (1006—1012). Der Eiweißgehalt ist nicht selten gering, unter $1^0/_{00}$. War im zweiten Stadium ein stärkerer epithelialer Einschlag vorhanden, so bleibt es auch bei einem höheren Eiweißgehalt $(6—8^0/_{00})$. Das Sediment besteht aus hyalinen und granulierten Zylindern, Leukocyten und einzelnen Nierenepithelien, ist aber meist nicht eben reichlich. Die Harnmenge ist vor dem Eintritt der Herzinsuffizienz gegen die Norm vermehrt (etwa 2l), aber nicht steigerungsfähig. Stets ist Nykturie vorhanden.

Die Nierenfunktionen sind in schwerster Weise verändert. Es besteht Niereninsuffizienz, die oben (S. 113 f.) ausführlich beschrieben worden ist.

Die Ammoniakbildung ist meistens sehr erheblich geschädigt. Das Säurebasengleichgewicht zeigt Veränderungen in zunehmendem Maße. Die Bestimmung des Bicarbonatgehaltes des Blutes (Alkalireserve) ist für diese Nierenerkrankungen wie auch für andere, die später besprochen werden, besonders für die Harnstauungsniere, in diagnostischer und prognostischer Beziehung bedeutungsvoll. Das Blutchlorid zeigt ein sehr wechselndes Verhalten. Der Phosphatgehalt ist gesteigert. Weniger regelmäßig ist die Verminderung des Blutkalks. Auf die prognostisch ungünstige Bedeutung der Zunahme des Reststickstoffs wurde bereits hingewiesen. Dasselbe gilt von der Blutharnsäure und von der Xanthoproteinreaktion nach E. BECHER.

Es folgen einige kurze Protokolle, die Verhalten und Verlauf der Schrumpfnieren zeigen.

1. J. F. 1804/1930. L. V., 29 Jahre.

I. Aufnahme Oktober 1930. Vor *einem* Jahr Angina und hydropische Nephritis. In letzter Zeit Kopfschmerzen, Übelkeit, Herzbeklemmung, Nasenbluten. Ödem nicht feststellbar. Rotes, volles Gesicht. Augenhintergrund o. B. *Harn*: Eiweiß +, spärliches Sediment, Nykturie. Spezifisches Gewicht 1006—1012. Cl'-Konzentration 0,15—0,29, N-Konzentration 0,34—0,52, Harnsäurekonzentration 11 bis 37 mg-%. Wasserversuch: vollkommene Retention. Blutdruck 225/150.

II. Aufnahme 17. VI. 1931. Nasen-, Zahnfleisch- und Genitalblutung. Müde, aber schlaflos, Muskelzucken und Sehnenhüpfen. Neuromuskuläre Übererregbarkeit. Gesicht gedunsen. Sonst kein Ödem. Foetor uraemicus. Zunge trocken, braun belegt. Puls sehr klein und weich. Blutdruck 95/60. Fundus o. B. 2 Stunden nach Aufnahme Exitus.

Sektion: Höchstgradige Schrumpfung beider Nieren (rechte Niere 22 g, linke Niere 45 g).

Datum	Körpergewicht	Blutdruck	Hb g	Blutkörperchen		BSZ	KOD	R.-N	HS	Cl'	Harnmengen g	
				rote	weiße						Tag	Nacht
29. X.	90,4	225/150	10,6	3,0	11 100	33	35,5	102	8,7	370	410/1007	1720/1008
8. XI.	88,5	155/105	10,2	3,7	8 500						790/1006	610/1006
17. VI.		95/60						403	24,4	260		

Epikrise. Entwicklung und tödlicher Ausgang einer sekundären Schrumpfniere im Laufe eines Jahres. Sehr schlechte Nierenfunktionen. Schlechte Ausscheidung. Hämorrhagische Diathese. Neuromuskuläre Übererregbarkeit. Keine Retinitis. Lebt mit R.-N > 100 noch fast 8 Monate. Sub finem vitae sehr starkes Ansteigen von Rest-N und Blutharnsäure.

2. J. F. 5088/32. Emma J., 52 Jahre. 25. VII. bis 9. IX. 1932.

Seit 7 Jahren Diabetes mellitus. Seit 4—5 Jahren Kurzluftigkeit. Seit 5 Jahren arterieller Hochdruck festgestellt. Jetzt Schlaflosigkeit, nächtliche Anfälle von Atemnot. Seit 1 Woche zunehmende Schwellung der Beine. Retinitis nephritica mit frischen Blutungen. Sehr deutliche Kaliberschwankungen der Retinagefäße.

Harn: Mitunter Hauch Albumin, sehr oft kein Albumin, spärliches Sediment. Spezifisches Gewicht 1009—1011, Cl'-Konzentration 0,16—0,24, N-Konzentration 0,26—0,38, Harnsäurekonzentration 11—29 mg-%, NH_3-Bildung (im Anfang der Beobachtung untersucht) gut.

Verlauf: Besserung der Kreislaufdekompensation (s. Körpergewicht). Sub finem vitae trat eine Schlafsucht auf, aus der Patientin zu völliger geistiger Klarheit zu erwecken war (Blutungen im Hirnstamm?). Große Atmung. Exitus.

Autopsie: Schrumpfniere, ältere kleine cystische Herde in den Stammganglien. Kleine frische Blutungen im Pons.

Datum	KG	Blut-druck	R.-N	HS	Cl'	Ca	P	Xa.	Alk.-Res. Vol.-%	BSZ
25. VII. 1932	68	240/105	53							18/38
	61	250/115	57	6,8	250	10,5		±		
2. VIII.	59	260/125		6,5	270					48/81
10. VIII.	59,9	195/100								77/120 (Fieber)
12. VIII.	58,3	210/100	103	7,6		10,3	5,6			71/110 (Fieber)
18. VIII.	57	220/100								
23. VIII.	56,6	225/115	91	6,7	300	10,5	6,7	40		
26. VIII.	56,4	215/115								54/92
1. IX.	55	250/130	108	6,5		11,0	8,0	35		
8. IX.	55	215/90	140	7,5	280	10,8	9,9	65	9,9	

Epikrise: Entwicklung einer (genuinen) Schrumpfniere bei einer diabetischen Frau. Sehr geringe Albuminurie. Sehr schlechte Nierenfunktionen, aber gute Ammoniakbildung. Konstanter Hochdruck. Ansteigen von Rest-N, Xanthoprotein und Blut-P. Urämie. Hämorrhagische Diathese. Sehr beschleunigte Blutsenkung. Sub finem vitae sehr starke Acidose.

3. J. F. 8314/32. Ella Sch., 47 Jahre.

Bis vor $1/2$ Jahr gesund. Seitdem Kopfschmerzen, morgens Erbrechen, kein Appetit, Atemnot. Augenflimmern. Abnahme des Visus. Nie Schwellungen. 15 kg Gewichtsabnahme.

Kein Ödem. Sehr mager. Hautturgor schlecht. Dyspnoe. Neuromuskuläre Übererregbarkeit. Neuritis optica mit Blutungen beiderseits.

Im Verlauf Zunahme von Atemnot und Erbrechen. Nasenbluten. Trockenheit im Mund. Auftreten von Ödem.

Harn: Spezifisches Gewicht 1008—1012, Nykturie, Cl'-Konzentration unter Blutwert, N-Konzentration bis 750 mg, Harnsäurekonzentration bis 37 mg-%. NH_3-Bildung schlecht, bis 1,4% des Gesamt-N, Plasmaeiweiß 7,13, Albumin 4,76, Globulin 1,92, Fibrin 0,45.

Autopsie: Schrumpfniere.

Datum	KG	Blut-druck	R.-N	HS	Xa.	Cl'	Ca	P	Alk.-Res. mg-%	BSZ	g H/b	Blutkörper rote	weiße
29. IX. 1932	46	250/145	62	6,9	40	280	10,9	5,3	48	110/124	12,5	4,4	8800
24. X.	47	205/125	87	9,0	45	300	7,0	5,8	38		10	3,6	
5. XI.	46	210/125	101	9,8									
17. XI.	47	195/115	101	8,1	35	340	10,5	6,8	29				
30. XI.		210/125			56								
4. I. 1933	56	215/130	128		100	340			25				
7. I.		Exitus											

Epikrise: Unbemerkte Entwicklung der Schrumpfniere. Subjektiver Beginn mit suburämischen Erscheinungen, Kreislaufschwäche. Gewichtsabnahme. Kein Ödem. Neuritis optica. Später Entwicklung von Anämie. Sehr konstanter Hochdruck. Anstieg von R.-N, Harnsäure, Xanthoprotein, Blutphosphat. Normales Bluteiweißbild. Acidose.

4. J. F. 7745/28. Gustav E., 20 Jahre.

Aus gesunder Familie. Bisher stets gesund. Seit 2—3 Wochen krank. Kopfschmerzen, Schwindel, Augenflimmern, Kurzluftigkeit. Gesichtsschwellung, Durst.

Blaß. Gesicht gedunsen. Knöchelödem. Retinitis nephritica.

Blut: Hb. 6,2 g; 1,5 Millionen rote, 4500 weiße Blutkörperchen. Plasmaeiweiß 5,11%, Albumin 3,29, Globulin 1,35, Fibrin 0,47.

Harn: Albumin 3 cm. Im Sediment reichlich Erythrocyten, einige Leukocyten, hyaline und granulierte Zylinder. Spezifisches Gewicht 1007—1010. Cl′-Konzentration 0,32—0,36, N-Konzentration 0,32—0,47, Harnsäurekonzentration 18—26 mg-%, NH_3-Bildung schlecht, % NH_3-N 0,48—1,75; Nykturie.

Urämie. Unerträgliche Kopfschmerzen. Lumbalpunktion: Druck 330. R-N-Gehalt 120. Erbrechen, Zahnfleischblutungen. Exitus.

Autopsie: Sekundäre Schrumpfniere. Gastroenteritis.

Datum	Körper-gewicht	Blut-druck	R.-N	HS	Cl′	Alk.-Res. Vol.-%
5. VII.	58,5	215/140	105	6,7	430	
8. VII.		165/90				36
12. VII.	57	175/90	199			

Epikrise: Unmerkliche Entwicklung einer diffusen Nephritis. Sehr spätes Auftreten von Krankheitsgefühl und subjektiven Symptomen. Sehr schlechte Nierenfunktionen. Schlechte Ausscheidung. Erhöhter Liquordruck. Schnelles Fortschreiten der Krankheit. Acidose. Nephritische Anämie. Urämie. Urämische Gastroenteritis.

5. J. F. 7215/28. Olga G., 44 Jahre.

1. Beobachtung 8. V. bis 30. VI. 1928.

Seit 3 Jahren chronische Bronchitis. Vor $1^1/_2$ Jahren Beginn mit Alb. (bis 12 %) und Ödem. Seit $^1/_2$ Jahr zunehmende Müdigkeit. Seit 4 Wochen Verschlechterung des Sehvermögens. Zunahme des Ödems. Nachts Atemnot.

Gealtertes Aussehen. Ernährungszustand schlecht. Schleimhäute blaß. Retinitis nephritica.

Harn: Albumin 8 ccm. Sediment rote und weiße Blutkörperchen, wenige hyaline und granulierte Zylinder. Nykturie. Spezifisches Gewicht 1010—1033, Cl′-Konzentration 0,11—0,33, N-Konzentration 0,32—0,79, Harnsäurekonzentration 18—50 mg. NH_3-Bildung herabgesetzt. % NH_3-N 1,16 —2,8%.

Blut: 9,3 g Hb., 4,2 Millionen rote, 10400 weiße Blutkörperchen, 12% Eosinophile. Plasmaeiweiß 5,21%, Albumin 3,91, Globulin 0,58, Fibrin 0,72, BSZ 15.

2. Beobachtung 31. XII. 1928 bis 3. III. 1929.

Seit 3 Wochen Hautjucken. Zunahme der Atemnot und der Schwellung. Neuromuskuläre Übererregbarkeit. Gingivitis und Glossitis. Gastroenteritis.

Harn erstarrt beim Kochen. Harnmengen klein (120—690 ccm). Spezifisches Gewicht 1012—1019. Cl′-Konzentration 0,04—0,31, N-Konzentration 0,35—0,89, Harnsäurekonzentration 41—82 mg.

Zunahme des Juckens. Schlaflosigkeit, Appetitlosigkeit. Seelische Depression. Exitus.

Datum	Körper-gewicht	Blutdruck	R.-N	HS	Cl′	Ca	·Alk.-Res. Vol.-%	BSZ
8. V. 1928	47,5	235/140						
16. V.	47,5	240/156	34					
24. V.	46,8	235/140			320	8,4	58	
19. VI.	46,8	220/130	30	3,4	340			
1. I. 1929		195/75	65,8	6,8	400			
6. II.	45,7	195/75	68	3,8	390			
6. III.	47,8	205/90	35	5,6	380			
12. III.		195/75					45	
21. III.		185/75						

Epikrise: Schrumpfniere mit sehr starker Albuminurie, Hypalbuminämie und sehr erheblicher Globulinverminderung. Sehr schlechte Nierenfunktionen. Sehr mangelhafte Ausscheidungsarbeit. Trotzdem sehr geringe Werte von Rest-N und Blutharnsäure. Trotz mangelhafter Ammoniakbildung keine Acidose. Verminderung des Blutkalkes. Chronische Urämie. Urämische Entzündung des gesamten Verdauungstractus.

Die Niereninsuffizienz kann dem körperlichen Zusammenbruch, ja sogar stärkeren Beschwerden zeitlich vorausgehen, so daß eine sekundäre Schrumpfniere auch zufällig entdeckt wird oder erst im terminalen, urämischen oder herzkompensierten Zustand in ärztliche Beobachtung und Behandlung kommt. Die sekundäre Schrumpfniere kann mehrere Jahre nicht nur bestehen, sondern sogar über einen großen Teil dieser Zeit symptomlos oder fast symptomlos verlaufen.

Prognose. **Prognose der chronischen Nephritiden.** Wie aber auch Dauer und Verlauf der sekundären Schrumpfniere gewesen sein mag, der Ausgang ist immer schlecht. Die *Prognose für die Lebensdauer* ist im Zustande der Niereninsuffizienz ·mit irgendwelchem Anspruch auf Sicherheit überhaupt nicht zu machen. Da alle Bedingungen für den renalen Zusammenbruch gegeben sind, so muß mit seinem Eintritt ständig gerechnet werden. Solange die Herzkraft gut oder leidlich ist, scheint die Gefahr nicht in unmittelbarer Nähe zu liegen. Bei Eintritt der Herzinsuffizienz droht nicht nur der Herztod, sondern es tritt mit Verschlechterung der Durchblutung auch ein schnelles Versagen der Nieren ein. Von der prognostisch ungünstigen Bedeutung der Retinitis albuminurica war bereits früher (s. S. 199f.) die Rede.

Von größerer praktischer Bedeutung ist die Vorhersage der Lebensdauer bei der chronischen Nephritis im Stadium der Kompensation. Niemand kann und darf es auf sich nehmen, aus einem Augenblicksbild, wenn es nicht ganz besonders ungünstig-charakteristisch ist, die Prognose zu machen. Aus den Kardinalsymptomen: Blutdrucksteigerung, Nierenfunktionen, Ödembereitschaft und Augenhintergrundsveränderungen läßt sich durch wiederholte Beobachtung die Verlaufsart und ihre Änderung erkennen. Die Beobachtung nach diesen Gesichtspunkten ist aber noch nicht alt genug. Es bedarf noch jahre- und vielleicht jahrzehntelangen Studiums, um über die Schicksale der Nephritiker hinreichendes Material zu sammeln. Vor allem ist hier die Mitarbeit der Hausärzte erforderlich. Es wäre ein großer Gewinn für die medizinische Wissenschaft, wenn die Forschung nicht, wie es in den letzten Jahrzehnten vorwiegend der Fall war, auf die Kliniken und Krankenhäuser beschränkt bliebe, sondern sich auch auf die erfahrenen Kollegen in der allgemeinen Praxis stützen könnte. Von Bedeutung ist stets die Anamnese, die über den Beginn (akut oder schleichend), die Dauer des ersten Stadiums; besonders der Hydropsie Aufschluß gibt. Von Bedeutung ist ferner, ob der Kranke hypertonisch in die Chronizität eintritt oder ob zunächst und dann für wie lange Zeit normale Blutdruckwerte bestanden haben. Je länger diese Periode, mit einer um so milderen Verlaufsart ist zu rechnen. Man erkundige sich weiter, ob die Neigung zum Ödem nach dem akuten Stadium geschwunden war, wann, wie oft und vielleicht unter welchen Umständen (Diät, Exzesse, Arbeit, Kälteeinflüsse) es wieder auftrat. Nicht gleichgültig für die Beurteilung ist, ob während des chronischen Verlaufs akute Rezidive (kenntlich an der Hämaturie) vorgekommen sind.

Therapie. **Therapie.** Der chronischen Nephritis wird durch eine vernünftige und genügend lange Behandlung der akuten Nephritis vorgebeugt. Der Umstand, daß die chronischen Nephritiker nicht selten von dem akuten Stadium gar nichts wissen, zeigt, wie Nephritiden, die so leicht

sind, daß sie gar nicht beachtet und also auch nicht behandelt werden,
in das unheilbare Leiden übergehen. Die Therapie der akuten Nephritis
ist zwar nicht kausal, aber trotzdem von der größten Wirksamkeit.
Da die chronische Nephritis die Ursache ihrer Chronizität und ihres
Fortschreitens zum größten Teil in sich selbst trägt, so läßt sich mit
der Beseitigung der Quellaffektion, die zu der Nephritis geführt hat,
eine Restitutio ad integrum nur selten erreichen. Diese Quellaffektion
sitzt nicht selten in den Tonsillen, aber bei weitem nicht so oft, als mitunter behauptet wird, in den Zähnen. Man hat in den letzten Jahren
zur Heilung der chronischen Nephritis vielfach die Tonsillektomie oder
die Mandelschlitzung vorgenommen und gelegentlich auch über Erfolge
berichtet (PÄSSLER, EPPINGER).

 Über die Beziehungen der Mandelgrubeninfektionen zur Nephritis
sagt PÄSSLER: „Ich finde bei der permanenten Mandelgrubeninfektion
relativ häufig ganz leichte Formen, bei denen schubweise, nicht selten
mit Rückenschmerzen verbunden, ganz geringe, oft nur mikroskopisch
oder mikrochemisch nachweisbare Blutmengen und ab und zu einzelne
Zylinder auftreten. Manche Formen intermittierender Albuminurie
beruhen ebenfalls auf der permanenten Mandelgrubeninfektion."

 Aus dieser Darstellung geht hervor, daß es sich hier, wie es auch
meiner Erfahrung entspricht, nicht um diffuse Nephritiden handelt,
sondern um herdförmige, die zu hämorrhagischen Rezidiven viel mehr
neigen als jene. Wenn SCHEIDEMANDEL eine genaue bakteriologische
Untersuchung des Harns empfiehlt, um aus der Art der Erreger auf den
Sitz der Quellaffektion zu schließen, so kann das nur für herdförmige,
bakteriellembolische Prozesse Geltung haben. Da sich solche Herde in
der Niere nicht selten vergesellschaftet mit diffuser Nephritis finden,
so können neue Schübe der Herderkrankung leicht einen Rückfall oder
eine plötzliche Verschlimmerung der diffusen Nephritis vortäuschen.
Durch Ausschaltung oder Heilung der Infektionsquelle kann man herdförmigen, embolisch-metastatischen Prozessen vorbeugen. Die bereits
bestehenden kann man dadurch ebensowenig beeinflussen, wie eine in der
Entwicklung begriffene diffuse Nephritis. Wenn nach Tonsillenbehand-
lung Heilung einer chronischen Nephritis gesehen worden ist, so wird es
sich entweder um allmählich symptomlos gewordene herdförmige Entzündungen gehandelt haben oder um akute diffuse Prozesse, die noch
nicht chronisch waren, sondern eine sehr lange Wiederherstellungszeit (die
bis zu 2 Jahren betragen kann) hatten. Mit der Erwartung, eine chronische,
hypertonische Nephritis zu beeinflussen oder gar zu heilen, soll man an
eine Lokalbehandlung der Quellaffektion nicht herangehen.

 Man wird aber trotzdem die Behandlung aller der Fälle empfehlen
oder vornehmen, in denen die Tonsillen chronisch erkrankt sind und
besonders Eiterherde oder Pfröpfe enthalten. (Man begnüge sich nicht
mit der einfachen Inspektion, sondern klappe die frontalstehende Ton-
sillenfläche nach vorn um, indem man mit einem Spatel den lateralen
Rand des vorderen Gaumenbogens nach außen drängt und dabei gleichzeitig einen Druck auf die Tonsillen ausübt; oder man ziehe den vorderen
Gaumenbogen mit einem stumpfen Haken zurück und wende den
HARTMANNschen Tonsillenquetscher an.

Man muß bei Eingriffen an solchen Tonsillen auf eine vorübergehende Verschlimmerung des Nierenprozesses, die in einer Zunahme der Eiweiß- und Blutausscheidung besteht, d. h. lediglich auf Herderscheinungen beruht, aber nie den Charakter einer diffusen Nephritis zeigt, gefaßt sein und den Kranken bzw. seine Eltern, darauf vorbereiten. Man soll auch niemals eine Heilung versprechen und soll auch nicht prophezeien, daß Rückfälle ausbleiben werden; denn nicht einmal das ist sicher.

Sehr oft empfiehlt es sich bei einer abklingenden oder abgeklungenen hämorrhagischen Nephritis statt der Tonsillenexstirpation, die so gut wie sicher zu einem neuen Schub hämorrhagischer Herdnephritis Anlaß gibt, eine Sanierung der Tonsillen mit milderen Mitteln vorzunehmen. Leider trifft ein solcher Rat oft auf den Widerstand der Halsärzte. Ich kann aber versichern, daß man mit einer Lugolglycerinlösung (Jodi puri, Kalii jodati ana 0,5; Glycerini, Aquae dest. ana 20,0), die 2—3mal wöchentlich oder auch täglich, in die Crypten der Tonsillen mittels eines feinen Wattestäbchens eingebracht wird, im Laufe von 2 oder mehr Monaten die Tonsillen zum Schrumpfen und Ausheilen bringen kann.

Ein kurzes Wort genügt zu der Frage des chirurgischen Angriffs der kranken Niere selbst, wie er auch bei chronischer Nephritis von EDEBOHLS empfohlen worden ist. Es gehört eine vollkommene Verkennung des Begriffs „chronische Nephritis" dazu, um von einer Dekapsulation der Niere nur den geringsten heilenden oder bessernden Einfluß zu erwarten. Vor einem solchen Eingriff muß energisch gewarnt werden; er wird auch von der überwiegenden Mehrzahl der Chirurgen abgelehnt.

Die Behandlung der chronischen Nephritis ist ganz und gar eine symptomatische.

Diät. Im Mittelpunkt steht auch hier die Diät, die frei von unmittelbar schädlichen Stoffen und nach Art und Menge so beschaffen sein muß, daß die Niere mit möglichst wenig Arbeit belastet wird und alles Auszuscheidende aus dem Körper entfernt. Bei der langen Krankheitsdauer, und da viele Jahre lang vollkommene Kompensation der Nierenarbeit besteht, ist von einer so strengen Kost, wie wir sie bei der akuten Nephritis durchführen mußten, natürlich keine Rede. Ein ebenso großer Fehler, wie die Empfehlung einer ausschließlichen Milchdiät im akuten Stadium, ist die Vorschrift einer fleischfreien Kost bei der kompensierten chronischen Nephritis. Eine kochsalzarme und gar eine kochsalzarme vegetabilische Kost läßt sich meistenteils für so lange Zeiten nicht durchführen. Ich gehe nicht ganz so weit wie VOLHARD, daß „die Diät von der Normalität eines Gesunden nicht abzuweichen braucht, wenn nicht die bestimmten Indikationen der Ödembereitschaft oder der Niereninsuffizienz vorliegen". Aber ich stimme vollkommen mit VOLHARD darin überein, daß es sehr viel weniger auf die Art der Speisen, als auf ihre Menge ankommt. *Mäßigkeit im Essen und Trinken ist das allerwichtigste.* So wenig wie möglich essen, aber das Notwendige aus gutem Material und in guter Zubereitung. Da der Würzwert des Kochsalzes von seiner Konzentration in den

Speisen abhängt, so kann man ein kleines Volumen Nahrung mit einer Salzmenge schmackhaft machen, die bei einer größeren Nahrungsmenge nicht ausreicht. Bei gut kompensierten Nephritikern kann man eine Gesamtmenge von 10 g Kochsalz am Tage gestatten *(gemessen an der Ausscheidung im Harn!)*, wird aber meistens mit 8 g, und bei der Kochsalzfurcht, unter der jetzt auch viele Gesunde leiden, oft auch mit noch weniger auskommen. Man tut gut, besonders wenn die Verpflegungsstätte wechselt und man die Kochweise prüfen will (was dann notwendig ist, wenn nicht die Mutter oder Ehefrau das Kochen übernimmt, sondern eine Köchin waltet, die nicht umlernen kann oder will) gelegentlich eine 24stündige Harnmenge auf Kochsalz und Stickstoff zu analysieren. Wenn man dann 20 g Kochsalz pro Tag findet, wie ich das wiederholt beobachtet habe, so ist das Maß des Zulässigen und Notwendigen weit überschritten. Ebenso steht es mit einem Übermaß von Eiweißzufuhr. Eine Eiweißmenge von 70—80 g entsprechend 12—14 g Harnstickstoff ist ausreichend. Stickstoffausscheidungen von 18—25 g sind zu beanstanden. Eine besondere Vorschrift über die Art der Eiweißzufuhr erscheint nicht notwendig. Fleisch ist gestattet, Alkohol ist verboten. Zu vermeiden sind Gewürze. Wie die Nahrungszufuhr muß auch die Flüssigkeitszufuhr beschränkt werden. Nicht nur aus Rücksicht auf die Niere, sondern weil jeder chronische Nephritiker zu Herzinsuffizienz neigt. Das ständige „Durchspülen" bei diesen Kranken ist ein Unding. Die Empfehlung von Noordens, einmal wöchentlich einen Trinktag mit großer Flüssigkeitszufuhr einzuschalten, um Rückstände auszuschwemmen, ist für geeignete Fälle sehr praktisch. In Betracht kommen nur Patienten mit kompensiertem Kreislauf und ohne stärkere Ödembereitschaft (der Wasserversuch muß eine gute Bilanz ergeben) dann, wenn die Analyse oder die Umrechnung aus dem spezifischen Gewicht ergibt, daß durch die starke Wasserausscheidung auch retinierte feste Bestandteile herauskommen. Der Trinktag wird am besten bei Bettruhe durchgeführt.

Werden an einem solchen Trinktag (oder auch durch einen Wasserversuch) retinierte feste Bestandteile ausgeschieden, so ist das ein Beweis für eine — wenn auch latente — Dekompensation der Ausscheidungsarbeit. Bei Patienten, die sich der kardialen oder renalen Ausscheidungsstörung nähern, entscheiden regelmäßige Körpergewichtsfeststellungen über die Notwendigkeit, die Diät zu ändern. Bei renalem Ödem, sowie bei kardialer Insuffizienz tritt eine strengere Kost in Kraft, die, wie im akuten Stadium, kochsalz-, wasser- und eiweißarm ist. Man kann auch einen Versuch mit der Karellkur oder, bei hartnäckigerem Ödem, mit einer Fastenkur machen.

Eine strenge Kost ist natürlich bei den schweren Ausscheidungsstörungen notwendig, die mit dem Zustande der Niereninsuffizienz verbunden sind. Die Aufgabe, die Menge der auszuscheidenden Stoffe unter der Grenze der Ausscheidungsmöglichkeit zu halten, läßt sich hier nicht immer erfüllen. Wie bei der akuten Nephritis bevorzugt man Mehlspeisen mit viel Zucker und Butter. Die Appetitlosigkeit, die in vorgeschrittenen Fällen besteht, erschwert die Durchführung einer zweckmäßigen Ernährung oft beträchtlich und zwingt uns den Wünschen des Kranken Rechnung zu tragen. Man sei in diesen Fällen,

in denen nicht mehr viel verdorben werden kann, nicht schematisch.
Ein Glas guten Burgunders ist hier oft nützlicher als andere Arznei.

Der chronische Nephritiker gehört nur dann ins Bett, wenn renales
Ödem, Kreislaufschwäche oder allgemeine Schwäche besteht.

Über die Behandlung des Ödems s. S. 142 f.

Sehr wichtig ist die Überwachung des Herzens. Bei abendlichem
Knöchelödem oder Kurzluftigkeit beim Gehen verordne man frühzeitig
Digitalis in kleinen Dosen (0,05—0,15 g pro die), aber langdauernd,
durch Monate und länger. Sehr praktisch und wirksam ist die Darreichung von Strophantin, wöchentlich einmal oder öfter 0,3—0,5 mg
intravenös. Der kompensierte Nephritiker wird einer Herzinsuffizienz
am besten vorbeugen, wenn er seine Muskulatur und Herzmuskulatur
durch systematischen Gebrauch kräftigt oder kräftig erhält. Also
Spazierengehen, Freiübungen, mäßiges Radfahren. Bezüglich der kohlensauren Bäder sind die Meinungen geteilt. Bei Kranken ohne kardiale
Insuffizienz und ohne schwerere Ausscheidungsstörung tun sie oft gute
Dienste.

Ein Heilbad für chronische Nephritis gibt es nicht. Nützlich sind
bei starker Beteiligung des Herzens alle Orte mit mildem Klima, in
der Ebene oder im Mittelgebirge gelegen (Kissingen, Badenweiler,
Baden-Baden, Homburg, Salzuflen, Nauheim, Altheide, Cudova, Marien-
bad u. a.).

Klimatische
Behand-
lung.

Eines besonderen Rufes erfreut sich unter den Nierenkranken ein
Aufenthalt in der Wüste. Vor dem Kriege sind mit der Verschickung in
die Wüste große Fehler gemacht worden. Auf keinen Fall gehören dorthin Leute mit starker Hypertonie und Leute, die der Niereninsuffizienz
nahestehen. Kompensierten chronischen Nephritikern wird das Wüstenklima weder Schaden noch Nutzen bringen. Geeignet sind Kranke,
deren postakutes Stadium sehr lange dauert, chronische Nephritiker
mit Neigung zu hartnäckigem Hydrops (nephrotischen Einschlag) und
Kranke mit epithelialer Nephropathie, soweit die Schwere der Grundkrankheit keine Kontraindikation bildet. Von Nutzen ist vielleicht
das Wüstenklima auch für hartnäckige Herdnephritis durch die Ausheilung der Quellaffektion. Zur Überwinterung kann man geschwächte
Nephritiker nach Meran, Bozen, auch an die Riviera, nach Abbazia
oder nach Malaga schicken. Man soll aber von diesen Möglichkeiten
nur mit denjenigen Kranken sprechen, die sich das leisten können.

c) Die herdförmigen Nephritiden.

Dieselben Infektionen, die zu diffuser Glomerulonephritis führen,
haben Nierenerkrankungen zur Folge, die pathologisch-anatomisch und
klinisch eine Sonderstellung einnehmen und von VOLHARD u. FAHR
unter der Bezeichnung *„infektiöse Herdnephritis"* von der diffusen
Glomerulonephritis abgetrennt wurden.

Man unterscheidet nach VOLHARD drei Formen: 1. die *herdförmige
hämorrhagische Glomerulonephritis,* 2. die *embolische Herdnephritis* LOEH-
LEINS, 3. die *septische interstitielle Herdnephritis.*

Über die Pathogenese gehen die Meinungen auseinander. Nach
VOLHARD entstehen diese drei Formen durch metastatische Infektion.

Nach dieser Auffassung handelt es sich also um einen Angriff der Bakterien in der Niere selbst, also um einen ganz anderen Modus der Krankheitsentstehung als bei der diffusen Glomerulonephritis. Nach P. JUNGMANN u. TH. FAHR aber ist die herdförmige Nephritis nur gradweise von der diffusen verschieden. Auch unter der Einwirkung von löslichen Giften, so von Uran, Cantharidin u. a., entstehen herdförmige Erkrankungen. Nach LONGCOPE handelt es sich bei den Herdnephritiden um herdförmige allergische Reaktionen. LONGCOPE konnte bei sensibilisierten Tieren herdförmige Nephritiden durch Injektion von Serum und Eiereiweiß erzeugen. Wir wollen darauf später zurückkommen und uns zunächst mit dem Bericht dieser Tatsache begnügen.

Die drei Formen haben gemeinsam, daß sie bei akuten Infektionen auf der Höhe der Infektion auftreten (VOLHARD), während die diffusen Glomerulonephritiden, so bei Scharlach und Angina, erst in einem späteren Stadium zur Entwicklung kommen.

1. Die herdförmige hämaturische Glomerulonephritis. Sie entsteht am häufigsten durch Streptokokken, vorzugsweise bei Tonsillitis, seltener bei Erysipel, puerperalen und sonstigen Streptokokkeninfektionen. Auch bei Pneumokokkenerkrankung, Typhus, Febris recurrens und besonders bei Malaria wird sie beobachtet.

Die Niere ist blutüberfüllt, von Schokoladenfarbe, manchmal vergrößert, stark durchfeuchtet. Auf der Oberfläche sieht man zahlreiche kleine Hämorrhagien, auf der Schnittfläche Glomeruli als schwarze oder rote Punkte. Das mikroskopische Bild zeigt Veränderungen in einer Anzahl von Glomeruli, nämlich einzelne Schlingen der Glomerulusknäuel geschwollen, hyalinisiert oder nekrotisch, das Endothel der Capillaren herdweise proliferierend. Vermehrung von Leukocyten findet sich nur in geringem Grade. Einige Kapselräume enthalten koaguliertes Exsudat, andere Blut, das sich auch neben Zylindern in einzelnen Kanälchen findet. Die Epithelien weisen stellenweise trübe Schwellung auf, selten schwerere Veränderungen. Der größte Teil der Glomeruli ist nicht erkrankt.

Als Symptome ergeben sich Hämaturie, Albuminurie und Cylindrurie. Das führende Symptom ist die Hämaturie, die in Grad und Dauer ein sehr verschiedenes Verhalten zeigt. Ödem, Blutdrucksteigerung und Nierenfunktionsstörung fehlen. Die Schwellung der Niere kann zu Schmerzen Anlaß geben. Andere subjektive Symptome fehlen. Der Verlauf der Krankheit ist immer günstig: Eine *Mikro*hämaturie kann lange Zeit bestehen.

Diese herdförmige Glomerulonephritis ist sehr häufig. Sie wird bisweilen auch als „Ausscheidungsnephritis" bezeichnet, weil im Harn die Erreger oft nachgewiesen werden. Diese Bezeichnung ist nicht gerade glücklich, da die durch Einbruch in das Kanälchensystem entstehende Bakteriurie das Wesen der Affektion nicht bestimmt und ein ganz gleichgültiges Ereignis darstellt.

Die Differentialdiagnose gegenüber der diffusen Nephritis, mit der die herdförmige auch zusammen vorkommt, stützt sich ausschließlich auf negative Kriterien, nämlich auf das Fehlen von Ödem und Blutdrucksteigerung. Da aber diese auch bei der diffusen Nephritis fehlen können, so ist die Diagnose unsicher. Die einzige Gefahr der Herdnephritis liegt in der zu weiten Ausdehnung ihrer Diagnose. Es ist hier höchste Vorsicht und Skepsis anzuempfehlen. Die Diagnose soll erst nach völliger Heilung als gesichert gelten.

Charakteristisch ist das Rezidiv und die Häufung von Rezidiven, die gesetzmäßig denselben Verlauf nehmen. In glücklichen Fällen bringt die Ausräumung des Infektionsherdes den letzten Anfall zustande.

Die Therapie des ersten Anfalls ist zunächst so einzustellen, als ob es sich um eine diffuse Nephritis handelte, im übrigen symptomatisch.

2. *Die embolische Herdnephritis* Löhleins. Diese Form muß gesondert von der herdförmigen hämaturischen Glomerulonephritis besprochen werden, weil sie unter eigenartigen Bedingungen vorkommt und einen eigenartigen Verlauf nimmt. Welche dieser beiden Formen auftritt, ist nach Volhard nur abhängig von Virulenz der Erreger und Korngröße des embolisierenden Materials, das im Fall der Löhleinniere nicht ausschließlich in Bakterien besteht. Ob diese Erklärung ausreicht, wird sich später herausstellen.

Das Hauptgebiet des Vorkommens der „Löhleinniere" bildet die *Endocarditis lenta* (subakute bakterielle Endokaditis — E. Libman) (Harbitz, Löhlein, E. Libman, G. Baehr), bei der sich auch diffuse Glomerulonephritis, meist zusammen mit Herdnephritis, ausbildet. G. Baehr fand unter 91 zur Autopsie gekommenen Fällen von Endocarditis lenta 84mal die Löhleinniere, 1mal akute, 1mal chronische diffuse Glomerulonephritis, unter 7 Fällen von Influenzaendokarditis 6mal, unter 6 Fällen von Gonokokkenendokarditis keinmal die embolische Herdnephritis. Diffuse embolische Herdnephritis, d. h. Embolisierung unzählbar vieler kleiner Arterien und Capillaren, sahen wir bei der Purpura variolosa. In einem Fall handelte es sich um Sekundärinfektion mit Pneumokokken, die den Körper derartig überschwemmt hatten, daß sie im Blutausstrichpräparat in Häufchen liegend gefunden wurden (F. Riedel).

Die Pathogenese der Löhleinniere wäre vollständig klar und im Sinne der Annahme von Volhard entschieden, wenn nicht zwei Gruppen von Erfahrungen in die andere Richtung wiesen.

Es ist eine Anzahl von Fällen bekannt geworden, in denen sich die Löhleinniere ausbildete, ohne daß eine Endokarditis bestand. Zwei solche Fälle, einen Kranken mit generalisierter Aktinomykose, und einen anderen mit Pericarditis adhaesiva und nekrotischen Leberherden, beschrieb G. Baehr. Zwei Fälle, in denen der Infektionsherd in der Lunge saß (Bronchiektasie, Lungenabsceß), hat F. Koch mitgeteilt. Einen Fall ohne Endokarditis sah G. Schiele. Fahr fand einmal die Löhleinniere bei otogener Sinusthrombose.

Die zweite Gruppe von Erfahrungen verdanken wir der Schule von E. Libman. Die subakute bakterielle Endokarditis geht nicht selten in ein bakterienfreies Stadium über, in dem nicht nur das Blut, sondern auch die Vegetationen auf den Klappen steril befunden werden. Diese Vegetationen sind dann meist völlig organisiert und oft verkalkt, d. h. so verändert, daß Loslösung embolisierenden Materials nicht mehr erfolgen kann. Trotzdem und trotz der Keimfreiheit ist die Löhleinniere im „bakterienfreien Stadium" häufiger als im Stadium mit lebenden Erregern.

Diese Gruppe von Fällen kann weder durch Embolien noch durch unmittelbare Bakterieneinwirkung auf die Niere erklärt werden. G. BAEHR äußert dazu die etwas unbestimmte Meinung, daß eine Beziehung zwischen Nierenerkrankung und Bakterientod bestehe. Darunter soll gewiß nicht verstanden werden, daß tote Erreger vorhanden seien, aus denen sich Endotoxine bilden, die ja auch sonst, z. B. bei der Scharlachnephritis, als Nothelfer einer Theorie zitiert werden. Ganz sicher liegen hier Verhältnisse vor, für deren Verständnis LONGCOPE u. a. zum mindesten die Richtung gegeben haben.

G. BAEHR führt uns ein gutes Stück vorwärts bis zu einem Punkt, von dem aus wir erkennen, daß Gebiete der Pathologie, die keine oder nur geringe Beziehungen zueinander zu haben scheinen, zu einem größeren Reich gehören.

E. LIBMAN hat ein Krankheitsbild beschrieben, das er die *unbestimmte Endokarditis* (indeterminate endocarditis) nennt. Sie ist gekennzeichnet durch atypische Entwicklung der Endokardprozesse, negative Blutkultur, viscerale Krisen, Schleimhautnekrosen, Hautprozesse, die in Erythem, Urticaria, Purpura, Lupus erythematoides disseminatus bestehen, und Nephritis. Manche Fälle gleichen den von W. OSLER beschriebenen Visceralerscheinungen bei Erythem oder der SCHÖNLEIN-HENOCHschen Purpura, andere Fälle haben Ähnlichkeit mit E. FRANKs Capillartoxikose, mit Periarteriitis nodosa und mit thrombopenischer Purpura.

Als Beispiel führe ich folgende Krankengeschichte eines noch in Beobachtung stehenden 16jährigen Jungen an.

13286/32. E. H., 16 Jahre, Bäckerlehrling.

Früher Masern, Röteln, Windpocken, Keuchhusten, Grippe, Otitis media. Vor 2 Wochen „Grippe". Vor 6 Tagen Krankheitsbeginn mit zunehmender Müdigkeit, Schmerzen in der rechten Nierengegend und im rechten Fußgelenk, das rasch anschwoll. Am nächsten Tag blutiger Harn und zahllose kleine Blutflecke an beiden Unterschenkeln.

Befund: Gesicht etwas gedunsen. Flächenhafte Hautblutungen am rechten Hüftbeinkamm und in beiden Leisten, am rechten Oberschenkel und am linken Knöchel. Eine große Zahl kleiner Blutpunkte an beiden Unterschenkeln.

Tonsillen o. B. Zahnfleischblutungen. An der Raphe des harten Gaumens eine linsengroße Nekrose. Blutungen in der Schleimhaut des Gaumens. Tonsillen o. B. An beiden Halsseiten Drüsenschwellungen.

Herz o. B. Blutdruck 125/90 (höchster Wert, der beobachtet wurde), später meist 115/80—105/65.

Leber reicht 2 Querfinger über R.-B., derb. Milz überschreitet den R.-B. um 5 cm, derb. Augenhintergrund o. B. Temperatur normal. Einmal Abend — T. (im Mund gemessen) 37,6°. BSZ 23/50. Blutstatus: 13,1 g Hb.; 5 Millionen rote, 6000 Leukocyten, 50% Segm., 12 stabk., 1 jug., 1 eos., 0 bas., 6 Monocyten, 30 Lymphocyten, 120000 Thrombocyten. Harn: Stets eiweißfrei. Erythrocyten++, an Zahl rasch bis auf wenige sinkend.

1 Teerstuhl.

RUMPEL-LEEDES Zeichen stark +.

Die Schmerzen in der rechten Nierengegend halten an. Die Hautblutungen werden schnell resorbiert.

Am 6. Krankenhaustag starke Rötung des Gaumensegels, der Gaumenbögen, der Uvula und der Tonsillen. Auf der rechten Tonsille punktförmige Blutungen.

Am 10. Krankenhaustag neue Blutungen an den Unterschenkeln. 11000 Leukocyten, 100000 Thrombocyten. Blutstatus sonst nicht wesentlich verändert. Im Gesicht Ausbruch eines Exanthems von impetiginösem Charakter.

Fortbestehen des „Nierenschmerzes". Heftiger Schmerz im Nacken. Steifhals. In der Nackenmuskulatur, in der Kopfschwarte und über den Sacroiliacalfugen sind harte, auf Druck schmerzhafte Knötchen, wie bei Rheumatismus nodosus, fühlbar. Deutliche Gedunsenheit des Gesichtes. In der Folge wiederholt starkes Nasenbluten, punktförmige Blutungen an der Rachenwand, neue Zahnfleischblutungen. 13000 Leukocyten, 90000 Thrombocyten. BSZ 34/64.

Das Krankheitsbild, das dieser Junge bietet, vereinigt also hämorrhagische Diathese, Thrombopenie, Leber- und Milzschwellung, Hauterscheinungen vom Typus des Impetigo, Rheumatismusknötchen, beschleunigte Blutsenkung und Leukocytose.

Dieser Fall gehört in die Gruppe von Krankheiten, bei denen man eine Löhleinniere findet. L. G. ROWNTREE macht darauf aufmerksam, daß unter diesen Bedingungen durch Entfernung eines Infektionsherdes die Krankheit „wie ein Präriefeuer" ausbricht.

Ganz zweifellos handelt es sich hier um eine Systemerkrankung (GOECKELMANN, ROWNTREE u. KEITH), von deutlich allergischem Charakter. Von embolischen Prozessen ist hier ebensowenig etwas zu bemerken wie von lokalen bakteriellen Einwirkungen.

Daß eine Löhleinniere bei einem Allgemeinzustand auftritt, der durch eine fast allgemeine, aber sicher nicht lokal bakteriell bedingte Affektion der Capillaren gekennzeichnet ist, spricht sehr für die Auffassung, daß *sich diese Nephritis von der diffusen nur quantitativ unterscheidet.*

Vielleicht aber kann die Affektion sowohl durch Bakterienansiedlung in der Niere als auch durch herdförmige allergische Entzündung entstehen. Der Kokkennachweis gelingt nur in frischen Fällen bisweilen.

Die Löhleinniere ist mitunter etwas vergrößert und weich. Die Oberfläche ist glatt, zeigt aber in älteren Fällen kleine Narben, an denen die Kapsel fester hängt. Auf der Oberfläche sieht man zahlreiche kleine Blutungen (Flohstichniere). Auf dem Querschnitt findet man oft kleinere und größere Infarkte. Mikroskopisch: Die Wand einzelner Glomerulusschleifen ist geschwollen und in allen Stadien der Degeneration bis zur Nekrose verändert. Das Kapselendothel zeigt geringe Proliferation und Desquamation. Im allgemeinen ist die celluläre Reaktion auffallend gering. Mitunter findet man in der Intima der kleinen Arterien Granulombildung. Die zu den erkrankten Glomeruli gehörenden Tubuli verfallen der Atrophie. G. BAEHR fand 2—75%, in einigen Fällen sogar 100% der Glomeruli affiziert.

Der klinische Befund besteht in Hämaturie. Nur in den seltenen Fällen, in denen alle oder fast alle Glomeruli erkrankt sind, kommt es zu Funktionsstörungen, Ausscheidungsstörung und Niereninsuffizienz.

3. Die septische interstitielle Herdnephritis. Es handelt sich um eine akute, nicht eitrige Entzündung des interstitiellen Gewebes, das sich (herdweise oder diffus) mit Exsudat und Zellen füllt. Diese Affektion findet sich vorzugsweise bei Scharlach und Diphtherie (in etwa 25% der letal verlaufenen Fälle — COUNCILMAN), seltener natürlich bei leichterer Erkrankung. Sie kommt aber auch bei anderen Infektionen (besonders durch Streptokokken), auch bei Typhus und Windpocken, vor.

Die celluläre Infiltration kann in Lymphocyten, Plasmazellen, einer starken Beimischung von eosinophilen Zellen (F. MUNK) oder Myeloblasten (2 Fälle eigener Beobachtung) bestehen. Genau dieselbe Zellart oder Zellmischung findet sich nach LANDSTEINER gleichzeitig in anderen Organen. Der Nierenprozeß ist also nur ein Teil einer allgemeinen oder verbreiteten Reaktion (F. MUNK).

Die Niere ist oft erheblich vergrößert und weich. Die glatte Oberfläche zeigt Blutungen verschiedener Größe. Auf dem Schnitt erweist sich die Rinde verbreitert, die Zeichnung verwaschen und durch Blutungen verfärbt. Mikroskopisch: dichte celluläre Infiltration zwischen den Kanälchen und rings um die Knäuel in unregelmäßiger Verteilung. Die Zellmassen brechen stellenweise in die Tubuli ein und zerstören das Epithel. Die Glomeruli sind gegen Durchbruch widerstandsfähiger; sie werden aber durch die Zellmassen erdrosselt und durch Capillarthrombosen geschädigt.

Die Affektion macht klinisch keine charakteristischen Symptome. Albuminurie kann in geringem Grade bestehen, aber auch fehlen. Gelegentlich kommt es zu Hämaturie. Die interstitielle Herdnephritis ist immer Teil einer schweren Infektion. Da diese Nierenerkrankung intra vitam nicht mit Sicherheit erkannt werden kann, so ist über ihre Heilbarkeit nichts bekannt. L. ASCHOFF äußert den Verdacht, daß aus der interstitiellen Herdnephritis Schrumpfniere entstehen könnte. Tatsachen, die diesen Verdacht stützen, scheinen nicht bekannt zu sein (A. M. FISHBERG).

C. Primär vasculäre Leiden.

Die Bedeutung der Durchblutung für die Vorgänge in der Niere, sowohl für die funktionellen als für die histopathologischen, ist uns bereits bekannt. Schon im allgemeinen Teil sahen wir, daß die Abnormität der Durchblutung, und zwar der mangelnde Zufluß arteriellen Blutes wie der stockende Abfluß durch die Venen, zu dem Symptom der Albuminurie führt.

Demgemäß könnte man die *orthostatische Albuminurie,* wenn es nicht widersinnig wäre, sie als ein Leiden zu bezeichnen, in diesem Kapitel an erster Stelle nennen. Wir verzichten darauf aus didaktischen Gründen, und weil (s. S. 42 f.) alles Notwendige bereits gesagt ist, und erwähnen sie in diesem Zusammenhange nur, um noch einmal darauf hinzuweisen, daß jede Anomalie der Nierendurchblutung die Veranlassung zum Auftreten von „Nierenzeichen" im Harn sein kann.

a) Die Stauungsniere.

Bei dekompensiertem Kreislauf kommt es auch zu Stauungserscheinungen in den Nieren, die nicht die Bedeutung eines selbständigen Krankheitsbildes haben. Da aber die Schädigung der Niere und ihrer Funktionen dem kardialen Hydrops Vorschub leistet, so rückt das Schicksal der Niere im Krankheitsbild der Herzinsuffizienz an eine Stelle hoher Bedeutung. Eine Besprechung im Rahmen der Pathologie der Niere ist daher gerechtfertigt.

Pathologische Anatomie. Die Stauungsniere ist groß, dick, derb und von dunkler blauroter Farbe. Im mikroskopischen Bilde fällt am meisten die Blutüberfüllung der Capillaren des Interstitiums und der

Glomerulusschlingen auf. Das interstitielle Bindegewebe ist ödematös geschwollen. Auch die Epithelien der BOWMANschen Kapsel sind geschwollen. In den Harnkanälchen finden sich Zylinder. Infolge der Blutüberfüllung und des dadurch bewirkten hohen Organinnendruckes leidet die durch die mangelhafte Vis a tergo darniederliegende Durchströmung der Niere noch mehr. Zu den Folgen der schlechten Durchblutung tritt die Wirkung des Druckes auf das sezernierende Parenchym. Bei langdauernder Stauung kommt es teilweise zu Gefäßverschlüssen (durch Thromben) und Degeneration und Atrophie der regionären Sekretionssysteme. An ihre Stelle tritt Bindegewebe. Außerdem bildet sich, wie auch sonst bei chronischer Stauung, eine diffuse Verdickung des interstitiellen Gewebes aus. Für diese älteren Stauungsnieren mit den Folgeerscheinungen am Bindegewebe ist der Name *Stauungsschrumpfniere* gebräuchlich. Diese Bezeichnung ist nicht ganz zutreffend, weil es sich in den unkomplizierten Fällen nicht um diffuse Prozesse handelt; diese treten zu der Stauung nur dann hinzu, wenn gleichzeitig Sklerose der Nierenarterien vorliegt.

Symptomatologie. Der Krankheitszustand, bei dem es zur Stauungsniere kommt, ist bekannt. Die Veränderung der Niere gibt sich in einem spärlichen, dunklen Harn kund, der ein hohes spezifisches Gewicht hat, fast stets sauer ist und oft ein Sediment von saurem harnsaurem Natrium oder Harnsäure ausfallen läßt. Der Eiweißgehalt beträgt meistens 1—2$^0/_{00}$, kann aber auch zu hohem Grade (bis 10$^0/_{00}$) ansteigen. Fast stets ist der mit Essigsäure in der Kälte fällbare Eiweißkörper zugegen. Das Sediment ist, vom Urat abgesehen, spärlich, besteht aus hyalinen und bestäubten Zylindern und wenigen weißen und roten Blutkörperchen.

Die Prüfung der Nierenfunktionen ergibt wegen des Ödems und der Ödemneigung keine übersichtlichen Resultate. Der Wasserversuch fällt meistens ganz schlecht aus. Der extrarenale Charakter der Wasserretention ist nicht zu verkennen. Wie weit die gestaute Niere durch die Verlangsamung des Blutstromes und durch die Ernährungsstörung des sezernierenden Parenchyms an der Wasserretention teilnimmt, entzieht sich der Beurteilung. Daß aber die Stauungsniere in ihrer Wasserfunktion geschädigt ist, kann nicht bezweifelt werden, da die Niere auf Zirkulationsschädigung sehr empfindlich reagiert. Allerdings bestehen hier, wie auch das Fehlen der Albuminurie trotz hochgradiger Stauung zeigt, *erhebliche individuelle Unterschiede.* VOLHARD hält alle Erscheinungen der Stauungsniere, mit Ausnahme des Eiweiß- und Sedimentbefundes, für extrarenal bedingt. Er erstreckt diese Meinung sogar auf die nicht selten zu beobachtende Konzentrierungsunfähigkeit für Kochsalz. Daß nach Kochsalzgaben bei dekompensierten Herzkranken das Salz sehr oft in die Gewebe übertritt, geht nicht nur aus dem gänzlichen Fehlen einer Mehrausscheidung, sondern auch aus dem deutlichen Absinken der Harnmenge hervor. Das Entsprechende sieht man bei diesen Zuständen nach einer Wassergabe. Das Wasser wird nicht nur zurückbehalten, sondern auch die Kochsalzausscheidung sinkt, und bei dem starken und plötzlichen Strom, der vom Blut in die Gewebe geht, wird noch mehr Wasser, als der Zulage entspricht, mitgenommen,

so daß gegenüber dem Normaltag die Diurese sogar sinkt. Von diesen
Vorgängen ist die prozentuale Kochsalzausscheidung unabhängig. Bei
der Stauung kann die *Kochsalzkonzentration* im Harn ganz außerordentlich niedrige Werte (bis zu wenigen Zentigrammen in 100 ccm) erreichen.

I, 82. Kurve 34.

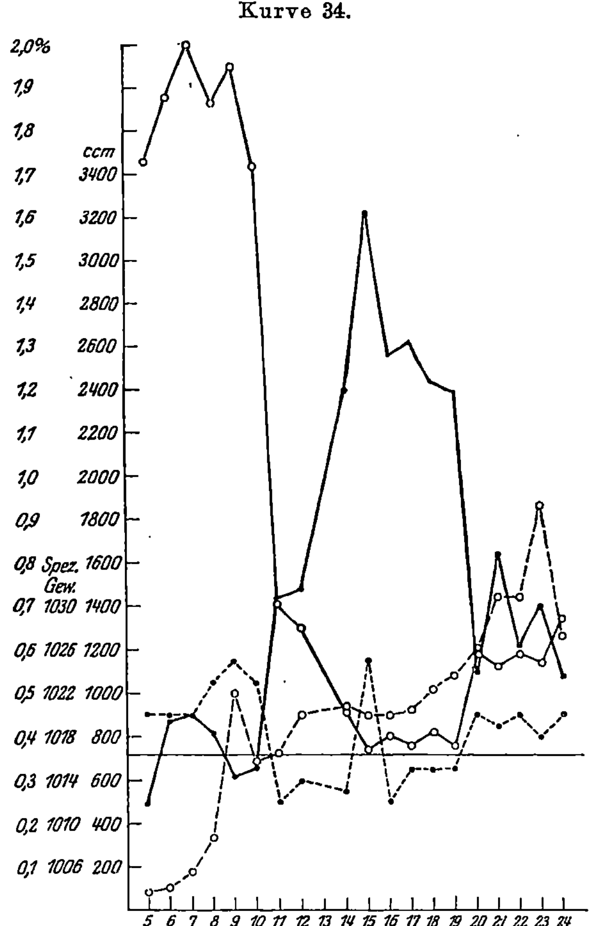

Das geschieht aber durchaus nicht immer. Bei demselben Grad der
kardialen Insuffizienz hat ein anderer Kranker Werte von normaler
Höhe. Hier liegen also individuelle Unterschiede vor. So eng auch
die Wasserbilanz und die Kochsalzbilanz wegen der Ödemneigung miteinander verbunden sind, so wenig gilt eine solche Beziehung zwischen
Kochsalzkonzentration und Diurese. So sieht man unter den Maßnahmen, die auf eine Besserung der Herzkraft und der Diurese gerichtet
sind, die Kochsalzkonzentration von den tiefsten Werten bis zu einer
echten Konzentrationsleistung steigen zu einer Zeit, in der die

Wasserdiurese noch darniederliegt (Kurve 34). Umgekehrt sinkt bei
Aufhören der diuretischen Wirkung erst die Wasserausscheidung zu
negativer Bilanz, während die Kochsalzkonzentration noch einige Zeit
auf Werten, die über dem Serumwert liegen, verharrt (Kurve 35).

Diese Kurven gestatten die Deutung, daß (in diesen Fällen) die
Nierenfunktion, soweit sie die Kochsalzkonzentrierung betrifft, früher
auf die Digitalisdarreichung reagiert als das Gewebe, das das Ödem
noch festhält (Kurve 34), und daß bei Nachlassen der Digitaliswirkung
das Gewebe zuerst versagt (Abnahme der Harnmenge) und dann erst
die Niere (Sinken der Kochsalzkonzentration) (Kurve 35).

I, 166.   **Kurve 35.**

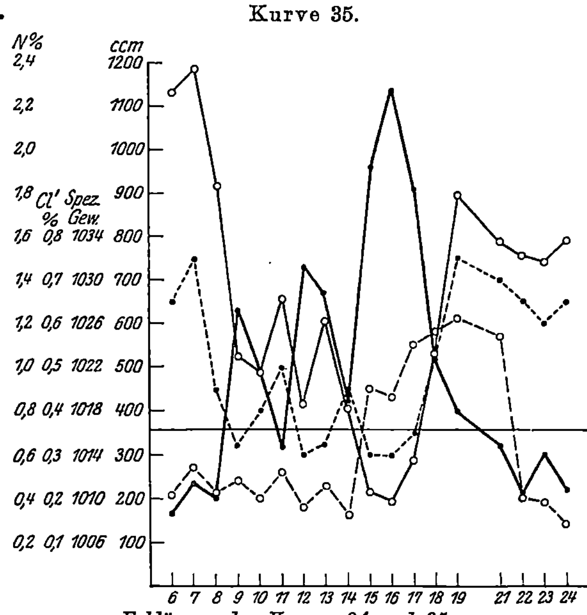

Erklärung der Kurven 34 und 35.

Die Kurven geben Harnmenge, spezifisches Gewicht und die Konzentrationen
von Cl′ und N.

In Kurve 33 ist die Harnmenge aus räumlichen Gründen in halbem Maßstab
gezeichnet.

Die individuellen Unterschiede und die zeitlichen Differenzen sprechen
also dafür, daß es unter dem Einfluß der Stauung zu einer Schädigung
der so empfindlichen Konzentrierungsfunktion für Kochsalz kommt.
Kompliziert werden die Verhältnisse dadurch, daß bei Störung der
inneren Atmung die kohlensäureüberladenen Zellen Kochsalz und
Wasser festhalten, so daß diese der Niere nicht in genügender Menge
angeboten werden können. Die Folge ist nicht nur eine schlechte Bilanz,
sondern, weil der Kochsalzgehalt des Plasmas unter den Schwellenwert
sinkt, eine geringe Kochsalzkonzentration des Harns.

Praktisch wichtig erscheint, daß diese Störung im Prinzip reversibel
verlaufen kann, solange es nicht unter dem Einfluß gleichzeitig

bestehender schwerer renaler Gefäßprozesse zu tiefergehenden Veränderungen der Niere gekommen ist.

Für die Therapie der kardialen Stauung geht aus dem Verhalten der Funktionen die Bedeutung einer wasser- und salzarmen Ernährung hervor. Obgleich bei langdauernder und hochgradiger Oligurie auch die Stickstoffausscheidung kleiner wird als die Zufuhr, erreicht der Reststickstoff im Blute, wenn überhaupt, nur mäßig erhöhte Werte. Von der gleichen Größenordnung, aber nicht durchaus von genau derselben Höhe, sind die Reststickstoffzahlen in der Ödemflüssigkeit und in den Transsudaten. Irgendeine pathogenetische Bedeutung kommt dem retinierten Stickstoff, wo er auch sitzen mag, nicht zu. Man kann daher das Nahrungseiweiß in den Mengen des Eiweißoptimums (etwa 90 g pro die) geben.

Die medikamentöse Therapie kann sich in frischen Fällen meist auf Digitalisierung beschränken. In alten hartnäckigen Fällen, besonders bei älteren Ödemen, feiern die Diuretica ihre größten Triumphe. Wir verwenden in erster Linie das Salyrgan und das zu sehr in Vergessenheit geratene Novasurol, 1—2 ccm intravenös oder intramuskulär, nicht häufiger als jeden 5. Tag. Die Wirkung dieser Mittel kann durch acidotisch wirkende Salze (s. S. 234) gesteigert werden. Stößt die perorale Aufnahme solcher Salze auf Schwierigkeiten, so kann man statt dieser gleichzeitig mit dem Diureticum 15 ccm einer 20%igen Magnesiumsulfatlösung (auch unter Zufügung von 1 ccm 1% Novocain) *intramuskulär* injizieren.

Von den diuretischen Mitteln aus der Puringruppe ist das Euphyllin in die vorderste Linie gerückt. Es wird intravenös, 0,24—0,48 g mit oder ohne ein größeres Volumen hochprozentiger Traubenzuckerlösung oder als Suppositorium zu 0,36 g (1—3mal täglich 1 Zäpfchen) eingebracht. Auch hier wirkt die acidotische Vorbereitung unterstützend. Ein wirksames, aber für den Magen nicht gleichgültiges Mittel ist das Theocin $3 \times 0,3$ g an 3 aufeinanderfolgenden Tagen, bei guter Wirkung 8—10 Tage mit kleineren Dosen (1—2mal 0,1) fortzufahren. Schwächer ist das Diuretin, dessen diuretische Wirkung bei einer Tagesdosis von 4 g liegt. Man verordnet 4mal 1 g an 4 aufeinanderfolgenden Stunden des Nachmittags (ROMBERG). Auch die Arzneimittel, nicht nur das Bier, wirken zu verschiedenen Tageszeiten verschieden. Die häufig angetroffene Verordnung von 3mal 1 Tablette Diuretin ist wohl zum Zweck der Spasmolyse gut, aber zur Herbeiführung einer Diurese ganz unzureichend. In manchen Fällen hilft Harnstoff (20—100 g täglich), ebenso Liquor kalii acetici und Scillapräparate (s. S. 156).

b) Die Nierensklerosen.

Die Arteriosklerose der Nierenarterien und -arteriolen führt zu anatomischen und funktionellen Veränderungen des Organs. Je nach dem Grad der Gefäßprozesse und je nach ihrer Ausdehnung, die eine diffuse oder eine herdförmige sein kann, müssen notwendigerweise sehr verschiedene Krankheitsbilder entstehen. Da die Arteriosklerose ein fortschreitender Prozeß ist, dessen Entwicklung an verschiedenen Stellen des Nierengefäßsystems (Art. arciformes und interlobulares oder Vas afferens und Kapselcapillaren) beginnt, mit sehr verschiedener, mitunter mit sehr großer Geschwindigkeit fortschreitet, so werden bei der Beurteilung des Kranken sowohl, wie in zusammenfassender Betrachtung bei Klarstellung der Pathogenese die Faktoren — Lokalisation, *Grad*, räumliche *Ausdehnung* und *Geschwindigkeit* — zu berücksichtigen sein, ähnlich wie es bei der Differenzierung der nach akuter Nephritis verbleibenden Dauerzustände der Fall war. Wir werden daher mit einer summarischen Bezeichnung wie „arteriosklerotische Schrumpfniere" oder „Nephrosklerose" nicht auskommen, sondern werden versuchen müssen, die hauptsächlichsten Typen klinisch, und wenn möglich auch anatomisch, voneinander zu trennen, und zwar in einer Art, die Raum läßt für die nicht seltenen Übergangsformen.

Die Nierensklerosen entstehen stets als Teilerscheinungen einer allgemeinen Atherosklerose. Von dieser ist bekannt, daß ihre Entwicklung in den einzelnen Teilen des Körpers nicht immer gleichen Schritt hält, sondern in einem Organ früher als in anderen einen Grad erreicht, der zu Ernährungsstörungen und Funktionsausfällen führt, so daß das klinische Gesamtbild von diesen beherrscht wird. Das geschieht auch in einer Gruppe der Nierensklerosen. Dann kommt es — oft mit großer Geschwindigkeit — zu einer schweren Erkrankung aller oder fast aller Arteriolen der Nieren, so daß, zumal es sich meist um Personen des jugendlichen oder mittleren Alters (30—45 Jahre) handelt, die arteriosklerotische Ätiologie dieses renalen Prozesses, der *genuinen Schrumpfniere*, zunächst nicht immer deutlich erscheint. An der anderen Seite der Reihe stehen Zustände, die durch eine der anatomischen Gefäßerkrankung vorausgehende, in einem vermehrten Spannungszustand der Arteriolen bestehende Anomalie bedingt sind, und die man als *genuine oder essentielle oder vasculäre Hypertonie*, auch als *Hypertonie- oder Hochdruckkrankheit* bezeichnet. Man hat früher ganz allgemein diese überaus häufige Krankheit zu den Schrumpfnieren gerechnet, und dieser Standpunkt wird auch heute noch von einigen Klinikern vertreten. Nachdem zuerst der Wiener Arzt FEDERN beobachtet hat, daß „in allen Fällen von Arteriosklerose abnorm hoher Blutdruck der Entwicklung vorausgeht, ebenso der Entwicklung der Nierenkrankheit", hat E. MÜNZER (1906) das Krankheitsbild der vasculären Hypertonie aufgestellt, das bald von verschiedenen Seiten aufgenommen wurde (J. PAL, E. FRANK, L. KREHL, F. MUNK, FR. MÜLLER u. a.). Gegenüber dieser Erkenntnis bedeutete die Auffassung von VOLHARD u. FAHR, die die anatomischen Veränderungen an den Nierengefäßen in den Vordergrund stellten, und die daraus folgende Namengebung (benigne Sklerose) einen Rückschritt und eine Verzögerung für die Anerkennung des für die Praxis so überaus wichtigen Begriffes der Hochdruckkrankheit. Nach dem Gange der Entwicklung unserer Erkenntnis, in Anbetracht der Folgezustände, die ein Hochdruck von einiger Dauer auch für die Niere hat, und zum Zwecke der differentialdiagnostischen Abgrenzung der genuinen Schrumpfniere ist es notwendig, die essentielle Hypertonie in dem Kapitel „Nierensklerosen" zu behandeln. Damit aber bei dieser Einbeziehung die Eigenart der Hochdruckkrankheit nicht verwischt werde, sei bereits im Vorwege hier betont, daß die *essentielle Hypertonie eine funktionelle Anomalie* ist, die nachweisbaren anatomischen Gefäßveränderungen zeitlich vorausgeht und von anatomischen Prozessen der Niere nicht abhängt.

Bevor wir die Abgrenzung nach anatomischen oder klinischen Gesichtspunkten versuchen, wollen wir die pathologisch-anatomische Entwicklung der Veränderungen in den Gefäßen selbst und ihre Folgen für das Nierenparenchym ins Auge fassen.

Pathologische Anatomie und Pathogenese. Die Sklerose befällt große, kleine und kleinste Gefäße. Zu diesen gehören in der Niere die Vasa afferentia. Hier beginnt die Erkrankung mit einer hyalinen Degeneration unter dem Endothel. Eine Stelle vorzugsweiser Veränderung ist die Einmündung des Gefäßes in den Knäuel. Die hyalinen Einlagerungen können in fettige Degeneration übergehen. Nach HUECK ist die hyaline Masse anfänglich halb flüssig oder plastisch, der Widerstand des Gefäßes gegen den Blutdruck daher kaum merklich erhöht. Vielleicht muß man sogar auf eine Abnahme dieses Widerstandes schließen, da in den Frühstadien die Vasa afferentia erweitert sind. Später aber werden sie eng und können schließlich der Obliteration verfallen. In den größeren Gefäßen der Niere, den Arteriae interlobulares, beginnt der Prozeß mit einer Hyperplasie der elastischen Schicht der Intima (hyperplastischer Typ der Intimaverdickung nach JORES). Es bilden sich an dieser Stelle mehrere elastische Lamellen aus, die hyalin und fettig degenerieren. Daneben kommt es in der Intima zu einer reaktiven Proliferation von Bindegewebszellen und Bindegewebsentwicklung. Das Gefäßlumen wird so verengt und endlich verschlossen. Die kleinsten und kleineren Arterien zeigen in den Frühstadien keine Veränderung der Media. Später bildet sich eine fortschreitende Atrophie der Muskulatur, hyaline und fettige Degeneration aus, in deren Gefolge es zu einem Ersatz der Muskelfasern durch Bindegewebe kommt.

Pathologische Anatomie und Pathogenese.

Die elastisch-hyperplastische Intimaverdickung stellt eine Hypertrophie dar, die die Folge einer Mehrbelastung der Gefäßwand ist (JORES). Die Leistung eines Gefäßes liegt in erster Linie in der Aufbringung und Erhaltung eines Spannungszustandes gegen den Gefäßinnendruck. Je größer dieser, um so größer die Arbeit des Gefäßes und um so stärker die Hypertrophie. Das gilt aber nicht ohne Ausnahme. Es ist eine Anzahl von Fällen bekannt geworden, in denen erheblicher Hochdruck (200) lange Zeit (in einem von FR. KAUFFMANN mitgeteilten Fall 12 Jahre) bestand, ohne daß sich auch nur die geringsten Veränderungen an den Nierengefäßen ausgebildet hatten. Aus diesen Beobachtungen geht die für die Pathogenese äußerst wichtige Tatsache hervor, daß der Hochdruck nicht die Folge der Nierensklerose ist.

Wohl zu beachten ist, daß es eine auf die Niere beschränkte Arteriosklerose nicht gibt, sondern daß die renalen Vorgänge nur Teil einer allgemeinen Arteriosklerose sind. Sitzt die Erkrankung in den großen Nierengefäßen, so finden sich große Infarktnarben an der Oberfläche des sonst normalen oder bei gleichzeitiger Erkrankung kleinerer Gefäße verkleinerten und höckerig gewordenen Organs. Diese herdförmige

Schrumpfung des Organs macht keine anderen Erscheinungen als ein Niereninfarkt oder eine milde entzündliche Herdnephritis. Die Diagnose ist nur vermutungsweise zu stellen. ZIEGLER hat diese Infarktniere als „*arteriosklerotische Schrumpfniere*" bezeichnet, was leicht zu Mißverständnissen führt. Der Ausdruck „*arteriosklerotische Narbenniere*" ist vielleicht vorzuziehen. Ein isoliertes Vorkommen von vorgeschrittener, zu Gefäßverschlüssen führender Arteriosklerose in den großen Nierengefäßen und Freibleiben der mittleren Kaliber wird gewiß nicht häufig sein. Von dieser Form mit dem Überwiegen der herdförmigen Veränderungen in den größeren Gefäßen führt die Betrachtung zu der Sklerose der mittleren und kleineren Arterien und der Arteriolen.

Wir sprechen dann von *Arteriolosklerose*. Die Niere kann makroskopisch ganz unversehrt aussehen. Man soll daher Arteriolosklerose niemals ohne mikroskopische Untersuchung ausschließen. Meist findet man aber deutliche und charakteristische Veränderungen. Die Niere kann durch kardiale Stauung vergrößert oder durch Schrumpfung verkleinert sein. Die Kapsel ist adhärent, die dunkelbraunrote oder graurote Oberfläche feiner und gröber granuliert (rote Granularniere). Die Granula entsprechen Bezirken von intaktem oder hypertrophischem Parenchym. Die Nierensubstanz ist härter als normal, die Rinde verschmälert, die Arterien rigid, wandverdickt und klaffend. Die Veränderung des Nierengewebes besteht in den leichtesten Fällen nur in der Hyalinisierung einiger Glomeruli. Bei größerer Ausdehnung des Gefäßprozesses finden sich meist an der Oberfläche keilförmige kleine Herde, in denen die Glomeruli kollabiert und hyalinisiert, die Tubuli atrophisch sind. Diese Herde sind von Bindegewebe umgeben. Im weiteren Verlauf werden solche Herde zahlreicher, fließen zusammen und erfüllen den Nierenquerschnitt so, daß nur noch einzelne gesunde Bezirke übrig bleiben. Die Glomeruli sind entweder gesund oder fertig hyalinisiert. Man findet weniger Übergangsstufen zum Endzustand als bei Glomerulonephritis oder genuiner Schrumpfniere. Man findet aber auch Glomeruli, in denen nur einzelne Schlingen hyalin, andere bluthaltig sind. Dann sieht man an der Grenze von gesundem und krankem Bezirk nur geringe Zellproliferation. Bei Untergang des Parenchyms tritt an seine Stelle ein Granulationsgewebe, das sich in zellarmes, allmählich schrumpfendes Bindegewebe umwandelt.

Auch ohne Affektion des Knäuels kann die Kapsel durch Schwellung der Basalmembran und neugebildete Bindegewebslagen verdickt sein (HERXHEIMER). In dem beteiligten Nephron wird das Tubulusepithel niedriger und verfällt regressiver Veränderung. In den gesund gebliebenen Teilen treten deutliche Merkmale von Arbeitshypertrophie auf (RIBBERT). Die Glomeruli sind dort größer, die Kanälchen breit und mit hohem, wohlgekernten Epithel besetzt.

Solche Nieren findet man gewöhnlich bei der Hochdruckkrankheit. Nach JORES zeigt die Niere nach längerem Bestehen des Hochdruckes entweder herdförmige Prozesse in den kleinen Arterien oder nach LÖHLEIN auch „präsklerotische" Veränderungen in allen Arteriolen. LÖHLEIN findet „eine sämtliche Vasa afferentia betreffende hochgradige Dilatation und eine mehr oder weniger deutliche sklerotische Beschaffenheit der stark gedehnten Gefäßwand". Auch VOLHARD findet die Vasa afferentia häufig erweitert.

Diese Form der arteriolosklerotischen Niere ist also durch herdweisen, reaktionslosen Untergang von Parenchym und herdförmigen Ersatz durch Hypertrophie oder durch diffuse präsklerotische Veränderung aller Arteriolen charakterisiert.

Man spricht — leider — auch in solchen Fällen von „Schrumpfniere". Das Bindegewebe, seine Ersatzwucherung und seine Schrumpfung spielt hier wie bei der chronischen Nephritis eine ganz untergeordnete Rolle. Die Schrumpfung kann ja, wie oben vermerkt, auch fehlen. Der Ausdruck „Schrumpfniere" wird hier also nicht mit Rücksicht auf die wirkliche Gestalt, sondern im Sinne eines im Schrumpfen begriffenen oder der Schrumpfung verfallenen Organs gebraucht (LÖHLEIN). Es wäre besser bei der Niere durch Hochdruckkrankheit nicht von Schrumpfniere zu sprechen, da die klinischen Bilder der Hochdruckniere und der genuinen Schrumpfniere sehr verschieden sind.

Die *anatomischen Veränderungen der genuinen Schrumpfniere* umfassen die der weit vorgeschrittenen Hochdruckniere. Es kommt zu diesen vorgeschrittenen und anderen, noch zu beschreibenden, Veränderungen, obwohl der Hochdruck weder an Höhe noch in bezug auf die Dauer den essentiellen Hochdruck erreicht. Zu diesen Gewebmerkmalen der blanden Sklerose treten andere Läsionen der Arteriolen, nämlich Nekrosen und Endarteriitis. Diese Form der Nierengefäßerkrankung haben VOLHARD u. FAHR maligne Sklerose, KEITH, WAGNER u. KERNOHAN bösartigen Hochdruck genannt. KLEMPERER u. OTANI sprechen von akuter Arteriosklerose. Nekrotische und endarteriitische Prozesse findet man in den Arteriae interlobulares, den Vasa afferentia und den Glomerulusschlingen selbst. Die nekrotisch veränderten Wandteile sind geschwollen, sie besitzen keine oder in Auflösung begriffene Kerne. Die Schichten der Gefäßwand verschmelzen miteinander. Die Endarteriitis führt zu Verdickung des Bindegewebes der Intima, Endothelproliferation und periarteriellen Infiltraten. Manche der nekrotischen Arteriolen reißen ein und machen Blutungen in das umgebende Gewebe. Es kommt hier stärker als bei blander Sklerose zu Kernvermehrung im Knäuel und zu Wucherung des Kapselepithels. Die Nekrose kann einzelne Schlingen oder ganze Glomeruli betreffen. Mitunter findet man in einer Thrombose des Vas afferens die schuldige Veranlassung. Dieselben Gefäßveränderungen trifft man im Falle des Bestehens einer Retinitis in den Arterien der Retina und Chorioidea. Auch die Arteriolen anderer Organe (Leber, Pankreas) weisen bisweilen gleichartige Veränderungen auf.

Das Zwischengewebe reagiert mit stärkerer Infiltration und Faserwucherung. Größe der Niere und Beschaffenheit der Oberfläche hängt auch hier vom Bindegewebe ab. Mitunter finden sich nach LÖHLEIN bei genuiner Schrumpfniere schwere degenerative Schädigungen an den Tubuluszellen, ohne daß der dazugehörige Glomerulus in bemerkenswerter Weise verändert ist. Auch wir haben solche Fälle von *Nephrosklerose mit akuter epithelialer Nephropathie* beobachtet.

Wohl zu beachten ist ferner, daß, wenn auch die Atherosklerose alle Vasa afferentia betrifft, so doch die Folge nicht an allen Glomerulis eintritt, wie bei der akuten diffusen Nephritis, sondern daß die Glomeruluserkrankung nur herdweise stattfindet.

Das Krankheitsbild, das diesen Veränderungen entspricht, ist die *genuine Schrumpfniere,* die Nephrosis arteriolosclerotica progressa (FR. MÜLLER, L. ASCHOFF, LÖHLEIN).

Die genuine Schrumpfniere befällt vorzugsweise jüngere Individuen (im 3. und 4. Dezennium), während sich die Hochdruckniere in der Regel erst vom 50. Lebensjahr an findet.

Das klinische Bild der genuinen Schrumpfniere ist von dem der sekundären Schrumpfniere nicht zu unterscheiden, wenn die Anamnese, wie so häufig, im Stich läßt.

Bezüglich der Pathogenese gehen die Meinungen auseinander.

Das Bild der „*Niere bei Hypertonie*" findet sich sehr häufig auf dem Sektionstisch, weil das Herz- und Gefäßleiden nicht selten, häufig auch durch eine cerebrale Apoplexie, den Tod herbeiführt, bevor die Entwicklung der Nierenveränderungen weiter als bis zu diesem mit dem Leben durchaus verträglichen Zustand gediehen ist.

VOLHARD u. FAHR haben, durch die eben beschriebenen stürmischen Reaktionserscheinungen dazu geleitet, früher die Ansicht aufgestellt, daß die genuine Schrumpfniere, die *„maligne Sklerose",* aus der „Niere bei Hypertonie", der *„benignen Sklerose",* durch Hinzutreten einer Entzündung entstehe. Wegen dieser doppelten Ätiologie nannten sie die genuine Schrumpfniere auch „Kombinationsform". Wenn LÖHLEIN zu dieser Bezeichnung bemerkt, daß „sie alsbald bei den Klinikern mit einer Raschheit Aufnahme und Verbreitung fand, wie sie nur Irrtümern beschieden zu sein pflegt", so meine ich, daß ein ohne nähere Erklärung unverständlicher, jeder bildlichen Kraft entbehrender Ausdruck in keinem Falle angenommen werden sollte, zu allerletzt dann, wenn ein so plastischer und tief in das ärztliche Denken eingewurzelter vorhanden ist, wie das Wort „*genuine Schrumpfniere*". Die Auffassung von VOLHARD u. FAHR, daß diese Krankheit durch Kombination von blander Nierensklerose mit Entzündung entstehe, ist von JORES, ASCHOFF u. LÖHLEIN abgelehnt worden. VOLHARD selbst hat seine Auffassung später insofern verändert, als er auch bei der akuten und chronischen Nephritis in der Zirkulationsstörung das pathogenetische Prinzip sieht und bei diesen wie bei der Schrumpfniere die Reaktion für eine asphyktische oder ischämische hält. Während in betreff der Nierenentzündungen ihm die pathologischen Anatomen nicht zustimmen, deckt sich im Punkte der Schrumpfniere aber VOLHARDS Auffassung wohl mit der von JORES, LÖHLEIN, ASCHOFF u. a., daß es sich bei der genuinen Schrumpfniere nicht um entzündliche Veränderungen handle, sondern bald um Nekrose, bald um schwere fettige Degeneration von Schlingen, ja bisweilen von ganzen Knäueln, als Folge schwerer Ernährungsstörung durch Gefäßverschluß. Nur über die Art des primären Gefäßverschlusses gehen die Meinungen auseinander.

Es scheint, daß bei der genuinen Schrumpfniere der angiospastischen Komponente eine größere Bedeutung zukommt. Es ist ganz sicher, daß sich diese Schrumpfniere bei angiospastischer Diathese (z. B. bei Migräne) und in Familien, in denen angiospastische Diathese vorkommt, besonders häufig findet. Auch die Anurien von 12—24stündiger Dauer, die bei genuiner Schrumpfniere auftreten, können kaum anders als durch Angiospasmen gedeutet werden.

Trotz des stürmischen Verlaufs sind die Reaktionen am Nierenparenchym nach Art und Grad durchaus nicht einheitlich. Auch bei der genuinen Schrumpfniere finden wir einfache Atrophie von Nierensystemchen neben den geschilderten lebhaften Reaktionen und, wie erwähnt, auch degenerative Vorgänge am Epithel unabhängig vom Glomerulus.

Die Atrophien, die die *Nephrosclerosis arteriolosclerotica initialis* (blande Sklerose, Niere bei Hypertonie) charakterisieren, und die lebhaften Reaktionen, die für die *Nephrosclerosis arteriolosclerotica progressa* (genuine Schrumpfniere) bezeichnend sind, finden sich also vergesellschaftet, wenn nicht gerade eine ganz besonders stürmische Entwicklung der Schrumpfniere stattgefunden hat. Die atrophischen Prozesse sind die durch spätere Ereignisse nicht verwischbaren Wegspuren der vorangegangenen Zeit der blanden Hypertonie, die zu renalen Krankheitserscheinungen dann führen muß, wenn die Zahl der ausgefallenen Glomeruli die Grenze des Erträglichen überschritten hat. Im Gegensatz zu dem außerordentlich chronischen und wenig progredienten Verlauf, den der renale Prozeß bis zu diesem Zeitpunkt genommen hat, tritt in den Fällen, in denen sich die genuine Schrumpfniere einer Hochdruckniere anschließt, eine *Änderung im Tempo* ein. Die nunmehr akut einsetzende arteriosklerotische Degeneration, insbesondere der kleinsten Gefäße, führt VOLHARD vermutungsweise auch auf die toxische Wirkung eines Stoffwechselproduktes, FAHR auf das Hinzutreten einer Entzündung zurück, während JORES sich zu ihren Gründen nicht äußert. Die Aufeinanderfolge ist ganz die gleiche wie bei der chronischen Nephritis, die auch lange Zeit mit geringer Progredienz verläuft und von einem bestimmten Punkte aus schneller abrollt. Schon aus diesem Parallelismus geht hervor, daß hier innere Gründe vorliegen, und daß nicht etwas zufällig von außen Hinzukommendes die Veranlassung ist. So ähnlich auch die durch eine Entzündung bedingte Proliferation dem histologischen Bilde der genuinen Schrumpfniere ist, oder wenn auch die Prozesse völlig gleich aussehen, so liegt darin kein Zwang zur Annahme der gleichen Ursache. VOLHARD hält es für eine „Zwangsvorstellung, daß proliferative Prozesse unbedingt entzündliche sein müßten". Gegen die Meinung FAHRs spricht, daß sich die Erkrankung nicht auf alle Glomeruli erstreckt, was bei einer diffusen Nephritis der Fall sein müßte. Durchaus nicht selten erkrankt ein Hypertoniker an einer akuten Nephritis, was bei der Häufigkeit der beiden Krankheiten nicht verwunderlich ist. Ich habe selbst eine Anzahl solcher Fälle gesehen, in denen der akute Prozeß abklang. Eine Schrumpfniere entwickelte sich nicht.

Da das Eintreten des beschleunigten Verlaufes gesetzmäßig erfolgt, so müssen innere Gründe bestehen, die zunächst in dem kranken Organ selbst zu suchen sind. Bei der chronischen Hypertonie reagieren die Nierensysteme, die noch leidlich mit Blut versorgt werden, mit einer verstärkten Funktion und mit einer Hypertrophie. An dieser Reaktion nehmen auch die präsklerotischen Arteriolen Anteil, die durch eine Erweiterung (Löhlein, Volhard) der Querschnittverengerung des renalen Arteriengebietes, wie sie durch die Sklerose erfolgt, entgegenwirken. Durch diese Hypertrophie wird jahrelang eine gute und ausreichende Nierenarbeit aufrechterhalten, bis der allmähliche Aufbrauch die Zahl der funktionsfähigen Nierensysteme so weit vermindert, daß, da eine Hypertrophie ja nur sehr beschränkte Möglichkeiten hat, eine dauernde und maximal gesteigerte Arbeit des Restes von Parenchym und Gefäßen notwendig wird, um wenigstens mittlere Sekretionsansprüche noch zu befriedigen. Wir haben schon früher davon gesprochen, daß die Nierensysteme in der Norm auf Wechsel von Arbeit und Ruhe eingerichtet sind, und daß eine dauernde Beanspruchung zu einer schnellen Abnutzung führt. Die Nierensysteme (gerechnet vom Vas afferens abwärts), die jahrelang schon mehr geleistet haben (Ersatzhypertrophie), und die von dem kritischen Zeitpunkt an zu dauernder und maximaler Arbeit verurteilt sind, werden vielleicht schon nach ihrer Vorgeschichte eine veränderte Reaktionsfähigkeit haben. Aber mit sehr großer Wahrscheinlichkeit kann man annehmen, daß bei starker Arbeit und schlechter Durchblutung nicht nur eine Stauung normaler Stoffwechselprodukte in ihnen auftritt, sondern auch abnorme Stoffe (etwa durch Spaltung) in ihnen entstehen, die lokale Reiz- und Degenerationserscheinungen hervorrufen.

Volhard unterscheidet bei den Sklerosen 3 Stadien in folgender Weise:

1. Das histologisch und pathogenetisch noch unbekannte *Frühstadium* (der funktionellen Überlastung der Gefäßmuskulatur?), in dem sich die elastisch-hyperplastische Intimaverdickung entwickelt und der Prozeß vielleicht noch aufzuhalten ist. Klinisch handelt es sich hier vermutlich um die beginnenden und schwankenden Hypertonien.

2. Das *Dauerstadium der gutartigen Hypertonie*, die wir im Gegensatz zur *sekundären* (nephritischen) Hypertonie als *primäre* oder *genuine Hypertonie* bezeichnen.

3. Das *ischämische Endstadium der bösartigen Hypertonie* = Kombinationsform, die im Gegensatz zur *sekundären* (nephritischen) Schrumpfniere die *primäre* oder *genuine Schrumpfniere* darstellt.

Dieser Einteilung schließen wir uns in sachlicher Beziehung, nicht aber in bezug auf die Namengebung an. Volhard betont weiter, „daß eine gutartige Hypertonie schließlich bei sehr langem Bestande auch durch einfache Atrophie sehr vieler sekretorischer Elemente, auch ohne Beschleunigung durch Ischämie, zu Niereninsuffizienz führen *kann*".

Wie bei der chronischen Nephritis hängt die Beurteilung des Kranken nicht nur von dem jeweiligen Stadium, sondern auch von der Geschwindigkeit ab, mit der die Reihe durchlaufen wird. Von den stationären Sklerosen, die keine merkliche Neigung zum Übergang in das Endstadium haben, läßt sich leicht das Endstadium der genuinen Schrumpfniere unterscheiden mit dem beschleunigten, rasch zum Tode führenden Verlauf. Bei den langsam fortschreitenden Sklerosen läßt sich, solange renale Kompensation besteht, über die Progredienz nur schwer etwas aussagen. Das einzige Kriterium für die Niere ist das Verhalten der Nierenfunktionen. Volhard unterscheidet auch hier „die vorgeschrittenen Sklerosen von *sehr chronischer* Verlaufsart, die möglicherweise bei sehr langer Lebensdauer infolge von reiner Atrophie der Mehrzahl der sekretorischen Elemente in ein ebenfalls langdauerndes III. (atrophisches) Endstadium übergehen können".

Wie man sieht, sind die Äußerungen VOLHARDS über die anatomisch zu Atrophie, klinisch zu Niereninsuffizienz fortschreitende blande Sklerose mehr theoretisch-hypothetischer Natur. Aus eigener Anschauung ist mir ein solcher Fall auch nicht bekannt. Aber es wäre vielleicht möglich, daß bei der Herabsetzung aller Funktionen während eines langen Greisenalters ein solcher Grad der Atrophie eintritt, weil es bei der geringen Beanspruchung des Stoffwechsels und damit auch der Nierenarbeit nicht zu dem Auftreten von denjenigen Stoffwechselprodukten in der Niere kommt, die vielleicht der Anlaß zu den Reaktionserscheinungen sind, die wir bei der genuinen Schrumpfniere finden. Ein eingehendes klinisches und anatomisches Studium der Niere im Greisenalter kann wohl Material zur Klärung dieser interessanten Frage erbringen.

Für die große Mehrzahl der Fälle von Nierensklerose gilt aber, daß beim Übergang der blanden, renal kompensierten Sklerose in die renale Dekompensation gesetzmäßig und aus inneren, in der Niere selbst gelegenen Gründen der oben beschriebene Wechsel in der Reaktionsart und im Tempo eintritt. Dann entsteht aus der blanden Sklerose die genuine Schrumpfniere.

VOLHARD u. FAHR, denen das große Verdienst zukommt, die Nierensklerosen mit Erhaltung der Nierenfunktionen von denen mit schweren Funktionsstörungen endgültig abgetrennt zu haben, nennen diese beiden Formen benigne und maligne Sklerose. Diese Nomenklatur ist vom histologischen Gesichtspunkt und klinisch, wenn man ausschließlich die renalen Vorgänge berücksichtigt, gerechtfertigt. Wenn man aber nicht nur dieses Organ ins Auge faßt — und das ist doch um so notwendiger, weil die blande Sklerose viel mehr ein Herz- und Gefäßleiden als ein Nierenleiden ist —, so kann man sich dieser Namengebung nicht anschließen. Die vasculäre Hypertonie ist durchaus kein gutartiges Leiden, sondern die Ursache vieler Beschwerden und eines oft frühen, durch Apoplexie oder Herzinsuffizienz eintretenden Todes. Wenn man sieht, daß viele Kranke die Entwicklung des bösartigen Nierenleidens nicht erleben, weil sie vorher an dem gutartigen zugrunde gegangen sind, so wird man am Krankenbett die Bezeichnungen vasculäre oder essentielle Hypertonie und genuine Schrumpfniere, am Sektionstisch die Ausdrücke Nephrosclerosis arteriolosclerotica initialis und progressa vorziehen.

Der arterielle Hochdruck.

(Synonyma: Essentielle Hypertonie, genuine Hypertonie, Hypertoniekrankheit, Hochdruckkrankheit, Nephrosclerosis arteriosclerotica initialis s. lenta, rote Granularniere.)

Diese Erkrankung ist außerordentlich häufig. Sie befällt das männliche Geschlecht etwas stärker als das weibliche, ist vor dem 40. Lebensjahre selten und nimmt von dieser Grenze ab mit steigendem Alter nicht

Vorkommen.

absolut, wohl aber relativ, d. h. in Beziehung auf die Zahl der zu den einzelnen Dezennien gehörigen Menschen, zu. Die genuine Hypertonie ist also eine Erkrankung, die auf das deutlichste als Funktion der Zeit erscheint, d. h. als Folge der Abnutzung, des Verbrauchs. Es ist aber wohlbekannt, daß durchaus nicht jede Arteriosklerose mit Blutdrucksteigerung verläuft, und daß nicht jedesmal Hypertonie der Gefäßerkrankung vorausgeht. Gesichert aber ist die Tatsache, daß es verschiedene Momente gibt, die, teils konstitutionell, wie Migräne, vasomotorische Übererregbarkeit, teils von außen einwirkend, wie Völlerei, Alkohol- und Tabakmißbrauch, chronische Bleivergiftung, primäre Blutdrucksteigerung und später Arteriosklerose und Nephrosklerose verursachen. Diese Reihenfolge der Geschehnisse ist sicher, die umgekehrte Beziehung, Hypertonie durch Arterienerkrankung, durchaus fraglich. Daß die Arteriosklerose primär insbesondere die Nierengefäße befällt und es dadurch zu Hypertonie kommt, ist eine Auffassung, die in der Entwicklung des Krankheitsbildes und in den anatomischen Befunden keine Unterlage hat. Hochdruck und Hochdruckkrankheit sind klinischfunktionelle Begriffe, für die eine bedingende anatomische Veränderung noch nicht bekannt ist. Nur in den seltenen Fällen von Paragangliom stellt der Nebennierentumor ein solches Substrat dar. Alles andere, was der Anatom findet, ist Folge.

Ätiologie. Von den exogenen Faktoren steht an erster Stelle das *Blei*. Bei der akuten Bleivergiftung entsteht, wie auch durch andere Schwermetalle, eine nekrotisierende Nephrose. Bei der chronischen Bleivergiftung, einer der häufigsten und wichtigsten Gewerbekrankheiten, sind die aufgenommenen Bleimengen für eine solche Wirkung meist zu klein. Die chronische Bleiaufnahme führt zu akuten Krankheitszuständen, so zu der Bleikolik, bei der der Blutdruck steigt. Man kann nicht beurteilen, wieweit das Folge des Schmerzes oder Bleiwirkung auf Gefäßnerv — Gefäßwand ist, wie es als ein Vorgang der analogen Darmkolik, die ja durch Bleiwirkung auf die glatte Darmmuskulatur oder ihre nervösen Organe erfolgt, wohl möglich erscheint. Auch bei jugendlichen Kranken entwickelt sich unter Bleiwirkung über die Stufen Anfallshypertonie — Dauerhypertonie — Arteriosklerose die Schrumpfniere.

Von Bedeutung ist auch die Überernährung, zum mindesten bei solchen Menschen, die zum Fettansatz neigen, und besonders dann, wenn sie mit der Aufnahme größerer Mengen alkoholischer Getränke zusammentrifft. W. WEITZ schätzt die Rolle des Alkohols gering ein. Er fand unter den Trinkern Tübingens arteriellen Hochdruck nicht häufig. Zu demselben Ergebnis kam NOORGAARDT in Schweden und K. RAFF. Aber es wäre nicht richtig und sogar gefährlich, die Bedeutung der alkoholischen Getränke für die Entstehung von Hochdruck und Nephrosklerose nicht anzuerkennen. Man muß bedenken, daß es ja niemals das Trinken allein ist, sondern daß Alter, Konstitution, Lebensweise beteiligt sind, daß es einen großen Unterschied ausmacht, ob ein hagerer schwer arbeitender Bauer 2—3 Liter Wein trinkt, oder ob ein dicker und bequem gewordener Gastwirt 4 Liter Bier und die zugehörigen Schnäpse vertilgt. Die Häufigkeit des Hochdruckes und seiner Folgen beim deutschen

Gastwirt zeigt, daß hier ein krankmachender Komplex vorliegt, in dem der alkoholische Trinkstoff eine Stelle einnimmt.

Geteilt sind die Ansichten über die Wirkung des Tabakrauchens. Auch hier spielt die Konstitution eine große Rolle. Menschen, die zu Angiospasmen neigen, sind ganz gewiß durch Rauchen gefährdet. Das sieht man deutlich bei Migränikern und auch bei älteren Menschen im Stadium der präsklerotisch gesteigerten Krampfneigung der Gefäße. Bei diesen am stärksten an dem Schwindel, der ohne Tabakabstinenz nicht verschwindet.

Weiter darf man aber auch unter sonst vergleichbaren Bedingungen Raucher nicht einheitlich-schematisch beurteilen. Es kommt sehr darauf an, was und wie sie rauchen. Dem Inhalieren kommt sicher ein sehr viel größerer Einfluß auf Gefäßreaktionen und Gefäßschädigung zu, als dem viel harmloseren Auspuff. Es ist auch nicht gleichgültig, ob man trocken raucht oder die Zigarre stark durchfeuchtet. In diesem Fall kann unverbranntes Nicotin mit dem Speichel in den Magen gelangen. Es ist auch wesentlich, wie die Zigarre brennt. Wenn das Deckblatt ein Loch hat, so ist die Zigarre wegen der unvollkommenen Verbrennungsprodukte schwerer verträglich.

Das alles ist wichtig. Denn der Arzt soll von allem, was dem Menschen Freude macht, so wenig wie möglich verbieten. Auch die alkohol- und tabakabstinenten Ärzte sollen ihr Verhältnis zu den Kranken nicht dazu gebrauchen, für ihre Ideale Anhänger zu werben. Alkohol und Tabak sind nicht nur Genuß- sondern auch Arzneimittel. Wer ihre allgemeine und individuelle Wirkung kennt und die Dosierung und Darreichung beherrscht, wird bei vielen Kranken vortreffliche Wirkungen erzielen.

Die Toxizität der genannten Faktoren ist individuell sehr verschieden, weil die Reaktionsfähigkeit der Gefäße durch konstitutionelle Umstände bedingt wird. Menschen, die vasomotorisch stark erregbar sind oder zu Affekten neigen, die ja mit starken und rasch eintretenden Änderungen der Blutverteilung einhergehen, erkranken häufiger und früher an Arteriosklerose. Auch bei Individuen, die in dieser Richtung nicht übernormal erregbar sind, haben *starke und andauernde Affektstörungen* die gleiche Folge. So sehen wir eine frühe Entwicklung des Krankheitsbildes durch Erregungen, durch Kummer, Sorgen und somit in den letzten Jahren besonders häufig durch die Not der Zeit. Auch in normalen Zeiten sind die Träger von Berufen, die mit andauernder geistiger Anspannung, Gemütsbewegungen, schwerer Verantwortung und auch gewöhnlichem Ärger verbunden sind, zur Blutdrucksteigerung geneigt, und in besonderem Maße dann, wenn große körperliche Anstrengungen nebenher gehen. Auch hierbei kommt das konstitutionelle Moment zur Geltung. Phlegmatische Naturen reagieren auch in Hinsicht auf den Blutdruck weniger, während bei leicht Erregbaren und solchen, die alles im Leben schwernehmen, nicht nur Affekte von wirklicher Bedeutung, sondern auch der „Hofjungenärger" die Störung auslösen. Das konstitutionelle Moment kommt ferner auf das deutlichste in dem bereits erwähnten, gar nicht seltenen Zusammenhang zum Ausdruck, der zwischen Migräne (und Epilepsie), vorübergehender Hypertonie,

Psychische Einflüsse.

20*

Dauerhypertonie und Nephrosklerose besteht. Daß die Migräne (und auch die Epilepsie) auf das engste mit angiospastischen Zuständen zusammenhängt, darf wohl als gesicherte Tatsache gelten. Die in der Zeit der Anfälle auftretende örtliche Kontraktionsneigung wird bei einer nicht geringen Anzahl dieser Kranken später eine allgemeine und damit der Beginn der Entwicklung des Krankheitsbildes der essentiellen Hypertonie und der folgenden Nephrosklerose.

Die psychische Beziehung ist auch in bezug auf die Therapie wohl zu beachten (O. MÜLLER, K. FAHRENKAMP). Es ist möglich und wiederholt gelungen, durch Psychotherapie (im weitesten Sinne) den stark erhöhten Blutdruck zur Norm zurückzubringen.

Erblichkeit. Die Bedeutung des Konstitutionsfaktors für den Hochdruck schließt seine Erblichkeit ein. Es gibt Hypertonikerfamilien. VOLHARD, PAL, GOLDSCHEIDER, VAQUEZ, J. BAUER u. a. haben darauf hingewiesen. Es handelt sich wahrscheinlich um einen einfachen dominanten Erbgang.

Lebensalter. Ganz sicher nimmt die Häufigkeit des Hochdruckes mit dem Lebensalter zu. Gleichwohl ist er keine Alterskrankheit. Wir treffen ihn auch bei Jugendlichen, und zwar familiär, sodann durch abnorm gesteigerte seelische Spannung und häufiger im Zusammenhang mit endokrinen Störungen.

Diese Beziehung steht im Mittelpunkt des Interesses. Am längsten bekannt und am häufigsten ist die Blutdrucksteigerung und Blutdrucklabilität im *Klimakterium.* G. SCHICKELE glaubt, daß der Ausfall eines depressorisch wirkenden Ovarialhormons die Blutdrucksteigerung herbeiführe. Das ist ganz unsicher. In der Kriegs- und Nachkriegszeit war der klimakterische Hochdruck besonders häufig. Die Beobachtung von FR. MUNK, daß die Frauen kleiner Geschäftsleute, die das Geschäft des Mannes weiterführten, in großer Zahl hypertonisch wurden, kann ich bestätigen, und auf die Frauen von Handwerksmeistern und Hofbesitzern ausdehnen. Hier wirken also seelische Umstände mit, gesteigerte Arbeit und vermehrte Verantwortung, Sorge und Trauer um Mann und Söhne. Das Klimakterium ist aber an sich eine Zeit gesteigerter seelischer Empfindlichkeit. Und es ist schwer hier neben dem sicheren psychischen Faktor einen hormonalen zu erkennen. Die Hormontherapie hat meiner Erfahrung nach bisher nichts für eine Beziehung eines Ovarialhormons zu Hochdruck ergeben.

Die Beziehungen zwischen Hochdruck und Fettsucht gehen nicht ausschließlich auf eine gemeinsame endokrine Grundlage zurück. Auch die exogene Bedingung der Adipositas ebenso wie der Zustand der Fettleibigkeit selbst führt zu Blutdrucksteigerung. Dazu kommt, daß die relative Schwäche des Herzens, dessen Gewicht der meist wenig ausgebildeten Muskulatur, aber nicht der Körpermasse entspricht, die Abnutzung der Kreislauforgane fördert. Dasselbe geschieht durch die Kreislauferschwerung infolge der Fülle des Abdomens, die Hochdrängung des Zwerchfells und die schlechte Bauchatmung, Verhältnisse, die an sich bereits zu einer Hypertonie mäßigen Grades führen. Der kurzatmige Fettleibige mit einem Blutdruck von 160—170 ist eine Allen bekannte Erscheinung. Dieser Hochdruck hält an, solange die schuldige Lebensweise andauert,

die Zufuhr von Nahrung und Flüssigkeit groß, das Körpergewicht hoch
ist. Bei zweckmäßiger und erfolgreicher Behandlung sinkt der Blutdruck
auf annähernd normale Werte. Bleibt Fettleibigkeit und Hypertonie
bestehen, so läßt doch oft die Entwicklung der Nephrosklerose noch
jahrelang auf sich warten.

Zusammentreffen von Hochdruck und *Diabetes mellitus* ist sehr häufig.
Diese beiden Erkrankungen haben eine gemeinsame Wurzel in dem
konstitutionellen nervösen Moment. Auch an eine gemeinsame endokrine,
von der Nebenniere ausgehende Bedingung, wie sie uns bei Paragangliom
in Blutdrucksteigerung und Glykosurie greifbar entgegentritt, ist zu
denken. Ganz sicher kommt es bei Diabetes zu einer früheren Abnutzung
der Gefäße. Das lehrt die Häufigkeit der Coronarthrombose bei Zuckerkranken, besonders bei fettleibigen Zuckerkranken.

Zweifellos, aber nicht ganz leicht verständlich, sind die Zusammenhänge der *Gicht* mit Hypertonie und Arteriosklerose. Die Gichtniere
ist eine Nephrosklerose, die sich im Laufe eines meist langen Gichtleidens
entwickelt. Ein wichtiger Teil der gichtischen Störung ist aber nach
der herrschenden Ansicht, die ich teile, die Niere, und zwar eine funktionelle Störung, die die Ausscheidung der Harnsäure betrifft und in den
Epithelien der Tubuli lokalisiert werden muß. Zwischen diesem funktionellen Schaden in der Niere und der späteren Nephrosklerose liegt die
Entwicklung der Hypertonie und allgemeinen Arteriosklerose, die
gewiß — wenigstens in vielen Fällen — exogen, durch die Lebensweise,
die zur Gicht oder zum Manifestwerden der Gicht führt, bedingt oder
mitbedingt wird. Daß aber dieser exogene Zusammenhang der einzige
ist, muß bezweifelt werden angesichts der Tatsache, daß das Blei sowohl
zu Hypertonie, Arteriosklerose und Nephrosklerose als auch zu echter
Gicht führt. Wenn also das Blei diesem Komplex von Erscheinungen
übergeordnet ist, so muß man daran denken, daß vielleicht auch endogen
im Organismus eine Bedingung vorhanden sein könnte, die sowohl die
primäre („funktionelle") Nierenveränderung, wie die funktionelle und
spätere organische Gefäßerkrankung zur Folge hat.

Außer der Nebenniere, die in einer noch unbekannten Weise an dem
Gefäßtonus beteiligt ist, muß die Schilddrüse und die Hypophyse berücksichtigt werden. Hypothyreoidismus kann mit Blutdrucksteigerung einhergehen. Ich sah in einem Falle von Myxödem den Hochdruck nach
Einleitung der Schilddrüsenbehandlung in wenigen Tagen zur Norm
sinken. Aber auch hier ist zweifelhaft, ob es sich um eine unmittelbare
Hormonwirkung auf das beteiligte Erfolgssystem handelt. Es ist zu
prüfen, ob vielleicht die Drucksteigerung bei Myxödem mit der sehr
beachtlichen Blutplasmaveränderung zusammenhängt. Auch bei Morbus
Basedowii kann der arterielle Druck höher liegen. Das ist leichter verständlich, da Thyroxin die Gefäße sensibilisiert, und bei Hyperthyreoi-
dismus eine gesteigerte vasomotorische Erregbarkeit besteht.

Ganz sicher bestehen Beziehungen zwischen Blutdruck und Hypophyse. Dafür spricht das pressorische Hormon des Hinterlappens und
eine Reihe von klinischen Beobachtungen, die zwar noch nicht ganz
durchsichtig sind, aber dazu mahnen, diesem wichtigen Zusammenhang
größte Aufmerksamkeit zu schenken.

Sympto-
matologie,
Blutdruck.
Symptomatologie. Das Hauptsymptom ist die *Blutdrucksteigerung*. Die normale Höhe des Blutdruckes wird recht verschieden bewertet, und daraus ergeben sich im Bereich der Zahlen von 130—150 mm Quecksilber für die Beurteilung einige Schwierigkeiten. Der Blutdruck des Normalen ist nicht durch eine einzige Zahl zu definieren, sondern er schwankt mit Alter, psychischer Konstitution, Ernährungszustand und zeigt auch Unterschiede je nach dem Geschlecht. Die Verhältnisse liegen hier etwas schwieriger als bei der akuten Nephritis. Bei dieser ist der individuelle Blutdruck während des Krankheitsverlaufs zu ersehen, weil der Hypertonie eine Zeit normalen oder sogar erniedrigten Blutdruckes folgt und somit auch geringe Steigerungen, die die fortschreitende Chronizität dartun, ohne Schwierigkeit richtig einzuschätzen sind. Für jugendliche Personen kann man 110—120 als Normalwert ansehen. Jenseits von 30—35 Jahren kann man auch etwas höhere Zahlen, 130—140, auch wenn sie konstant sind, noch für unverdächtig halten, wenigstens bei Personen von guter Muskulatur und gutem Ernährungszustand, bei denen keine akute Nephritis vorausgegangen ist. In jedem zweifelhaften Falle ist ja die Beurteilung der Lage nicht aus dem Symptom der Hypertonie allein zu machen. Seine Bewertung wird von den anderen Ergebnissen der Untersuchung abhängen. So fanden sich in folgendem Falle (III. 234) Blutdruckwerte zwischen 114 und 147. Die meisten lagen über 130. Es handelte sich um einen sehr zarten 30jährigen Mann mit schwerer Migräne, Albuminurie, Cylindrurie, deutlicher Herzhypertrophie, deutlich gestörten Nierenfunktionen und Bilanzen, mäßiger Steigerung des Reststickstoffs (71 mg-%), also einem Zustand, der über das Stadium der renalen Kompensation hinaus entwickelt war. Hier wird man die geringen und inkonstanten Steigerungen des Blutdruckes als Krankheitssymptom auffassen, während man in anderen unverdächtigen Fällen aus solchen Zahlen keinerlei bindende Schlüsse ziehen darf.

Da auch höhere Zahlen (150) leicht bei psychischer Erregung, die durch die ärztliche Untersuchung und die Blutdruckmessung selbst veranlaßt sein kann, erreicht werden, so darf ein solches Ergebnis einer einmaligen und erstmaligen Messung der Beurteilung nicht zugrunde gelegt werden. In der Klinik machen wir tägliche und auch noch häufigere Messungen in diesen Zweifelsfällen. Eine Konstanz des Blutdruckes findet sich bei einer längeren Beobachtung in solchen Fällen fast niemals. Wir sehen vielmehr Schwanken der Werte, gelegentlich normale Zahlen, gelegentlich aber auch, ohne erkennbare Ursache, größere Steigerungen, die PAL als pressorische Gefäßkrisen bezeichnet. Bei ausgebildeten und zweifelfreien Fällen von essentieller Hypertonie finden wir hohe Blutdruckwerte von 190—250 und mehr.

Bisweilen kann man beobachten, daß die Hochdruckkrankheit mit Anfällen von Blutdrucksteigerung beginnt, nach deren Abklingen sich wieder Normaldruck einstellt *(Anfallshypertonie)*. Allmählich bildet sich eine höhere Lage des Druckes aus, von welcher in Form von Gefäßkrisen Anfälle stärkeren Druckes erfolgen. Später kommt es dann zur dauernden, starken Hypertonie, d. h. einem Zustand, in dem längere Zeit hindurch hohe Werte gemessen werden, ohne daß damit die Möglichkeit einer Drucksenkung ausgeschlossen ist.

Höhe und Konstanz der Hypertonie gehen durchaus nicht parallel.
Es ist gar nicht selten, daß bei Bettruhe und Trockenkost die höchsten
Blutdruckzahlen rasch auf normale Werte absinken, allerdings nicht
für die Dauer, wie z. B. im folgenden Falle:

III, 232.				
6. I. 19	 230	14. I. 19	 171
8. I.	 178	15. I.	 185
9. I.	 192	16. I.	 164
10. I.	 192	17. I.	 164
11. I.	 171	18. I.	 164
12. I.	 164	19. I.	 128
13. I.	 164	20. I.	 164

Aus diesen ganz gewöhnlichen Beobachtungen geht, wie bereits
wiederholt betont ist, der funktionelle Charakter der Hypertonie hervor.

In anderen Fällen zeigt der Blutdruck starke, von einem Tag zum
anderen eintretende Schwankungen. Diagnostisch wichtig ist die Beachtung der Herzkraft. Es kann durch die Schwäche der Triebkraft des
Herzens die Drucksteigerung fehlen, um nach Besserung des Herzens
zu erscheinen, wie im folgenden Falle:

III, 340.				
21. VI. 19	 128	26. VII. 19	 200
22. VI.	 121	29. VII.	 171
26. VI.	 128	5. VIII.	 200
30. VI.	. . . . 175 [1]	9. VIII.	 192
7. VII.	 192	14. VIII.	 185
12. VII.	 157	15. VIII.	 156
18. VII.	 207	16. VIII.	 121
21. VII.	 178	17. VIII.	. . . . Exitus
23. VII.	 172		

Entsprechend den ganz besonders hohen Blutdruckwerten, die wir
bei der vasculären Hypertonie finden, ist das Verhalten des Herzens. Es
kommt zunächst zu einer Hypertrophie („konzentrische Hypertrophie")
des linken Ventrikels, die anfangs und oft auch längere Zeit nicht zu
einer durch die Perkussion nachweisbaren Herzvergrößerung führt. Der
hebende und verbreiterte Spitzenstoß ist, sofern er sich an normaler
Stelle befindet, weniger ein Zeichen für die Hypertrophie als dafür, daß
das Herz sich gegen ein erhöhtes Hindernis entleert (Fr. Müller). Doch
ist auch in diesem Stadium durch die Röntgenuntersuchung die eingetretene Veränderung an einer Zunahme der Höhe des linken Herz-
schattens, einer stärkeren Rundung desselben und an einem Hinaufrücken
der Herzspitze aus dem Zwerchfellbogen zu erkennen. Ist die Hypertrophie des linken Ventrikels eine hochgradige, so zeigen auch die anderen
Herzabschnitte eine Vermehrung ihrer Muskelmasse. Mit zunehmender
Hypertrophie („exzentrische Hypertrophie") rückt die linke Herzgrenze
mäßig nach außen, der Spitzenstoß nach außen und unten.

Zu einer stärkeren Verbreiterung nach links kommt es, wenn der
linke Ventrikel anfängt zu erlahmen und nicht mehr imstande ist, sich
genügend zu entleeren. Dann stellt sich auch bald eine Stauung nach dem
kleinen Kreislauf ein. Auch der rechte Ventrikel läßt nach, und es
kommt zum Cor bovinum, zu Herzen von einer Größe und einem Gewicht,

---

[1] Erholung, Besserung der kardialen Dekompensation.

wie sie unter anderen pathologischen Verhältnissen kaum je gefunden werden.' Da die Atherosklerose auch die Aorta ergreift, so finden wir, wenigstens in vorgeschrittenen Fällen, nicht selten eine Verbreiterung der Aortendämpfung, im Röntgenbilde sehr oft die Zeichen der Aörtensklerose. Die Verbreiterung der Aortendämpfung und des Aortenschattens ist keineswegs immer durch eine Erweiterung, sondern meistens nur durch eine Verlagerung der Aorta bedingt (Fr. Kraus), indem durch den hohen Blutdruck der Aortenbogen gestreckt wird. Das läßt sich deutlich bei der Durchleuchtung im zweiten schrägen Durchmesser an der Erweiterung des Aortenbogens und der Verlagerung der Aorta descendens nach hinten erkennen. Die Palpation läßt den hebenden und verbreiterten Spitzenstoß, über der Aorta den akzentuierten II. Ton erkennen. Die Herztöne sind laut. Der II. Aortenton ist besonders

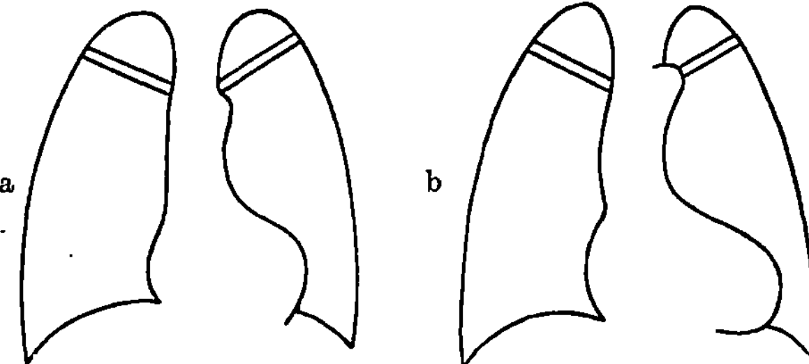

Abb. 5. Herzschatten im Röntgenbilde bei genuiner Hypertonie. a Frühes Stadium: „Konzentrische" Hypertrophie. b Spätes Stadium: „Exzentrische" Hypertrophie = Hypertrophie + Dilatation. (Nach Munk: Erg. d. inn. Med. u. Kinderheilk. Bd. 22.)

stark betont und nicht selten klingend. Geräusche sind, solange keine relative Mitralinsuffizienz besteht, nicht obligatorisch. Ein systolisches Geräusch über der Aorta ist durch die dort sitzende Sklerose bedingt. Diese Veränderungen bilden sich meist langsam heran und können viele Jahre ohne subjektive Symptome bestehen. Im linken Ventrikel beginnt die Hypertrophie und auch die Dekompensation. Ihr folgt die Überlastung des kleinen Kreislaufs, und erst später kommt es zu der vollständigen kardialen Insuffizienz mit Leberschwellung und allgemeinem Hydrops.

Subjektive Beschwerden.   Diesem Verlauf entsprechen auch die Beschwerden, wegen derer diese Kranken zu uns kommen. Sie klagen meistens zuerst über Kurzatmigkeit beim Treppensteigen oder bei anderen leichteren körperlichen Anstrengungen. Es stellt sich ein Druck in der Herzgegend ein, der bei Spaziergängen zum Stehenbleiben nötigt, in stärkerem Maße bei niedriger Außentemperatur und scharfem Wind eintritt, sich aber auch bei Ruhe, und dann besonders nach einer größeren Mahlzeit, nach blähenden Speisen oder bei Obstipation bemerkbar macht. Die Kranken bemerken auch selbst eine mit Beklemmung oder Hustenreiz eintretende Unregelmäßigkeit des Pulses, die sie als Angstgefühl mit nachfolgendem starken Schlag in den Hals hinauf beschreiben, eine Sensation, die einer gewöhnlichen Extrasystole entspricht. Sie bemerken die starke Tätigkeit ihres hypertrophischen Herzens nicht so häufig am Puls als an dem lauten

Klopfen, das sie besonders abends hören, und das sie am Einschlafen hindert. Häufig kommt auch die Klage, daß es unmöglich sei, auf der linken Seite einzuschlafen, und daß im Einschlafen ein plötzlicher Ruck durch den Körper führt, der nicht selten beschleunigte Herztätigkeit und völliges Muntersein hinterläßt. Unangenehmer werden die nächtlichen Störungen, wenn sich Beklemmungen einstellen, die zu aufrechter Körperhaltung oder gar zum Verlassen des Bettes zwingen und sehr oft mit einem starken Harndrang und sehr gesteigerter Bildung eines ganz dünnen klaren Harnes einhergehen. Offensichtlich handelt es sich hier um Anfälle, die der Angina pectoris nahestehen und wie diese durch Exzesse irgendwelcher Art ausgelöst werden. Neben diesen unmittelbaren Folgen der Hypertonie und der Beschaffenheit des Herzens machen sich in dieser Zeit auch andere Störungen bemerkbar, die in anderen Gefäßgebieten bedingt sind. Besonders häufig bestehen cerebrale Symptome, so leichte geistige Ermüdbarkeit, erhöhte Reizbarkeit, Vergeßlichkeit (Vergessen von Namen), Kopfschmerzen, Gefühl von Hitze im Kopf, Schwindel, Schlaflosigkeit, Mangel an Initiative, Entschlußlosigkeit und, als Folge dieser verminderten Leistungsfähigkeit, Anwandlungen depressiver Stimmung, Angstzustände und Neigung zum Pessimismus. Anfallsweise treten Schmerzen in den Muskeln, besonders denen des Nackens, ein („Hochdruckrheumatismus" — JULIUS BAUER). Die Folgen der Erschwerung der Splanchnicusdurchblutung, Obstipation und Meteorismus, tragen durch die Hochdrängung des Zwerchfells zur Entstehung und Vermehrung der kardialen Beschwerden bei.

Eine große Zahl hypertonischer Menschen, und zwar viel mehr Männer als Frauen, fühlen stärkere Beschwerden bei stärkerer Füllung des Bauches. Man spricht dann von den Folgen abnormer Gärungen, von Meteorismus, Zwerchfellhochstand oder dem gastrokardialen Symptomenkomplex ROEMHELDS. Analysiert man diesen Zustand genauer, so findet man zunächst eine Diastase der oberen Rectusscheide. Die Linea alba ist bis zur Linea semicircularis Douglasii, d. h. bis zu dem Fascienschlitz, durch den der M. rectus hinter die Fascie tritt, geöffnet. Der Musculus transversus abdominis hat einen verminderten Tonus und ist verlängert. Daher kommt es, daß Größe und Form dieser Bäuche nicht mehr von der umhüllenden Muskulatur bestimmt wird, sondern vom Bauchinhalt und von der Körperhaltung. Beim Stehen sinkt der Bauch nach unten. Die Entfernung Schwertfortsatz-Nabel ist verlängert. Im Liegen tritt sehr merkliche Abflachung des Bauches ein. Seine Größe wechselt mit seiner Füllung. Nach dem Essen muß der unterste Westenknopf geöffnet werden. Diese Menschen sehen bei konstantem Körpergewicht bald schlanker, bald dicker aus. Und Frau und Freunde verzeichnen diese Veränderung regelmäßig. Das kommt daher, daß wir nicht Gewicht sehen, sondern Volumen. Und das Volumen des Bauches schwankt bei diesen Menschen sehr stark.

Genau dieselbe, auch anatomisch nachweisbare, Veränderung erfährt der muskuläre Teil des Zwerchfells. Und es ist sehr wahrscheinlich, daß auch das Bindegewebe des Zwerchfells wie der Bauchwand sich gleichzeitig in der Richtung verminderter Elastizität verändert. Daher vielleicht die Ausbildung von Hernien und die Störungen am Hiatus oesophageus des Zwerchfells, die jetzt von H. ANDERS nach langen Meinungsverschiedenheiten vollkommen klargestellt sind. Unter solchen Verhältnissen entsteht zwangsläufig Meteorismus, nicht durch Gärungen, die ja meistens gar nicht und sicher nie in solcher Art und Stärke, daß es auch zu Gasbildung im Magen käme, vorliegen. Zu diesem abnormen Luftgehalt, dem Großbauch, kommt es durch Aspiration atmosphärischer Luft. Im oberen Teil des Abdomens herrscht während der Inspiration normalerweise ein geringer negativer Druck, und ein stärkerer bei Nachlassen des Bauchwandtonus. Durch die Lockerung des Oesophagus in seinem Zwerchfelldurchtritt ist der luftdichte Abschluß verloren gegangen, so daß für das inspiratorische Eintreten von Luft die Bedingungen gegeben sind.

Diese Erkenntnis ist für die Verhütung und Behandlung der kardialen Beschwerden der Hypertoniker von größter Bedeutung. Sobald die Bauchwand sich in der geschilderten Weise zu verändern beginnt, und das geschieht besonders beim Großstädter (dem Bureau- und Schreibtischmenschen) meist gegen Ende des 5. Jahrzehnts ganz außerordentlich häufig, muß systematisch durch Bauch- und Atemübungen die willkürliche Muskelkontraktion an Stelle des verminderten Tonus treten, um das Bauchvolumen möglichst klein zu halten oder zu machen. Einziehen des Bauches, tiefe Inspiration und langsame Exspiration bei kontrahierten Bauchmuskeln sind Übungen, die man oft am Tage anstellen muß und überall in unauffälliger Weise anstellen kann. Der Erfolg dieser einfachen Maßnahmen ist überzeugend.

Die Erkrankung der peripheren Gefäße macht sich am häufigsten durch Kälte der Füße unangenehm bemerkbar. Nicht selten treffen wir intermittierendes Hinken. Der Kranke empfindet also Störungen aus den verschiedensten Gefäßgebieten. Aber ebensowenig wie im objektiven Befund macht sich subjektiv der renale Prozeß bemerkbar. Kommen die Kranken in diesem Zustand in eine richtige Behandlung und befolgen sie dauernd die vorzuschreibende Lebensweise, so können ihnen viele Jahre lang die nicht unerheblichen Beschwerden vorenthalten bleiben, die sich notwendigerweise einstellen, wenn das Herz sich der Dekompensation nähert und durch lange Zeiten sich im Zustande einer schwankenden Kompensation befindet. Dann kommt es oft zu abendlichen Anschwellungen der Knöchel und Unterschenkel und oft gleichzeitig zu starken asthmatischen Anfällen in der Nacht. Zunächst stellt sich nur ein nächtlicher Husten ein, der zu der Expektoration eines reichlichen zähen Sputums führt. Bald kommt es aber zu sehr schlechten Nächten mit Orthopnoe, verlängertem und sehr mühsamem Exspirium, Pfeifen und Rasseln. Der Anfall sieht einem bronchialasthmatischen durchaus gleich, ist aber seinem Wesen nach ein echtes Lungenödem, bedingt durch die relative Schwäche des linken Ventrikels und der im Liegen auftretenden Resorption von ödematöser und präödematöser Flüssigkeit. Auch dieser Zustand ist, wie wir sehen werden, der Therapie sehr zugänglich. Und es kann noch eine lange Zeit relativen Wohlbefindens folgen, wie überhaupt das Herz des Hypertonikers wegen seiner außerordentlichen Muskelstärke erst nach langer Zeit ausgleichsunfähig wird. Ist dieser Zeitpunkt aber erreicht, so entsteht das wohlbekannte

Bild der vollständigen kardialen Insuffizienz, die nicht selten den Tod
herbeiführt. Die zunehmende Verschlechterung des Herzmuskels macht
sich oft auch vor dem großen Hydrops durch Galopprhythmus und durch
Pulsus alternans bemerkbar. Die gleichzeitig fortschreitende Erkrankung
der Coronargefäße und das Befallenwerden des Reizleitungssystems
oder die Erkrankung der Aortenklappen machen das Bild der Herz-
erscheinungen zu einem sehr vielgestaltigen.

Ein großer Teil der subjektiven Beschwerden, besonders der vor
Eintritt der Herzinsuffizienz bestehenden, erweist sich nicht als Folge
des in allen Gefäßprovinzen gleichmäßig hohen Blutdruckes, sondern
als Wirkung lokaler Angiospasmen. Diese beiden Bewegungsstörungen
der Gefäßwand, allgemeiner Hypertonus und lokaler Angiospasmus,
treten also vergesellschaftet auf. Und es scheint, daß die Neigung zum
Angiospasmus im Frühstadium des Hypertonus am größten ist. Das kann
man gerade an der Angina pectoris so häufig beobachten, die sich bei
ihrem Beginn in der peinlichsten Weise bemerkbar macht. Dann wird
unter entsprechender Therapie der Prozeß meistens wieder latent, und
es folgen, während sich die regressiven Veränderungen ausbilden, Jahre
relativen Wohlbefindens. Es ist möglich, daß die Erregbarkeit der
Gefäßwand im Beginn der Erkrankung am stärksten ist und durch die
Entwicklung der arteriosklerotischen Veränderungen allmählich geringer
wird.

Polycyth-
ämie.

Durchaus nicht selten — jedenfalls viel häufiger als man gemeinig-
lich annimmt — stellt sich eine Vermehrung der roten Blutkörperchen,
eine *Polyglobulie,* ein. Viele Hypertoniker haben aber ein strotzendes,
stark gerötetes Gesicht und stark gerötete Ohren, dazu eine dunkelrote
Farbe der Lippen und eine Rötung der Konjunktiven ohne eine Polyglobulie. Diese verdächtige Form kommt oft von dem ätiologischen
Faktor (der Völlerei und dem Potus) her; in manchen Fällen ist sie aber
auch eine Folge der durch die Gefäßerkrankung abnormen Blutverteilung. Die Alteration der Gefäße findet auch Ausdruck in der Neigung
zu Blutungen. Besonders häufig ist Nasenbluten. Gar nicht selten
trifft man *retinale Blutungen,* die je nach ihrer Ausdehnung und ihrem
Sitz zu starken Sehstörungen Veranlassung geben können. Auch in
allen anderen Organen kommen arteriosklerotische Blutungen vor. Die
größte Bedeutung aber haben die *cerebralen Hämorrhagien,* die in sehr
vielen Fällen den frühen Tod der Hypertoniker herbeiführen.

Blutungen.

Die Retinablutungen sind mitunter durch eine Thrombose der
Zentralvene oder einer ihrer Äste bedingt. In letzterem Falle sitzen die
Blutungen in Form eines Sektors, so daß eine Verwechslung mit einer
Retinitis nicht möglich ist. Die Thrombose des zentralen Venenstammes
geht mit einer großen Zahl über den ganzen Fundus verteilter Blutungen
einher. Der Sehnervenkopf ist stark gerötet, die Venen sind stark verbreitert und geschlängelt. Die Unterscheidung von der Retinitis nephritica ist also in diesem Stadium leicht, ergibt sich zudem auch aus der
Art des Auftretens der Sehstörung. Bei der Thrombose der Zentralvene erfolgt plötzlich eine erhebliche Abnahme der Sehkraft *eines* Auges,
während bei der Retinitis albuminurica die Sehkraft gewöhnlich langsam
abnimmt. Bei einer älteren Thrombose der Zentralvene bilden sich

auch weiße Degenerationsherde. Ich habe kürzlich bei einer Frau mit Hypertonie auf dem Boden einer Migräne nach einer ausgedehnten retinalen Hämorrhagie eine Sternfigur in der Maculagegend beobachtet. Auch anders gelagerte Degenerationsherde kommen vor, die mit Rücksicht auf die Prognose scharf von einer Retinitis nephritica getrennt werden müssen. Diese Erkrankung kommt in der Regel erst der genuinen Schrumpfniere zu. Ich habe aber einen zweifelfreien Fall von schwerer Retinitis albuminurica bei einem migränösen Hypertoniker (I, 140) im Zustand völliger renaler Kompensation beobachtet. Aber auch hier entsprach der rapide Verlauf der alten Erfahrung über die schlechte Prognose.

Die Alteration der Hirngefäße macht sich bei dem Hypertoniker besonders durch Anfälle cerebraler Erscheinungen bemerkbar, die man als *arteriosklerotische Pseudourämie* oder als *Urämie bei Sklerose* bezeichnet. Die Symptomatologie dieser Anfälle ist bereits oben (S. 185) geschildert, sie soll daher an dieser Stelle nur durch folgenden Fall kurz dargestellt werden:

III, 261. 46jährige Frau aus migränöser Familie, leidet selbst seit vielen Jahren an Kopfschmerzen, ist seit 10 Jahren kurzluftig beim Treppensteigen und hat gegen Abend geschwollene Füße; wird bewußtlos mit tonisch gekrampften Gliedern, schwarzblauem, gedunsenem Gesicht und durch den Krampf der Atemmuskulatur stark behinderter, langsamer und aussetzender Atmung in das Krankenhaus gebracht. Puls sehr hart. Blutdruck 215. Reflexe lebhaft. Babinski beiderseits positiv. Der Harn enthält unmittelbar nach dem Anfall ziemlich viel Albumen, einige Erythrocyten und hyaline und granulierte Zylinder. Es wird sofort ein Aderlaß von 550 ccm gemacht. 10 Minuten später ist der Anfall vorüber. Patientin weiß von dem Vorangegangenen nichts. Die weitere Beobachtung ergab eine konstante Hypertonie von 185 bis 220, eine Hypertrophie des linken Ventrikels und eine geringfügige Albuminurie. Das Aderlaßblut enthielt 182 mg-% RN. Eine zweite Untersuchung nach 3 Tagen ergab einen RN von 39 mg-%. Die Nierenfunktionsprüfung zeigte gute Konzentrationen, eine normale Wasserausscheidung und eine Ausscheidung der Kochsalzzulage in 2 Tagen. Später, nach Anwendung von Digitalis und Diuretin, kam es zur Ausschwemmung von ziemlich salzreichem Ödemwasser. Nach $1^{1}/_{2}$ Jahren stellt sich die Patientin wieder vor. Sie hat in der Zwischenzeit keinen Anfall gehabt, war bis auf Kopfschmerzen wohl, hat aber die Hypertonie in der früheren Höhe.

Die Nierensymptome. Der Hypertoniker ist renal kompensiert. Es wird daher, solange der Kreislauf suffizient ist, ein Harn von normaler Menge, normaler Zusammensetzung und auch von normalem Wechsel der Zusammensetzung gebildet, der auch lange Zeit ganz frei von Eiweiß sein kann oder Eiweiß nur gelegentlich und in Spuren enthält. Solange kardiale Stauung fehlt, bleibt die Eiweißausscheidung gering, unter $1^{0}/_{00}$. Kleinerwerden der Harnmenge, dunklere Harnfarbe, positive Urobilin- und Urobilinogenreaktion und auch eine geringe (meist nur mikroskopisch feststellbare) Hämaturie sind die gleichzeitigen Harnveränderungen, die bei Stauung auftreten. Steigt der Eiweißgehalt für die Dauer auf einen höheren Wert, ohne daß Anzeichen einer Herzinsuffizienz bestehen, so muß man argwöhnen, daß ein renales Ereignis eingetreten ist, eine Parenchymschädigung auf der Grundlage der Gefäßerkrankung. Das Sediment bei der renal und kardial kompensierten Hypertonie ist sehr spärlich und besteht aus wenigen Leukocyten und hyalinen Zylindern. Bei kardialer Stauung steigt auch die Zahl der Zylinder, um, wie der höhere Eiweißgehalt, bei Besserung der Herzkraft wieder abzunehmen.

Das Verhalten der Funktionen und Bilanzen. Es ist charakteristisch Nierenfunk-
für die Niere bei Hypertonie, daß die Konzentrierungsfunktionen wohl-tionen und
erhalten sind. Daher besteht auch keine Polyurie, und es ist sehr leicht, Bilanzen.
bei einer Trockenkost einen hochkonzentrierten Harn zu erzielen. Eine
Zulage von Kochsalz wird mit deutlicher Konzentrationssteigerung in
einem Tage oder mit einem Rest am zweiten ausgeschieden. Ebenso
verhält es sich mit dem Harnstoff. Der Reststickstoff ist normal. Nicht
ganz so günstige Ergebnisse hat der Wasserversuch. Der Auffassung
von VOLHARD, daß der Wasserversuch in der großen Mehrzahl der Fälle
ein Resultat wie beim Normalen geben, kann ich nicht beistimmen. Nach
unseren eigenen Untersuchungen am herzkompensierten Hypertoniker
trifft das nur etwa für $^1/_3$ aller Untersuchten zu. Bei etwa $^1/_5$ fanden
wir, was auch VOLHARD aufgefallen ist, eine überschießende Wasserausscheidung. Eine solche kommt zwar auch beim Gesunden vor, aber
doch nicht so häufig und dann nicht in der Weise wie beim Hypertoniker,
bei dem sich die vermehrte Wasserausscheidung nicht sogleich einstellt,
länger anhält und sogar noch als Nykturie fortdauert. Eine Verlangsamung der vollständigen Wasserausscheidung findet sich ebenfalls nicht
selten. In einer kleinen Zahl von Fällen, die bei Trockenkost oder
Nierenprobekost keine Nykturie haben, erscheint die Wasserzulage erst
als nächtlicher Harn. Dieser Ausfall des Versuchs deckt also eine latente
Nykturie auf, die sich auch spontan bei Hypertonikern nicht ganz selten
findet. Ich kann der Auffassung von QUINCKE, daß die Nykturie ein
kardiales Zeichen sei, indem das Herz sich während der Nachtruhe
kräftige und das am Tage retinierte Wasser zur Ausscheidung bringe,
für eine sehr große Zahl von Fällen nicht beistimmen. Man beobachtet
die Nykturie nicht nur beim Hypertoniker, auch wenn er kardial kompensiert ist und dauernd im Bett gehalten wird, sondern auch nach
akuter Nephritis bei ganz einwandfreiem Herzen und bei Bettruhe.
Die Gründe für diese nicht kardial veranlaßte Nykturie sind noch keineswegs klar. Aber ich habe den Eindruck, daß bei dem Hypertoniker
die Nykturie bei guter Herzkraft in bezug auf die Niere prognostisch
ungünstig zu bewerten ist. Endlich beobachten wir bei Hypertonikern
im Zustand der kardialen Kompensation gar nicht selten eine vollständige oder hochgradige Retention der Wasserzulage. Bei dieser Erscheinung wird man zuerst an kardiale Einflüsse denken, sofern nicht
nach einer vorangegangenen Trockenkost eine physiologische Durch-
tränkung der wasserarm gewordenen Gewebe anzunehmen ist.

Die Abweichungen von einem normalen oder guten Ausfall des Wasserversuches sind kein Grund, ernstere Vorgänge in dem Nierenparenchym
anzunehmen. Die Schwierigkeit der Nierendurchblutung, die diffuse
Arteriosklerose in den anderen Organen und Geweben und die hierdurch vermutlich bedingten Hindernisse der Durchblutung erklären die
Erscheinung genügend.

Der **Verlauf** der essentiellen Hypertonie ist ein im höchsten Grade Verlauf.
chronischer. Das Schicksal der Kranken hängt in erster Linie von ihrem
Herzen ab, das bei seiner Muskelstärke erst spät leistungsunfähig wird
und trotz langen Schwebens an der Grenze der Dekompensation und
trotz wiederholten Versagens durch eine geeignete Behandlung und eine

vernünftige Lebensweise viele Jahre lang im Gange gehalten werden kann. Die meisten dieser Kranken sterben aber schließlich an einer Herzinsuffizienz und an Coronarthrombose; ein nicht unerheblicher Teil an Hirnblutungen oder Hirnembolien. An der Niere selbst stirbt der Hypertoniker nicht oder nur dann, wenn aus der „Niere bei Hypertonie" eine genuine Schrumpfniere geworden ist.

Therapie. Der oberste Grundsatz in der Therapie der vasculären Hypertonie ist *Mäßigkeit in allen Dingen*. Da es sich um eine Gefäß- und Herzkrankheit handelt, so soll alles vermieden werden, was zu Blutdruckerhöhung beiträgt. Das sind zweifellos in erster Linie die ätiologisch bedeutsamen Umstände, Völlerei und Potus. Die Nahrungsaufnahme soll das Notwendige nicht überschreiten. Eine mäßige Einschränkung der Fleischzufuhr ist anzuraten (HUCHARD), etwa in der Weise, daß nur an 3—5 Tagen der Woche Fleisch in Mengen von etwa 80—100 g (roh gewogen) genossen wird, eine Menge, die den dicken Hypertonikern sehr gering, aber in Erinnerung an die Kriegsernährung den meisten Menschen phantastisch groß erscheint, und zwei oder mehr Tage der Woche fleischfrei gehalten werden. Zu einem maßvollen Gebrauch von Gewürzen und von Kochsalz müssen manche dieser Kranken, besonders die Potatoren, erst erzogen werden. Es ist keine Rede davon, daß die Kost von einer Armut an Eiweiß und Kochsalz sein soll, wie es für die akute Nephritis gefordert wird. Bei der Hypertonie, einem Dauerzustand, der sich über Jahre und Jahrzehnte erstreckt, muß eine Kost verordnet werden, die abwechslungsreich ist und genügend Würzstoffe enthält. Aber man soll versuchen, mit der Menge des Salzes soweit herunterzugehen, wie es mit Wohlbefinden und Appetit des Patienten vereinbar ist. Bei einer Kost von nicht zu großem Volumen und dem eben notwendigen Caloriengehalt wird man mit einer NaCl-Menge, die einer Ausscheidung von etwa 8 g NaCl im Harn entspricht, sehr leicht auskommen. Die Notwendigkeit zu einer solchen Beschränkung folgt nicht aus dem Zustand der Hypertonieniere, die auch viel größere Mengen ausscheiden kann, sondern aus der Erwägung, daß die Hypertonieniere die mangelhafte Durchblutung durch stärkere Sekretionsleistung kompensiert, und daß eine geringe Belastung mit Ausscheidungsstoffen eine Schonung darstellt, die bei der Möglichkeit der Entwicklung einer genuinen Schrumpfniere durchaus geboten erscheint. Von der größten Bedeutung aber ist — darauf hat VOLHARD zuerst hingewiesen — die Erziehung zu einer flüssigkeitsarmen Kost, die in erster Linie Schonung des Herzens und des Gefäßsystems bedeutet. Eine Trockenkost, d. h. die Begrenzung der Flüssigkeitsaufnahme auf höchstens $1^{1}/_{2}$ l je Tag — wobei das in den Speisen enthaltene Wasser nicht mitgerechnet, sehr wohl aber darauf geachtet wird, daß nicht mit großen Mengen von Obst beträchtliche Flüssigkeitsmengen zugeführt werden — ist imstande, den Zeitpunkt der Dekompensation des hypertrophischen Herzens weit hinauszuschieben. Eine strengere Trockenkost (500—750—1000 ccm Flüssigkeit) ist aber auch — und das ist häufiger zu beobachten, weil die Kranken in einem früheren Zustande meist nicht zum Arzt kommen — ein ganz hervorragendes Mittel, um die frühen Symptome der kardialen Dekompensation, die Atemnot, besonders das nächtlich auftretende Lungenödem, sofort zum Verschwinden zu bringen. Die Flüssigkeitseinschränkung kann auch periodisch vorgenommen werden. Sie stößt in dieser Anordnung nicht so leicht auf Widerstand und bereitet ihre dauernde Anwendung vor. Wie man auch vorgehen mag, so wird man doch zu große Strenge vermeiden und den Kranken nicht unter Durst leiden lassen, zumal manche Hypertoniker bei der Trockenkost reizbar werden und an Kopfschmerzen und Appetitlosigkeit leiden. VON NOORDEN empfiehlt, wöchentlich einen Trinktag zu machen, um retinierte Stoffe auszuschwemmen. Es ist anzuraten, einen solchen Trinktag nicht schematisch vorzunehmen, sondern ihn auf die Fälle zu beschränken, in denen durch die Zulage von $^3/_4$—1 l Wasser oder Tee auch wirklich feste Teile, die bei der Trockenkost zurückgeblieben sind, ausgeschieden werden. Die Entscheidung darüber ist auch ohne Analyse durch die Berechnung der Valenzzahl (Harnmenge × spezifisches Gewicht, s. S. 81f.) leicht möglich. In manchen Fällen, besonders bei stärkeren Ödemen, ist die Einführung von Karelltagen, Obsttagen oder Reis-Obsttagen (75—100 g Reis und 1 kg Obst) nützlich. Fast stets muß bei der Beratung von Hypertonikern über den Gebrauch alkoholischer Getränke gesprochen werden. Bei Potatoren hilft nur völliges Verbot. Verständigen Menschen kann man ein Glas gestatten, und zwar lieber Wein als Bier, von dem gewöhnlich zur Genußempfindung eine größere Menge gehört. Alle stärkeren Alkoholica sind wegen der Gefäßreaktionen, die sie hervorrufen, zu vermeiden. Dasselbe gilt vom Sekt.

Der Hypertoniker soll seinem Berufe in der Weise nachgehen, daß jede Überanstrengung, körperliche sowohl wie geistige und seelische, vermieden wird. Er soll auch öfter kurze Erholungspausen machen, sich jedenfalls den Sonntag und den in vielen Berufsarten üblichen freien Nachmittag wirklich frei von Arbeit halten und sich eine regelmäßige Bewegung in frischer Luft angewöhnen. Auch leichte Freiübungen sind zu empfehlen. Über Atemgymnastik s. S. 314.

Das wirksamste Mittel zur Herabsetzung des Blutdruckes ist eine *Ruhekur*, die bei geeigneter Diät, fern von Haus und Beruf, am besten in einem waldreichen Ort mittlerer Höhe oder in mildem Seeklima 3—8 Wochen lang durchgeführt wird.

In den meisten Fällen ist es gut, milde Sedativa anzuwenden, nicht in Form der Bromsalze (auch nicht in Form des Sedobrols), weil sie eben Salze sind, sondern als Adalin (3—4mal täglich 0,25 g), Luminal (3mal täglich 0,015; Luminaletten) oder Chloralhydrat (1,0—1,5 g abends als Klysma), (dieses aber nicht für längere Zeit, am besten 2—3mal wöchentlich), weil diesen Mitteln auch, abgesehen von ihrer Wirkung auf die Psyche, ein vasodilatatorischer Einfluß zukommt.

Ein Medikament, das den Blutdruck mit Sicherheit herabsetzt, haben wir nicht. Die Frage, ob es überhaupt erwünscht ist, den krankhaft gesteigerten Blutdruck herabzusetzen, muß unbedingt bejaht werden. Dazu berechtigt uns die Kenntnis, daß der Hochdruck die Gefäße schädigt und die Erfahrung, daß sich die Kranken nach Erniedrigung des Druckes wohler fühlen.

Aus der Klinik von Korányi hat Rusznyák über die Behandlung
der arteriellen Hypertonie mit *Schwefel* berichtet. Die Beobachtung,
daß eine 1%ige Schwefelsuspension in Olivenöl den krankhaft erhöhten
Blutdruck bedeutend vermindert, hat zu eingehenderen Versuchen geführt, die mit einer feiner verteilten 1%igen Schwefelsuspension (Sulfolein
von der Firma Egger in Budapest) angestellt wurden. Rusznyák gibt
von diesem Präparat 1, 3, 5, 7 und sogar 10 ccm intramuskulär in Abständen von 3—5 Tagen. Die Injektionen machen Fieber und meist
sehr starke Schmerzen an der Injektionsstelle. Gleichzeitig wird abends 0,5 g Veronal verabreicht.

Wir haben die Schwefeltherapie in einer Anzahl
von Fällen geprüft. Ich muß vorausschicken, daß eine
medikamentöse Beeinflussung der Hypertonie nur dann
einigermaßen überzeugend erscheint,
wenn bei Aufenthalt in einer Klinik
(od. ähnl.) nach Ein- und Durchführung

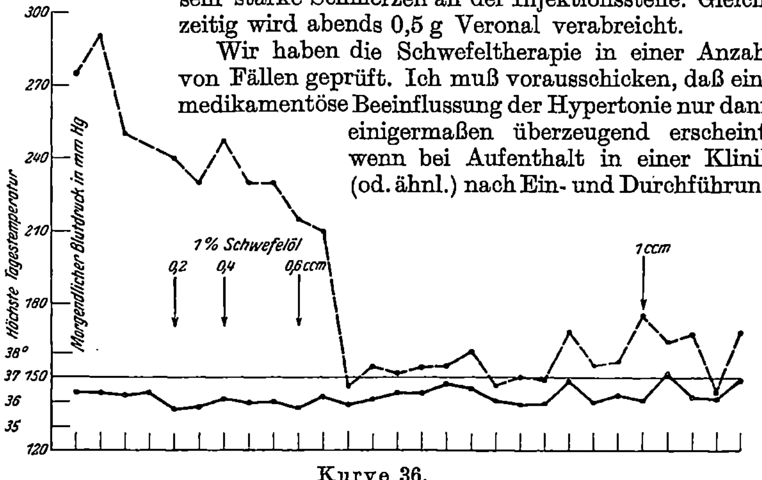

Kurve 36.

der Ruhekur, des diätetischen Verfahrens und dem Gebrauch geeigneter
Sedativa nach 10—14 Tagen bei täglichen Messungen der Hochdruck
völlig konstant ist.

Auch bei dieser Art der Beobachtung haben wir von der Schwefeltherapie Erfolge gesehen, selbst bei Verwendung geringerer Schwefel-
dosen und Vermeidung stärkerer Fieberreaktionen. Ich gebe in der
Kurve 36 eine solche Beobachtung (46jährige Frau) wieder.

Daneben und nicht selten in erster Linie besteht die Aufgabe, die
angiospastischen Anfälle und Folgezustände zu bekämpfen. Hierzu
eignen sich alle Mittel, die eine rasche Wirkung gegen Gefäßkontraktionen
haben. Weil aber diese Wirkung fast immer nur von kurzer Dauer ist,
so sind diese Mittel oft zu Unrecht empfohlen und verwandt worden,
um den Hypertonus zu mindern.

Hier ist in erster Linie das Diuretin zu nennen, das als Diuretin,
Calciumdiuretin, Theobrominum natriosalicyl. usw. in Dosen von 3mal
täglich 0,5 g ohne schädliche Nebenwirkungen lange Zeit (Monate) genommen werden kann. Auch die Verbindung dieser Mittel mit Adalin
(3mal täglich 0,25 g) hat sich mir in vielen Fällen bewährt. Dazu füge
ich nicht selten bei Muskelschmerzen 3mal täglich oder bei Schlaflosigkeit abends 1mal 0,25 g Antipyrin. Gegen die Schlaflosigkeit hilft dem
Hypertoniker, wie auch anderen Menschen mit cerebralen Angiospasmen,

oft am besten eine kleine Dosis eines Antineuralgicums (z. B. 0,25—0,5 g
Aspirin), weil durch Mittel dieser Gruppe eine Erweiterung der cerebralen
Gefäße bewirkt wird.

Für rectale Anwendung ist Euphyllin geeignet (Suppositorien zu
0,36 g; 3mal täglich $^1/_2$ oder 2mal täglich 1 Supporitorium).

Gegen Zustände von Angina pectoris sind bei Hypertonie das *Nitroglycerin* und Nitrite unentbehrliche Mittel. Am wirksamsten ist es in
alkoholischer Lösung (1%, in dunkler Tropfflasche). In leichten Fällen
genügt es, mit dem mit der Lösung benetzten Glasstopfen über die
Zunge zu streichen. In schweren Fällen 2—6 Tropfen mehrmals täglich.
Es trägt nicht wenig zur Beruhigung und zur Dämpfung der den Anfall
begünstigenden Anfallserwartung bei, wenn der Kranke das Zauber-
fläschchen in der Westentasche hat. Die Zubereitungen des Nitro-
glycerins in Pillen- oder Tablettenform sind weniger zuverlässig. Sehr
brauchbar ist das Nitrolingual. Es ist sehr zu empfehlen, diese Mittel
nicht erst im Anfall zu geben, sondern vor dem Anfall, d. h. bei der
Gelegenheit, bei welcher, wie der Kranke weiß, der Anfall sicher eintreten wird. So z. B. nicht erst an dem Schaufenster, an dem der Kranke
bei seinem morgendlichen Ausgang mit Atemnot und Schmerzen stehen
bleiben muß, sondern vor dem Öffnen der Haustüre. Je länger und je
vollständiger man das Coronargefäß durch solche und andere Maßnahmen krampffrei hält, um so mehr sinkt seine Krampfbereitschaft.

Bei oder besser noch vor beginnender Dekompensation des Herzens
beginne man mit *Digitalis*präparaten. Welches Mittel man anwendet,
ist gleichgültig, sofern es nur wirksam ist. Viel wichtiger als die Wahl
eines der unendlich vielen Industriepräparate ist die Methode der Darreichung. Man darf sich nicht mit einer Gabe per os begnügen, wenn
der Erfolg ausbleibt, weil es bei Stauungskatarrh des Magens gar nicht
abzuschätzen ist, wann und in welchem Zustande des Abbaues das
Medikament in den Darm kommt, wo die Resorption stattfindet. In
solchen Fällen, in denen die Digitalis bei oraler Gabe versagt, hat man
die besten Erfolge mit rectaler oder intravenöser Anwendung. Rectal
gebraucht man die Präparate von geringer lokaler Reizwirkung (Digi-
puratum, Digifolin, Verodigen, Digitalisdispertzäpfchen, Digitalisexklud-
zäpfchen). Wir bevorzugen die intravenöse Strophanthintherapie nach
A. FRÄNKEL und geben vom Strophanthin BÖHRINGER in wechselnden
Abständen Dosen von 0,3—0,5 mg.

Von alters sind bei der Behandlung der Hypertoniker *Aderlässe* Aderlaß.
in Gebrauch, nicht nur bei schweren cerebralen Ereignissen und bei den
Atmungsstörungen, sondern auch gegen die chronischen Beschwerden,
die die fehlerhafte Blutverteilung, besonders der Blutandrang nach dem
Kopfe, mit sich bringt. Man entnimmt 300—400, auch 500 ccm Blut
in 2—6monatigen Zwischenräumen. Vorzugsweise aber gebrauchen wir
die unblutigen Methoden zur Ablenkung des Blutes vom Kopfe, *heiße
Fußbäder, Ableitung auf den Darm, Sinapismen* u. a. Bei heftigen cerebralen Anfällen macht man, wie bei der eklamptischen Urämie, eine
Lumbalpunktion.

Als Stätten der Erholung kommt eine sehr große Zahl von Orten Klimatische
im Mittelgebirge und an der See in Betracht. Die Hauptsache ist das Therapie.

Fernsein von Beruf und Haus, und, sofern keine strenge Ruhekur angezeigt ist, Gelegenheit zu anregenden, aber nicht anstrengenden Spaziergängen. Luft- und Seebäder sind durchaus am Platze. Kohlensaure
Bäder werden von den Hypertonikern meistens gut vertragen und mit
Nutzen gebraucht, sofern noch keine kardiale Schwäche vorliegt. In
diesem Falle ist zum mindesten besondere Vorsicht und Beaufsichtigung
notwendig. Zu warnen ist bei den Badereisen vor den überflüssigen
Trinkkuren, sofern sie nicht der Regelung der Darmtätigkeit dienen,
vor den zu reichlichen Mahlzeiten und dem ganz blödsinnigen Nachtleben mit Klub, Bar und Glückspiel, das sich in so vielen großen Kurorten jetzt breit macht und viel mehr schadet, als der Badeaufenthalt
helfen kann.

2. Die genuine Schrumpfniere.

Bezüglich des Auftretens dieser Krankheit sind 2 Formen zu unterscheiden: einmal die Schrumpfniere, die sich aus einer jahrelang bestehenden, dem Patienten und dem Arzt wohlbekannten Hypertonie
entwickelt, und zweitens die besonders bei jüngeren Personen, besonders
auch solchen, die an angiospastischer Diathese leiden auftretende Form,
die ohne deutliches hypertonisches Vorstadium ziemlich plötzlich mit
schweren Erscheinungen, auch einem allgemeinen Kräfteverfall, einsetzen kann und gewöhnlich schnell letal verläuft. Die Fälle der zweiten
Form sind diagnostisch bald geklärt. Bei der langsamen Ausbildung
macht die Abgrenzung gegenüber der Hypertonieniere manche Schwierigkeiten, da naturgemäß alle Übergänge vorkommen. Die vasculären und
kardialen Symptome treten bei dieser Änderung des Verhaltens der Niere
stets stärker hervor, so daß zunächst das Bild der kardial dekompensierten Hypertonie entsteht. Aus diesen Erscheinungen läßt sich die
Differentialdiagnose aber nicht machen. Wichtig für die Erkennung
der Übergänge ist die Angabe vermehrten Durstes und vermehrter
Wasserausscheidung und der häufigeren nächtlichen Harnentleerung.
In diesem Stadium ergibt der Wasserversuch eine unvollständige und
verzögerte Reaktion, auch eine Nykturie oder Retention. Die Konzentrierungsfähigkeit für Kochsalz ist dann deutlich verringert. Das spezifische Gewicht des Harns ist nicht mehr auf normale Höhe zu bringen,
erreicht höchstens einmal 1020, liegt aber gewöhnlich in engen Grenzen
um 1015 oder darunter. Im Zustande dieser fortschreitenden Entwicklung des renalen Prozesses finden wir meist mäßige Steigerungen des RN
und deutliche der Blutharnsäure. Es besteht also noch nicht das Bild
der Niereninsuffizienz. Es sind aber bereits Störungen renaler Funktionen
nachweisbar, die meist, da der oben (s. pathologische Anatomie und
Pathogenese) erwähnte Tempowechsel eingetreten ist, rasch zu Niereninsuffizienz fortschreiten (s. S. 113 f.). In einer großen Zahl der Fälle
und mitunter sogar frühzeitig, vor dem Auftreten der bezeichnenden
renalen Vorgänge (s. Fall I, 140, S. 316), kommt es zu Retinitis nephritica.
Das strotzende Aussehen des Hypertonikers weicht meist bald einer
fahlen Blässe und einem deutlichen Verfall. Auch ohne Blutungen, die
häufig sind, nehmen Hämoglobin und Erythrocyten bis etwa zur Hälfte
der normalen Werte ab. Die Anämie zusammen mit dem Ödem des
Gesichts macht das Aussehen, das für diese Kranken so charakteristisch

ist. Wird nicht in diesem Zustande durch die Herzschwäche, eine Apoplexie oder eine tödliche Hämorrhagie der Tod herbeigeführt, so entwickelt sich das furchtbare Bild der chronischen Urämie, die am häufigsten Todesursache ist. Eklamptische Anfälle sind selten, kommen aber vor.

Der **Verlauf** ist in den allermeisten Fällen, wenn sich erst Niereninsuffizienz ausgebildet hat, ein schneller. Der Tod erfolgt meist nach wenigen Monaten, nur selten im 2. Jahre der renalen Dekompensation.

. Die **Prognose** ist absolut schlecht. Heilung oder Stillstand ist unmöglich.

Die **Therapie** ist symptomatisch. Die mannigfachen und heftigen Beschwerden und Leiden des Kranken stellen nicht nur an das Können, sondern, bei der Aussichtslosigkeit des Zustandes, auch seelisch die höchsten Anforderungen an den Arzt. Alles therapeutisch Wesentliche ist bei Behandlung des Ödems (S. 142 f.), der Urämie (S. 196 f.), der chronischen Nephritis (S. 284 f.) und der Hypertonie (S. 218 f.) gesagt worden. Auch von der Prophylaxe war bei der Hypertonie die Rede.

D. und E. Affektionen durch Entwicklungsstörungen. Vom Nierenbecken ausgehende Leiden.
(Kurzer Überblick.)

Die Krankheiten der ableitenden Harnwege und die in ihrem Gefolge auftretenden Nierenkrankheiten spielen in der ärztlichen Praxis eine sehr große Rolle. Nicht nur die in den letzten 20 Jahren um etwa das Zehnfache gestiegene Häufigkeit der Nierenbeckensteine, sondern auch die große Zahl der Nierenbeckenentzündungen bringt es mit sich, daß der praktische Arzt täglich mit diesem Gebiet in Berührung kommt. Leider aber werden hier sehr viele Fehler gemacht, und zwar gewöhnlich durch Nichtbeachtung oder Verkennung der Frühsymptome und durch Unterlassung systematischer Diagnostik. Auf Grund eingehender Beschäftigung mit diesen Fragen bin ich zu der Überzeugung gekommen, daß auf dem Gebiete der ableitenden Harnwege und ihrer Anhänge durch Versäumung rechtzeitiger Behandlung und frühzeitigen chirurgischen Eingriffs mehr Menschen dem Siechtum und Tod verfallen als durch die gleichen Fehler auf dem Gebiete der Krankheiten der Verdauungsorgane.

In diesem Buch kann eine ausführliche Darstellung nicht erfolgen. Nur die Harnstauungsniere wird etwas eingehender besprochen werden. Im übrigen aber muß ich mich auf einen kurzen Überblick beschränken, der besonders die Diagnose und die Differentialdiagnose gegenüber den hämatogenen Nierenkrankheiten behandeln wird.

Eine wichtige Ausnahme bildet die *Harnstauungsniere,* die sich bei Abflußhindernissen einstellt. Erschwerung der Harnentleerung durch peripher sitzende Hindernisse ist bei Männern am häufigsten durch die Prostatahypertrophie, seltener durch Strikturen der Harnröhre, bei Frauen durch Tumoren der Genitalorgane, bei beiden Geschlechtern durch Harnsteine, Fremdkörper, in seltenen Fällen auch durch angeborene Mißbildungen bedingt. Es kommt zu einer Erweiterung der

Harnblase, der Ureteren und Nierenbecken und zu einer Stauung des Harns in den Harnkanälchen. Diese Stauung macht sich durch eine *Polyurie* bemerkbar, die sehr erheblich sein, bis zu 4 l Harn und mehr betragen kann und mitunter den Verdacht auf Diabetes insipidus wachruft, zumal die Kranken von einem der Harnmenge entsprechenden Durst gequält werden. An dieser Polyurie ist vielleicht ein Reflex beteiligt, der von den abführenden Harnwegen ausgehend die Harnbildung anregt. Bekanntlich erfolgt eine vermehrte Harnabscheidung nach instrumentellen Eingriffen in die unteren Harnorgane (Katheterismus, Cystoskopie, Ureterenkatheterismus). GUYON hat gezeigt, daß eine häufige Blasenentleerung auch beim Normalen zur Polyurie anregt. Es kann also, sofern der Sitz des Hindernisses eine Pollakisurie macht, hierdurch, dann aber auch allgemeiner durch den Reiz, den die starke Füllung der Blase an sich verursacht, die Harnbildung vermehrt werden.

Von größerer Bedeutung aber ist die Beeinflussung, die die Epithelien der Harnkanälchen durch die Stauung erfahren. Es erfolgt eine Erweiterung der Kanälchen, eine degenerative Trübung und Schwellung (AUFRECHT) und auch eine Abflachung der Epithelien. (Da bei längerer Dauer der Abflußerschwerung unter diesen Bedingungen eine *Hydronephrose* entsteht, so wäre das Wort „*Nephrose*" für diese ersten epithelialen [tubulären] Veränderungen passender als für die Erkrankungen, für die es so gern gebraucht wird.) Die Beeinflussung der Epithelien bedingt den Verlust an Konzentrierungsvermögen, den wir schon kennen; und die notwendige Folge dieses Verlustes ist die Ausschwemmung der löslichen Harnbestandteile mit einer vermehrten Menge Harnwassers und der wohlbekannte quälende und fast unstillbare Durst dieser Kranken.

Die vermehrte Wasseraufnahme und -ausscheidung hat, wie ERICH MEYER u. VEIL festgestellt haben, auf den Organismus wesentlichen Einfluß. Es kommt zu einer andauernden negativen Wasserbilanz, d. h. es wird in einer immer wiederkehrenden Überschußreaktion mehr Wasser ausgeschieden als aufgenommen. Dieses Plus an Wasser wird den Geweben entzogen, die austrocknen. Der Mangel an Konzentrierungsvermögen erklärt den Durst, die negative Wasserbilanz (der Wasserverlust infolge der Überschußreaktionen) seine Unstillbarkeit. Zum Schluß verarmt das Blut an Wasser. Dadurch steigt sein osmotischer Druck und sein Eiweißgehalt. Diese Kranken sind der Gefahr der inneren Verdurstung ausgesetzt, die sich auch in ihrer äußeren Erscheinung, dem verfallenen Aussehen und der trockenen Haut, kundgibt, und erleiden daher nicht selten eine Mors subita, sowohl spontan wie besonders nach operativen Eingriffen.

Unter diesen Umständen kommt es auch zu einer sehr erheblichen Acidose. Die Alkalireserve sinkt auf Werte, wie sie bei schwerster Niereninsuffizienz und im Coma diabeticum gefunden werden. Diese Acidose trägt sehr wesentlich zur Austrocknung der Gewebe bei und hat zur Folge, daß die aufgenommene Flüssigkeit im Gewebe nicht haftet. In derselben Richtung wirkt die Salzverarmung, die in dem niedrigen Cl'-Gehalt des Blutes kenntlich wird.

Bei manchen Kranken dieser Art besteht essentieller Hochdruck. Auch durch die Harnstauung selbst findet ein Druckanstieg statt. Nicht ganz selten findet man gleichzeitig eine Schrumpfniere und die Folgen der Harnstauung. Niemals kommt es durch die Harnstauung zu einer Retinitis nephritica, immer aber, zumal wenn die Niere auch in bezug auf die Wasserausscheidung versagt, zu Rest-N- und Blutharnsäurewerten wie bei den „hämatogenen" Schrumpfnieren. In diesem Stadium hat sich bei der Harnstauungsniere gewöhnlich bereits eine Infektion der Harnwege eingestellt und eine Anämie ausgebildet. Das Fehlen einer vorgeschrittenen hämatogenen Schrumpfniere kann dann noch aus der gut erhaltenen Funktion der Ammoniakbildung erkannt werden, sofern die Beschaffenheit des Harns (ammoniakalische Gärung) eine solche Analyse gestattet. In dem Stadium einer so weit vorgeschrittenen Dekompensation hängt die Indikation für eine eingreifende, langdauernde und besonders auch für eine operative Behandlung (z. B. der Prostata) sehr davon ab, ob sich hinter den Schädigungen durch Harnstauung noch eine Schrumpfniere verbirgt oder nicht.

Es folgen einige Beispiele:

1. A. T., 42 Jahre. Seit 20 Jahren geringfügige Harnröhrenstriktur (post gonorrhoeam). Früher wiederholt mit Bougierung behandelt. Patient hatte geringe Miktionsbeschwerden, die in den letzten Jahren nicht beachtet wurden. Erst als sich eine Cystopyelitis einstellte, wurde eine Analyse vorgenommen. Die Ausscheidungsurographie ergab Sacknieren beiderseits. Vollkommener Konzentrierungsverlust für Cl′, sehr schlechte Ausscheidung von Cl′ und N. Urämie. Am 16. III.: R.-N 101 mg, Blutharnsäure 15 mg; am 23. III.: R.-N 180 mg. Exitus.

2. F. Th., 56 Jahre. Seit 4—5 Jahren Blaseninkontinenz. In letzter Zeit sehr unruhig, streitsüchtig und jähzornig. Erbrechen und Durchfall. In der letzten Woche Schwindel und Anfälle von Bewußtlosigkeit und Krämpfen.

Bei der Aufnahme ein solcher Anfall, der alle Merkmale des epileptisch-eklamptischen aufweist.

Befund: Abmagerung, Austrocknung. Gefüllte Blase reicht bis zum Nabel. Inhalt 760 ccm. Harn: Spezifisches Gewicht 1010, Trübung durch Eiter und Bakterien. Blutdruck: 110/60.

Blut: 8 g Hb., 2,7 Millionen Rote, 17000 Leukocyten.

Rest-N 149, Harnsäure 11, Cl′ 0,34, Alkalireserve 24 Vol.-%.

Zunehmende motorische Unruhe. Große Atmung. Exitus.

Autopsie: Prostatahypertrophie. Hypertrophie der Harnblasenmuskulatur. Eiterige Cysto-Ureteropyelitis. Höchstgradige Erweiterung beider Nierenbecken mit weitgehendem Schwund des Nierenparenchyms.

Es ist wirklich notwendig, daß die geschilderten Verhältnisse und Folgen der Harnstauung allgemein bekannt werden, und daß man bei solchen Kranken zunächst einen Dauerkatheter einlegt, dadurch für raschen Harnabfluß sorgt und erst, wenn der Durst sich gelegt hat und die Verhältnisse des Wasserhaushalts zur Norm zurückgekehrt sind, zur Operation schreitet. Ist die Anbringung eines Dauerkatheters nicht möglich, so soll diesen Kranken, da sie eine Narkose und einen größeren Eingriff meist nicht aushalten, zunächst nur eine einfache Operation (Sectio alto) in Lokalanästhesie zugemutet werden. Die Prostatektomie soll erst folgen, wenn eine Hebung des Allgemeinbefindens stattgefunden hat (PILCHER, KÜMMEL).

Wenn der Praktiker weiß, daß bei jedem Prostatiker, der Polyurie und Durst hat, die Zeit des Abwartens vorüber, aber die Zeit für eine große Operation noch nicht gekommen ist, wird manchem Kranken rechtzeitig geholfen werden können.

Pyelitis und Pyelonephritis.

Unter den mannigfachen Veranlassungen der Harnentleerung ist besonders an das Prostatacarcinom und an die Fibrose des Blasensphincters zu denken.

Eine jede Polyurie, die bei *Pyelitis* und *Cystopyelitis* eintritt, ist einer derartigen Mitbeteiligung der Nieren verdächtig, die, wenn die Entzündungserreger so nahe an die Niere herangekommen sind, der Infektion kaum entgehen kann. Wie für die Pyelitis überhaupt, so spielen auch für die *Pyelonephritis ascendens* mechanische Verhältnisse eine sehr wichtige Rolle, da nichts die Infektion, sowohl ihren Eintritt als ihre Dauer, so begünstigt als die Stauung. Die Erschwerung der Miktion, deren Ablauf sowohl durch Befragen des Patienten als auch durch Beobachtung der Haltung beim Urinieren und des Harnstrahls genau beobachtet werden soll, führt zu Blasenerweiterung und Hypertrophie der Blasenmuskulatur. Es kommt dann zu Diastase des Ureterostiums, so daß die Stauung und Infektion in Ureter und Nierenbecken aufsteigen kann. Auch die Wand des Ureters wird von der Infektion ergriffen. Es entsteht ein entzündliches Ödem und auch eine periureterale Infektion, die noch nach Ablauf der akuten Erscheinungen durch Adhäsionen zu Schwierigkeiten Anlaß gibt.

Auch hämatogene Nierenerkrankung kann von einer Infektion der ableitenden Harnwege ausgehen. Mit Sicherheit gilt das von der eitrigen, metastatischen Herdnephritis. Daß ein Entzündungsherd im Bereich der unteren Harnwege auch eine Quellaffektion für eine hämatogene diffuse Nephritis bildet, ist theoretisch nicht ausgeschlossen. Allerdings kenne ich keinen derartigen Fall. Das Häufigste ist aber ohne Zweifel das Übergreifen des Katarrhs vom Nierenbecken auf die Niere. Bei jeder akuten Pyelitis beträchtlicheren Grades kann man mit Bestimmtheit annehmen, daß zum mindesten die Nierenpapillen miterkrankt sind. Der Ausdruck einer solchen beginnenden Nierenaffektion, der klinisch keine selbständige Bedeutung zukommt, ist die Ausscheidung hyaliner Zylinder. Besonders bei gleichzeitiger Stauung dringen die Bakterien höher in das Kanälchensystem hinauf.

Makroskopisch zeigen sich gelbe Streifchen und Flecke, die zunächst in der Marksubstanz, später auch in der Rinde auftreten. Im histologischen Bilde sieht man erst trübe Schwellung, später Zerfall der Epithelien und Infiltrationen im Zwischengewebe, die unter Gewebseinschmelzung zu Abscessen zusammenfließen. In besonderem Maße werden die Nierenpapillen betroffen; hier kommt es zu Zerstörung und Abstoßung. Die multiplen kleinen Abscesse in der Niere können fibrös verkapseln. Hieraus und aus den nicht eitrigen interstitiellen Vorgängen folgt Narbenbildung und Schrumpfung. Es entsteht eine kleine Niere, in welcher Rinde und Mark, in gleicher Weise verschmälert, an der Schrumpfung beteiligt sind. Dieser relativ günstige Ausgang einer ascendierten, zum Teil eitrigen Nephritis in eine *pyelonephritische Schrumpfniere* wird nicht selten dadurch kompliziert, daß es durch Narben zur Bildung von Cysten mit häufig infiziertem, eitrigem Inhalt kommt. Die ascendierte Pyelonephritis ist in den meisten Fällen durch das *Bacterium coli* bedingt und in ihrer nephritischen Komponente durch miliare kleine Abscesse charakterisiert.

Die Krankheit beginnt oft mit sehr heftigen Symptomen, hohem Fieber, das häufig remittierend ist und mit Schüttelfrösten verläuft. Es bestehen heftige Schmerzen, die nicht immer deutlich lokalisiert sind und daher leicht auf diagnostische Abwege führen können. Bezeichnend ist die Druckschmerzhaftigkeit. Der Harn enthält Eiter und Bakterien.

Abb. 6. Runder Stein im linken Ureter. Geringe Erweiterung des Nierenbeckens.

Die bakteriologische Untersuchung des Harns ist differentialdiagnostisch wichtig, da die hämatogene eitrige Nephritis, die auch zu einer *Nephro-* *pyelitis descendens* führen kann (die übrigens auch bei nichteitriger Nephritis vorkommt), meist durch Kokken verursacht wird. Die Harnmenge ist vermehrt, wenn nicht durch das Fieber eine verminderte oder normale Harnmenge bewirkt wird. Die Harnreaktion ist belanglos. Die Lehre, daß der Harn bei Cystitis alkalisch, bei Pyelitis sauer sei, ist falsch. Die Reaktion hängt von der Art der Infektionserreger ab.

Nephropyelitis descendens.

Abb. 7. Ureterstein rechts (→). Beachte die durch proximale Anwachsung entstandene Pfeilspitzenform. Hydronephrose rechts. Operative Entfernung des Steins. Heilung.

Abb. 8. Leeraufnahme. Riesennierensteine beiderseits.

Außer der bakteriologischen Klarstellung ist in jedem Falle von akuter Pyelitis eine ätiologische Diagnose notwendig, da die *Pyelitis häufig als Folge anderer Nierenerkrankungen entsteht.* Man achte also auf eine vorausgegangene oder noch bestehende Nephritis, die ja noch lange in das postnephritische Stadium hinein eine Bakteriurie veranlassen kann. Bei jeder *renalen Bakteriurie* sind eitrige Prozesse der Niere und des Nierenbeckens möglich.

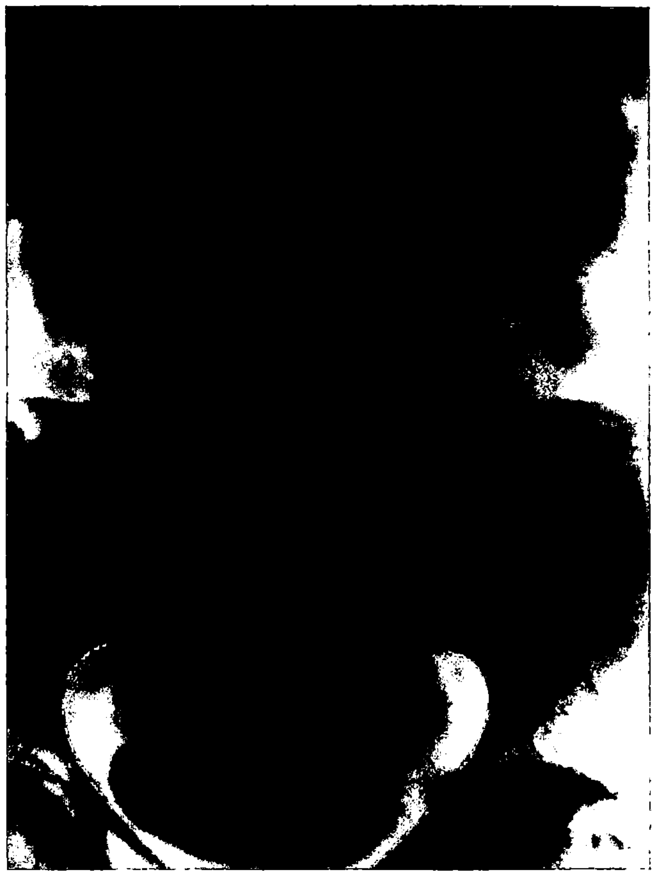

Abb. 9. Tiefsitzender Ureterstein. Erweiterung des Ureters und des Nierenbeckens. Subaquales Darmbad. Steinabgang. Heilung.

Man fahnde auf *Nierensteine*, erhebe eine genaue Anamnese, frage nach Schmerzen, besonders auch nach ihrer Abhängigkeit von Bewegungen und Erschütterungen des Körpers, nach echten Koliken, wie sie durch Einklemmung kleiner Steine in Nierenbecken und Ureter zustande kommen, und nach dem Ausstrahlen der Schmerzen, das wohl am häufigsten entsprechend dem Ureter bis in die Blase und weiter bis in den Penis verläuft, aber auch nach der Innenseite der Oberschenkel bis zum Knie hinab, nach dem Damm und After zu, unter Umständen

nach dem Magen und Hypochondrium, ja sogar in die Schultergegend
gerichtet sein kann. Man frage dann nach Blasensymptomen, die mit
und ohne Zusammenhang mit den Koliken auftreten. Am häufigsten
ist eine schmerzhafte Pollakisurie, die man durch einen renovesicalen
Reflex erklärt. Im Kolikanfall selbst kann es zu einer Anurie kommen
infolge eines reno-renalen Reflexes. Der Nierensteinanfall geht mit

Abb. 10. Großer, freier, geschichteter Nierenbeckenstein. Mäßige Erweiterung des rechten
Nierenbeckens. Erweiterung und Schlängelung des rechten Ureters.

Erbrechen und reflektorischer Spannung der Bauchmuskulatur der
kranken Seite einher. Ist die Schmerzhaftigkeit dauernd, so kommt
es auch zu einer Skoliose und bei rein lokalem Schmerz zu der Fehl-
diagnose Lumbago. Jeder in Bewegung begriffene Nierenstein, der zu
Koliken, Einklemmung und Dauerschmerzen führt, macht Hämaturie,
mindestens mikroskopischen Grades. Man untersuche auf das genaueste
den Harn auf rote Blutkörperchen, suche auch bei Patienten, die bei
Bettruhe schmerzfrei sind, durch einige heftige Bewegungen (Rumpf-
beugen, Rumpfrollen, Reiten auf dem ZANDERschen Sattel oder dem
Velotrab) die Hämaturie hervorzurufen. Gelingt es nicht, im Schmerz-

anfall oder während eines Dauerschmerzes, zum mindesten aber nach Bewegungen, Hämaturie festzustellen, so ist die Diagnose „Nierenstein" wenig wahrscheinlich. Charakteristisch für die Blutung während der Steinkolik ist, daß sie den Schmerzanfall überdauert. Hört sie vor dem Schmerz plötzlich auf, was sich durch Einzelauffangen jeder Harnportion feststellen läßt, so muß man daran denken, daß der Stein und der durch ihn ausgelöste Spasmus den Ureter verschließt. Es mag hier erwähnt werden, daß Nierensteine und Nierenbeckensteine, und zwar meist größere, wenn sie keine oder nur geringe Schmerzen machen, noch nicht eine Infektion veranlaßt haben, aber mit einer dauernden

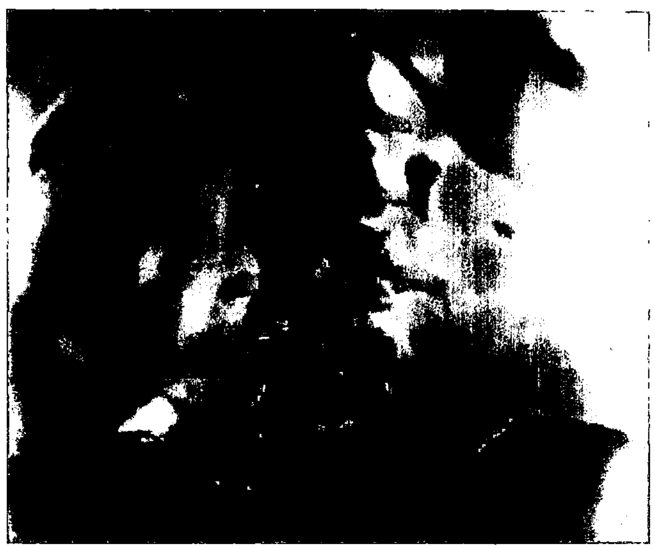

Abb. 11. Leeraufnahme. Rechts Korallenstein im Nierenbecken. Links pfeilspitzenförmiger Stein im Anfangsteil des Ureters.

Hämaturie und Albuminurie einhergehen, gar nicht selten sehr lange Zeit unter der Diagnose einer hämorrhagischen Nephritis oder Herdnephritis gehen. Bei dieser symptomenarmen Urolithiasis wird die Diagnose meistens erst durch die Röntgenuntersuchung geklärt, deren negativer Ausfall aber einen Stein ganz und gar nicht ausschließt.

Die Beziehung Nierenbeckenstein-Pyelitis ist eine doppelseitige. Einerseits kann ein Stein, der unbemerkt, ohne Krankheitsgefühl und sicher ohne eine Infektion des Nierenbeckens entstanden ist, zu einer Harnstauung führen, der auf hämato- oder lymphogenem Wege die Infektion folgt (bakteriologische Harnuntersuchung!); andererseits kann es in einem gestauten und infizierten Nierenbecken zur Bildung von Steinen erheblicher Größe kommen, die aus Phosphaten und Carbonaten der alkalischen Erden bestehen und nicht selten einen vollkommenen Ausguß des Nierenbeckens und der Nierenkelche darstellen.

Eine ganz besondere Bedeutung haben die Nierenbeckensteine gewonnen. Aus bisher nicht durchsichtigen Bedingungen hat sich ihr Vorkommen in den letzten 20 Jahren zum mindesten verzehnfacht. Das männliche Geschlecht ist stärker als das weibliche und das Lebensalter etwa zwischen 20 und 40 mehr als höhere und niedrigere Jahrgänge

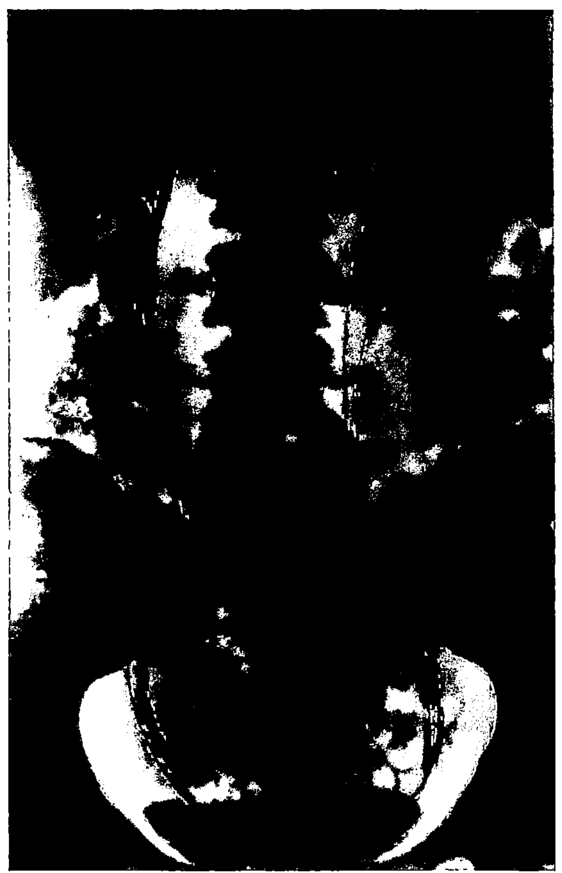

Abb. 12. Doppelte Nierenbecken und Ureteranlage beiderseits.

betroffen. Ein ganz auffallendes Überwiegen der Nierenbeckensteine im männlichen Geschlecht ist schon seit langem für das Kindesalter bekannt (v. BOKAY). Bei den Nierenbeckensteinen handelt es sich in erster Linie um Calciumoxalatsteine und neben diesen um Harnsäuresteine. Auf die große Literatur über Steinbildung kann hier nicht eingegangen werden. Nur eine wichtige Entdeckung sei erwähnt, nämlich daß die Steinbildung mit dem Mangel an Nahrungshormon (Vitamin) A zusammenhängt. Diese Entdeckung wird sicher für die Prophylaxe und

Therapie Bedeutung gewinnen. Wenn sich die Zuführung von A als zweckmäßig erweisen sollte, dann besteht für den Oxalatstein ein Widerspruch in der diätetischen Behandlung. Die Diät, wie sie nach altem Herkommen empfohlen wird, schaltet eine Reihe von A-Trägern aus. Es ist möglich, diesen Stoff ohne oxalsäurebildenden Ballast zuzuführen, z. B. in Form des standardisierten A-Präparates *Vogan*. Aber es ist an der Zeit, deutlich auszusprechen, daß die gegen Oxalatsteinbildung empfohlene Diät nicht hilft.

Bei Steinbildung im Nierenbecken soll lieber zu viel als zu wenig röntgenologisch untersucht, und wo auch nur ein leiser Verdacht auf Harnstauung besteht, die Ausscheidungspyelographie gemacht werden. Besonders sei auf die im Ureter festsitzenden Steine hingewiesen, die bei längerem Verweilen zu einer Form heranwachsen, die auf der Platte einer Pfeilspitze ähnlich sieht (s. S. 331). Bei dieser Steinform kann mit spontanem Abgang nicht mehr gerechnet werden. Da sich dann stets eine Harnstauung im Nierenbecken ausbildet, und eine Infektion jederzeit erfolgen kann, so soll mit dem operativen Eingriff nicht gezögert werden.

Bei jeder Nierensteinoperation ist zu bedenken, daß der Eingriff nicht die Steinbildung verhütet, daß die Steinbildung bald auf der rechten, bald auf der linken Seite zu Schwierigkeiten führt, und daß der Verlust einer Niere für solche Menschen eine schwere und dauernde Gefährdung bedeutet.

Für die Prophylaxe ist knappe Ernährung, reichliche Flüssigkeitsaufnahme, Körperbewegung zu empfehlen. Von den Erfolgen, die man, allerdings in der Minderzahl der Fälle, von dem subaqualen Darmbad sieht, und von der Erwägung ausgehend, daß kleine und junge, d. h. nicht zu harte Steine leichter entleert werden müssen, habe ich den Nierensteinpatienten seit etwa 1 Jahr die Verordnung gegeben, jedes Jahr 3- oder 4mal subäquale Darmbäder zu nehmen. Vielleicht wird sich die prophylaktische Anwendung dieser Methode bewähren.

Eine Pyelitis tritt auch im Verlauf von Harnstauungen auf, die durch eine renale Blutung mit Gerinnselbildung im Nierenbecken oder Ureter, durch den Druck von Tumoren und besonders auch durch den wachsenden Uterus in der zweiten Hälfte der Gravidität veranlaßt werden. Die *Schwangerschaftspyelitis*, die meistens auf der rechten Seite sitzt, ist sehr häufig und bildet die Ursache vieler anscheinend dunkler Fieberzustände. Hier, wie bei jeder mit Harnstauung einhergehenden Pyelitis, muß man daran denken, daß bei Abschluß der kranken Seite durch das stauende Moment der Harn frei von Eiweiß und Eiter ist.

Jede chronische Pyelitis und Pyelocystitis, die ätiologisch nicht geklärt werden kann, muß Verdacht auf *Tuberkulose* erregen. Die eingehendste Untersuchung in einem möglichst frühen Stadium ist deswegen notwendig, weil im Gegensatz zu der früheren Anschauung, nach der die Urogenitaltuberkulose eine ascendierende, die Niere zuletzt befallende Erkrankung sei, mit vollkommener Sicherheit feststeht, daß die Urogenitaltuberkulose auf hämatogenem Wege entsteht, jeden Teil des Urogenitaltractus, auch mehrere Stellen mit einer Aussaat gleichzeitig ergreift. Nur in einem kleinen Prozentsatz klinischer Frühfälle (die Angaben der Literatur schwanken zwischen 4,5 und 12%) sind beide Nieren befallen. Die Tuberkulose der Niere beruht nicht auf einer primären Lokalisation, sondern ist die Folge eines tuberkulösen Herdes, der näher an der Eingangspforte der Tuberkelbacillen liegt. Die Infektion der Niere erfolgt auf dem Blutwege, die descendierende Erkrankung sicherlich auf dem Harnwege. Da der Ureter, wenn nicht eine Erschwerung des Abflusses aus der Blase vorliegt, dem Aufsteigen von Flüssigkeit Widerstand entgegensetzt, und da der Ureter der anderen Seite meist frei von Tuberkulose gefunden wird, so darf man annehmen, daß die Erkrankung der zweiten, anfangs gesunden Niere, sofern sie nicht später von dem primären Herd aus geschieht, auf dem Lymph- oder Blutwege von der Blase aus erfolgt.

Die *Nierentuberkulose* beginnt meistens im Mark in der Nähe der Papille. Da es sehr früh zu einer Beteiligung des Nierenbeckens kommt, so ist die Differentialdiagnose gegenüber der nichttuberkulösen Pyelitis von sehr großer Bedeutung. Auf die Formen, in denen die Tuberkulose in der Niere auftritt, brauchen wir an dieser Stelle nicht einzugehen. Ein frühes diagnostisches Merkmal ist vor allem die Pollakisurie, die mit Polyurie und auch mit Nykturie einhergeht. In seltenen Fällen besteht als Frühsymptom Incontinentia urinae. Es kann sehr *früh*, zumal nachdem in der Umgebung des Ureters eine Knötchenaussaat begonnen hat, ein akuter Blasenkatarrh auftreten. Diese spontan, ohne erkennbare Ursache entstandene akute Cystitis ist immer auf Tuberkulose verdächtig. Die späteren Blasenerscheinungen, die in einem außerordentlich gesteigerten schmerzhaften Harndrang, der auch in der Nacht in kaum halbstündigen Intervallen zur Blasenentleerung zwingt, bestehen, sind durch die Schrumpfung und den Spasmus der tuberkulösen Blase bedingt. In diesem Stadium, in dem auch die Genitaltuberkulose, wenigstens beim Manne, meist schon deutlich ausgeprägt ist, bestehen keine diagnostischen Schwierigkeiten mehr. Es ist aber unsere Aufgabe, durch eine rechtzeitige Diagnose eine Therapie zu ermöglichen, die diesen Zuständen vorbeugt. Aus dem Rückgang des Allgemeinzustandes, aus den dumpfen Schmerzen, die spontan auftreten, und dem Druckschmerz bei der Untersuchung kann man Sicheres nicht entnehmen. Wesentlicher ist die Schmerzhaftigkeit und Verdickung des untersten Ureterendes, das man bei vaginaler oder rectaler Untersuchung fühlen kann. Bedeutungsvoll aber ist der Harnbefund. Bei einer von Bewegung und Ruhe unabhängigen mikroskopischen Hämaturie mit einem leukocytären Sediment bei gewöhnlich stark saurem Harn muß, insbesondere wenn die gewöhnliche Bakterienkultur steril ausfällt, auf das genaueste auf Tuberkelbacillen untersucht werden. Man nimmt dazu, um die Verwechselung mit Smegmabacillen zu vermeiden, Katheterharn, und zwar um so mehr, je weniger Sediment da ist. In allen verdächtigen Fällen läßt man einen *Tierversuch* anstellen, zu dem man am besten die ganze Harnmenge von 24 Stunden einschickt. Bei richtiger Ausführung des Versuchs ist ein negativer Ausfall bei vorhandener Tuberkulose selten. Wenn nötig, wird die Impfung wiederholt. Sie ist in der Hand des praktischen Arztes das feinste und sicherste Diagnosticum auf Nierentuberkulose. Über eine Tuberkulindiagnostik bestehen geteilte Ansichten. Da die Niere nicht das primär erkrankte Organ ist, so kann nicht eine Allgemeinreaktion, sondern nur die Lokalreaktion, d. h. Zunahme der Schmerzen und der Hämaturie, berücksichtigt werden. Bei der diagnostischen Anwendung großer Tuberkulindosen hat man schwere Schädigungen beobachtet. Man soll daher mit $^1/_4$ mg Alttuberkulin beginnen und dann die Dosen $^1/_2$, $^3/_4$, 1—5 mg erproben, am besten aber diese Probe überhaupt nicht machen. Ein diagnostischer Anhaltspunkt ergibt sich aber nur selten in eindeutiger Weise.

Bei der Nierentuberkulose, wie bei allen Erkrankungen der ableitenden Harnwege, säume man nicht mit der Cystoskopie und der

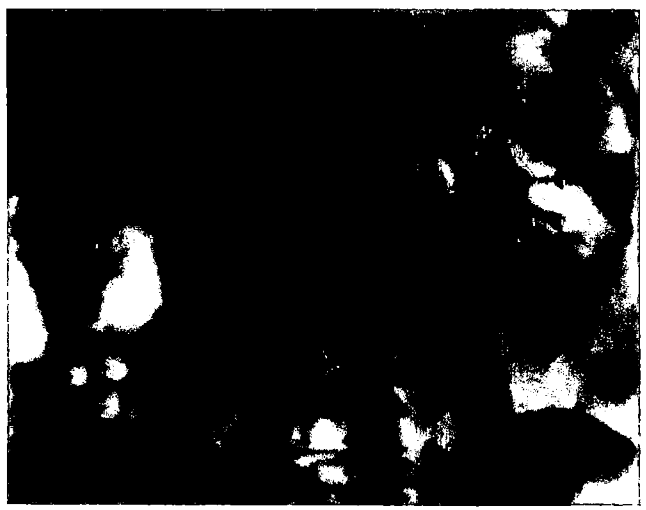

Abb. 13. Hypernephrom rechts. Unterer und mittlerer Kelch sind nicht gefüllt, Füllungsdefekt im Nierenbecken.

urographischen Untersuchung. Sie ist für die Frühdiagnose von überragender Bedeutung. Gemäß der Pathogenese ist bei einseitiger Nierentuberkulose die Nephrektomie das therapeutische Verfahren, von dem man eine vollständige Heilung erwarten kann. Jeder erfahrene Praktiker kennt Menschen, die nach Nephrektomie gesund geworden und geblieben sind. Der Verdacht auf Nierentuberkulose soll bei allen unklaren Pyelitiden und Cystitiden immer rege sein.

Nur in seltenen Fällen findet sich eine Pyelitis bei *Nierentumoren*. Die Nierentumoren im Kindesalter, die rasch zu ungeheurer Größe heranwachsen, machen differentialdiagnostisch keine Schwierigkeiten. Das gleiche gilt aber nicht von den Nierentumoren der Erwachsenen, die zu etwa drei Vierteilen *Hypernephrome* sind. Das erste Symptom, das die Kranken zum Arzt führt, ist meist die *Blutung,* die spontan und ohne jeden Schmerz eintritt, von Frauen daher leicht als vermeintliche menstruelle Blutung übersehen, von Männern aber gewöhnlich zunächst ernsthaft aufgefaßt, aber doch nicht ganz selten vergessen oder verdrängt wird. Charakteristisch für diese Hämaturie ist ihr plötzliches Aufhören und ihr Intermittieren. Kommt es zu Gerinnselbildungen im Ureter, so entstehen Kolikschmerzen. Über Harnbeschwerden wird nur in den seltenen Fällen mit gleichzeitiger Cystitis geklagt. Bei dem Hypernephrom kann aber ein anderes Symptom den Unkundigen zur Annahme eines entzündlich-katarrhalischen Prozesses in den Harnwegen oder einer allgemeinen Infektion verleiten, nämlich das *Fieber*, das in der Höhe zwischen 38 und 39° in einem beträchtlichen Prozentsatz der Fälle von Hypernephrom besteht (ISRAEL). Anhaltspunkte für die Diagnose bilden die braunen hirsekorn- bis linsengroßen *Pigmentflecke*, die sich nicht selten über die ganze Haut zerstreut finden, und die gleichseitige *Variocele*, die durch eine Stauung in die Vena spermatica infolge einer Kompression oder Durchwachsung der Vena renalis zustande kommt. Der Harn kann in den blutfreien Zeiten ganz normal sein.

ALBARRAN, der die Nierenveränderungen bei Nierentumor studiert hat, beschreibt eine Herabsetzung der Harnmenge und der Konzentrationen und spricht von einer das Neoplasma begleitenden Nephritis. Da maligne Tumoren aber an sich zu degenerativen Nierenerkrankungen führen und ALBARRAN bei einseitiger Tumorniere auch eine diffuse Erkrankung der anderen findet, so muß man wohl bei diesen Nierenveränderungen weniger an entzündliche als an toxische Ursachen denken. Die dem Tumor gleichseitige funktionelle Schwäche, die sich durch doppelseitigen Uretherenkatheterismus feststellen läßt, oder der vollständige funktionelle Ausfall, der sich auch bei der Ausscheidungsurographie ergibt, ist diagnostisch sehr hoch zu bewerten. KORANYI sagt, „daß die einseitigen Abnormitäten des Harns (Oligurie und schlechte Konzentrationen) nach einer schmerzlosen Nierenblutung als hinreichender Grund zu einer Operation zu gelten haben, auch wenn anderweitige Symptome fehlen".

Wesentlich für die Diagnose ist ein positiver Palpationsbefund. Die *Palpation der Niere* wird in der Weise vorgenommen, daß der Patient in schlaffer Rückenlage mit hochgezogenen Knien liegt. Der Arzt sitzt oder, was das beste ist, kniet an der zu untersuchenden Seite, legt die dieser entgegengesetzte Hand (also bei rechter Niere die linke Hand) flach hinten unter die XII. Rippe, so daß die Fingerspitzen den langen Rückenstrecker berühren. Die andere Hand kommt vorn unter den Rippenbogen. Die Hände sollen gleichmäßig anliegen; jedes Bohren mit den Fingerspitzen ist zu vermeiden. Bei ruhiger, vertiefter Atmung des Kranken dringe man allmählich, ohne starken Druck, mit jedem Exspirium tiefer vor, bis die Niere oder wenigstens ihr unterer Pol zwischen den Händen liegt und jetzt von hinten mit leichtem Eindrücken gehoben und von der vornliegenden Hand betastet werden kann. Es gelingt auf diese Weise, bei Frauen leichter als bei Männern, ein Urteil über die Größe, Lage und Oberflächenbeschaffenheit zum mindesten der etwas tieferliegenden rechten Niere zu gewinnen und einen in der Nähe des unteren Poles liegenden Tumor von der Niere abzugrenzen. Kommt man bei Rückenlage nicht zum Ziel, so macht man einen Versuch in halber Seitenlage, indem man sich, wie bei der Palpation der Milz, an die Rückenseite des Kranken stellt.

Bei Nierenblutungen kann man die Cystoskopie ohne Bedenken machen. Es gelingt dann oft, die blutende Seite unmittelbar zu sehen. Häufig sind bei Hypernephromen Knochenmetastasen und Knoten in den Lungen (Röntgenbild!). Diese Anzeichen kommen für eine erfolgreiche Behandlung zu spät; man soll aber stets nach ihnen fahnden, um eine vergebliche Operation zu vermeiden.

Wenn eine Pyelitis durch Harnstauung unterhalten wird oder in ihrem Verlauf durch Schwellung der Ureterschleimhaut, durch Narbenbildung im Ureter, durch sekundäre Steinbildung oder durch das

Abb. 14. Beiderseits Hydronephrose. Geschlängelter Hydrometer links.

Auftreten peripyelitischer Verwachsungen zu einer Harnstauung führt, so entsteht eine Erweiterung des Nierenbeckens *(Pyelektasie)*, dazu der Nierenkelche *(Nephrektasie* nach VOELCKER) und schließlich infolge der durch die Harnstauung verursachten Druckatrophie eine *Hydronephrose* bzw. *Hydropyonephrose* (Pyonephrose).

Sacknieren sind auch nicht selten Folgen von Bildungsfehlern in den abführenden Harnwegen, von abnormem, den Ureter kreuzenden und komprimierenden Verlauf der Nierenhilusgefäße. Von erworbenen Ursachen kommen auch stenosierende Blasensteine, Harnröhrenstrikturen, Prostatahypertrophie in Betracht. Einer besonderen Erwähnung bedarf die *Wanderniere,* die eine falsche Richtung und Lagerung des obersten Ureterendes zur Folge hat. Bekanntlich veranlaßt Wanderniere heftige Nierenkoliken, die man als akute Hydronephrose oder Pyelektasie infolge der Ureterabknickung ansieht. SUTER meint, daß weniger die Retention als eine Kongestion infolge einer Stielzerrung oder -drehung für die Kolikanfälle bei beweglicher Niere verantwortlich ist. Eine Retention von Harn scheint sich bei der Wanderniere, wie auch unter normalen Lageverhältnissen, erst dann einzustellen, wenn sich durch Entzündungsvorgänge im perirenalen oder parapyelitischen Gewebe Adhäsionen gebildet haben.

Die subjektiven und objektiven Symptome der *Retentionsgeschwülste* sind abhängig von ihrer Größe, von den Remissionen und Intermissionen

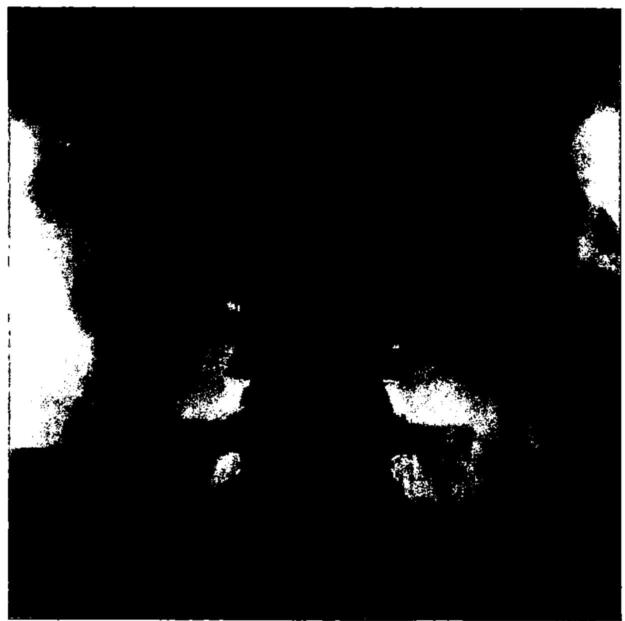

Abb. 15. Hufeisenniere. Hydronephrose.

und von der Infektion. Eine konstante Hydronephrose macht trotz erheblicher Größe oft nur geringe Druckbeschwerden, die allein durch die Raumbeanspruchung bedingt sind, während eine akute Retention, auch wenn sie so klein ist, daß man sie palpatorisch nicht oder kaum feststellen kann, einen heftigen Kolikanfall verursacht. Während desselben ist die Harnmenge vermindert, nicht nur, weil der Harn der kranken Seite nicht entleert wird, sondern weil der Spannungszustand der einen Niere reflektorisch eine Sekretionshemmung der anderen auslöst. Bei nicht infizierter Hydronephrose können alle krankhaften Zeichen im Harn fehlen. Gegenüber der Steinkolik ist das Fehlen der Hämaturie diagnostisch meistens kennzeichnend. In selteneren Fällen blutet allerdings auch die Hydronephrose.

Die Diagnose folgt aus dem Palpationsbefund, der bei offener Hydronephrose einen mit dem Füllungszustand in seiner Größe und Schmerzhaftigkeit wechselnden Tumor, in seltenen Fällen auch Fluktuation ergibt. Die Oligurie im Anfall und die nachfolgende Polyurie sind wertvolle Anhaltspunkte. Auch bei diesen Zuständen wird in vielen Fällen erst durch den Ureterenkatheterismus, das Röntgenverfahren und die Verbindung beider nach Füllung des Nierenbeckens mit Kollargol oder ähnlichem, die *Pyelographie*, am klarsten aber und ohne wesentliche Unannehmlichkeiten für den Kranken durch die Ausscheidungspyelographie, die diagnostische Entscheidung herbeigeführt.

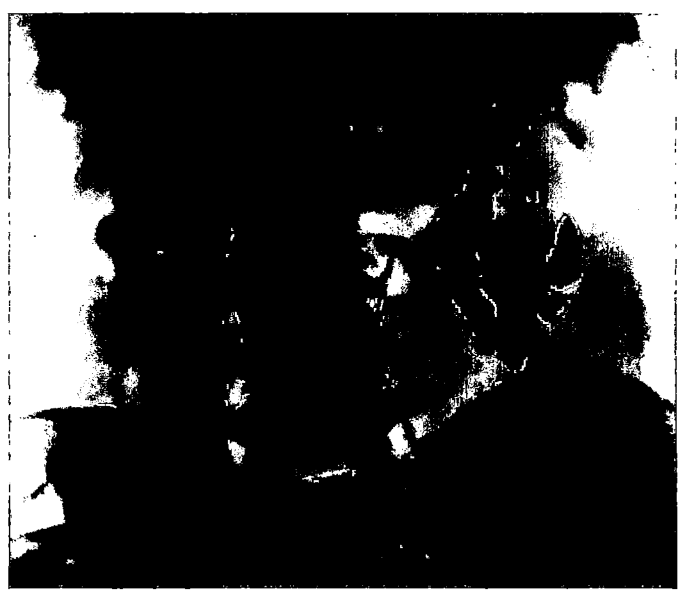

Abb. 16. Polycystische Nierendegeneration. Retrograde Pyelographie. Große Nierenbecken mit geraden Begrenzungen und lang ausgezogenen Kelchen.

Eine Frühdiagnose ist besonders bei der peripheren Harnstauung (infolge Prostatahypertrophie, Harnröhrenstenose) notwendig, weil die doppelseitige Hydronephrose durch Nierenschwund zum Zustand der Niereninsuffizienz führen muß.

Bei der ziemlich seltenen *polycystischen Nierendegeneration* entwickelt sich bisweilen eine eitrige Pyelitis, die dann die Diagnose noch schwieriger macht. Bei unkomplizierten Fällen setzt sich das Krankheitsbild aus den Zeichen eines Nierentumors (Tumor, Blutungen) und den Zeichen eines Nierenleidens (Albuminurie, Polyurie und Konzentrierungsverlust je nach dem Bestand an Nierenparenchym, und in vielen Fällen Blutdrucksteigerung, Urämie, Reststickstoffsteigerung) zusammen. Die Palpation ergibt auf beiden Seiten große Tumoren, deren Oberfläche multipel vorgebuchtet ist. Charakteristisch und für die Diagnose völlig beweisend sind nach ISRAEL die konzentrisch geschichteten Körperchen, die aus dem Cysteninhalt stammen und sich

Poly-
cystische
Nieren-
degenera-
tion.

22*

im Sediment finden. Auch die Feststellung von Lebercysten, die in 20% der Fälle gleichzeitig vorhanden sind, kann zur Diagnose helfen.

In jedem Falle von Pyelitis und Pyelonephritis muß sich die Untersuchung auf die Sexualorgane erstrecken. Man versäume nie eine rectale oder vaginale Austastung und die Palpation der Hoden und Nebenhoden usw.

Eine ausführliche Darstellung der sog. chirurgischen Nierenaffektionen und der Krankheiten der unteren Harnwege liegt außerhalb der Aufgaben dieses Buches und der Zuständigkeit des Verfassers und ist auch für die Zwecke der allgemeinen Praxis nur von einem chirurgisch-urologischen Fachmann ausführbar. Den Notwendigkeiten der differential-diagnostischen Abgrenzung im Bereich aller Nierenkrankheiten zu dienen, ist der Zweck dieses Schlußkapitels.

Sachverzeichnis.